国家出版基金项目
NATIONAL PUBLICATION FOUNDATION

合成生物学丛书

细胞工厂设计原理

李 春 主编

山东科学技术出版社 | 科学出版社
济 南   北 京

内 容 简 介

本书针对合成生物制造的核心——高性能细胞工厂设计原理与方法所需的知识体系开展内容设置，主要从细胞工厂代谢的物质流、能量流和信息流设计，细胞工厂鲁棒性底盘开发，数字化细胞工厂设计，细胞工厂高效构建、进化及筛选，细胞工厂应用及工程伦理等方面系统介绍了细胞工厂设计原理。本书共分为13章，其中，第1章简述了细胞工厂发展与设计理念；第2章阐述了细胞工厂的热力学与动力学驱动设计；第3、4章详述了细胞工厂物联网络设计与信息调控网络设计；第5、6章介绍了细胞工厂底盘设计与开发，以及智能抗逆设计；第7、8章介绍了生物逆合成与细胞途径设计，以及细胞工厂设计软件与数据库；第9～11章详述了细胞工厂的快速构建原理、定向进化原理与技术，以及性能快速表征与筛选原理；第12、13章总结了细胞工厂的典型应用案例及其涉及的生物安全与工程伦理。

本书可供生物制造及合成生物学领域的研究人员参考，也可以作为生物技术、生物工程、化学工程、制药工程、合成生物学、食品工程类本科生及研究生教学参考使用。

图书在版编目（CIP）数据

细胞工厂设计原理 / 李春主编.-- 北京: 科学出版社; 济南: 山东科学技术出版社, 2024.11.（合成生物学丛书）.-- ISBN 978-7-03-079790-2

Ⅰ.R318

中国国家版本馆 CIP 数据核字第 2024480ZG3 号

责任编辑：王 静 罗 静 刘 晶 陈 昕 张 琳
责任校对：刘 芳 / 责任印制：肖 兴 / 封面设计：无极书装

山东科学技术出版社 和 *科学出版社* 联合出版

北京东黄城根北街 16 号
邮政编码：100717
http://www.sciencep.com

北京中科印刷有限公司印刷
科学出版社发行　各地新华书店经销

*

2024 年 11 月第 一 版　开本：720×1000　1/16
2024 年 11 月第一次印刷　印张：33
字数：665 000
定价：328.00 元
（如有印装质量问题，我社负责调换）

《细胞工厂设计原理》
编委会

丛　书　序

　　21世纪以来，全球进入颠覆性科技创新空前密集活跃的时期。合成生物学的兴起与发展尤其受到关注。其核心理念可以概括为两个方面："造物致知"，即通过逐级建造生物体系来学习生命功能涌现的原理，为生命科学研究提供新的范式；"造物致用"，即驱动生物技术迭代提升、变革生物制造创新发展，为发展新质生产力提供支撑。

　　合成生物学的科学意义和实际意义使其成为全球科技发展战略的一个制高点。例如，美国政府在其《国家生物技术与生物制造计划》中明确表示，其"硬核目标"的实现有赖于"合成生物学与人工智能的突破"。中国高度重视合成生物学发展，在国家973计划和863计划支持的基础上，"十三五"和"十四五"期间又将合成生物学列为重点研发计划中的重点专项予以系统性布局和支持。许多地方政府也设立了重大专项或创新载体，企业和资本纷纷进入，抢抓合成生物学这个新的赛道。合成生物学-生物技术-生物制造-生物经济的关联互动正在奏响科技创新驱动的新时代旋律。

　　科学出版社始终关注科学前沿，敏锐地抓住合成生物学这一主题，组织合成生物学领域国内知名专家，经过充分酝酿、讨论和分工，精心策划了这套"合成生物学丛书"。本丛书内容涵盖面广，涉及医药、生物化工、农业与食品、能源、环境、信息、材料等应用领域，还涉及合成生物学使能技术和安全、伦理和法律研究等，系统地展示了合成生物学领域的新成果，反映了合成生物学的内涵和发展，体现了合成生物学的前沿性和变革性特质。相信本丛书的出版，将对我国合成生物学人才培养、科学研究、技术创新、应用转化产生积极影响。

张先恩

丛书主编

2024年3月

前　　言

　　合成生物学、人工智能和数据科学的迅猛发展，产生了生物学的研究新范式，也创造出越来越多的分子和细胞使能技术。当下，国内外正如火如荼开展的"双碳计划"是进一步遏制全球变暖、解决资源和能源短缺、提高粮食安全的重要举措。利用小小的细胞工厂驱动物质的加工与转化，充分体现了"零碳"或"负碳"生物制造工艺。但天然细胞和传统改造的细胞存在鲁棒性差、转化效率低、反应类型少、制造周期长、可用原料种类有限等问题，并没有充分发挥出生物制造的优势，大大限制了其应用范围。合成生物学和人工智能赋能的合成生物制造，通过设计高性能的细胞工厂开展新原料、新能量的转化与利用，大大拓宽了原料利用种类、能源类型，并通过创建新反应、新途径和新产品拓展生物制造的应用范围。

　　人类很早就掌握了利用微生物进行生产发酵的技术，19世纪中叶，法国的路易·巴斯德（Louis Pasteur）和德国的罗伯特·科赫（Robert Koch）发明了微生物的纯培养技术，标志着天然微生物发酵阶段的到来。随着对微生物形态学、生理学和生化代谢的深入认识与理解，利用天然微生物进行发酵生产已经不能满足人们日益增长的迫切需求。20世纪初，自然选育、诱变育种、杂交育种等技术的发展促进了优良菌种的选育与进化。20世纪30年代，相较于微生物，研究者发现动植物中也蕴藏着丰富的生物合成与转化途径，于是开始探索对动植物细胞进行大规模离体培养，从而正式步入了动植物细胞离体培养与应用阶段。随着遗传学和分子生物学的深入研究，到了20世纪70年代，DNA重组技术及基因调控技术等重要技术的发展变革了菌种改造方式，标志着细胞工厂发展进入基因工程与细胞代谢调控阶段，代谢工程以通量计算和数学模型等方式推动了菌株改造向更加高效、精准的方向发展。

　　到了21世纪初，合成生物学（synthetic biology）的出现使得我们可以更精确、更高效地调控细胞的行为，实现对细胞工厂的深度优化。通过合成生物学的赋能，细胞工厂的设计已经从依赖自然和人工选择的被动设计，转变为系统性的主动设计，大大提高和拓展了物质生产的效率、范围和可控性。该领域发展迅速，颠覆性的技术创新层出不穷，因此受到各国政府、学术界、产业界的高度关注。为了向相关领域的科研人员和研究生提供更优质的学习资源，本书主编李春教授组织了国内本领域的多个优秀科研团队，共同编著了《细胞工厂设计原理》一书。

　　本书共分为13章，主要从细胞工厂代谢的物质流、能量流和信息流设计，细胞工厂底盘开发，数字化细胞工厂设计，细胞工厂高效构建、进化及筛选，细胞工厂应用及工程伦理等方面系统介绍了细胞工厂的设计原理。每章主要内容及作者如下：第1章细胞工厂发展与设计理念（李春），重点介绍了利用细胞特性发展细胞工厂的5个阶段。第2章细胞工厂热力学与动力学驱动设计（袁其朋、孙新晓），介绍了关键酶、代谢途径及辅因子与能量的驱动设计原理。第3章细胞工厂物联网络设计（刘立明、陈修来），从分子水平、细胞水平及群体水平介绍了细胞工厂物质流关联与控制的基本理论。第4章细胞工厂信息调控网络设计（欧阳立明、张立新），基于智能生物制造的5M[元件挖掘（mine）→模型预测（model）→合成途径搭建与组装（manipulate）→系统测试（measure）→绿色工业制造（manufacture）]策略，介绍了细胞对环境信号的响应机制、生物过程信息数据采集与分析，以及多尺度参数相关分析过程优化。第5章细胞工厂底盘设计与开发（罗云孜），对底盘细胞进行了分类，并介绍了"自上而下"及"自下而上"的底盘细胞设计与开发方法。第6章细胞工厂智能抗逆设计（冯旭东、李春），介绍了典型胁迫环境对细胞工厂的影响以及细胞工厂的抗胁迫机制，总结了提高细胞工厂抗逆适配性方法。第7章生物逆合成与细胞途径设计（李春），介绍了预测生物合成途径的逆合成算法及筛选评价指标，总结了酶预测及生物合成途径与调控元件的组合设计方法。第8章细胞工厂设计软件与数据库（胡冰、秦磊），介绍了基因组尺度的代谢网络模型、生物信息学数据库、代谢途径及生物元件的设计算法与软件。第9章细胞工厂的快速构建原理（司同），介绍了细胞工厂快速构建的必要性、构建方法及构建过程自动化。第10章细胞工厂定向进化原理与技术（连佳长），介绍了细胞工厂突变文库构建及高通量进化方法。第11章细胞工厂性能快速表征与筛选原理（张翀），介绍了细胞工厂高通量表征与筛选基本理论，并重点介绍了基于自动化机和微流控技术的高通量筛选与表征系统，以及工业表型高通量表征技术。第12章细胞工厂的工程应用（张学礼、刘萍萍），介绍了细胞工厂在传统发酵行业、能源化工行业及医药行业的工程应用。第13章细胞工厂设计的生物安全与工程伦理（孙韬、张卫文），介绍了细胞工厂设计的潜在风险与伦理问题、生物技术研究限行管理准则与规范，以及我国的生物安全与伦理研究进展及细胞工厂的封存与防逃逸技术。

细胞工厂设计领域发展迅速，特别是涌现出了各种新概念及新技术，虽然笔者对该领域进行了精心的总结，但由于时间紧迫、业务水平有限，不妥之处在所难免，还请读者在使用本书过程中多提宝贵意见。

编　者

2024年11月

目　　录

第1章　细胞工厂发展与设计理念

本章知识信息网络图

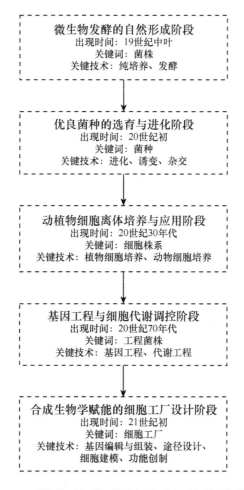

1.1　微生物发酵的自然形成阶段

人类很早就掌握了利用微生物进行生产发酵的技术，但是，直至 17 世纪中叶荷兰科学家安东尼·列文虎克（Antonie Leeuwenhoek）发明显微镜并首次观察到微生物之后，人们才逐渐理解微生物发酵是微生物将原料经过细胞生化代谢转化为其他产物的过程。由于自然界中的微生物种类繁多、体积小且难以分离，人们在早期很难直接研究单一种类的微生物。19 世纪中叶，法国的路易·巴斯德（Louis Pasteur）和德国的罗伯特·科赫（Robert Koch）发明了微生物的纯培养技术，掀起了微生物学及其应用的研究浪潮。随着对微生物发酵技术的深入研究，人们发现在不同培养条件下，微生物的生长速率、发酵速率都有所不同，进而逐渐对微生物的培养进行了一系列优化，包括固体培养和液体培养。随着微生物培养技术的不断发展，微生物发酵工艺也逐渐成熟。从微生物的发现到微生物的形态观察、纯化、培养等，都为后续细胞工厂的产生奠定了基础。

1.1.1 微生物纯培养

微生物纯培养在微生物学中扮演着重要角色，微生物学的多个研究领域都依赖于对微生物的纯培养，尤其是微生物发酵研究。通过纯培养，人们能够获得细胞结构单一的纯种微生物，这有助于深入研究其生物学特性，同时也能够获得更纯净的代谢产物，方便后续实验结果的获取和分析。

微生物的纯培养依赖于两个关键技术：灭菌和分离。巴斯德发明的灭菌技术和科赫发明的固体培养基为纯培养技术的发展奠定了基础。随着微生物学技术的不断发展，出现了多种微生物分离纯化的方法，包括倾注法、平板涂布法、平板划线法、富集培养法、单细胞分离法等（图 1-1），这些方法为微生物学研究提供了丰富的选择。但到目前为止，只有不到 1%的微生物种类可通过人工培养技术纯培养出来，说明微生物在营养需求和代谢转化方面具有多样性与复杂性，这为拓展微生物应用提供了更多的可能。

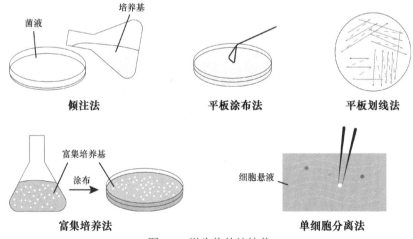

图 1-1 微生物的纯培养

尽管通过多次纯培养和复壮可以筛选出生长迅速、发酵效果良好的优良菌株，但长期传代和菌种保藏过程中的各种因素均可能导致菌株的优良性状衰退或消失。因此，对菌株进行纯化复壮变得至关重要。传统的复壮方法可以通过多次纯培养来恢复菌株的典型性状，也可以通过添加辅因子或改变培养条件来实现菌株的快速复壮。这些方法保证了菌株的质量和性能，为微生物学研究和应用提供了坚实的基础。

1.1.2　微生物培养优化

微生物的发酵受到多种因素影响，不同培养条件下微生物的生长和代谢也会有很大差异。因此，要想充分利用微生物进行发酵生产，需要对微生物的培养进行优化。微生物培养优化主要包括两个方面，即培养基的优化和培养条件的优化。在培养基的优化方面，需要考虑培养基中的营养物质种类和浓度，以及金属离子的种类和浓度。合理的营养物质组成可以提供微生物所需的养分，促进其生长和代谢活动。此外，适当的金属离子浓度也对微生物的生长和代谢具有重要影响。而在培养条件的优化方面，需要关注 pH、温度、溶氧、搅拌速率等因素，这些条件直接影响微生物的生长和代谢过程。通过调节这些参数，可以创造一个最适宜的环境，促进微生物的生长和产物的合成。例如，将培养条件及培养基组成进行优化后，青霉素最高产值可达 860 U/mL（Pool et al.，1969）；通过优化链霉菌的发酵条件和培养基组成，可以将黄霉素 A 的产率提高 5 倍（Ni et al.，2021）。

在微生物培养优化的过程中，建立一个准确的优化模型非常重要。这样的模型可以帮助我们快速而准确地进行微生物培养优化与过程控制，节省时间和成本。目前，已经有多种方法被用于微生物培养优化，包括单因素试验法、正交设计试验法、均匀设计法、响应面优化设计法、遗传算法、神经网络和模式识别法等。通过使用这些方法的组合设计，可以较为准确地确定微生物发酵的最佳培养基配方和最佳培养条件。随着计算机技术和模型算法的发展，利用模式识别、遗传算法以及将遗传算法与神经网络相结合的方法，可以更加高效地优化微生物培养，提高发酵生产的效率和产量。通过综合利用各种优化方法，可以更好地利用微生物资源，实现微生物发酵生产的高效、可持续发展。

1.1.3　微生物发酵工艺

经过纯培养复壮与培养优化后，很容易获得高性能发酵菌株，然而早期的微生物固态培养很难实现大规模工业发酵生产，液体培养技术的出现解决了这一问题。液体培养技术根据微生物所处液体的位置可以分为表面培养、附着培养及沉没培养（或深层培养）。其中，沉没培养过程较易控制，易实现纯种培养，可在较大规模的反应器中进行，因此被广泛应用于工业生产。根据进料方式的不同，发酵过程可以分为分批发酵、连续流加发酵、分批补料发酵，其中，分批发酵是指在发酵过程中除了不断通气与调节 pH 外不进行其他物料交换；连续流加发酵则是以一定的速度向发酵罐内添加新鲜培养液，同时以相同的速度流出培养液；分批补料发酵是以某种方式向发酵系统中补加一定物料，但并不连续向外放出发酵液，使得发酵液的体积随时间逐渐增加。根据不同微生物代谢的特点，可以选择合适的微生物培养方式以达到经济效益最大化。

综上，整合纯培养和复壮、培养优化及大规模发酵生产后，可以形成较为完整的发酵生产过程。典型的微生物发酵生产过程包括以下步骤（图 1-2）：①菌种的选育；②菌种繁殖与发酵所用培养基的确认；③培养基、发酵罐及其附属设备的灭菌；④菌种的逐级扩大培养，以及在发酵罐中的接种；⑤菌种在发酵罐中的发酵代谢；⑥产物提取；⑦发酵过程中废弃物的处理与回收。

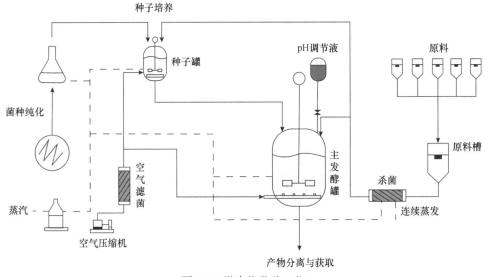

图 1-2　微生物发酵工艺

1.2　优良菌种的选育与进化阶段

随着对微生物形态学、生理学和生化代谢的深入认识与理解，利用野生菌进行发酵生产已经不能满足人们日益增长的生活需求。20 世纪初，工业微生物学被提出并迅速得到广泛应用，如何获得更加高效、稳定的微生物菌种以促进发酵产物的快速生产成为了研究热点。研究者们围绕高产和高鲁棒性菌株的选育提出了多种选育手段及策略，形成了自然选育、诱变育种、杂交育种等方式，但多以诱变杂交等较为宏观的育种手段为主，辅以其他手段的交叉和融合以获得稳定高产的优良菌种,也为后期微生物细胞工厂的深入开发和应用提供了丰富的菌种资源。

1.2.1　微生物自然选育

微生物的自然选育是指仅依靠菌株的自然突变筛选具有优良遗传性状的过程,常常从自然界中不同来源的样本中分离纯化所需要的微生物菌种,是最简单但最朴素的选育手段。自然界中存在 $10^{11}\sim10^{12}$ 种微生物,但人类目前已鉴别的仅有 0.01%(Vitorino and Bessa,2018)。19 世纪末期,巴斯德等科学家证明了发酵是微生物的生命活动,此后,利用自然选育手段从自然界中获得优良菌种就成为了菌种选育的重要手段(图 1-3)。此阶段菌种的选育往往以功能为导向,例如,选育生产丙酮的菌种用于火药制造,选育生产柠檬酸的菌种用于食品工业,开发生产青霉素的菌种用于医疗。一直到 20 世纪末,自然选育仍然是菌种选育的重要手段之一。

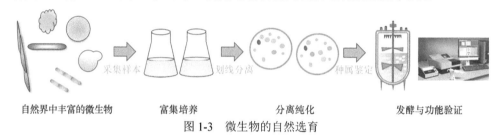

自然界中丰富的微生物　　　　富集培养　　　　分离纯化　　　　发酵与功能验证

图 1-3　微生物的自然选育

微生物自然选育的第一步也是最重要的一步就是样本采集,即采集可能含有目标菌种的样本,然后使用符合目标菌种生长特性的培养基进行富集培养,再通过划线等方式获得纯培养的目标菌种。对目标菌种进行纯培养后进行产物的分离和鉴定,确定所需的优良菌种(图 1-3)。目前有很多物质都是使用自然选育的微生物进行发酵生产的,如抗生素类、维生素类、酶制剂等。青霉素具有非常好的抗菌活性,但发现初期其产量极低;美国农业部北方地区研究实验室(NRRL)曾在全球寻找更好的青霉素生产菌株,通过分离来自世界各地的土壤样本,最后在美国伊利诺伊州皮奥里亚水果市场的一个发霉的哈密瓜中分离得到了产量最高的菌株并很快得到应用,这充分说明了自然选育的重要性。然而,工业生产对生产菌种提出了一系列要求,如生产周期短、产率高、菌种稳定不易退化等;通过自然选育手段获得菌种往往需要较长的时间,且在产率和稳定性等方面较差,因此催生了诱变选育和杂交育种等其他方式,以获得更稳定的菌种。

1.2.2　微生物诱变育种

为了克服自然选育的缺陷并缩短菌种的研发周期,通过对微生物菌种遗传背景进行研究发现,自然界中的绝大部分微生物自发突变频率都非常低,这一方面使得微生物能保持较为稳定的性状以进行生长代谢,另一方面也限制了微生物新的优良性状的快速产生。1927 年,美国科学家米勒(Miller)发现 X 射线可以诱发果蝇的基因突变,引起了人们利用理化方式诱导基因突变的兴趣(Hanson,1933)。1941 年,美国科学家 Beadle 和 Tatum 提出了著名的"一个基因一种酶"学说,利用紫外线和 X 射线诱导红色面包霉菌发生突变,使诱变育种技术得到了快速发展(Wainwright,1992),自此,人们开始利用物理和化学处理方法诱导微生物基因组发生快速突变,以培育出更多满足工业需求的菌种,开启了微生物育种的新篇章(图 1-4)。

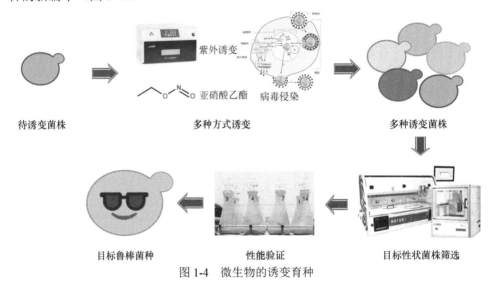

图 1-4 微生物的诱变育种

常用的诱变育种方式有三种,即物理诱变、化学诱变和生物诱变。其中,物理诱变主要包括:辐射诱变,即利用 X 射线、紫外线、γ 射线等辐射源照射生物材料,导致 DNA 发生断裂、重组或其他突变,从而产生新的性状;粒子束诱变,即利用重离子束等照射生物材料,能够直接作用于 DNA,引发突变。化学诱变主要包括亚硝酸乙酯诱变、乙烯亚胺诱变、硝基胍诱变等,这些化学物质可以导致 DNA 碱基的改变或插入,从而引发突变。生物诱变主要包括转座子插入,即利用转座子元件插入到基因组中,引发基因组的变异和重组;还有利用病毒感染生物体引入突变。在整个 20 世纪的微生物育种中,诱变育种已经成为不可缺少的一个技术环节,对初步筛选获得的菌种往往都会使用诱变再次增强目标产物的产量以获得更高产、更优秀的菌种。

总之,诱变育种的技术特点是增加生物体的遗传变异频率以促进更多的表型产生,相比传统的自然选育具有快速、可创造新品种的特点,但在使用过程中具有一定的随机性和潜在安全风险，且一些化学试剂对环境和人体也具有较大的危害。此外，对于同一个物种使用较多的诱变育种可能会有一定的瓶颈，无法产生更多的优良性状且会增加菌株的抗性，因此，经过反复探索后，发明了杂交育种的方式以融合多种菌株的优良性状。

1.2.3　微生物杂交育种

微生物的杂交育种是指将不同菌种、不同基因型的菌株进行杂交，以融合不同菌种的优良性状，形成新的、稳定的优良菌种的过程（图 1-5）。微生物的杂交育种是受到了动植物细胞融合的启发，早在 1974 年，匈牙利的 Ferenczy 及其同事成功地诱导白地霉营养缺陷突变株的原生质体进行融合（Ferenczy et al., 1974），开创了微生物育种的新模式。1979 年，匈牙利的 Pesti 首先采用该技术来提高青霉素的产量，使其快速应用于工业生产，促进了微生物杂交育种的深入发展（Pesti and Ferenczy，1979）。

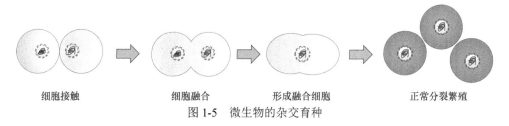

细胞接触　　　　　　　　细胞融合　　　　　　　形成融合细胞　　　　　　　正常分裂繁殖

图 1-5　微生物的杂交育种

杂交育种方式与菌株的生殖方式有关，包括有性杂交、转化、转导、原生质体融合等。其中，有性杂交往往受限于某些特定的菌种，可推广性较差；而转化和转导具备更灵活的优势，通过构建重组质粒和转化系统能更高效地产生具有工业应用价值的株系。此外，原生质体融合可以将不同种属的菌株进行融合和染色体重组，在提高目标产物产量、增强菌种抗逆性等方面得到了广泛应用。原生质体融合的主要步骤是：通过细胞壁的去除制备原生质体，再使用促融剂融合，最后在再生培养基的作用下形成新的、稳定的融合细胞。该技术杂交频率高，且能更完整地传递遗传物质，更好地将产量性状较高的菌株进行融合，因此，更适用于工业微生物育种。国际上的很多抗生素高产菌株都是通过原生质体融合的方式获得的，如普那霉素、多杀菌素等；此外，还可通过融合不同特性的酿酒酵母获得耐酸、耐高温的高鲁棒性菌种用于乙醇发酵生产等。

微生物的选育手段经过了大约三种不同方式的变革和融合，最终形成了初期以自然选育获得优势菌种、后期辅以诱变和杂交的特色手段，通过这些方法的综合使用往往能获得性能优异的优良菌种用于工业生产，同时也为后期基因工程育种和微生物细胞工厂设计的深入开发打下了坚实基础。

1.3 动植物细胞离体培养与应用阶段

微生物因其生长速度快、培养简便的特性，在工业生产中扮演着至关重要的角色，被用于氨基酸、有机酸、抗生素、酶制剂等高附加值产品的生物合成。相较于微生物，动植物中也蕴藏着丰富的生物资源。动物细胞中与人类高度同源的蛋白质翻译后修饰系统使得其表达的蛋白质生物活性高且免疫原性低，适于精细医药产品的生产；植物细胞中多种多样的聚酮合酶、细胞色素 P450 等催化酶使得植物中蕴藏了丰富的次级代谢产物，适用于医药、能源、香料、食品风味添加剂等领域。传统上，动植物天然产物的获取主要依赖于从其体内进行化学提取，该过程受到动植物生长慢的限制，且得率低。以抗癌明星药紫杉醇为例，天然紫杉醇来源稀缺且单一，仅能从珍稀濒危裸子植物红豆杉中提取，但红豆杉数量极为稀少，且生长速度缓慢，需要数十年方能成材。不仅如此，紫杉醇主要存在于红豆杉的树皮中，且含量极低，仅为干质量的 0.005%～0.07%（Jiang，2024）。随着科技的不断进步，研究者开始探索是否能像培养微生物细胞那样，对动植物细胞进行大规模离体培养。相较于植株栽培与动物养殖，细胞培养具有诸多优势：首先，细胞培养可以实现对细胞生长环境的精确控制，从而优化细胞的生长和代谢过程，提高目标产物的产量和质量；其次，细胞培养可以实现细胞的快速增殖和分化，缩短生产周期，提高生产效率；再次，细胞培养还可以避免成体培养中可能出现的病虫害、环境污染等问题，提高生产过程的稳定性和可持续性。随着动植物细胞培养理论和技术的逐步发展，动植物细胞工厂也成为人类获取生物产品的重要来源（O'flaherty，2020；Wilson and Roberts，2012）。

1.3.1 植物细胞培养与细胞工厂开发

植物细胞培养是指从外植体上获得植物细胞，在离体条件下通过人工培养以获得大量植物细胞和细胞代谢物的过程。植物细胞培养是在植物组织培养技术基础上发展起来的。19 世纪 30 年代，德国科学家 Schwann 和 Schleiden 创立了细胞学说，认为细胞是生物体的基本构成单位。1902 年，德国科学家 Haberlandt 提出每个植物细胞都具备全能性，可以在适当的条件下独立生存和发育，为植物组织培养奠定了理论基础。1939 年，美国科学家 White 认识到维生素和植物激素在植物组织培养中具有重要作用，配制出了可用于植物组织培养的培养基，并成功利用烟草的茎段形成层细胞和胡萝卜根的小块组织诱导出了愈伤组织。1953 年，美国科学家 Muir 创立了植物细胞培养技术，成功对烟草和万寿菊细胞进行了悬浮培养。

植物细胞培养首先需要分离获取植物单细胞。相较于机械法、酶解法等从外植体中分离单细胞的方法，愈伤组织诱导法由于操作简便、普适性好而被广泛采用。愈伤组织是一种能迅速增殖的、无特定结构和功能的薄壁细胞团，其形成是植物细胞脱分化的过程，即离体组织或器官上已停止分裂的成熟细胞在特定条件诱导下转变为分生状态，经过快速的细胞分裂形成未分化的愈伤组织。由于愈伤组织疏松易碎，可以在悬浮培养过程中分散成均一的单细胞或小细胞团，因此在悬浮细胞培养体系中一般多选用愈伤组织作为起始细胞来源（Mustafa et al.，2011）。相比于固体培养体系，液体悬浮培养增加了细胞与培养基的接触面，改善了营养供给，避免了有害代谢物在局部组织的累积，同时有利于氧气的供给。因此，细胞悬浮培养的生长和增殖速度快，能大量提供分散性好且比较均匀的细胞，既有利于在细胞水平上进行各种遗传操作和生理生化研究，也有利于植物细胞的工业化大规模培养及生产有价值的细胞代谢产物。

培养基的组成是植物细胞培养的关键，目前常用的植物细胞培养基有 MS、N6、B5 等。植物细胞培养基通常包含无机盐、有机化合物和生长调节剂三大类化合物。无机盐可分为大量元素（N、P、Na、K、Ca、Mg、S 等）和微量元素（Fe、Mn、Cu、Zn、Mo、Co 等），它们是离体细胞生长发育必不可少的基本营养成分。培养基中若只含有无机盐类，常称之为基本培养基。为使细胞更好地生长，培养基中还需添加有机成分，包括糖类（蔗糖）、维生素类［硫胺素（VB$_1$）、吡哆醇（VB$_6$）、烟酸（VB$_3$）、生物素（VH）等］和氮源（氨基酸）。生长调节剂直接调控植物的细胞分裂、分化和发育，生长素［吲哚乙酸（IAA）、萘乙酸（NAA）、2,4-二氯苯氧乙酸（2,4-D）等］和细胞分裂素［6-苄氨基嘌呤（6-BA）、激动素（KT）、玉米素（ZT）等］的不同配比是影响愈伤组织诱导、细胞脱分化与再分化的关键因素。

随着植物细胞培养技术的建立与发展，通过离体大规模液体悬浮培养植物细胞以高效获取次级代谢产物，已逐渐成为植物天然提取过程中一种有效的替代方法（Arya et al.，2020）（图 1-6）。紫杉醇是一种高效抗癌药物，但其药源植物红豆杉资源匮乏，严重限制了紫杉醇在临床上的广泛应用。利用植物细胞培养法可以从根本上解决红豆杉原料不足的问题，从而能够高效生产抗癌药物紫杉醇。1989年，美国科学家 Christen 首次报道利用红豆杉细胞悬浮培养技术生产紫杉醇，但其产量低下，仅为 1～3 mg/L。随后，科研工作者通过筛选高产细胞系、前体喂养、培养基优化、次级代谢诱导和原位产物去除等策略，逐步将紫杉醇产量提升至 295 mg/L。目前，美国 Phyton Biotech 公司和韩国 Samyang Genex 公司已成功开发用于紫杉醇商业化生产的细胞培养系统。人参皂苷的生产是植物细胞培养商业化的另一成功案例。日本 Nitto Denko 公司成功建立了人参细胞的悬浮培养技术，可在 75 000 L 的生物反应器中大规模培养人参细胞，最终所得人参皂苷产量高达细胞干重的 3%～5%（Titova，2024）。植物细胞培养在获取植物天然产物方面已经取得了显著成效，然而目前已报道的成功商业化案例仍较少，有待进一步发展。

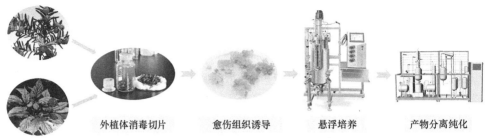

| 外植体消毒切片 | 愈伤组织诱导 | 悬浮培养 | 产物分离纯化 |

图 1-6　植物细胞培养生产次级代谢产物

1.3.2　动物细胞培养与细胞工厂开发

　　动物细胞培养技术同样是在动物组织培养技术上建立和发展起来的。早在 19 世纪下半叶，部分研究胚胎的医学家便尝试在离体环境下以连续供给营养的方式维持胚胎组织存活并进行移植。1907 年，美国科学家 Harrison 在无菌条件下用淋巴液作为培养基，采用单盖片覆盖凹槽玻璃的悬滴培养法，观察了蛙胚神经细胞突起的生长过程，奠定了动物组织体外培养的基础。随后，研究者们对悬滴培养法进行了改良，发展出了双盖片培养法，提高了传代效率并减少了污染。1923 年，法国科学家 Carrel 发明了卡氏瓶培养法，这是细胞培养技术发展的一个里程碑，卡氏瓶扩大了组织细胞的生存空间，且换液传代十分方便，同时减小了污染风险。最初进行的细胞培养采用天然培养基，即组织提取液和体液（如鸡胚浸出液、血浆、淋巴液等）。随着研究者对质量更加稳定的培养的基需求不断增加，在对体液成分分析及营养化学研究的基础上，美国科学家 Eagle 于 1955 年研制了化学成分明确的人工合成培养基，进一步推动了动物细胞培养技术的发展。人工合成培养基的主要成分包括无机盐、氨基酸、碳水化合物、维生素和血清。其中，血清为细胞提供激素、生长因子、转移蛋白、基膜成分等。随后，美国科学家 Dulbecco 等建立了胰蛋白酶消化分离组织细胞的方法，从而巩固了单层细胞的培养技术。由于不同个体血清成分差异大且来源受限，同时血清也是污染细胞的一个途径，会造成细胞代谢物的分离障碍，随着单克隆抗体制备、细胞生长因子和细胞分泌产物研究的不断深入，无血清细胞培养基被成功研制出来，即在基础培养基中添加代替血清的补充物质。无血清培养基目前已成为工业化生产领域的主流培养基，有利于产物的下游处理，并可大大减少外来污染（Freshney，2011）。迄今为止，已经建立的动物细胞株系达 5000 种以上（元英进等，2012），动物细胞培养技术已经成为医学基础研究和生物工程产业的重要支撑技术（图 1-7）。

　　由于动物细胞独特的生长模式，其培养方式与微生物、植物细胞有显著不同。在人工附着物上，大多数动物细胞呈单层生长，进行增殖前需要在附着物上铺展，当附着不好或过度密集造成铺展不充分时，可抑制细胞增殖。此类需要附着才能生长的细胞被称为贴壁依赖性细胞。少数细胞如造血细胞系、肿瘤细胞、转化细胞等表现出非贴壁依赖性,可以在振荡培养条件下进行悬浮生长。随着细胞培养周期的延长和细胞的连续分裂,细胞之间相互接触时会产生接触性抑制,表现为生长速度减慢甚至生长停止。这种情况下就需要将培养物质稀释成若干部分,重新接种至新培养基中进行传代培养。贴壁培养时,细胞紧密贴附于固相表面,易于更换培养基进行连续培养,然而该方法占地面积大、对设备要求高,且传代时需使用胰蛋白酶消化分离细胞。悬浮培养时细胞生长空间大,具有能够提供大量增殖细胞、传代方便、易于收获的优点。微囊培养是一种更适于大规模工业化培养动物细胞的方式,在这种方法中,动物细胞被包裹在半透性微囊内,这些微囊提供了一个稳定的生长环境,使得细胞可以在其中高密度悬浮培养。目前,微囊培养工艺已经广泛用于单克隆抗体、高值生化药物的工业化生产。

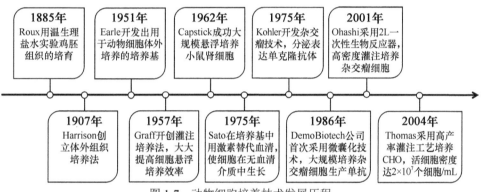

1885年	1951年	1962年	1975年	2001年
Roux用温生理盐水实验鸡胚组织的培育	Earle开发出用于动物细胞体外培养的培养基	Capstick成功大规模悬浮培养小鼠肾细胞	Kohler开发杂交瘤技术,分泌表达单克隆抗体	Ohashi采用2L一次性生物反应器,高密度灌注培养杂交瘤细胞

1907年	1957年	1975年	1986年	2004年
Harrison创立体外组织培养法	Graff开创灌注培养法,大大提高细胞悬浮培养效率	Sato在培养基中用激素替代血清,使细胞在无血清介质中生长	DemoBiotech公司首次采用微囊化技术,大规模培养杂交瘤细胞生产单抗	Thomas采用高产率灌注工艺培养CHO,活细胞密度达$2×10^7$个细胞/mL

图 1-7　动物细胞培养技术发展历程

目前已开发的可进行大规模培养的动物细胞主要有鸡胚、猪肾、猴肾等多种原代细胞,以及人二倍体细胞、中国仓鼠卵巢(CHO)细胞、仓鼠肾细胞(BHK-21)等传代细胞。利用动物细胞培养生产的商业化产品主要包括多种疫苗(如口蹄疫疫苗、狂犬病疫苗、乙型肝炎疫苗等)、多种激酶(尿激酶、激肽释放酶)、干扰素(α-干扰素、β-干扰素)、凝血因子、生长激素、免疫球蛋白和 200 多种单克隆抗体。其中,具有重要意义的案例是通过杂交瘤技术大规模制备单克隆抗体(Taggart and Samloff, 1983)。杂交瘤技术是指通过融合骨髓瘤细胞和免疫 B 淋巴细胞来形成能分泌高纯度单克隆抗体的杂交瘤细胞。这种融合细胞的特性在于它结合了骨髓瘤细胞的无限繁殖能力和免疫淋巴细胞的抗体分泌功能,从而克服了免疫淋巴细胞不能在体外连续培养的缺点。与传统的免疫动物方法相比,杂交瘤技术具有能够制备高纯度单抗的优势,并且能实现单克隆抗体的大量生产。通过动物细胞培养技术生产生物制剂,已成为全球生物医药工业的主要支柱和生物制药领域所采用的主流技术。

1.3.3　大规模动植物细胞培养中的共性工程问题

相较于微生物底盘，动植物底盘具有更为复杂的细胞结构和功能，为人类提供了多种多样的天然产物和生化药物。然而，动植物大规模细胞培养难度更大、效率更低、成本更高，这也导致了目前已成功商业化的动植物细胞工厂数量稀少，且动物细胞大规模培养所生产的产品仅局限于高附加值的医用生物制剂。与微生物细胞培养相比，动植物细胞培养的难点主要体现在以下几个方面。

（1）营养需求复杂：动植物细胞对培养基的营养要求相当苛刻，需要含有多种氨基酸、维生素、无机盐、血清等物料。相比之下，微生物多为单细胞生物，野生生存条件较为简单，人工培养所需的环境也简单易控。

（2）生长环境敏感：动植物细胞对培养环境十分敏感，对温度、pH、溶氧浓度等条件的要求都比微生物培养要严格得多。此外，动物细胞贴壁和植物细胞聚集的独特生长模式，是限制动植物细胞培养规模放大的重要原因。

（3）易受污染：动植物细胞的生长要比微生物缓慢得多，并且非常容易染菌。细胞污染是细胞培养过程中常见的问题，如细菌、真菌、支原体等污染都会影响细胞的生长状态，甚至导致细胞死亡，因此需要严格的无菌防范措施。

（4）流体剪切力敏感：动植物细胞对流体剪切力十分敏感，强烈的机械搅拌与通风鼓泡所引起的过大剪切力都会损伤细胞，使细胞破裂。这就要求在培养过程中严格控制流体的速度和剪切力大小。

（5）光照、激素需求：在植物细胞培养过程中，光照和细胞生长素、细胞分裂素等激素是必不可少的；在动物细胞培养过程中，血清或是能够替代血清功效的激素添加也是动物细胞生长所必需的，这进一步增加了动植物细胞培养的成本。

综上，与微生物细胞培养相比，动植物细胞培养在营养需求、生长环境、易受污染、流体剪切力敏感及激素需求等方面都存在较大的困难。此外，动植物庞大的基因组与复杂的代谢调控网络也限制了在动植物细胞中有效提高目标产物的产量。基于上述原因，随着合成生物学的发展，利用微生物底盘异源合成来自动植物细胞的生物产品逐渐得到研究人员的重视。

1.4　基因工程与细胞代谢调控阶段

传统诱变育种为细胞工厂提供了高效合成化合物的能力，但由于突变的不可控性和效果的不确定性，导致开发周期长、效率低，且产物的选择性和产量也存在一定限制等。随着对分子遗传学和各种生物组学的深入研究，细胞工厂发展进入了基因工程与细胞代谢调控阶段，这一阶段涉及多项关键技术的突破与应用，生物技术的发展变革了菌种改造方式，对工程菌的构建和优化起到了至关重要的作用。DNA 重组技术使得外源基因能够被有效地引入宿主细胞，基因编辑技术则使得宿主细胞内源基因得以编辑和调控，而代谢工程则使工程菌的基因表达可被精准地调节，以通量计算和数学模型等方式推动菌株改造向更加高效、精准的方向发展。

1.4.1　初期基因工程技术的应用

初期基因工程技术的应用标志着菌株改造理念的革新，开启了有别于传统诱变育种的新纪元。20 世纪 70 年代初，随着美国科学家 Daniel Nathans 和 Hamilton Smith 发现限制性内切核酸酶（简称限制性酶），以及 Paul Modrich、Tomas Lindahl 和 Aziz Sancar 发现 DNA 连接酶，基因工程迈入了技术发展的新阶段。其中，限制性酶能够切割 DNA 分子特定的核苷酸序列，DNA 连接酶则能够将 DNA 分子重新连接，这两项技术的发明实现了 DNA 分子的体外切割和连接，为后续基因工程技术的发展奠定了基础。1972 年，斯坦福大学的 Paul Berg 首次构建了重组 DNA 分子，并研究了其进入宿主细胞的过程。这一里程碑式的事件开启了基因重组技术的新篇章。基因重组技术的出现使得外源基因可以被有效地引入宿主细胞中，为细胞的功能改造和特性增强提供了全新的途径（图 1-8）。

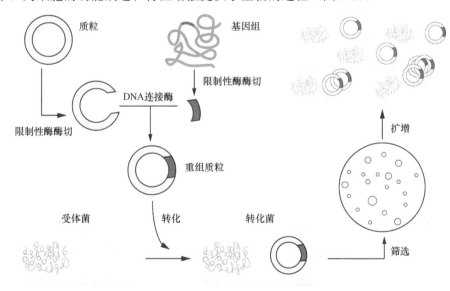

图 1-8　基于"切-连-转-筛"的新型工程菌构建与育种模式

在工程菌的构建过程中，DNA 重组技术被广泛应用于多个方面（图 1-8）。首先，它在载体构建方面发挥了重要作用，研究者们利用基因重组技术能构建具有特定功能的载体，用于携带和传递目标基因。其次，基因克隆是基因工程的关键步骤之一，基因重组技术使得克隆和扩增目标基因成为可能，为后续的基因编辑和代谢调控提供了充足的工具。此外，基因重组技术还被用于遗传物质的转移，可以通过基因重组技术将外源基因稳定地引入到目标细胞的染色体中，从而实现目标基因的表达和功能调控。初期基因工程技术的应用为优良菌株的选育提供了关键性的支撑技术，为后续的基因编辑和代谢调控技术应用奠定了基础，推动了工程菌株改造向更加高效、精准的方向发展。

1.4.2　基因编辑技术的出现与应用

基因编辑技术的出现与应用标志着对工程菌基因组调控能力的重大提升。20世纪70年代末至80年代初，限制性酶的发现为基因编辑技术的出现打下了基础。锌指核酸酶（zinc finger nuclease，ZFN）和转录激活因子样效应物核酸酶（transcription activator-like effector nuclease，TALEN）技术的发现进一步拓展了基因编辑技术的思路，这类蛋白质能够与特定 DNA 序列结合，并在该位点实现精确的 DNA 修饰，但它们的设计和应用相对烦琐，效率和精确度有限，因而其应用受到限制。美国加利福尼亚大学伯克利分校的 Jennifer Doudna 教授和德国马克斯·普朗克病原科学研究所的 Emmanuelle Charpentier 教授发明的成簇规律间隔短回文重复（clustered regulatory interspaced short palindromic repeat，CRISPR）技术，标志着基因编辑技术领域的一次革命性创新。CRISPR 是一种天然存在于细菌和古细菌中的免疫系统，用于抵御病毒入侵。2012 年，美国麻省理工学院的华裔科学家张锋发现 CRISPR 系统可以被改造成一种高度精准的基因编辑工具，从而开启了基因编辑领域的全新时代。相比于传统的基因编辑方法，CRISPR 技术具有更高的精确度、更简单的操作和更广泛的适用性。CRISPR 技术基于可编程 RNA 引导的 Cas9 蛋白能够精准地识别和切割基因组中的特定序列，从而实现对基因组的靶向编辑和调控。这项技术的问世彻底改变了基因编辑的格局，为工程菌株及后续的细胞工厂改造提供了全新的工具和方法。

CRISPR 技术在微生物菌株中的应用涉及基因组编辑、代谢调控等多个领域（图 1-9）。首先，CRISPR 技术为工程菌株的基因组编辑提供了高效、精准的方法。由于细胞中代谢网络的复杂性，组合和多重基因组编辑对于构建强大的微生物菌株非常重要。此外，CRISPR 技术还被用于微生物菌株的代谢调控。在 CRISPR 的基础上，CRISPRi（CRISPR interference）和 CRISPRa（CRISPR activation）等技术的提出和不断演化，使得微生物菌株的调控变得更加高效和灵活，为基因表达调控提供了更多可能性。CRISPRi 利用 CRISPR/Cas9 系统的 RNA 引导功能，结合非活化的 Cas9 变体（dCas9），靶向基因启动子区域，阻碍基因转录，实现基因抑制。而 CRISPRa 结合 Cas9 蛋白和转录激活因子（如 VP64），促进基因转录，实现基因激活。2024 年，清华大学生命科学学院刘俊杰教授报道了一种新型基因编辑工具——HYER（水解型内切核酶），仅由具有催化活性的 RNA（核酶）构成，有望成为继 CRISPR 之后的新一代基因编辑底层工具。

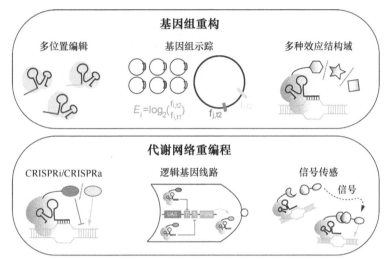

图 1-9　CRISPR 技术在细胞工厂构建和优化中的应用

　　综上，以 CRISPR 系统为代表的基因编辑技术不仅可以在微生物菌株中重建基因组，还可以通过重新编程微生物底盘细胞的代谢网络，实现多种生物学功能和工业应用。基于其作用机制，CRISPR 系统可以很容易地实现多重基因组编辑和基因组规模进化。CRISPR 系统结合其他功能蛋白，如腺嘌呤和胞嘧啶脱氨酶、糖基转移酶、DNA 聚合酶或逆转录酶，大大扩展了其基因编辑能力和使用范围，为不断加速构建智能且高效的微生物工程菌株提供了新思路。

1.4.3　正向代谢工程与基因调控

　　1991 年美国加州理工学院的 James Bailey 教授提出了正向代谢工程的概念，其特点是利用通量计算方法实现对基因表达的精确调控，为工程菌株的产物合成提供了全新的可控方式。在正向代谢工程发展历程中，关键技术和重要事件相互交织，推动了该领域的快速发展。20 世纪末至 21 世纪初，工程菌株的主要构建模式是利用基因工程技术改造，以增强代谢通路中关键酶的活性，从而提高产物合成的效率。然而，这一阶段的工作局限于单纯的局部基因改造，缺乏对细胞代谢网络全局的理解和控制。

　　随着通量计算技术的出现，对工程菌株的改造进入了一个全新的时代。通量计算技术能够准确预测代谢途径中各个步骤的通量分布，为基因调控提供了理论指导。通过构建数学模型，可以模拟细胞代谢网络的行为并优化代谢途径以实现特定产物的高效合成。多种代谢通量分析（metabolic flux analysis，MFA）技术被开发，通量平衡分析（flux balance analysis，FBA）是其中最早应用的一种方法，它通过线性规划模型计算代谢通量分布，为代谢工程的设计和优化提供了重要工具。然而，通量计算技术的进一步发展推动了基因调控策略的创新。动态通量平衡分析（dynamic flux balance analysis，dFBA）、通量控制分析（flux control analysis，FCA）、动力学模型和微分方程模型等新的方法逐步被开发，以模拟代谢网络在动态环境下的通量分布（图1-10）。这些方法不仅能够模拟代谢网络在不同生长条件下的通量分布，还可以识别代谢途径中的瓶颈步骤，为基因调控提供理论指导和技术支持。

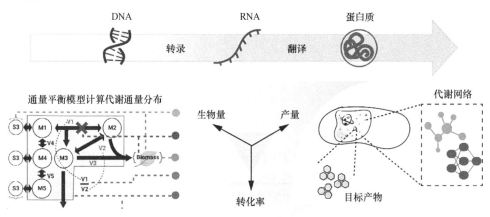

图 1-10　基于通量计算的正向代谢工程

在基因调控方面，新的调控策略也不断出现。除了基因调控元件和基因编辑技术外，蛋白质调控和代谢产物调控等方法也成为研究的热点。蛋白质调控通过调节蛋白质的稳定性、活性和互作等方式，实现对基因表达的调控，例如，利用蛋白质激酶和磷酸酶调控信号转导通路，进而影响基因的转录和翻译过程。代谢产物调控则是利用代谢产物作为细胞内信号分子，调控基因表达水平。通过调节代谢产物的浓度或在代谢途径中引入反馈抑制等策略，可实现对基因表达的精细调节。此外，基于生物传感器的动态途径调控策略作为一种更智能、更精确的基因表达调控方式，目前已得到越来越多的应用。动态途径调控策略利用生物传感器感应细胞内外的生化信号（如产物积累量、细胞密度等）来自动调控途径基因的表达强度，从而实现对目标代谢途径的自主、动态控制。

综上，正向代谢工程的发展得益于通量计算技术和多样化的基因调控方式。

这些方法的应用使细胞代谢网络的行为能够被更精确地预测和调节,为工程菌株的产物高效合成提供了更为有效的途径和方法。

1.4.4　反向代谢工程与系统生物学

与正向代谢工程通过改造已知代谢途径提高特定产物的合成效率和产量的思路不同,反向代谢工程从目标产物出发,利用多组学分析和系统生物学指导代谢途径改造,以最大限度地提高目标产物的合成效率。这一方法的发展极大地拓展了对生物体内代谢网络的理解,为生产更复杂、更高价值的化合物提供了新的思路和方法。

反向代谢工程的概念最早可以追溯到 20 世纪末,同样由 James Bailey 教授提出。当时生物学家开始尝试将化学合成的方法引入生物体内代谢途径的设计和调控中,以实现特定化合物的高效合成。在这一时期,随着基因组学技术的飞速发展,第一个完整的人类基因组测序完成,这标志着生物学研究进入了基因组时代。此后,高通量测序技术的出现进一步加速了生物学数据的获取速度,研究人员可以快速测序大量生物样本的基因组序列。在此基础上,蛋白质组学、转录组学和代谢组学等技术也迅速兴起,使得更全面地了解细胞内代谢网络的结构和功能成为可能。蛋白质组数据提供了细胞内蛋白质的组成和功能信息,转录组数据反映了基因的表达情况,而代谢组数据则揭示了细胞内代谢产物的组成和浓度变化。这些数据的加入使得研究者可以更全面地理解生物体内各种生物分子之间的相互作用,更准确地理解细胞内代谢途径的结构和调控机制。2002 年,日本学者 J. Ohnishi 首先对两株表型差异明显的谷氨酸棒杆菌进行了全基因组测序:一株是生长较差但能高产赖氨酸的突变株,另一株是生长良好的野生型菌株。通过比较两株菌株的基因组序列,他们找到了突变株与野生型不同的基因,并推测这些突变可能影响了赖氨酸的生产。接下来,他们将这些突变基因导入野生型菌株中,结果显示,这些导入的突变使得野生型菌株的赖氨酸产率显著提高,这个研究是组学技术在反向代谢工程领域的一个里程碑,展示了如何利用基因组数据和生物信息学分析提高微生物生产特定化合物的效率。

21 世纪初,在系统生物学的引导下,反向代谢工程进入了新的发展阶段。随着系统生物学的兴起,研究者开始从整体性和系统性的角度研究生物体内的代谢网络,这为反向代谢工程提供了重要的理论支持和方法指导(图 1-11)。通过整合大量的生物数据,并利用数学模型和计算模拟等手段描述及预测生物系统的行为,研究者们得以更深入地理解细胞内的代谢网络,为代谢通路的设计和优化提供了理论指导与技术支持。在这一时期,系统生物学的发展取得了一系列重要事件和关键技术的突破,基因调控网络和代谢网络的建立是其中重要的里程碑。基因调控网络描述了基因之间的调控关系和相互作用,揭示了基因表达调控的复杂机制。代谢网络则关注生物体内代谢途径的相互联系和调控关系,从而为理解生物体内化学反应的整体性提供了基础。这些网络模型的建立促进了系统地分析和探究生物体内的复杂生物学现象,为反向代谢工程的研究提供了丰富的数据基础。此外,数学模型和计算模拟等技术的发展也为系统生物学的进步提供了有力支持。数学模型的建立可以形式化地描述生物体内的代谢网络和调控机制,从而使得生物学研究更加定量化和系统化。计算模拟则通过模拟和预测生物系统的行为,辅助揭示生物体内复杂的代谢调控过程,并为生物工程的设计与优化提供新的思路和方法。

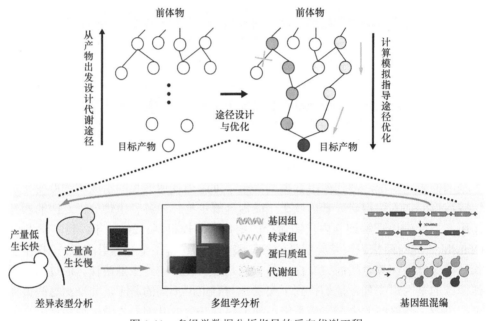

图 1-11　多组学数据分析指导的反向代谢工程

　　随着反向代谢工程的发展和基因组混编(genome shuffling)技术的出现,进化代谢工程成为优化微生物代谢途径的重要手段,泰乐菌素的高效合成作为一个典型案例,成功应用了这一技术。在泰乐菌素合成工程菌的基础上,首先利用传统的诱变技术获取了正突变体库,将这些突变体库作为每一轮原生质体融合的起始菌株。接下来,将来自不同亲本的原生质体多次融合,实现了突变基因的积累和组合,而无须对再生细胞进行分离和筛选。这些再生细胞直接用作下一轮的次级混合亲本,形成循环往复的过程。最终,不同基因引起的正向突变被重组到同一细胞株中。通过这一循环过程,能够迅速产生大量的基因突变,从而实现对微生物代谢途径的优化和重组。基因组混编技术创造了多样性的微生物群体,通过连续的进化选择过程优化了泰乐菌素的产量和稳定性。进化代谢工程的进步提高了反向代谢工程的构建效率，其优势在于能够快速获得多样的变异菌株，为微生物代谢途径的育种和优化提供了一种高效、快速的途径。

总体来说，在基因工程与细胞代谢调控阶段，DNA 重组、基因编辑和代谢工程等技术的应用为工程菌株的设计和优化提供了全新的可能性。基因工程与细胞代谢调控阶段的核心特点是采用系统性的思维和精准的操作，通过深入了解细胞代谢途径和基因调控网络，有针对性地进行基因编辑和代谢调控，从而实现对微生物工程菌株的精准改造和优化，推动微生物工程菌株的高效生产和应用。这种研究思想的建立和各种新技术的不断发展也为后续进入合成生物学赋能细胞工厂设计阶段奠定了基础。

1.5　合成生物学赋能的细胞工厂设计阶段

在现代生物学理论和技术的迭代进程中，微生物菌种、动植物细胞株系、工程细胞株系、基因工程菌和细胞工厂的获得与构建经历了自然分离和选育、诱变育种到基因工程分子育种等阶段的发展。随着大数据和工程学理念发展起来的合成生物学研究范式，为提高设计和优化细胞工厂的效率提供了新的工具与方法。合成生物学（synthetic biology）以工程化的思维和方法，对生物系统进行设计、构建和优化，赋予生物系统以超越自然的新功能。这种新的设计和研究范式，使得我们可以更精确、更高效地调控细胞的行为，实现对细胞工厂的深度优化。通过合成生物学的赋能，细胞工厂的设计已经从依赖自然和人工选择的被动设计，转变为主动的系统性设计，从而大大提高和拓展了物质生产的效率、范围及可控性。

2003 年，第一届遗传工程机器大赛在美国麻省理工学院校内举办，大赛要求学生根据标准化模块构建基因工程机器，并建立了标准生物元件登记库；2004 年，在全美国兴起了这项比赛；2005 年这项比赛就成为了一项以合成生物和设计生物新功能为主题的国际赛事——国际遗传工程机器大赛（International Genetically Machine Competition，iGEM）；2007 年中国高校首次参赛。在与 iGEM 相互成长的过程中，合成生物学形成了系统的理论和新的研究范式。合成生物学已经成为国内各个高校开设的重要课程，李春教授编著的《合成生物学》系统梳理了元件、基因线路和装置系统的内在逻辑与设计原理，为合成生物学赋能细胞工厂设计提供了理论参考。

1.5.1　新的研究范式——合成生物学

合成生物学以工程化的思想开展生命系统"自上而下"的理性逻辑设计与全

自动构建，基于大数据和人工智能合成生物设计软件，通过标准化生物元件、基因线路、生物底盘来重编程设计新的生命系统，实现人工合成生物系统的可定量、可预测和可工程化改造，使之具有新的功能或实现已有功能的变革性提升。人工合成的生物系统可以是细胞、组织或生物个体，也可以是生物大分子、无细胞体系和人工类细胞等。合成生物技术可涉及物质加工制造、生物医学诊疗、农业育种、食品资源、环境保护、信息科学、国防科技等领域。

合成生物学是继 DNA 双螺旋结构发现和"人类基因组计划"之后，以从头设计与合成基因组为标志的第三次生物技术革命。合成生物学是多种生物学研究领域的交叉，其概念还处于开放探索阶段，是从理解生命、设计生命到创造生命的宏观科学的微观集成。合成生物学作为 21 世纪生物学领域学科交叉融合的前沿代表，其研究范式的变革有望实现颠覆性的技术创新，因此受到各国政府、学术界、产业界的高度关注。

合成生物学综合了生物技术、系统生物学、数学、计算机科学与技术、电子工程和化学工程等多个领域的技术方法，并将工程学的标准化、解耦合、抽提和模块化的思想融入生物系统的设计与改造中，目标是"定制"合成生物元件、生物线路与装置、生物系统等，并且将其过程标准化，让它们像电子线路一样可控、高效地运行（图 1-12）。

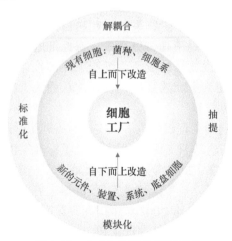

图 1-12 合成生物学的研究范式

1.5.2 生物元件标准化与基因线路设计

标准化是加速合成生物学发展的重要工具。细胞工厂是复杂的生物系统，这种复杂性导致出现细胞工厂变量过多、元件不适配等问题。标准化就是将复杂系统简化而获得秩序的方法。标准化的简化原理有助于加速合成生物学研究，实现细胞工厂设计和构建工程化的快速发展。

合成生物学对生物元件（biological part）的标准化提出了很高的要求，不仅需要依据标准化的元件信息完成生命系统的设计，还需要根据标准化信息完成相应的自动化构建和组装。标准化元件在机械、电子和计算机工程等工业领域早有广泛的应用。由于标准化电子元件和机械元件的应用，使得不同功能的元件、线路和不同公司的产品能够方便地集成，从而使工业界能够设计并生产出复杂而可靠的电子产品和机械产品。与此类似，标准化生物元件的使用也可以让不同实验室构建的标准生物元件都按照相同的规则进行设计与组装，从而可以避免大量的重复劳动，继而缩短合成复杂生物装置或者生命系统所需的时间。

合成生物学标准化对象可分为基因元件和蛋白质元件。基因元件在组装层面实现标准化，蛋白质元件在行使功能层面实现标准化（图 1-13）。基因元件标准化体现在通过元件接口的设计可以实现即插即用的快速拼接。蛋白质元件的标准化主要体现在设计蛋白质功能方面，即利用标准化的蛋白质二级结构组装成具有催化、报告、调控目标等功能的蛋白质元件，通过元件的组装设计构成标准化线路和装置。

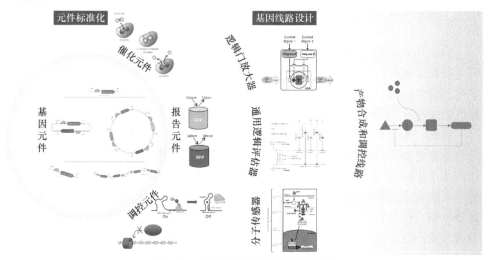

图 1-13　元件标准化和基因线路设计

基因线路（genetic circuit）是指在合成生物学中由各种调节元件和功能元件组合成的遗传装置，可以在给定条件下可调、可定时定量地表达基因产物（图 1-13）。当前基因线路设计基于有机化学、生物化学和电子工程的专业知识、文献报道及自身实践经验，以生物元件的相互作用和系统信号转导特征为基本前提，通过借鉴已报道的天然或人工生物合成途径和相似反应类型的分子互作关系、酶促生物反应来设计基因线路。随着生物反应规则数据库和标准化生物元件数据库的丰富,通过提取并应用酶促生物反应规则模板、挑选合适生物元件,利用生物逆合成计算工具实现功能基因线路的精准自动化设计将成为新的基因线路设计准则。未来基于自动化设计产出的大量生物反应和基因线路数据,可通过人工智能技术学习生物反应的特征本质规律,实现化合物所有潜在生物反应位点、反应类型和相应概率的预测,扩大基因线路设计的空间和自由度,以实现高效、新颖、最优化的基因线路设计。

合成生物学家利用基本的生物元件,通过理性设计,在原核细胞、真核细胞甚至人体细胞中构建了众多基本基因逻辑线路,从而实现对生命系统的重新编程并执行特殊功能。人工基因线路设计、调控元件工具箱及组装方法的开发是该领域发展的主要推动力,但是细胞体内蕴含着的众多复杂生化反应和信号转导途径,为设计和组装具有更加高级功能的基因线路带来了挑战。随着计算机辅助设计、微流体技术、多重连接探针扩增技术的发展和学科融合,多种多样的人工基因线路设计与构建进一步丰富了人们对细胞工厂进行改造、再设计的手段,在医药、农业、能源等领域展现出了巨大的应用潜力。

1.5.3 途径智能规划与数字化细胞工厂

构建高效细胞工厂是绿色生物制造的核心之一,但多数异源化合物的生物合成途径尚未被解析,使细胞工厂的发展受到限制。利用逆合成设计和细胞工厂数字化的思想,对目标化合物的生物合成途径进行预测,结合数字化模型,通过计算机辅助设计指导细胞工厂的构建,将是提高细胞工厂构建效率的有效手段。

目前,长途径生物合成仍然难以精准预测与设计。结合生物代谢数据库和元件数据库资源,开发生物逆合成计算工具,可实现生物合成途径的精准自动化设计。基于生物反应大数据和人工智能技术抽提生物反应特征规律,对给定化合物潜在生物反应类型和概率进行预测,结合酶功能预测和酶序列设计工具,可实现高效生物合成途径的设计。生物逆合成(retrobiosynthesis)的思想来源于有机化学逆合成,以获得目标化合物为终点的所有潜在生物合成途径组合的计算方法是突破微生物细胞工厂发展瓶颈的有力武器。生物逆合成算法基于化合物信息和生化反应信息两部分输入数据,经过途径枚举和途径评价两个步骤来设计目标化合物的合成途径(图 1-14)。

基因组代谢网络模型是数字化细胞工厂设计的重要基础。基因组代谢模型通过计算方法描述了一整套基于化学计量学、质量平衡的生物体代谢反应。自 1999 年第一个基因组规模代谢网络模型(genome-scale metabolic network model,GEM)被报道以来,越来越多的物种 GEM 模型被开发出来,至今已经有 1.8 万种生物使用自动构建工具构建了 GEM 模型。对于酵母细胞,2007 年国际同行达成共识,提出了 Yeast1 酵母细胞基因组代谢模型。经过多轮迭代发展，2023 年最新的酵母细胞基因组代谢模型已经发展到了 Yeast9，包含了 1162 个基因、2805 种代谢物、4130 个代谢反应。GEM 模型是目前代谢预测模型中最全面的，但与完整的数字化细胞模型相比，还有许多需要考虑的因素。例如，内源物质和外源合成的产物在细胞代谢网络的浓度阈值、代谢负担（反应的负担和代谢物毒性）及转运反应会影响代谢流量的分布，代谢反应热力学和酶性能的限制会使代谢通量达不到理想状态，基因转录和蛋白翻译的限制也让 Yeast9 模型无法反映酵母细胞工厂的真实情况。此外，将反应动力学和组学数据添加到 GEM 是提高模型精确度的有效方法。引入组学数据能使细胞模型具有更好的预测能力，但目前酿酒酵母 GEM 中的多组学数据仍不全面，只能简单描述稳态下的细胞状态；在非稳态，如环境变化、生长周期变化下，细胞内的基因表达水平、蛋白质浓度变化及代谢物浓度变化如何影响细胞生长和产物合成，仍然是一个需要解决的问题。

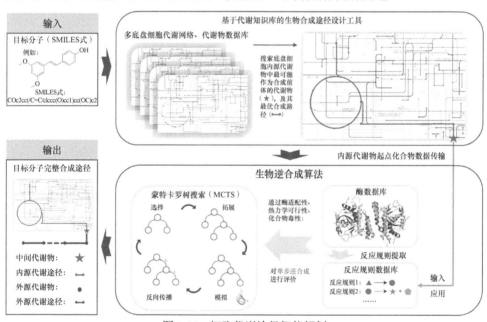

图 1-14　细胞代谢途径智能规划

1.5.4　细胞工厂底盘设计

底盘细胞是细胞工厂的基本形式，为人工构建的基因线路、功能分子、细胞器、基因组等各个生命层次提供了能够自我繁殖、遗传与进化的活性生物化学环境，同时也是生物技术在工业、医疗等重要经济生产过程中的主要工程改造对象。底盘细胞包括微生物细胞、哺乳动物细胞、植物细胞三种主要类型，并根据工业生产、医疗健康的不同应用场景特性进行工程改造。

理想的底盘细胞需具备易培养、易改造、可调控、高产能、环境适应性好、生物安全等基本要素。工业微生物底盘细胞工程技术面向构建微生物细胞工厂的需求，其底盘细胞需要具有能利用低价值可再生碳源、高目标产物得率、高发酵稳定性、易于放大、容易在基因组水平上进行理性设计和优化改造的特征。相对于动植物细胞，微生物细胞基因构成简单、遗传操作简便、生长速度快、容易进行大规模培养，是合成生物学设计与构建人工生物细胞的良好底盘。其中，益生菌和活体微藻对人类健康具有天然的益处，可作为医用微生物底盘细胞，通过植入功能化生物系统模块进一步用于疾病诊断与药物精准可控递送。

哺乳动物细胞工程因其分子遗传操作效率相对较低、各类工具缺乏、细胞类型多样、培养条件苛刻且成本高等问题，严重制约了当前基于哺乳动物细胞的生物医药产业发展。工程化哺乳动物细胞主要应用于生物大分子及活体药物相关的医疗健康领域，可简单分为两种类型：用于生产蛋白质、病毒等药物的哺乳动物细胞底盘；用于体内递送药物、清除或修复体内病灶的活体细胞药物底盘。

植物细胞（包括高等植物细胞和低等藻类细胞）与其他底盘细胞相比有其独特的优势：植物仅以二氧化碳和水为原料，经光合作用就可以合成各类复杂的代谢产物，而无须高耗能、高耗氧的发酵过程；植物底盘细胞可以突破异养微生物底盘细胞对细胞色素 P450 酶表达性差、对活性产物耐受性差的局限性；植物容易在室内和大田大规模种植，可以不断进行无性生长（不开花植物可以无限产生新叶片）与繁殖，生物量大，适合于廉价的大规模生产；植物不移动，容易隔离，不带人体病原菌，安全性高。另外，植物的种类繁多，涉及从低等植物到高等植物各种不同的类型，这将带来多元开发合成生物系统的可能性。

1.5.5 基于共培养体系的细胞工厂设计

基于共培养体系的复合细胞工厂是指由不同功能细胞组成的人工复合细胞系统。人工复合细胞系统主要包括两类：第一类是来源于多物种的人工复合细胞系统，该系统主要存在细胞与营养物质、细胞与细胞、细胞与环境因素之间的物质和信息交流及联系，在工业、农业、能源、环保和健康等领域中发挥重要作用；第二类是来源于单物种的人工复合细胞系统，该系统主要存在细胞与细胞、细胞与组织之间的物质和信息交流及联系，在生物医学领域发挥重要作用。

人工复合细胞系统的理论和使能技术主要包括两个方面。①从人工单细胞体系到人工复合细胞系统的过程中，产生新的生命现象、功能与规律的理论基础；支撑人工复合细胞系统的设计、构建和运作的理论基础；人工复合细胞系统形成空间结构和细胞时空分布的理论及控制基础。②研究人工复合细胞系统内细胞相互之间、细胞与环境之间信号传递和通信等互作关系的技术；研究人工复合细胞系统中不同（物种）细胞分工，构建、调控、研究和预测人工复合细胞系统功能分化和群体行为，实现人工复合细胞系统在不同环境中稳定性和鲁棒性的技术，包括但不限于理性设计人工复合细胞系统、靶向添加/去除目标细胞、调控群落结构形成、调控细胞通信、调控代谢能力、建立相关模型和进行预测等。

1.5.6　细胞工厂的应用

合成生物学赋能的细胞工厂的应用辐射广泛，目前已经应用到农业、医药、化工、能源、食品和医学诊疗等多个领域。作为应用于工业制造的细胞工厂，其合成生物制造过程具有原材料可再生、反应条件温和、符合碳中和理念的生产方式、具备有更多的产品选择性和更高的效率等优势，在推动碳达峰碳中和的过程中将会得到充分的发展。有研究预测，未来全球 60%的产品可以通过生物法合成，2030～2040 年间，全球每年通过生物合成的材料、化学品及能源品将产生 2 万亿～4 万亿美元的直接经济影响。因此，全球各国都在针对生物制造部署战略规划，推动合成生物学应用加速发展。美国占全球合成生物学市场份额近 40%，与其在合成生物学领域的长期战略布局和投入有着密切联系。

细胞工厂合成的化学品已覆盖醇类、烃类、酮类、萜类、甾族等多类化合物，尤其是手型化学品的合成，包括紫杉烯等医药中间体、α-生育三烯酚等功能性成分和生物基高能燃料等；而可制造的材料种类已经覆盖至尼龙、蜘蛛丝蛋白等蛋白质材料，以及无机纳米材料、聚酰亚胺膜等柔性电子用聚合物材料，"播种"了工程菌的混凝土等工程活体材料（engineering living material，ELM）等。其中，工程活体材料在生物打印、生物材料的图案化和受损修复等领域应用前景广阔。此外，合成生物学赋能的细胞工厂在固碳、生物光伏等领域的应用有助于减少碳排放，利用合成生物学生产的随机杂聚物等材料能实现可控降解。

未来，技术的发展将使细胞工厂的应用范围进一步扩大。通过提高底盘细胞生长速率和产量，产生新的底盘细胞工程系统，实现原料物质灵活、按需生产的模块化制造；此外，还可以将化学与合成生物学深度交叉融合，因为单纯的生物催化有其固有的缺陷，可以将光催化、电化学和化学催化与生物催化耦合起来，加强能量的供给，从而提高细胞工厂的生物合成效率并扩大其合成范围。

经典轶闻趣事

多年来，科学家一直在尝试将一些生物分子拼凑起来，从而创造出可以自主控制、代谢、维持生命的人造细胞。人造细胞最简单部分是外部结构的制造。在

2008 年，德国马克斯·普朗克病原科学研究所的一个科研小组就已经摸索出了一套制造细胞外部结构的好方法：将细胞膜上的蛋白质溶解在水中，再向溶液中注入混有多糖的脂质，快速旋转装有混合液体的试管，利用"水油不相融"的特性，脂质会聚集成一个个小液滴。要想让脂质泡运动起来，科学家还需要将线粒体、叶绿体和质粒 DNA 等小分子组件注入脂质体中，有了这些组件，我们的"细胞"就能完成产能、运动这样简单的任务了。但是，正如我们所知，需要依靠基因才能完成的复制和分裂仍无法完成。

2003 年，"人类基因组计划"结束，通过阅读碱基顺序，人们可以轻松理解各种生命的遗传密码，同时这意味着人们可以按照自己的想法合成具有特定功能的基因了。2010 年，美国克雷格·文特尔研究所的科学家用人工合成的 DNA 替代了原有的天然 DNA，成功制造了人类历史上首个人工合成基因组的细胞，并将之命名为 JCVI-syn1.0。JCVI-syn1.0 能像普通细胞一样完成复制分裂，也能按照基因蓝图完成特定的生理功能。唯一的遗憾是，这张蓝图的工作量实在太大了，这个由 108 万个碱基组成的基因组耗费了研究所 20 多名科研人员近 15 年的时间，实在难以批量生产投入应用。

人造细胞想要投入应用，停留在现有阶段是不行的，需要让人造细胞的制造过程更简单，也更像天然细胞。一个细胞最少需要多少基因才能实现自我繁衍？这是 JCVI-syn1.0 的研究小组迫切需要解决的问题。在经历了长时间的实验后，研究人员研制了一个仅包含 473 个基因的被称为 JCVI-syn3.0 的人造细胞。即便只有 473 个基因，该人工合成细胞依然能够维持生命的基本活动，并具有自我复制能力。之后的工作是不断优化人造细胞，让人造细胞与天然细胞更加相似。例如，JCVI-syn3.0 虽能存活和复制，但是，该细胞每次产生的都是形状和大小完全不同的细胞，就像癌细胞一样不可控。研究团队又花费了近 5 年时间，寻找可以帮助调节细胞增殖和生长的基因。最后，在向原细胞中加入了 19 个基因后，终于合成了可以实现正常分裂增殖的新细胞 JCVI-syn3.0a。还有的实验小组尝试在细胞中添加其他组分或物质以模拟天然细胞的功能。美国研究人员使用聚合物创造了一种红细胞大小的球形人造细胞，他们在"细胞膜"上钻了一个纳米微孔，随后往孔内添加了一种化学反应成分，使该人造细胞可以像真正的细胞那样自主捕获、浓缩、存储和运送微小颗粒，执行主动运输任务。

现在，科学家已经能轻易地制造出与天然细胞越来越相似的人造细胞，如果科学家将来能将人体基因转入其中，也许人造细胞能与人类的天然细胞相媲美。到那时，人造细胞不仅能代替模型动物完成一些无法在人体中进行的实验，还可以运送药物进入人体，说不定还能通过替换坏死细胞让人类焕发新生。

参 考 文 献

李春, 戴俊彪, 李珺. 2019. 合成生物学. 北京: 化学工业出版社.

元英进, 李春, 程景胜. 2012. 细胞培养工程. 北京: 高等教育出版社.

Arya S S, Rookes J E, Cahill D M, et al. 2020. Next-generation metabolic engineering approaches towards development of plant cell suspension cultures as specialized metabolite producing biofactories. Biotechnology Advances, 45: 107635.

Choi K R, Jang W D, Yang D, et al. 2019. Systems metabolic engineering strategies: Integrating systems and synthetic biology with metabolic engineering. Trends Biotechnol, 37(8): 817-837.

Ferenczy L, Kevei F, Zsolt J . 1974. Fusion of fungal protoplasts. Nature, 248: 793-794.

Freshney I R. 2011. Culture of animal cells: A manual of basic technique and specialized applications. Cochlear Implants International, 346: 796.

Guirimand G, Kulagina N, Papon, N, et al. 2021. Innovative tools and strategies for optimizing yeast cell factories. Trends Biotechnol，39: 488-504.

Hanson F B. 1933. Radiation-genetics. Physiological Reviews, 13(4): 466-496.

Jiang B, Gao L, Wang H, et al. 2024. Characterization and heterologous reconstitution of *Taxus* biosynthetic enzymes leading to baccatin III. Science, 383(6683): 622-629.

Ko Y S, Kim J W, Lee J A, et al. 2020. Tools and strategies of systems metabolic engineering for the development of microbial cell factories for chemical production. Chem Soc Rev, 49(14): 4615-4636.

Komel S. 2023. Technology in scientific practice: How HJ Muller used the fruit fly to investigate the X-ray machine. History and Philosophy of the Life Sciences, 45(2): 22.

Morgan A J. 1983. Yeast strain improvement by protoplast fusion and transformation. Experientia Suppl, 46: 155-166.

Mustafa N R, de Winter W, van Iren F, et al. 2011. Initiation, growth and cryopreservation of plant cell suspension cultures. Nat Protoc, 6: 715-742.

Ni H J, Lv S Y, Sheng Y T, et al. 2021. Optimization of fermentation conditions and medium compositions for the production of chrysomycin a by a marine-derived strain *Streptomyces* sp. 891. Prep Biochem Biotechnol, 51(10): 998-1003.

Nielsen J. 2017. Systems biology of metabolism. Annual review of biochemistry: A driver for developing personalized and precision medicine. Cell Metab, 25(3): 572-579.

O'flaherty R, Bergin A, Flampouri E, et al. 2020. Mammalian cell culture for production of recombinant proteins: A review of the critical steps in their biomanufacturing. Biotechnology Advances, 107552: 43.

Pesti M, Ferenczy L. 1979. Formation and regeneration of protoplasts from phytophthora infestans. Acta Phytopath Acad Scient Hungaricae, 14: 1-5.

Pool N A, Mancher É M, Chekmezova O V, et al. 1969. Optimization of microbial processes in penicillin fermentation by methods of experiment design. Pharm Chem J, 3: 222-224.

Taggart R T, Samloff I M. 1983. Stable antibody-producing murine hybridomas. Science, 219(4589): 1228-1230.

Titova P. 2024. Toxicological evaluation of ginsenoside-rich cell culture biomass of *Panax japonicus* produced in a large-scale bioreactor system. Industrial Crops and Products, 117761: 208.

Vitorino L C, Bessa L A. 2018. Microbial diversity: The gap between the estimated and the known. Diversity, 10(2): 46.

Wainwright M. 1992. History of microbiology. Encyclopedia of Microbiology, 2: 419-437.

Wang Y, Xiong Y C, Chen J, et al. 2019. Computational analysis in CRISPR/Cas genome editing. Chemistry of Life, 361: 6405.

Wilson S A, Roberts S C. 2012. Recent advances towards development and commercialization of plant cell culture processes for the synthesis of biomolecules. Plant Biotechnol J, 10(3): 249-268.

Wu Y, Liu Y, Lv X, et al. 2020. Applications of CRISPR in a microbial cell factory: From genome reconstruction to metabolic network reprogramming. ACS Synthetic Biology, 9(9): 2228-2238.

第 2 章　细胞工厂热力学与动力学驱动设计

本章知识信息网络图

细胞工厂热力学与动力学驱动设计原理
关键酶的热力学与动力学驱动设计原理
代谢途径的动力学驱动设计原理
辅因子与能量驱动设计原理

细胞工厂热力学与动力学驱动设计
关键酶的热力学与动力学驱动设计
代谢途径的动力学驱动设计
辅因子与能量驱动设计

细胞工厂热力学与动力学驱动设计技术常见问题与解决方案

细胞工厂热力学与动力学驱动设计技术的应用

2.1　细胞工厂热力学与动力学驱动概念与发展

　　为了提高细胞工厂的合成效率、实现产品的经济生产，需要从酶、途径及代谢网络等多个层次进行系统的热力学和动力学设计改造。首先，可以借助高通量设计软件确定产品的最佳合成路线；其次，需要确定代谢网络中存在的瓶颈及途径通量的关键控制参数，包括底物和产物浓度、酶的丰度、酶的催化活性和调节机制，以确定最佳改造策略，实现目标途径通量的最优化。对代谢通量和反应热力学之间关系的研究为微生物碳代谢的设计提供了理论基础。

　　酶催化反应中的能量转换决定了反应的方向性、途径的可行性和酶的催化效率。生化反应的热力学通常用吉布斯自由能的变化（ΔG）来表示，即产物和底物之间的自由能差异。当 ΔG 为负时，反应可自发正向进行；当 ΔG 为零时，反应处于热力学平衡状态，此时底物到产物的净转化率为零。在生物学系统中，最常用的 ΔG 计算公式为：

$$\Delta G = \Delta G'^{\mathrm{o}} + RT \ln Q \tag{2-1}$$

式中，$\Delta G'^{\mathrm{o}}$ 是标准条件下反应吉布斯自由能的变化；R 是理想气体常数；T 是开尔文温度；Q 是反应商，即非平衡状态下底物与产物浓度的比值。反应自由能也可以通过以下关系式从正向（J^+）和反向（J^-）的反应通量估算：

$$\Delta G = -RT\ln(J^+/J^-) \tag{2-2}$$

该方程通常称为通量-驱动力关系方程，明确了反应的热力学驱动力和代谢通量之间的相互依赖关系。它揭示了热力学如何限制反应速率和决定酶的效率。在平衡时（$\Delta G=0$），正向（J^+）和反向（J^-）的反应通量相等，净反应速率为零。对于远离热力学平衡的反应（J^+/J^-远大于1），酶将主要参与正向反应而几乎没有逆向通量，表明酶的效率很高；相反，对于接近热力学平衡的反应（J^+/J^-接近1），相当一部分酶将用于催化逆反应，大大减少了净通量（$J^{net}=J^+-J^-$）。因此，与具有强热力学驱动力的反应相比，接近热力学平衡的反应需要更多的酶以维持相同的净通量。

除了反应热力学，影响生物合成反应速率的另一因素是酶催化反应的动力学。酶的动力学参数包括：K_{cat}，即单位时间内一个酶分子将底物转化为产物的最大数量；K_m，即酶对底物的亲和力；K_{cat}/K_m，即酶的催化效率。酶的动力学参数通常通过体外试验测定，以评估其催化性能。与体外试验相比，由于细胞内环境复杂，表观底物浓度降低，底物扩散是限速步骤。由于K_{cat}值与底物浓度无关，而K_m值依赖于底物浓度，故体内K_m值将明显增大。此外，体内环境中存在各种代谢物，根据异源酶的底物特异性，通过竞争性抑制，进一步降低了酶的效率。因此，体外酶动力学参数不能简单地应用于体内环境。

本章接下来的内容将从热力学和动力学两个方面介绍提高细胞工厂合成效率的原理和方法。

2.2 细胞工厂热力学与动力学驱动设计原理

2.2.1 细胞工厂中关键酶的热力学与动力学驱动设计原理

根据诱导契合假说，酶促反应的基本原理是通过酶与反应决速步的过渡态[TS]结合，将其稳定化为能量更低的[TS$_{cat}$]，从而达到降低活化能、提高反应速率的目的。一种酶可以催化不同底物，不同底物与活性口袋中功能基团相互作用的差异导致不同的自由能变化，因此，同一酶催化不同底物时通常具有不同的K_m与K_{cat}。这是酶的底物特异性的热力学基础。同样，不同来源的酶催化同一底物的K_m与K_{cat}也有差异。酶催化平衡控制的反应时，会加快到达反应平衡的速度，但并不影响平衡常数或反应终点；相反，在动力学控制的过程中，产物的最大产率取决于酶的性质。然而，通过耦合活化反应物或者移除产物可以改变平衡方向。例如，羧基直接与氨基作用形成酰胺是热力学不利的；但谷氨酰胺合成酶可以使用ATP与底物谷氨酸的γ-羧基作用，先形成磷酸活化的羧基，进而被氨分子进攻磷酸基团，实现偶联反应形成谷氨酰胺。这两个反应的净作用是羧酸转化为酰胺，并伴随一分子的 ATP 水解，利用高能的 ATP 水解反应来推动羧基的酰胺化反应。另一个例子，即苹果酸氧化为草酰乙酸是热力学不利的，但下一步即草酰乙酸与乙酰-CoA 的缩合、硫酯水解生成柠檬酸是热力学上十分有利的反应。因此，苹果酸脱氢酶以 NAD^+ 为辅因子催化苹果酸氧化为草酰乙酸，与后续的乙酰-CoA 缩合、硫酯水解步骤偶联，使得该热力学不利的氧化反应得以正向进行。

生物合成途径，特别是人工设计构建的合成途径，经常存在限速酶。为了加快反应速率、促进反应正向进行，需要对关键酶进行筛选及改造，以提高其催化活性、选择性、稳定性、可溶性等性能，并解除底物及产物抑制。

酶的催化活性是生物合成效率的关键影响因素。酶经常存在对非天然底物活性低的问题，异源表达也可能导致活性降低甚至丧失。改善酶的催化活性是提高生物合成效率的重要途径。

通常酶的杂泛性导致副产物的积累、代谢损耗，并可能引起细胞毒性。通过蛋白质工程改造以增加对目标底物的特异性或选择性，可减少副产物积累。

提高酶的稳定性可以增加每个蛋白质分子的寿命，从而提高整体周转率。蛋白质的稳定性是多方面的，包括热稳定性、pH 耐受性、溶解性，以及对盐和有机溶剂的耐受性。

酶的异源表达还常存在可溶性低、错误折叠、形成包涵体的问题，降低了有效酶浓度，造成细胞资源浪费。通过密码子优化、亚细胞定位、蛋白表面电荷及疏水性改造等策略，都可提高酶的可溶性。

中间体或终产物的反馈抑制是自然系统中酶活性调节的重要方式，可以使代谢物浓度保持在合适范围内，以避免资源浪费及细胞毒性。生物合成途径中的反馈调节酶通常是高效生产的瓶颈。因此，通过改造获得抗反馈的酶是提高途径整体性能的有效策略。

2.2.2　细胞工厂中代谢途径的动力学驱动设计原理

合成生物学的研究内容之一是构建目标化合物的生物合成途径。尽管生物合成化学品的种类日益增长，但是占已知化合物的比例仍很低，主要原因是缺乏有效的合成途径。因此，有必要通过代谢网络扩展来扩大可生产化合物的范围。在过去二十年中，已经产生了一系列途径设计算法，可以帮助途径（重新）设计。途径设计算法列举了连接两个分子之间的潜在路径，同时需引入多项评估指标，如最短路径、最少的异源反应、热力学可行性和酶的可用性。虽然大多数方法可最大限度地利用天然酶，但也有越来越多的工具使用从现有反应中归纳出的生物转化规则来设计新的途径。后者依赖于酶催化底物的可扩展性，以及蛋白质工程和酶从头设计的潜力。

所有的途径设计工具都依赖于数据库，从中可以获取生化反应和分子来构建感兴趣的途径。目前，已经建立了一些高质量的酶和生物反应数据库，如 BRENDA、KEGG、Rhea 和 RxnFinder。逆合成算法通过一系列有序的化学转化将目标分子与内源的基本代谢物相关联。根据其是否与底盘细胞相关，途径设计构建工具可分为两类。第一类工具主要关注两种特定化合物之间新路径的构建，而不考虑宿主，如基于 KEGG 数据库的 PathPred、基于酶反应规则的 BNICE、基于子图挖掘的 ReactionMiner。第二类工具可以检索特定宿主内产生目标分子的途径，如 rePrime & novoStoic、GEM-path、RetroPath2.0 和 novoPathFinder。

对于给定的产物，途径设计工具通常可以提供多条可能的途径。这些途径可以根据宿主兼容性、天然酶（或工程酶）的可用性和蛋白质溶解度等几个因素进行排序。反应步骤的多少是最常用的途径排序依据，因为在许多方法中它容易转化为目标函数以找到最短路径。最短路径意味着最少的酶需求，从而减少宿主细胞的代谢/遗传负担，也可以简化菌株构建及优化过程。同样，针对特定宿主，异源反应的数量也可以作为排序依据，因为异源酶表达经常存在酶活性、溶解性、密码子优化和辅因子供应等问题。如果存在未知的酶，则需要利用酶的杂泛性进行筛选改造，甚至设计一种新酶。尽管有诸多成功的案例，酶的设计改造仍十分耗时，且存在不确定性。因此，当使用基于反应规则的途径设计方法时，通常根据已知酶的数量对途径进行排序。

热力学可行性是另一种常用的路径排序方法，以总 ΔG 的高低进行排序。基团贡献法和组分贡献法或 eQuilibrator 可用于估计宿主细胞环境（如胞内 pH、生长温度）下反应的标准转化吉布斯自由能。细胞内代谢物浓度信息可用于进一步修正反应的实际吉布斯自由能，但由于缺乏代谢组学数据，限制了其广泛应用。相反，最大-最小驱动力方法可用于优化给定生理浓度范围内的代谢产物浓度，并量化该途径的热力学可行性。尽管细胞内代谢物浓度经常未知，但这可以通过使用支持向量机（SVM）模型推断胞内代谢物的理论浓度。

为了根据产物得率对途径进行排序，可以将设计的途径引入宿主菌株的 GEM 中，并进行 FBA 以确定途径的最大理论得率。许多途径设计工具通常只针对从宿主细胞内源前体代谢产物到目标产物的短途径，而 FBA 除了可以分析碳源（如葡萄糖）是否能够驱动代谢流导向目标产物，还可以确保细胞产生所需的辅因子/共底物及其生物量，并且途径中的每步反应（天然或异源）的通量都不为零。

2.2.3　细胞工厂中辅因子与能量驱动设计原理

微生物需要能量以维持细胞生理代谢。当细胞进行高强度的生产并面临严重的环境压力时，细胞的代谢能量稳态往往被破坏。为了改善细胞生长和生产性能，目前的能量调控策略包括增加能量供应及减少能量消耗。自养和异养微生物都从外界环境中获取能量。自养微生物作为初级生产者，可将光能、化学能或电能转化为代谢能，以固定二氧化碳用于合成有机物质及目标产物。相比于自养微生物，异养微生物可从有机碳源获得能量，其遗传操作工具也更完备。除了自养和异养，混合营养作为一种新型的营养模式，可使细胞同时利用不同的能源（光能、化学能和电能）和碳源（无机碳和有机碳）。在改善代谢能供应和生物生产方面，混合营养避免了自养系统效率低的问题，同时也降低了使用有机碳源的成本，比自养和异养更有优势。

辅因子是非蛋白质的化合物或金属离子，是所有生物体中无数酶行使生物功能和催化活性所必需的。它们可以有效地促进生化转化，甚至驱动许多热力学上不利的反应。在众多的辅因子中，烟酰胺腺嘌呤二核苷酸（NAD）和烟酰胺腺嘌呤二核苷酸磷酸（NADP）是所有工业微生物中必不可少的氧化还原辅因子。它们参与各种细胞过程，并驱动无数的氧化还原反应。保持其还原形式与氧化形式之间的比例是微生物维持生长和代谢的基本要求。因此，除了途径改造外，氧化还原平衡也是细胞工厂利用特定底物高效合成目标产物的重要考虑因素。

NAD 和 NADP 存在氧化形式（NAD^+/$NADP^+$）和还原形式（NADH/NADPH），通常分别作为电子供体或受体参与细胞代谢。NAD 和 NADP 具有相同的烟酰胺片段和腺嘌呤末端，但 NADP 中存在额外的磷酸基团。尽管 NAD 和 NADP 结构相似，但它们参与不同的代谢过程，并在微生物系统中发挥着不同的生化功能。NADH 主要由糖酵解和 TCA 循环产生，而氧化磷酸戊糖途径（PPP）是 NADPH 的主要生成途径。由于酶的辅因子偏好，NADH 和 NADPH 参与不同的代谢反应。此外，NADH 还可以通过氧化呼吸链驱动 ADP 氧化磷酸化为 ATP。在微生物中，NAD 和 NADP 不仅对细胞过程至关重要，而且在维持细胞内氧化还原稳态方面发挥着关键作用，是菌株稳健生长和代谢的先决条件。细胞氧化还原状态通常由包括 NADH/NAD^+和 NADPH/$NADP^+$比值在内的多种氧化还原反应的复杂网络维持。换句话说，当遇到氧化还原扰动时，微生物会调整其代谢通量以实现细胞内氧化还原再平衡。在许多情况下，除了酶活性外，氧化还原瓶颈是限制生物合成效率的另一关键因素。例如，自然界中存在许多木糖发酵酵母，通过木糖还原酶（XR）和木糖醇脱氢酶（XDH）同化木糖。然而，XR 倾向于消耗 NADPH，而XDH 严格依赖 NAD^+，导致氧化还原失衡，限制了酵母发酵木糖的能力。微生物代谢工程旨在实现特定底物的利用或目标代谢产物的合成。然而，改造或引入涉及氧化还原反应的代谢途径通常会导致氧化还原失衡，从而显著降低微生物的生长性能和合成能力。因此，需要对菌株中 NAD(P)H 的消耗和产生进行调控，以避免氧化还原状态的剧烈波动，实现途径通量的最大化。

2.3　细胞工厂热力学与动力学驱动设计技术

2.3.1　关键酶的热力学与动力学驱动设计技术

2.3.1.1　关键酶的挖掘与表征技术

（1）生物信息学挖掘

为了获得具有期望催化活性、特异性及稳定性的酶，已经开发了多种挖掘及改造方法。其中，生物信息学挖掘是获得新酶的一种简单快捷的方法。新酶的发现可以基于多种传统的和现代的方法。方法一是从特定自然或工业环境中分离微生物，从中进一步鉴定编码所需酶和功能的基因序列。该方法需要建立相应的筛选/选择方法，涉及生化筛选和在选择性培养基上分离微生物，通常耗时耗力。方法二是根据同源序列设计简并引物进行目的基因的扩增，但在引物设计方面存在挑战，影响了成功率。方法三是进行靶向或全基因组测序，以确定所需酶的基因序列。目前，快速、高通量全基因组/宏基因组测序极大地丰富了生物信息数据库，从而增加了酶的多样性，这种多样性反过来又增加了寻找新酶的复杂性和难度。生物信息学挖掘过程可大致可分为两个步骤：数据库搜索；利用生物信息学工具进行分析和筛选，获得最终候选酶。

第一步：数据库搜索。可以使用基于同源性、保守序列的搜索工具进行数据库搜索，也可以使用简单的关键词搜索。进一步使用过滤器筛选搜索结果，如百分比相似度、序列覆盖率、e-值等。例如，可以在 NCBI 蛋白质数据库中进行关键词搜索，然后过滤结果以显示相似度 30%~80%、覆盖率＞95%的候选酶。另一种是使用已知的酶序列搜索数据库。当选择潜在的酶基因序列时，选择具有保守结构域的全长蛋白序列至关重要，因为数据库中存在许多标注不完整的序列，在实验中不能编码功能蛋白。另外，在搜索结果中，所选序列与已知序列的相似度不应该很高，因为同源性越高（如＞90%），具有相似催化性能的可能性越大，说明它们极有可能来源于同一科的不同物种。为了确保候选酶与已知酶具有较大的活性差异，研究者经常选择相似度低于 80%的候选酶。另外，也可以通过搜索来自不同生态系统的宏基因组数据集获得新酶。例如，通过 Pfam 蛋白质家族的集合数据库和 BLAST（Basic Local Alignment Search Tool）对低温海洋沉积物宏基因组数据集中约 1400 万条蛋白质编码序列进行搜索，获得了大约 264 个假定的

Baeyer-Villiger 单氧酶（Musumeci et al.，2017）。

生物信息学挖掘的步骤可以根据期望酶的性质进行适当修改。例如，如果需要一种耐高温酶，但已知酶不耐高温，那么在嗜热菌中进行相似性搜索将有助于找到期望的耐高温酶。但耐高温酶的序列往往与中温酶有显著差异。以该方式搜索获得的耐高温候选酶应经过进一步分析以确保重要结构和功能保守残基的存在。

第二步：利用生物信息学工具进行分析和筛选，获得最终候选酶。使用各种数据库搜索方法生成候选酶列表后，需要进一步利用不同的生物信息学工具分析它们的理化、系统发育和功能特性。ProtParam 工具使用 ExPASy 服务器，广泛用于获取候选酶的理化性质（如分子质量、理论等电点、氨基酸组成、消光系数、不稳定性指数、亲疏水性等）。将候选酶的参数预测值与已表征的酶进行比较，以指导后续的实验验证。

系统发育分析可以使用分子进化遗传学分析（molecular evolutionary genetics analysis，MEGA）工具进行。可以使用 SWISS-MODEL 服务器或 Modeler v9.15 软件对候选对象进行结构化建模。还有其他工具可以预测结构信息，如信号肽预测工具 Signal P 或二硫键预测工具 DiANNA。功能蛋白网络提供了假定蛋白与已知功能蛋白之间的关联信息，这些信息可以通过 STRING 数据库生成。利用生物信息工具分析有助于选择那些在结构和功能上更合适、新颖和独特的候选酶。在确定候选序列后，可以进行基因克隆表达，通过理化表征验证所期望的催化特性。

（2）多组学分析

随着组学技术的发展，研究人员可以快速收集植物和微生物次级代谢物生物合成的相关信息。这些数据可在各种公共数据库中获得，如美国国家生物技术信息中心（NCBI）、欧洲生物信息研究所（EBI）和京都基因与基因组百科全书（KEGG）。近年来，生物信息学工具被广泛应用于分析储存在上述公共数据库中的海量多组学数据，有助于准确和有效地识别遗传变异，从而能够生成高分辨率的物理或遗传连锁图谱，并为研究复杂的基因和新陈代谢网络提供可能。

植物或微生物的染色体基因组可以通过 Illumina 等下一代测序技术进行组装。组装后的基因组序列可以作为后续分析的基础，包括注释、进化分析、全基因组复制（whole genome duplication，WGD）和次级代谢物合成基因簇的鉴定。转录组有助于检测具有表型变异的各种细胞、组织和器官中所有转录本的丰度，并可用于破译基因功能、转录调控和顺式调控基序。基因组和转录组可以进一步得到蛋白质组和代谢组数据的支持。每种组学数据都可以反映植物或微生物系统的静态或动态状态。不同的组学数据可以由多种方式进行整合，如基因组-转录组、基因组-蛋白质组、转录组-蛋白质组等。生物学研究中可以使用两层以上的数据。由于生物系统的复杂性，多维和多阶段的多组学分析已越来越多地用于减少单一组学数据中遗漏的或不可靠的信息。

在上述多组学工具中,转录组为实时基因表达谱提供了最直接的信息,也是最常用的识别生物合成途径中功能基因的工具。转录组可以在没有其他信息的情况下或者以基因组序列作为参考进行从头组装。参考序列可以是密切相关的转录组序列,也可以是来自同一生物体或密切相关物种的基因组序列。通过转录组图谱分析可以获得与化学骨架修饰和次级代谢产物合成相关的功能基因。根据KEGG 路径数据库中含有酶命名、催化活性和其他功能参数信息的单基因注释,将特定生物体的基因分门别类,如新陈代谢过程、细胞转化过程、催化活性等。这种基因的分类是为了系统地评估基因在不同途径中的生物学功能。

通过差异表达基因(differentially expressed gene,DEG)可识别关键途径基因。通过两个样本比较,可以获得差异表达的基因。一个基因是否属于差异表达基因,取决于选择的两个样本。两个样本之间存在差异的基因列表通常由转录组数据分析工具提供,或通过数据集的统计测试手动生成。对于任何两个不同来源或不同生长条件的样本,通常会采用多重检验校正(如 Bonferroni 校正),但由于研究的基因数量很多,样本间可能存在大量差异表达基因。为了解释这么多基因表达的意义,研究人员开发了"基因组富集"(GSE)的方法,基于系统发育分析、蛋白质结构域预测和缺失生物合成步骤的反应类型,可以从 DEG 库中筛选和鉴定关键的差异表达基因。

为了从上述关键的差异表达基因中高效、准确地发掘酶和生物合成途径,通常应用多组学数据,如基因组和转录组数据的组合,最后通过体外活性分析验证酶的催化活性。这种方法被用于重建苄基异喹啉生物碱生物合成的关键中间体(S)-番荔枝碱的合成途径,证明了多组学技术发掘植物或微生物代谢产物生物合成关键酶的潜力(Li et al., 2018)。

2.3.1.2 关键酶的定向进化与筛选技术

除了上述生物信息及多组学挖掘外,还可以通过蛋白质工程方法改造现有酶以获得所需性质的突变酶。根据对目标酶的序列、结构和功能的了解程度,可采取三种改造方法,即定向进化、理性设计和半理性设计(图 2-1)。

定向进化已成为蛋白质工程中最强大的工具之一。该过程在试管中模拟达尔文进化,其步骤包括反复创造遗传多样性,然后进行选择或筛选。酶定向进化的关键是富集有益突变。产生遗传多样性的最常见方法包括易错 PCR、基因混编(gene shuffling)、物理/化学诱变和使用增变株(mutator strain)。易错 PCR 利用低保真度的 DNA 聚合酶和不同浓度的脱氧核苷三磷酸(dNTP)来增加 DNA 合成过程中的错误率。易错 PCR 以单一基因作为模板进行突变,属于无性进化,往往需要通过多轮突变、表达和筛选才可获得高活性的突变体。除了无性进化,还存在 DNA 改组等模拟天然同源重组过程的有性进化方法。该方法使用 DNA 酶将基因切割成随机片段，然后在没有引物的情况下通过 PCR 进行重新组装。交错延伸 PCR（StEP）则通过显著缩短延伸时间生成重组文库。定向进化的主要优点包括：不需要事先了解酶的结构或机制即可改善酶的性质；能够在整个序列范围内产生突变，从而可以识别远离活性位点的有益残基，这些残基可能通过变构作用影响活性。

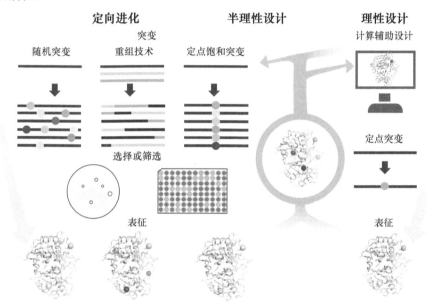

图 2-1　酶定向进化、半理性及理性设计基本流程

基于随机突变的定向进化，其主要缺点是库容量大。为了从庞大的突变文库中识别有益的突变体，已经开发了许多筛选方法，如比色分析、基于菌落大小的生长分析和荧光激活细胞分选法（FACS）。由于优化蛋白质需要多轮地诱变和筛选，因此能够连续富集有益突变体的方法具有很高的实用价值。噬菌体辅助的连续进化（PACE）是一种体内连续富集的策略，依赖于噬菌体对宿主细胞的感染。这种方法每周可以进行超过数百轮的进化，效率显著高于其他方法，已经有效地用于重组酶、聚合酶及蛋白酶的定向进化（Dickinson et al.，2014；Esvelt et al.，2011）。但由于需要设计遗传回路将酶的功能与噬菌体感染性关联起来，该技术的广泛适用性受到限制。2022 年，中国科学院天津工业生物技术研究所孙周通团队通过探究酶的可进化能力与稳定性之间的关联性，开发了基于脯氨酸诱导的酶蛋白设计改造新方法，使改造热点的选取不再局限于酶催化口袋（Qu et al.，2022）。可以将该方法应用于醇脱氢酶 TbSADH 的底物特异性及立体选择性改造，定位远端的第 84 位脯氨酸残基（P84）为改造热点。经计算机虚拟突变分析及后续迭代

突变试验，获得了催化活性及立体选择性均大幅提升的组合突变体 *P84S/I86L* 及 *ΔP84/A85G*。Δ*G* 进一步表明，突变体所增强的可进化能力是以降低稳定性的方式获得的。该研究计算解析了 P84 位点突变诱导的催化口袋重塑，以及相关突变体立体选择性催化的分子机制，为新型酶催化剂的设计开发提供了新工具。

2.3.1.3 关键酶的理性设计与改造技术

（1）理性设计

计算机运算能力的提升和先进算法的出现，以及对蛋白质序列、结构和催化机制的深入理解，使得计算机辅助蛋白质设计迅速发展，并使酶的从头设计成为可能（见图 2-1）。蛋白质计算设计一般以原子物理、量子物理、量子化学揭示的微观粒子运动、能量与相互作用规律为理论基础，也有部分研究以统计能量函数为算法依据（曲戈等，2019）。研究者利用分子对接、分子动力学模拟、量子力学方法、蒙特卡罗模拟（Monte Carlo Simulation）退火等计算方法，预测并评估数以千计的突变体在结构、自由能、底物结合能等方面的变化，筛选可能符合改造要求的突变体进行试验验证。根据试验结果制订下一轮计算方案，循环往复直到获得符合需求的酶。与定向进化相比，蛋白质计算设计可提供明确的改造方案，大幅降低了建立、筛选突变文库的工作量。

蛋白质的从头设计旨在创造自然界不存在的、可成功折叠的蛋白质并赋予其特定功能。2003 年，华盛顿大学的 David Baker 团队设计开发了 Rosetta 软件，如今已经发展为集蛋白质从头设计、酶活性中心设计、配体对接、生物大分子结构预测等功能于一体的生物大分子计算建模与分析软件，其中常用的工具包括 Rosetta Design 和 Rosetta DDG。Rosetta Design 用于设计蛋白质骨架氨基酸序列，Rosetta DDG 用于评估序列变化对蛋白质稳定性的影响。使用 Rosetta 方法成功设计了一个能够完成 Diels-Alder 反应的活性位点（Siegel et al.，2010）。蛋白质序列从头设计的主要困难是计算模型的精度不够，导致设计成功率低。从头设计的酶的初始活性往往很低，需要通过迭代设计或定向进化来提高活性。

近年来，得益于计算机运算能力的大幅提升及海量数据集的出现，机器学习等人工智能方法也被应用于蛋白质工程。例如，为了实现在中等温度、中性酸碱度条件下 PET 塑料的降解，得克萨斯大学奥斯汀分校 Hal Alper 团队运用机器学习算法对 PETase 酶进行工程改造，获得了一种同时具有功能性、活性、稳定性和耐受性的突变酶 FAST-PETase（Lu et al.，2022）。该酶可以在低于 50℃ 以及一系列不同的酸碱度条件下实现 PET 的快速降解。深度学习（deep learning）是机器学习中的一个新兴领域。DeepMind 团队基于深度学习算法开发的 AlphaFold2 在 2020 年蛋白质结构预测竞赛（CASP14）中准确预测了超过 90% 的蛋白质结构。数据驱动的人工智能技术方兴未艾。期待我们能够把握好这一发展机遇，加强人工智能在蛋白质设计改造领域的基础及应用研究，开发具有自主知识产权的计算设计软件，为高效细胞工厂构建提供高效催化元件。

（2）半理性设计

半理性设计是一种定向进化与理性设计相结合的改造技术（图 2-1）。根据蛋白质序列信息、结构-功能关系和计算预测算法，可以预先选择潜在的靶点。对特定氨基酸位置的突变可以减少文库的大小。相比定向进化，该策略无须筛选大规模的突变文库，但需要对酶活性位点的结构特征及催化机理有比较全面的理解。在了解结构-功能关系的基础上，选择特定的残基进行定点突变。分析突变残基的主要方法包括多序列比对、酶结构分析和模拟计算。在基于序列的方法中，通过对同源蛋白质序列进行系统比较，确定可能改变蛋白质活性的残基。高度保守的氨基酸通常对酶的结构和功能很重要，不宜被突变；保守程度低的残基对酶的结构和功能重要性较低，可以作为改造的靶点。当目标酶或同源酶的三维晶体结构已知时，可以通过分析酶的结构识别催化口袋、与底物直接作用的残基，并对催化口袋内的残基进行更直接的结构-功能关系研究。Swiss-Model、Rosetta 及 IntFOLD 等一些在线工具可用于突变热点的筛选。半理性设计的方法可以显著提高酶的改造效率。生成的高功能性的突变体库不仅减少了突变次数，还显著降低了对高通量筛选方法的依赖。

2.3.2　代谢途径的动力学驱动设计技术

2.3.2.1　代谢流设计与优化技术

（1）合成途径的强化与平衡

合成途径的强化与平衡主要通过调节途径基因的表达水平，以增强合成途径的通量，避免中间体的过量积累，同时减轻因基因过量表达引起的代谢负担，从而提高合成效率。合成途径可以在基因剂量、转录、翻译等多个水平进行调控。在基因剂量水平，主要通过调节质粒或整合基因的拷贝数来实现。例如，大肠杆菌存在一系列不同拷贝数的质粒。质粒拷贝数是由复制起始位点决定的，其范围可由单个至数百个。在转录水平，主要通过使用不同强度的启动子控制基因的转录水平。目前，大肠杆菌、酿酒酵母等许多微生物都有可用的组成型及诱导型启动子库。随着合成生物学的迅速发展，已建立标准化启动子元件库，如 iGEM Registry。在翻译水平，主要通过调节核糖体结合位点（ribosome binding site，RBS）的强度来实现。美国宾夕法尼亚州立大学 Salis 实验室等的研究为理解 RBS 序列与 RBS 强度之间的关系奠定了基础，开发了 RBS 计算器并进行了持续改进，为翻译水平调控提供了有力工具。基于上述质粒、启动子及 RBS 元件，通过在基因剂量、转录、翻译等水平协调平衡基因表达，可有效提高产物合成效率。

为了平衡合成途径中多基因的表达，研究者开发了多变量模块化代谢工程策略。该方法将复杂的途径划分为不同的模块。与依次、单独优化部分合成途径的传统代谢工程方法不同，模块化代谢工程从整体上协调整个合成途径并协同调节每个途径模块的表达水平，以实现代谢网络的全局微调。例如，具有类似催化效率的酶通常被组装成操纵子，随后同时调整模块中酶的表达水平以平衡不同模块之间的转换，将代谢流导向目标化学品的生产。此外，已经构建和优化的路径模块能够以即插即用的方式引入，以产生多种化合物，显著减少代谢工程的时间和资源消耗。

模块化工程已成为解决微生物宿主的代谢失衡、促进整体细胞适应性和产品产量的常用策略。模块化设计不仅加快了菌株优化，而且促进了途径重构，从而提高了各种生物基化学品的生产。例如，Koffas 课题组将大肠杆菌脂肪酸合成途径分成乙酰辅酶 A 的合成、乙酰辅酶 A 的活化和丙二酰 ACP 的消耗 3 个模块。通过调整质粒拷贝数和 RBS 的强度，平衡合成途径，最终脂肪酸产量达到 8.6 g/L（Xu et al.，2013）。

（2）竞争途径的阻断与抑制

微生物在合成目标产物时，经常存在竞争途径导致的代谢分流、生产性能降低。为此，需要对竞争途径进行阻断或抑制。基因敲除是改变代谢流分配、降低副产物积累的最直接手段。目前常用的方法包括 FLP/FRT 系统和成簇规律间隔短回文重复（clustered regulatory interspaced short palindromic repeat，CRISPR）基因编辑技术等。相较于 FLP/FRT 技术，CRISPR 基因编辑技术由于操作简便、高效，可同时对多个靶点进行敲除，已得到广泛应用。

然而，在一些情况下，竞争途径对于细胞生长或稳态维持是必需的，敲除后的菌株无法生长或需要额外添加营养物质。为此，可以采用基因表达抑制技术。与基因表达的强化类似，基因表达的抑制也可以发生在 DNA 水平、RNA 水平及蛋白质水平。在 DNA 水平，CRISPRi 是目前常用的下调技术。该技术利用丧失 DNA 切割能力的 dCas9 蛋白，在 gRNA 的引导下到达靶位点，引起空间位阻，降低目标基因的转录强度，实现基因表达的抑制。设计不同的 sgRNA 靶向序列，实现不同的结合位阻，可获得不同水平的抑制强度。例如，利用 CRISPRi 组合抑制 *pta*、*frdA*、*ldhA* 和 *adhE* 基因，降低副产物乙酸、琥珀酸、乳酸和乙醇的积累，使大肠杆菌正丁醇的产量提高了 5.4 倍（Kim et al.，2017）。

在 RNA 水平，反义 RNA 是主要的下调技术，通过设计反义 RNA 降低竞争路径基因的表达水平，可使代谢流集中分配到目标产品。反义 RNA 主要包括两种结构类型（图 2-2）。其中一种反义 RNA 序列包含支架序列和靶标结合序列。这种双重结构可以招募 Hfq 蛋白，同时与靶标 mRNA 结合促使其降解，实现表达抑制。例如，基于大肠杆菌内源 Hfq 蛋白，分别设计了靶向酪氨酸和戊二胺合成代谢路径的反义 RNA 库。通过组合优化，确定影响目标产品合成的关键基因和最优表达抑制水平，使大肠杆菌的酪氨酸和戊二胺产量分别达到 2 g/L 和 12.6 g/L（Na et al.，2013）。另外一种反义 RNA 不需要蛋白质辅助，整体呈茎环结构，环区可以通过与目标基因的 mRNA 形成互补双链而抑制基因的表达。例如，通过反义 RNA 抑制脂肪酸合成关键基因 *fabD* 的表达，可使大肠杆菌胞内丙二酰辅酶 A 的浓度提高 4.5 倍，进而提高了下游 4-羟基香豆素、白藜芦醇和柚皮素的产量（Yang et al.，2015）。

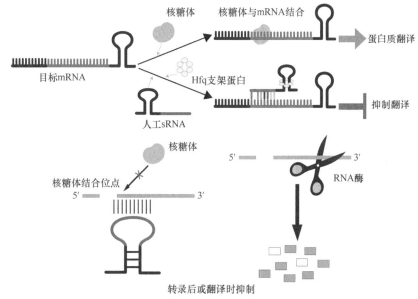

图 2-2　反义 RNA 技术调控基因表达的原理

在蛋白质水平，主要通过在蛋白质末端融合表达降解标签，从而调整目标蛋白质的丰度。例如，对靶蛋白的 N 端进行修饰，依次添加蛋白酶 TEVp 的切割识别位点和蛋白质降解子。由于 N 端的降解子被蛋白酶切割位点隐藏，靶蛋白处于初始稳定状态。当蛋白酶表达后，切割识别位点，使降解子裸露，促进靶蛋白降解，实现蛋白质水平的下调。与转录水平调控相比，蛋白质水平调控的响应时间更短，但存在高 ATP 消耗的不足。

2.3.2.2　人工代谢途径的设计与优化技术

（1）系统生物学和合成生物学工具中的热力学方法

随着基因组注释的迅速发展，从单细胞原核生物到高等生物，许多生物的 GEM 得以重建。这些代谢模型利用计算机模拟细胞中发生的所有化学反应。通过 FBA 等多种方法，可以模拟和分析生物的不同表型。代谢反应的方向性和允许的通量范围是描述 GEM 范围的主要限制因素。基于热力学的代谢网络分析的两个最重要应用是：确定反应进行的方向；估算网络中反应较平衡的距离或接近程度。

用于引入热力学约束的方法主要有三种：①能量平衡分析（energy balance analysis，EBA）；②网络嵌入式热力学（network-embedded thermodynamic，NET）分析；③基于热力学的通量分析（thermodynamics-based flux analysis，TFA），也称为基于热力学的代谢通量分析（TMFA）或基于热力学的通量平衡分析（TFBA）。这三种方法都引入了一套新的约束条件，使反应在能量约束的可行范围内运行。通过吉布斯自由能或 TFA 等网络方式整合热力学信息，已成为系统生物学和代谢工程分析与设计合成代谢途径最重要的内容之一。通过在代谢模型中引入热力学约束进行基于热力学的网络分析，可以对代谢途径进行更深入的分析并对途径的构建提供指导。

途径设计工具使用群体贡献法（group contribution method，GCM）计算的标准吉布斯自由能来修正从头合成途径，以保留热力学上可行的路径。然而，这些方法未包括系统的网络-热力学方法来说明代谢物浓度对途径的总体热力学可行性的影响。将估算的标准吉布斯自由能在特定生理条件下（代谢物浓度、pH 和离子强度）进行调整是十分必要的。如果使用热力学约束，可行的路径数量会显著减少。在 TFA 框架下，使用生理条件下的吉布斯自由能，一些因使用标准吉布斯自由能而显示不可行的途径将变得可行。

在系统生物学工具中使用热力学的方法并不局限于途径评估，也可用于提供通量值的范围。热力学最优搜索（thermodynamic optimum searching，TOS）旨在通过最小化吉布斯自由能变化的幅度和最大化熵的产生来计算热力学最优通量解。然而，目前该方法是基于 EBA 公式，因此其结果在吉布斯自由能界限的选取中存在偏差。如何将代谢物浓度作为变量引入这些方法，以及如何降低引入新变量带来的计算成本，还有待研究。

（2）用同位素示踪法测定体内自由能

用反应熵法估算体内 ΔG 值需要准确地定量细胞内代谢物浓度及标准反应自由能值（$\Delta G'^o$）。代谢物水平可以通过各种方法来测定，尽管使用基于同位素比率的代谢组学方法具有灵敏性和覆盖率的优势。然而，获得大型代谢网络中的代谢物浓度在实验中较为费力，且通常很难或不可能准确地测定一条路径中所有反应物和产物的浓度。另外，在中心碳代谢以外的反应，其实验性的 $\Delta G'^o$ 数值很大程度上是不可用的，尽管诸如组分贡献法等计算方法可被用来预测不可获得的 $\Delta G'^o$ 值。

在体内可以根据通量-驱动力公式中的正反向通量比（J^+/J^-）来估算 ΔG。（J^+/J^-）的计算可以使用 ^2H 标记和 ^{13}C 标记的示踪剂，通过一种依赖于途径内可逆反应产生的独特代谢物标记方法来实现。来自多个平行同位素示踪实验的数据可以进行集成，以产生给定代谢网络的可靠 J^+/J^- 值。

近年来，研究途径热力学最有用的计算工具之一是最大-最小驱动力（MDF）公式。MDF 公式是一种数学计算工具，可用于识别和定量表征代谢途径中的热力学瓶颈。MDF 旨在识别并增加途径中热力学限制步骤的自由能变化，从而生成一组代谢物浓度，增加途径中所有反应的热力学可行性。MDF 公式在 TCA 循环、糖酵解和高丝氨酸循环等途径中的应用证明了其识别和定量表征热力学瓶颈的能力。MDF 公式由下列方程式给出：

给定 S，G^o，RT，C_{min}，C_{max}

x，B 满足以下两个条件：

$-(G^o+\mathrm{RT}\cdot\mathrm{ST}\cdot x)\geqslant B$ 和 $\ln(C_{min})\leqslant x\geqslant\ln(C_{max})$，使 B 最大化。

其中，S 是化学计量矩阵，行对应于化合物，列对应于反应；G^o 是标准吉布斯自由能的向量；C_{min} 和 C_{max} 是每个代谢物的最小和最大浓度界限；x 是最佳选择的代谢物对数浓度的向量；B 是最小驱动力。

Dash 等人应用 MDF 公式来研究热纤梭菌利用纤维二糖生产乙醇过程中相关的热力学瓶颈，并确定了改善网络热力学和产品产率的最小遗传操作策略。他们的分析表明，随着乙醇在细胞外积累，乙醇脱氢酶（乙醇 $\underset{NAD^+ \quad NADH}{\overset{ADH}{\rightleftharpoons}}$ 乙醛）的驱动力降低，导致 NADH 在细胞内积累。因此，3-磷酸甘油醛脱氢酶（GAPDH）（产生 NADH）的驱动力也会降低，导致上游糖酵解中间产物的积累，形成热力学瓶颈，使乙醇的生产变得不可行。由于细胞总酶丰度的限制，通过简单的酶过表达策略增加糖酵解通量和乙醇产率的代谢干预将是无效的，因为热纤梭菌糖酵解的热力学驱动力非常小。相反，MDF 分析显示，消除这些瓶颈和提高乙醇产率的最有效策略是表达 NADPH 依赖型 GAPDH、ADH 和醛脱氢酶（ALDH），并用 ATP-磷酸果糖激酶（ATP-PFK）取代焦磷酸-磷酸果糖激酶（PPi-PFK）。

MDF 公式侧重于预测单一路径内的瓶颈。通过将 MDF 分析与可行代谢途径的系统评估相结合，Hädicke 等人创建了新的计算工具——OptMDF 路径。考虑到工程微生物将大气二氧化碳转化为有价值的生物基分子的潜力，研究人员使用 OptMDF 途径分析来确定所有底物-产物的组合，这些组合允许通过大肠杆菌代谢网络中热力学上可行的途径同时完成产物合成和净二氧化碳同化。他们确定了利用葡萄糖或甘油以及净二氧化碳同化作用，可使大肠杆菌产生多达 145 种代谢物。值得注意的是，表现出最高摩尔产物产率的候选分子具有适度的热力学瓶颈（$\Delta G\approx-7.1\mathrm{kJ/mol}$）；相对参与较少反应（25 个反应）的途径是从葡萄糖合成氨基甲酰磷酸的代谢途径。这种工业上有价值的分子可以进一步加工成氰酸酯，用于生产杀虫剂和聚氨酯。有趣的是，在这个代谢途径中发现的瓶颈反应存在于 ED 糖酵解（GAPDH、PGK、PGM、ENO）中。这项研究证明了 OptMDF 路径算法在确定代谢网络中热力学可行性和生产所需产品的有效路线中的用途。

热力学分析已成为定量代谢网络中酶水平、确定热力学和代谢通量之间平衡的有力工具。新的基于同位素的体内 ΔG 测量实验方法可以为建立定量模型提供全面和精确的数据集，指导工业价值微生物中的合成途径设计。

2.3.2.3 代谢物的物质传输设计技术

代谢物的转运可以通过提高底物浓度、降低产物浓度产生热力学及动力学驱动力来调控，从而提高细胞工厂的合成效率。调控底物的转运可以提高吸收率，从而提高体积生产率，也可以实现木质纤维素水解液等复杂底物的利用；调控中间体的转运可以防止其泄漏，引导更多的碳流用于产物合成；调控产物的外排可以减轻反馈抑制并促进反应平衡转向产物形成。如果产物对细胞有毒性，外排还可以增强细胞的活力。此外，将产品外排还可以简化下游纯化步骤，降低整体生产成本。

（1）底物的摄取

通过调控底物转运蛋白，可以提高底物利用效率，甚至可以扩大底物利用范围。例如，木糖和阿拉伯糖是生物质水解物中最丰富的两种戊糖。它们在酿酒酵母中的转运已得到广泛研究，用于生产第二代生物乙醇。与许多其他微生物一样，酿酒酵母存在分解代谢物抑制机制，因此其优先利用葡萄糖作为碳源，只有葡萄糖消耗完后才会开启对其他糖类的利用，导致发酵时间延长、容积产率降低。Thomik 等（2017）设计了一种促进木糖摄取的新策略，通过蛋白质-蛋白质相互作用域将 Gal2p 转运蛋白与木糖异构酶偶联，木糖转运至胞内后可以及时被木糖异构酶转化成木酮糖进入分解代谢途径，避免被内源醛糖还原酶催化形成副产物木糖醇（图 2-3A）。该策略使乙醇与木糖醇的摩尔比从 2 提高到了 5.5。

即使在低浓度下，葡萄糖也会强烈抑制已知阿拉伯糖转运蛋白的功能。为此，研究者在阿拉伯糖限制培养中分析了产黄青霉菌的转录组，以鉴定阿拉伯糖特异性转运蛋白。与葡萄糖限制和乙醇限制条件相比，阿拉伯糖限制条件下 16 个基因的转录水平提高 3 倍以上。通过同源性搜索，选择前 5 个候选基因在酿酒酵母中测试它们对阿拉伯糖的摄取能力。其中，PcAraT 对阿拉伯糖具有高亲和力（K_m=0.13 mmol/L），而 Gal2p 的 K_m 为 335 mmol/L，并且不转运葡萄糖和木糖。缺失 GAL2 并表达 PcAraT 的菌株在含 20 g/L 阿拉伯糖的培养基中的生长速率为 0.099 h^{-1}，在含 20 g/L 的阿拉伯糖和葡萄糖的培养基中的生长速率为 0.057 h^{-1}，表明其受葡萄糖抑制的程度显著低于其他已知的阿拉伯糖转运蛋白（Bracher et al.，2018）。

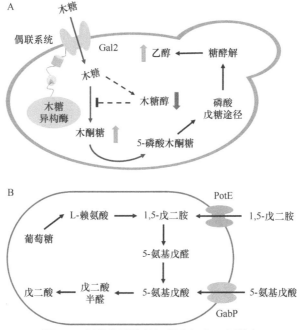

图 2-3　调控代谢物转运提高细胞工厂效率

（2）中间体的运输

目前，主要采用两种策略来减少途径中间代谢物的损失：重新吸收泄漏的中间产物；防止中间产物的泄漏。例如，Li 等（2019）在改造大肠杆菌内源赖氨酸降解途径生产戊二酸时，发现存在中间体 5-氨基戊酸和戊二胺的胞外泄漏问题。为此，他们鉴定了相关转运蛋白 GabP 和 PotE，并通过增强转运蛋白表达实现了两种中间产物的再摄取（图 2-3B），使戊二酸产量分别提高了 72% 和 11%。另外，中间代谢物转运蛋白也可用于优化共培养生物合成系统。例如，Zhang 等（2015）构建了大肠杆菌共培养体系合成黏糠酸。其中，上游菌株合成中间体 3-脱氢莽草酸（DHS），下游菌株表达转运蛋白 ShiA，用于摄取 DHS 并将其转化成黏糠酸，最终得率达到 0.35 g/g，为最大理论得率的 51%。

（3）产物的外排

产物合成反应发生在细胞内，除了少数类似于 PHA 的胞内产物，大部分小分子产物均需排出到胞外。产物的胞内积累可能对上游的酶产生反馈抑制，降低反应接近化学平衡时的反应速率，还可能造成细胞毒性，影响细胞工厂的合成效率。通过跨膜转运降低胞内产物浓度，是解决上述问题的有效方法。例如，为了加强 L-脯氨酸的外排，同时避免副产物和前体 L-谷氨酸的外排，中国科学院天津工业生物技术研究所孙际宾团队系统鉴定了 L-脯氨酸和 L-谷氨酸的外排蛋白，敲除副产物外排蛋白，强化产物外排蛋白；利用 CRISPRi 系统，构建了一个全基因组规模、靶向所有 397 个转运蛋白的 CRISPRi 文库，筛选发现了首个 L-脯氨酸外排蛋白，实现产物的专一性外排；通过基因组规模的代谢网络模型结合高效基因编辑技术进行代谢途径优化，最终获得了不含质粒、抗生素和诱导剂的高产菌株，L-脯氨酸产量达到 142.4 g/L，生产速率 2.90 g/（L·h），转化率 0.31 g/g（Liu et al.，2022）。

为了挖掘戊二酸的外排蛋白，研究者搜索了大肠杆菌、谷氨酸棒杆菌及铜绿假单胞菌中的二元羧酸外排蛋白，并在谷氨酸棒杆菌 BE 菌株中找到了对应的同源蛋白，通过增强表达从 8 个候选蛋白中确定 YnfM 可促进戊二酸外排。除了戊二酸，YnfM 也可外排丁二酸，表明它是一个良好的二元羧酸外排蛋白。表达 YnfM 后，戊二酸产量提高了 24.6%，达到 7.6 g/L，补料分批发酵产量达到 105.3 g/L，生产速率达到 1.53 g/（L·h），转化率为 0.54 g/g（Han et al.，2020）。另外，某些天然转运蛋白会重新摄取目标产物，如氨基酸的转运蛋白。通过破坏这些转运蛋白可以避免产物重吸收，提高微生物细胞工厂的生产力。

2.3.2.4 代谢途径的空间分布设计技术

（1）途径的亚细胞定位

自然系统进化出了多酶复合物或区室实现酶的近距离定位。多酶复合物不仅可以提高局部代谢物浓度、增加途径通量，还可以防止毒性中间产物释放到细胞中。例如，色氨酸合酶复合物中存在的中间体吲哚传递通道，以及蓝藻中存在的羧基体可以提高固碳效率。因此，当酶对底物的亲和力较低，或在连续反应中产生有毒中间体时，可采用多酶复合物的方法。组装多酶复合物的最简单方法是将催化连续反应的酶进行融合表达。但融合表达策略经常会导致酶活性降低，而且酶的比例不易灵活调节。蛋白质支架技术为多酶共定位提供了更为灵活的方案。该技术使用多个蛋白质-蛋白质相互作用域，实现途径酶的特定对接。此外，通过改变支架上结合域的数量可以优化酶的化学计量比例，只需要在每个酶上加一条短肽，对酶活性的影响较小。该方法最早通过提高甲羟戊酸生物合成途径的效率得到验证。该途径由乙酰辅酶 A 乙酰转移酶（AtoB）、甲羟戊二酰辅酶 A 合成酶（HMGS）和甲羟戊二酰辅酶 A 还原酶（HMGR）组成。AtoB、HMGS 和 HMGR 与多肽配体融合，并与人工蛋白支架有序对接。通过优化支架比例平衡三个酶的催化速率，降低了毒性中间体 HMG-CoA 的积累及酶的过剩表达，与游离酶相比，甲羟戊酸的产量提高了 77 倍（Dueber et al.，2009）。

多酶复合物的另一个成功例子是通过酵母细胞表面展示构建人工纤维小体，使酿酒酵母能够将纤维素或木聚糖直接转化为生物乙醇。在纤维小体的组装过程中，内切葡聚糖酶、纤维二糖水解酶和 β-葡萄糖苷酶三种组分酶通过黏连蛋白（cohesin）和锚定蛋白（dockerin）之间的高亲和力相互作用共同定位在酵母表面的支架蛋白上，将酶的表达、纤维素降解和发酵整合在一个步骤中，有望实现经济高效的生物燃料生产（Fan et al.，2012）。

除了多酶复合物技术，区室化技术通过在亚细胞器内构建途径，也可以增加底物和酶的局部浓度，从而加快反应速率和提高生产力。将中间体限制在细胞器中还可以抑制它们转化为副产物并降低它们对细胞的毒性作用。细胞器中独特的理化环境（如 pH 和氧化还原电位）、酶、代谢物和辅因子为不同的代谢途径提供了有利条件。细菌没有各类细胞器，大多数代谢反应发生在细胞质中，但革兰氏阴性菌存在周质空间。尽管已经发现了基于蛋白质的细菌微室（BMC），但对它们的组装和代谢能力仍然知之甚少。相比之下，酵母含有许多亚细胞器，如线粒体、过氧化物酶体、高尔基体、内质网（ER）及液泡等（图 2-4）。

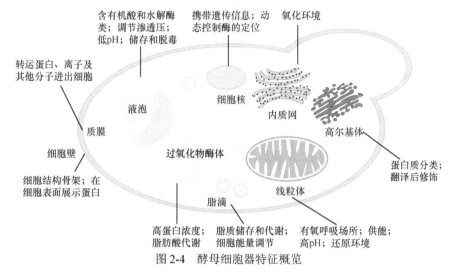

图 2-4 酵母细胞器特征概览

线粒体基质被两层膜所包围，比胞质具有更高的 pH、更低的氧浓度和更高的氧化还原电位。线粒体是血红素和铁硫簇合物生物合成的唯一场所，也包含氨基酸生物合成途径、三羧酸（TCA）循环、一系列辅助因子及代谢物[包括乙酰辅酶 A、NAD(P)H、NAD(P)$^+$、黄素腺嘌呤二核苷酸（FAD）、α-酮酸等]。N 端线粒体定位信号肽的鉴定促进了生物合成途径在线粒体中的构建。例如，利用线粒体区室化提高了异丁醇的合成效率。在酿酒酵母中，异丁醇途径的上游酶 Ilv2p、Ilv5p 和 Ilv3p 是线粒体酶，而下游酶 α-酮酸脱羧酶（KDC）和醇脱氢酶（ADH）是胞质酶。将下游酶靶向至线粒体，可使异丁醇产量达到 635 mg/L，比在胞质表达下游酶提高了 260%（Avalos et al.，2013）。酿酒酵母在有氧条件下产生许多小的线粒体，而在厌氧条件下则有一个大的、分枝的线粒体。调控线粒体的数量和大小可能会增强靶向该细胞器的途径。

内质网和高尔基体协同工作，负责蛋白质和脂类的合成、修饰及转运。内质网的管腔为蛋白质折叠提供了良好的氧化环境，其 pH 与细胞质相似；高尔基体的 pH 随着从顺式高尔基体到反式高尔基体的成熟而变得酸性更强，分泌小泡的 pH 甚至低至 5.2。因此，内质网和高尔基体可能有益于那些涉及氧化条件、pH 逐渐降低、蛋白质折叠复杂或具有蛋白质修饰的途径。大多数分泌蛋白和膜蛋白通过共翻译机制靶向内质网，还需要额外的信号来将蛋白质保留在内质网中或将它们靶向高尔基体。

过氧化物酶体是一个单层膜细胞器，参与过氧化氢的产生和清除，以及脂肪酸的 β-氧化，是细胞的解毒器。酵母根据生长条件调整过氧化物酶体的数量、大小和酶含量。蛋白质靶向信号 PTS1 和 PTS2，可使酶定位到过氧化物酶体基质。此外，过氧化物酶体对细胞生长是非必需的，使之成为引入代谢途径的良好细胞器。华东理工大学魏东芝团队在酿酒酵母细胞质中合成角鲨烯时发现产物是以类似油滴的形式分布的，随后证实这些疑似油滴是随着角鲨烯的产生而膨胀的过氧化物酶体，表明酿酒酵母中的过氧化物酶体是角鲨烯的动态储存库。据此，利用过氧化物酶体作为角鲨烯合成的亚细胞器，可使角鲨烯产量较出发菌株提高 138 倍，达到 1312.82 mg/L，表明过氧化物酶体是合成萜烯的有效亚细胞工厂；通过协同利用细胞质和过氧化物酶体合成途径，角鲨烯产量进一步提高到 1698.02 mg/L。优化两段补料分批发酵方法后，角鲨烯产量达到 11 g/L（Liu et al.，2020）。

酵母液泡是一种消化细胞器，不仅可以降解蛋白质，还可以作为储存和解毒的区室，在细胞对饥饿、渗透压和离子冲击的反应中发挥重要作用。液泡是酵母中酸性最强细胞器，pH 5～6.5，为途径区室化提供了一个独特的环境。与液泡在细胞稳态中的作用一致，27% 的酵母液泡蛋白是跨膜转运蛋白，可用于控制跨液泡膜的转运。此外，蛋白质定位于液泡存在多种机制，为异源酶的靶向提供了便利。

斯坦福大学的 Christina D. Smolke 团队以糖和氨基酸为原料，在酿酒酵母中实现了药用生物碱莨菪碱和东莨菪碱的合成（Srinivasan and Smolke，2020）。通常将生物合成途径分为了 5 个功能模块。首先通过模块 I 和 II 实现了酰基受体托品醇的合成。在模块 III 中，通过芳香族氨基转移酶、苯丙酮酸还原酶和苯乳酸 UDP-葡糖基转移酶实现了从苯丙氨酸合成酰基供体苯乳酸葡萄糖苷。通过功能基因组学方法分析公布的颠茄转录组数据，鉴定了模块 IV 中之前未知的莨菪碱脱氢酶。在模块 V 中，SCPL 家族的酰基转移酶立托林（littorine）合酶（LS）催化酰基受体与酰基供体进行酰基转移反应。由于天然 SCPL 家族的酰基转移酶通过分泌途径表达并定位于植物液泡膜，所以利用蛋白质工程开发 N 端融合策略，将该酶定位于到酵母液泡可实现其功能表达，同时表达异源转运蛋白促进酰基受体由细胞质进入液泡。最终菌株包含 34 个染色体修饰（表达 26 个基因，敲除 8 个基因），在不同的亚细胞（细胞质、线粒体、过氧化物酶、液泡、内质网和液泡膜）位置上定位来自酵母、细菌、植物和动物的二十多种酶，从而囊括植物中托烷生物碱生物合成的空间组织。通过代谢工程及发酵条件优化，莨菪碱和东莨菪碱的产量达 30 μg/L。后续需进一步优化菌株及工艺提升产量，规模化后或可为该类药物的供应提供有力保障。

（2）多细胞共培养体系

单菌株细胞工厂的构建和优化仍存在一些限制与挑战。第一，在单个宿主中构建和优化合成途径的难度随着引入的外源基因数量的增加而增加。第二，在单个宿主中构建复杂合成途径，大量异源酶的表达易造成细胞资源的过度消耗，增加宿主的代谢负担，从而损害细胞活力和产物合成。第三，单个宿主的细胞内环境通常无法同时满足所有途径酶的表达条件。第四，当一个反应的中间体对另一种代谢物产生负面影响时，合成途径中的反应之间可能会发生不良干扰。

作为一种空间路径模块化方法，模块化共培养工程（modular co-culture engineering，MCE）可以潜在地克服所有这些障碍。共培养策略的原则是将异源代谢途径模块化，并分配到不同细胞中，以实现完整途径的最佳功能。模块化设计允许同时构建携带部分途径的单独宿主，并减少了基因修饰的数量，与单个宿主方法相比，多菌株系统显著减少了构建长合成途径的时间和难度。使用具有独特功能和特征的多菌株共培养系统具有明显的优势，包括：显著减轻个体代谢负担；通过空间分离防止模块之间产生交叉干扰；微生物相互作用提升细胞的适应性和生产性能；多样化的细胞内环境适应更多种类异源酶的功能表达。

宿主选择和途径划分方面，MCE 首先要选择合适的菌株，可以选择同一物种或者不同物种的菌株构建共培养体系。两种选择各有优缺点。通常，多物种系统可以利用每个物种的优势，包括它们独特的理化性质和生物合成能力。例如，细菌（如大肠杆菌）生长快速，而酵母（如酿酒酵母）具有亚细胞器及更加完善的蛋白质翻译修饰系统。在 Zhou 等（2015）的一项研究中，通过将大肠杆菌和酿酒酵母共培养以生产氧化紫杉烷，结合两个物种的优势，氧化紫杉烷的产量（33 mg/L）明显高于单个物种（大肠杆菌-大肠杆菌）共培养（0.8 mg/L）。然而，多物种系统由于细胞生长速率差异大，一个物种很容易占据绝对优势，导致菌群组成不稳定，需要通过调整生长条件（如 pH、温度、溶解氧）或接种比例进行优化。

在微生物底盘方面，目前 MCE 的研究主要是利用大肠杆菌等传统模式生物，因其具有生长迅速、遗传工具成熟等优点。然而，随着 CRISPR 等基因组编辑技术的发展，宿主的选择已逐步扩展到传统上难以操作但具有特定酶促功能或细胞环境的非模式生物。MCE 设计的一个关键考虑因素是，连接不同通路模块的中间体需要在细胞之间有效转运，以便不同细胞中的局部通路可以重新连接为一个完整的通路。然而，一些中间产物（如辅酶 A、磷酸化合物）不能（有效）跨膜转运，因此不能作为连接分子。在这种情况下，可以利用转运蛋白工程提高目标中间体的转运能力。

微生物相互作用可作为提高产量的策略。微生物相互作用在自然群落中无处不在，对于确定群落的功能、稳定性和动态至关重要。在 MCE 中，可以利用微生物相互作用来提高细胞的活力和生产力。通常，在所使用的菌株之间建立互惠互利的相互作用，使相互作用的菌株受益，从而提高整体性能。为了建立互利共生的共培养体系，相互作用的菌株可以设计为相互依赖，以交换必需的营养物质或解毒抑制物质。例如，针对微生物共培养体系稳定性差、自主调控能力缺乏、工业放大难等问题，研究者提出了多代谢物互利共生结合生物传感的设计思路，建立了稳定自调控的共培养体系，为复杂化学品的高效合成及工业放大提供了平台（Li et al.，2022）。

另外，为了指导共培养体系的设计构建，研究者开发了一种新的计算方法 ASHERISC（单物种群落中热力学优势的算法搜索），用于设计单个物种的多菌株群落，目的是在不同菌株之间划分生产路径，从而使产品合成的热力学驱动力最大化（Bekiaris and Klamt，2021）。当一个反应需要高浓度的代谢物，而另一个反应需要低浓度的相同代谢物时，在不同菌株中对产物途径进行划分可以绕过热力学瓶颈。在一个专用的程序包中实现了 ASHERISC 算法，并将其应用于大肠杆菌核和基因组规模的模型。这些模型具有不同的设置方式，如菌株数量或所需产品产量。计算表明，对于许多目标产物，与单个菌株相比，多菌株群落具有热力学优势。在某些情况下，只有群落能够实现高产量生产。总之，ASHERISC 算法为微生物群落生产生物基化学品提供了有益指导。

2.3.3 辅因子与能量驱动设计技术

2.3.3.1 细胞工厂中辅因子驱动设计技术

目前，已经开发了几种促进氧化还原平衡的辅因子工程策略，可显著提高工业微生物中氨基酸、化学品和生物燃料等目标产物的合成效率。

（1）敲除或抑制辅因子竞争途径

为了增加辅因子供应以驱动目标代谢产物的合成，一种有效的方法是敲除或抑制竞争途径。例如，在厌氧条件下糖酵解产生的 NADH 可用于乳酸、乙醇等终产物的合成。通过敲除乳酸脱氢酶、乙醇脱氢酶等基因可以提升胞内 NADH 水平，驱动丙二醇、丁醇及其他醇的合成。

（2）引入辅因子再生系统

实现氧化还原稳态的另一个策略是引入异源辅因子再生系统。该策略已成功应用于许多 NAD(P)依赖性产物的生物合成。例如，来自博伊丁假丝酵母（*Candida boidinii*）的 NAD⁺依赖性甲酸脱氢酶（FDH）已广泛用于平衡微生物中的 NADH/NAD⁺比值，从而用于提高琥珀酸、2,3-丁二醇和 1,3-丙二醇等产物的产量。使用 FDH 的优点包括：反应产物是二氧化碳，对发酵系统无毒；许多微生物自身可以合成甲酸，可减少甚至避免外源添加；甲酸的消耗可减轻其对微生物生长的抑制作用。来自斯氏假单胞菌（*Pseudomonas stutzeri*）的亚磷酸脱氢酶（PtDH）是另一种常用的 NADH 再生酶。该酶催化亚磷酸生成磷酸，具有活性高、反应几乎不可逆、底物/产物无毒等优点，广泛应用于 NADH/NAD⁺的再平衡。NADH 氧化酶（NOX）以氧作为电子受体生成 NAD⁺和水，广泛用于代谢工程中 NAD⁺的再生，有利于氧化产物的形成，减少还原性副产物如乳酸、乙醇和甘油的积累。另外，乙酸和甘油的还原代谢伴随着 NADH 向 NAD⁺的转化，也被用于调节木糖利用中的 NADH/NAD⁺比值。通过将酿酒酵母中产生 NADH 的木糖利用途径与消耗 NADH 的乙酸消耗途径相结合，实现了氧化还原平衡。工程酵母不仅可以有效利用木质纤维素水解物中的纤维素，而且使乙醇生产效率和得率也得到了提高（Wei et al.，2013）。

NADPH 是所有细菌、真核生物和古菌的重要电子供体，显著影响工业微生物中氨基酸、脂肪酸、有机酸和抗生素等产物的合成效率。增加 PPP 的碳通量是最常用的 NADPH 增强策略，途径中的两种脱氢酶，即葡萄糖-6-磷酸脱氢酶（G6PD）和 6-磷酸甘油酸脱氢酶（6PGD）可以将 NADP⁺转化为 NADPH。NADPH 水平是影响 L-精氨酸酯生产率的关键瓶颈之一，生成 1 mol L-精氨酸需要 3 mol NADPH。为了增加 PPP 的碳通量，研究人员将葡萄糖-6-磷酸异构酶基因 *pgi* 的起始密码子由 ATG 替换为 GTG 以下调其表达水平，谷氨酸棒杆菌 L-精氨酸产量提高了 30%（Park et al.，2014）。另外，苹果酸酶（ME）、NADP⁺依赖性甘油醛-3-磷酸脱氢酶（GAPDH）、NADP⁺依赖性谷氨酸脱氢酶（GDH）、异柠檬酸脱氢酶（IDH）等催化的反应均伴随着 NADPH 的生成。上述酶的表达也是增加 NADPH 供应的常用策略。其中，IDH 催化异柠檬酸脱羧成 α-酮戊二酸并释放 CO₂。GDH 可进一步催化 α-酮戊二酸和 NADPH 生成谷氨酸。因此，IDH 和 GDH 共表达可以实现 NADPH 循环再生，适用于 L-鸟氨酸、L-精氨酸和 γ-氨基丁酸等谷氨酸衍生物的合成。

（3）NAD 和 NADP 之间的转换

NAD 和 NADP 之间的转化可用于调节两种还原力（NADH 和 NADPH）的胞内供应水平。吡啶核苷酸转氢化酶(PNT)是一种普遍存在的酶,可以将氢从 NADH 可逆地转移到 NADP⁺。在大肠杆菌中，PNT 途径在需氧条件下产生 35%～45%的 NADPH，与通过 PPP 产生的 NADPH 相当，其次是异柠檬酸脱氢酶（占 20%～25%）。PNT 有两种亚型，包括膜结合的 PntAB 和可溶性的 UdhA（SthA）。两者的区别在于，前者催化能量依赖性转氢反应，而后者为非能量依赖性。由于不需要额外添加其他底物，表达 PNT 是调节氧化还原稳态的常用策略之一。另外，在酿酒酵母、大肠杆菌等许多微生物中还存在 NAD 激酶（NADK），通过磷酸化将 NAD 转化为 NADP。PNT 和 NADK 催化的反应可以影响细胞内 NADH/NAD$^+$ 和 NADPH/NADP$^+$ 的比率。然而，宿主细胞的氧化还原状态受到碳源、氧气供应和目标途径等因素的影响，因此，在使用这些策略之前，有必要对宿主细胞的氧化还原状态进行合理和全面的分析。

（4）辅因子偏好酶的筛选和改造

氧化还原平衡也可以通过用偏好另一种辅因子的酶替代天然辅因子依赖性酶来实现。用枯草芽孢杆菌的 NADP$^+$ 依赖性甘油醛-3-磷酸脱氢酶（GAPDH）GapB 替代 NAD$^+$ 依赖性的 GAPDH 可有效增加 NADPH 水平，进而增加番茄红素、ε-己内酯、L-鸟氨酸等许多 NADPH 依赖性化合物的产量。

随着结构生物学的发展，酶与 NAD/NADP 结合机制的之间差异得以阐明，促使人们通过蛋白质工程改变酶的辅因子偏好或增加其对特定辅因子的亲和力。研究表明，酶与烟酰胺部分的结合高度依赖于底物。此外，NADP-酶相互作用更灵活，而 NAD-酶复合物更保守。除了酶的不同保守结构特征外，NAD 或 NADP 的特异性也在很大程度上取决于结合口袋的电荷和极性。由于酶和辅因子之间的这些精确相互作用，酶中氨基酸序列的细微变化，包括替换、插入和缺失，都可能会对它们的辅因子结合活性甚至特异性产生显著影响。在这些辅因子结合机制的指导下，通过定点突变可以改变酶的辅因子特异性或选择性。例如，为了缓解木糖同化中的辅因子失衡，通过蛋白质工程可将 XR 的辅酶偏好从 NADPH 改变为 NADH。

2.3.3.2　细胞工厂中 ATP 驱动设计技术

异养微生物主要通过分解有机化合物获得代谢能。然而，在工业规模发酵过程中，细胞生长和产物合成通常受到代谢能供应的限制。ATP 是细胞内主要的能量载体。增强 ATP 供应的策略包括优化胞外微环境、提高天然代谢能供应效率、开发代谢节能系统和精简基因组。

（1）优化胞外微环境

细胞外微环境极大地影响异养微生物细胞生长和生产所需的代谢能供应。优化胞外微环境的策略主要包括控制 pH 和溶氧、添加外源化合物。

控制 pH 和溶氧是增加代谢能供应的有效方法。外部的低 pH 产生质子动力，可以驱动原核细胞呼吸链中的 F_0F_1-ATP 合酶。增加溶氧的策略除了过程控制（如调节通气速率和引入氧载体），还包括基因改造，例如，表达透明颤菌（*Vitreoscilla* sp.）血红蛋白（VHb）可促进低氧条件下氧气的结合和转移，增加胞内 ATP 含量。

然而，上述策略存在一定的局限性，例如，低 pH 影响细胞生长，且厌氧条件下微生物不能通过氧化呼吸链获得能量。

在生长培养基中加入外源化合物，如混合碳源、能量物质和电子受体，也可在一定程度上增强代谢能供应。其中，由于异养微生物细胞的能量代谢受到碳源的严格调控，混合碳源对于代谢能供应的影响最为显著。此外，添加甲酸和甲醇等一碳底物亦可改善胞内代谢能的供应，增加生物量或化学品的合成。例如，工程改造的自养大肠杆菌以 CO_2 作为唯一碳源时，添加甲酸经甲酸脱氢酶催化，可以提供还原力（NADH）并满足细胞的能量需求，从而促进生物量的增加（Bang et al.，2020）。

（2）提高天然代谢能供应效率

细胞能量代谢可以通过改善底物水平的磷酸化、增加 NADH 供应，以及操纵电子传递链和 ATP 合成酶来优化。细胞底物水平的磷酸化途径和反应对 ATP 的生成至关重要。糖酵解是一种常见的底物水平磷酸化途径，1 mol 葡萄糖可净生成 2 mol ATP。此外，磷酸烯醇式丙酮酸羧激酶（PCK）催化生成 ATP 的反应，1 mol 底物生成 1 mol ATP，可提高琥珀酸的发酵产量。因此，改善底物水平的磷酸化是增强代谢能供应的有效策略，它提供了一种比氧化磷酸化更快、更节能的 ATP 来源途径，并且不需要外部电子受体或膜结合 ATP 合酶。

增加 NADH 供应是在好氧和厌氧生长过程中，通过氧化磷酸化来增加代谢能供应的有效策略。对于好氧生长，NADH 的主要来源包括三羧酸循环和一些脱氢酶催化的反应。增加的 NADH 供应不仅可以直接用作细胞的代谢能，还可以通过氧化磷酸化产生大量 ATP 来增强代谢能供应。然而，通过增加 NADH 水平来增加代谢能供应是一把"双刃剑"。胞内过量的 NADH 水平有利于富马酸和苹果酸等还原性产物的生产，但在生产非还原性产物时可能会导致代谢网络中还原力的失衡，从而不利于细胞生长和产物合成。

调控电子传递链和 ATP 合酶可显著影响胞内代谢能的供应。电子传递链中电子传递引起的质子动力可以驱动 ATP 合酶生成大量 ATP。为了提高电子传递链的效率，最近的研究主要集中在优化其组成和阻断无效的氧化酶分支上。在能够氧化磷酸化的异养微生物细胞中，优化电子传递链的效率和 ATP 合成酶是增强代谢能供应直接而有效的策略。

尽管通过上述"开源"策略提高代谢能供应是有效的，但这仍然只是一种补救策略，并不能从根本上解决代谢能紊乱的问题。为了进一步缓解或克服代谢能限制，可以通过"节流"的策略减少代谢能消耗，包括开发代谢节能系统和重构代谢能消耗路径。

（3）开发代谢节能系统

代谢节能系统的开发主要包括两个方面：第一，引入能量再生系统；第二，构建代谢节能途径。能量再生的研究主要集中在 NAD(P)H 和 ATP 上，以实现合成途径所需能量的自给自足。例如，通过将内源转氢酶（PntAB）与丙二酰-CoA 还原酶共同表达构建了 NADPH 再生系统，以增加大肠杆菌中 3-羟基丙酸的产量（Liang et al.，2019）。构建代谢节能途径也可以减少代谢能消耗。研究表明，ATP 高消耗途径可以被 ATP 低消耗途径替代，以降低 ATP 成本，从而增加乙酰-CoA、法尼烯和脂肪醇的产量。Yu 等（2019）开发了一条节能的甘油利用途径，用于大肠杆菌厌氧发酵产琥珀酸。利用克雷伯菌的 ATP 依赖性二羟丙酮激酶（DhaK）替代大肠杆菌的磷酸烯醇式丙酮酸（PEP）依赖性二羟丙酮激酶（DhaKLM），甘油转化为 PEP 的过程由产生 1 个 NADH 和 1 个甲基萘酚转变为产生 2 个 NADH。NADH 脱氢酶 I 在将电子从 NADH 转移到甲基萘醌时，会向外泵送 4 个质子。质子动力作为额外能量可用于支持细胞生长和琥珀酸外排。利用该节能途径，琥珀酸产量、产率和胞内 ATP 含量分别提高了 282%、63% 和 338%。在厌氧条件下，最佳菌株 96h 产生 483 mmol 琥珀酸，得率为 0.92 mol /mol 甘油。琥珀酸的比生产速率为 0.47 g/（gDCW·h），为甘油生产琥珀酸的最高产率，表明节能甘油利用途径可以解决甘油厌氧发酵生产琥珀酸过程中的能量问题。

（4）精简基因组

在基因组规模删除非必需基因可减少细胞代谢过程中的能量消耗，提高胞内能量供应和利用效率。例如，鞭毛赋予细菌运动能力，使其能够趋向于营养物质、逃离捕食者及有害环境。然而，这一强大纳米马达的合成和运转需要消耗大量的能量。大肠杆菌鞭毛合成占细胞总能量消耗的 2%，而鞭毛的旋转消耗约 0.1% 的总能量。虽然鞭毛是适应环境的重要细胞结构，但在实验室培养条件下鞭毛对生存不是必需的，去除鞭毛可以减轻代谢负担，节省细菌的能量和还原力。例如，在一项研究中，研究者删除了恶臭假单胞菌 KT2440 基因组中与鞭毛合成和调控相关的 70 kb 基因片段（占整个基因组的 1.1%）（Martínez-García et al.，2014）。删除后的菌株虽然失去了鞭毛合成及运动能力，但具有更高的 ATP/ADP 及 NADPH/ NADP$^+$ 比率，导致其重组蛋白表达水平显著增加。在另一项研究中，删除大肠杆菌负责鞭毛合成的 50 个基因，使得聚羟基丁酸酯和 L-苏氨酸的产量分别增加 60.04% 和 77.67%（Qiao et al.，2021）。由此可见，通过基因组简化减少功能冗余及能量消耗，可提高菌株的鲁棒性及生产性能。

2.3.3.3　细胞工厂中光电驱动设计技术

1）光驱动

太阳能为蓝藻自养代谢中的碳固定、细胞生长和代谢物合成提供了原始驱动力。然而，蓝藻光系统的太阳能利用效率较低（＜10%），从而限制了其光合生产力。为此，研究者从扩展太阳能吸收光谱、缩减捕光天线提高光照耐受性、优化电子传输链、加强碳固定减少碳损失等方面开展研究，以提高太阳能利用效率。

（1）扩展太阳能吸收光谱。大多数蓝藻仅吸收可见光（400～700 nm）范围内的太阳能，而很少吸收占太阳能很大一部分的、>700 nm 的红外辐射。此外，蓝藻光系统对可见光的吸收集中在 660～700 nm 的窄带中，而对绿带（450～550 nm）的吸收相对较弱（通常被称为"绿色间隙"）。如果将吸收光谱扩展到 750 nm，可使进行光合作用的光子增加 19%。在不同的生态系统中都发现了能够利用红外能量的蓝藻，其中的叶绿素 d 和 f 可吸收超过 700 nm 的能量。虽然已在聚球藻属的一种（*Synechococcus* sp. PCC7002）中实现了叶绿素 f 的异源合成，但其吸收和利用红外能量的能力尚未成功移植，表明异源重构该复杂系统具有挑战性。

与基于叶绿素的复杂光系统相比，视黄膜蛋白系统是一种更简便可行的光谱扩展机制。视黄膜蛋白是七螺旋跨膜蛋白，它结合视黄醛作为发色团，用于吸收光能以泵送质子并产生质子动力。许多视黄膜蛋白的吸收光谱可以覆盖天然蓝藻光系统的"绿色间隙"。为了增强绿色波段太阳能的吸收，在 *Synechocystis* sp. PCC6803 中表达视黄膜蛋白改善了细胞生长（Chen et al., 2016）。但由于其质子泵送速度较慢（每秒约 10 个质子），对能量代谢的贡献微弱。

（2）缩减捕光天线，增强光照耐受性。光合系统对强光照的耐受和利用能力对于蓝藻的光合生产力也至关重要。自然环境的光照强度通常较低，因此蓝藻进化出了巨大、复杂的光捕获触角以尽可能多地捕获太阳能。然而，在采用强光照的大规模培养中，集光触角对光能的吸收远远超过光系统的利用上限，多余能量会导致严重的光氧化。研究者采用简化集光触角复合体的方法来优化强光照下蓝藻的光合作用。藻胆体是光系统 II 的主要触角，在光反应阶段捕获和转换大部分太阳能。消除藻胆体结构成分藻蓝蛋白，可使强光条件下的生长速率提高 30%（Kirst et al., 2014）。

（3）优化电子传输链。电子传输链（ETC）是光系统的另一个重要组成部分，影响太阳能利用的整体效率。在光反应阶段，捕获的太阳能通过光系统 II 驱动水的光解产生电子；电子通过 ETC 传输到光系统 I，从而将 $NADP^+$ 转化为 NADPH。ETC 的效率和活性决定了太阳能的利用效率。与模式蓝藻菌 PCC7942 相比，UTEX2973 菌株光合作用效率高、生长速率快。研究表明，UTEX2973 菌株光系统 I（PS I）的含量增加了 1.6 倍，细胞色素 *b6f* 的含量增加了 1.5 倍，质体蓝素含量增加了 2.4 倍。电子载体含量的增加使通过 ETC 的电子通量增加，而 PS I 含量的增加可提供更多的氧化力以维持上游载体接受电子的能力，从而导致 UTEX2973 中太阳能利用率的增加（Ungerer et al., 2018）。

（4）加强碳固定，减少碳损失。在光合作用的光反应阶段产生的 ATP 和

NADPH 用于在暗反应阶段固定 CO_2。高效的碳固定和碳利用可确保蓝藻中捕获的太阳能的充分利用，也是决定光合细胞工厂生产力的关键因素。提高碳固定效率的方法主要包括增强碳固定活力和减少碳损失。

CO_2 吸收和浓缩机制是高效光合固碳的重要影响因素。蓝藻已经进化出高效的碳浓缩机制，可从环境中吸收 CO_2 和 HCO_3^- 并将它们浓缩在羧基体中以刺激碳固定酶的活性。通过表达碳酸氢盐转运蛋白基因 bicA，使得 PCC6803 菌株在空气（0.04% CO_2）中的生长速率提高了 1 倍；过表达 $bicA^{T485G}$ 突变体也使 PCC6803 菌株在高 CO_2 浓度下的生长速率提高了 1 倍（Kamennaya et al.，2015）。烟道气是工业规模高浓度 CO_2 的重要来源，对高浓度 CO_2 的耐受和利用能力是蓝藻底盘细胞利用这些工业尾气的重要前提。

浓缩的 CO_2 通过 CBB 循环（Calvin-Benson-Bassham cycle）固定，增加核酮糖-1,5-二磷酸羧化酶/加氧酶（rubisco）等关键酶的表达，可提高 CBB 循环的效率。在 6 种天然的 CO_2 固定途径中，蓝藻利用的 CBB 循环是最耗能的一种，而其总体性能受到 rubisco 低速率和低特异性的严重制约。近年来，人工设计了一些更节能、更活跃的非天然 CO_2 固定途径。为了克服 CBB 循环的瓶颈，将其他天然或非天然 CO_2 固定途径移植到蓝藻底盘细胞中以补充甚至替代 CBB 循环将是一个有吸引力且具有挑战性的长期目标。

CBB 循环固定的碳，很大一部分在蓝藻细胞代谢过程中损失或消耗。例如，rubisco 的氧化反应产生副产物 2-磷酸乙醇酸导致碳损失。这个过程通常称为光呼吸作用，会导致整体光合作用生产力降低 20%。另外，作为蓝藻代谢中的重要节点化合物，乙酰辅酶 A 由 CBB 循环中的甘油醛-3-磷酸转化而来，在转化过程中生成 CO_2 造成碳损失，降低光合产物的最大碳得率。减少碳损失有利于提升蓝藻的光合作用效率和细胞生长速率。为此，研究者在 PCC7942 中设计并创建了苹果酰辅酶 A-甘油酸（MCG）通路（图 2-5）。其中，磷酸烯醇式丙酮酸通过固定额外的 CO_2 转化为两个乙酰辅酶 A。乙醛酸是一种光呼吸中间体，也可以通过 MCG 途径被同化以产生乙酰辅酶 A，从而避免光呼吸造成碳损失。MCG 途径有效地增加了细胞内乙酰辅酶 A 的浓度，并提高了蓝藻固定 CO_2 的整体效率（Yu et al.，2018）。

光合作用效率对于蓝藻细胞工厂的合成能力至关重要。在大规模工业培养系统中，天然蓝藻光合固碳系统的效率还受到强光照和高浓度 CO_2 等抑制因素的制约。合成生物学工具和系统生物学数据的日益发展为全面改造自然网络、构建高效光合细胞工厂提供了解决手段。除了"升级"蓝藻光合作用系统组件和途径外，还应考虑开发"智能"响应和调节机制，以实现波动环境下特定光合作用系统的差异激活。

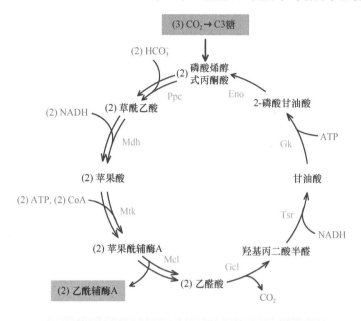

磷酸烯醇式丙酮酸 + HCO$_3^-$ + 3NADH + 3ATP ⟶ 2乙酰辅酶A

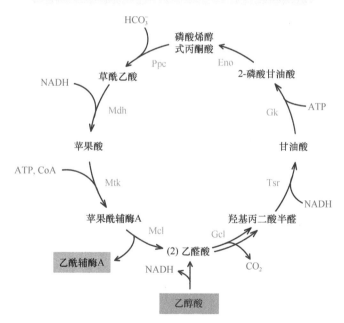

乙醇酸 + CoA + NADH + 2ATP ⟶ 乙酰辅酶A

图 2-5　设计苹果酰辅酶 A-甘油酸通路提高蓝藻固碳效率（Yu et al.，2018）

上图，卡尔文循环；下图，苹果酰辅酶 A-甘油酸通路

Ppc：磷酸烯醇式丙酮酸羧化酶；Mdh：苹果酸脱氢酶；Mtk：苹果酸硫激酶；Mcl：苹果酰辅酶 A 裂解酶；
Gcl：乙醛酸醛连接酶；Tsr：羟丙二酸半醛还原酶；Gk：甘油酸激酶；Eno：烯醇化酶

2）电驱动

微生物电合成（microbial electrosynthesis，MES）过程是在所谓的生物电化学系统（bioelectrochemical system，BES）中进行的。该系统由阳极、阴极以及将两者分离的膜组成（图 2-6）。阳极发生氧化过程（如乙酸氧化或水氧化），而阴极发生还原过程（如 O_2 还原或 H_2 释放）。电极被电解液包围，电解液是电极周围含有反应物和（或）产物的液体，通常是水溶液。BES 可以在"微生物燃料电池"的模式下运行，在该模式下，BES 可以输出电流；也可以在"微生物电解电池"的模式下运行，在该模式下，通过输入电流增加反应动力学和（或）驱动热力学不利的反应。MES 通过使用可再生电力（如水电、光伏发电）在阳极进行水分解，为具有电活性的微生物（即电自养生物）提供电子，用于在阴极进行 CO_2 固定。阳极释放的电子通过外部电路传递到阴极，释放的质子通过质子交换膜传递到阴极。电子进一步从阴极传递到微生物主要存在三种传输机制：使用从阴极产生的 H_2 进行间接电子转移；通过天然和人工氧化还原介质进行间接电子转移；通过阴极和微生物的物理接触直接进行电子转移。CO_2 可以来源于空气，或来自电厂和水泥厂的富含 CO_2 的工业尾气。CO_2 可通过自养微生物中的几条途径进行固定，包括还原性戊糖磷酸循环、还原性三羧酸（TCA）循环和还原性乙酰辅酶 A 途径（即 Wood-Ljungdahl 途径）。这些途径需要能量驱动。它们将消耗 ATP 的吸能反应与细胞内其他不消耗 ATP 的放能反应结合起来。通过 MES 固定 CO_2 已实现了乙酸、乙醇、甲烷、长链羧酸和高级醇等化学品的合成。

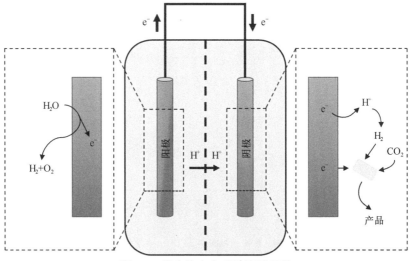

图 2-6 微生物电合成系统原理图

2.4　细胞工厂热力学与动力学驱动设计技术常见问题与解决方案

（1）定向进化高通量筛选方法的建立

定向进化模拟自然进化过程，在提高酶的催化活性、选择性、稳定性等方面有诸多成功实例。其基本流程为文库构建、目标突变筛选。文库构建方法已比较成熟，包括易错 PCR、基因混编（gene shuffling）及交错延伸 PCR 等；而高通量的筛选方法是决定定向进化效率甚至成败的关键。筛选方法的设计需根据具体酶催化反应及产物的性质，主要包括显色、荧光及细胞生长等。荧光检测具有灵敏度高、使用方便等优点。例如，研究者开发了基于荧光的双通道微滴筛选平台，使酯酶对布洛芬的对映体选择性提高了 700 倍（Ma et al.，2018）。除了体外进化策略外，利用体内连续定向进化可显著提高进化效率。例如，2018年，研究者在酿酒酵母中利用正交的 DNA 聚合酶-复制子系统（OrthoRep），使目标基因在细胞生长时快速、稳定地进行突变和进化，突变率比宿主基因组快 10^5 倍，可以在不增加基因组突变率的情况下，以每个碱基约 10^{-5} 的替换率突变靶标基因（Ravikumar et al.，2018）。该方法消除了烦琐的实验步骤，还可以在细胞内部完成大规模的突变筛选工作。类似地，研究者利用易错的大肠杆菌 DNA 聚合酶 I 构建了连续定向进化系统，经优化后目标质粒的突变频率可达 8.1×10^{-4} 个。除此之外，研究者还开发了噬菌体辅助连续进化（phage-assisted continuous evolution PACE）技术。该技术在特殊的恒浊器中使噬菌体感染宿主细胞，每周可以进行 100 多轮进化，大大超过了其他方法的速度和通量，但必须设计将酶功能与噬菌体感染性联系起来的遗传回路。

（2）人工智能助力蛋白质理性设计

蛋白质理性设计是建立在对酶结构与功能的关系及催化机理理解的基础上，通过对特定位点进行突变，从而改变或优化酶分子的性能。基于分子动力学模拟、结构生物学的发展以及对蛋白质折叠机理的研究，理性设计得到了广泛的应用。酶改造的区域和每个位点突变成的具体氨基酸类型，是理性设计要考虑的首要问题。但是由于不同位点之间可能存在复杂的上位性作用，不同改造位点之间的组合未必能够获得更高效的酶改造效率。近年来，伴随着数据科学和人工智能的发展，机器学习辅助蛋白质理性设计的方法快速发展，并在酶活性、立体选择性及热稳定性改造等方面取得了成功。对现有酶改造数据进行深度学习，并辅之以实验验证和数学模型验证的方法，将极大地提高酶改造的效率。

（3）动态、精准的辅因子调控方法

细胞内氧化还原状态是动态平衡的。工业菌株在不同的发酵阶段（如生长阶段和生产阶段）可能需要不同的辅因子水平。因此，有必要运用合成生物学技术开发动态、精准的辅因子调控方法。为了在微生物宿主中创建一个人工系统，需要通过开发生物传感器实时、精确地评估特定的细胞状态。目前，对微生物维持基本代谢和稳定的细胞内氧化还原状态的复杂调控机制还缺乏深入理解，需要阐明碳代谢的氧化还原驱动机制和全局辅因子转录调节器的作用机制，以进一步指导未来辅因子工程的研究。

（4）细胞区室化的系统优化

目前已经开展了合成途径在线粒体、过氧化物酶体、内质网、高尔基体和液泡等细胞器中的区室化研究，可以对胞质通路产生实质性的改善。虽然细胞器区室化有利于增加酶和代谢物的局部浓度，从而驱动合成反应，但可以想象，即使细胞器数量和体积有所增加，特定细胞器中的最大蛋白质负载可能仍然有限。为此，需要对物质转运、信号定位和细胞器渗透性进行更系统的研究，并进一步加深对细胞器生物发生和动力学的基本理解，以根据目的途径控制特定细胞器的大小、数量和活性。未来，还可以开发专门用于代谢工程的人工细胞器。这些新的细胞器可能由磷脂双层或单层膜分隔，或者可以构建无膜的蛋白质-RNA 液滴或酵母蛋白胶囊。通过对天然的或人工的细胞器进行工程改造，严格控制其组装和拆卸，可实现对代谢途径的调控。

2.5　细胞工厂热力学与动力学驱动设计技术的应用

2.5.1　大肠杆菌细胞工厂合成阿魏酸的热力学与动力学驱动设计

阿魏酸是一种甲基化的天然酚酸，主要存在于谷物麸皮及川芎、当归等中药材中，具有抗氧化、抗辐射等生理功能，在医药、化妆品领域应用广泛。目前，主要通过碱水解麸皮再酸化的方法生产阿魏酸，但存在原料含量低、含盐废水污染环境等问题。微生物合成为阿魏酸的绿色可持续生产提供了新途径。阿魏酸的生物合成以酪氨酸为前体，经酪氨酸解氨酶（TAL）、对香豆酸羟化酶（HpaBC）及咖啡酸甲基转移酶（COMT）催化生成，其中，甲基化和羟基化是其生物合成的主要瓶颈。甲基化是生物体中的重要反应，参与 DNA 甲基化、神经递质和次级代谢产物合成等多种细胞过程。S-腺苷甲硫氨酸（SAM）合成途径长且调控严谨，因此其供应难以满足产物高效合成的需求。目前存在如下几种提高 SAM 供应水平的常用策略：外源添加甲硫氨酸，但增加了成本及操作复杂性；表达抗反馈抑制的关键酶 MetA^{fbr} 和 CysE^{fbr} 并敲除转录抑制基因，提高内源甲硫氨酸的合成能力。但甲硫氨酸合成需要多种共底物和辅因子如乙酰辅酶 A、ATP 和 NAD(P)H 等，难以平衡甲基供体和受体之间的碳流分配。

Zhou 等（2022）比较了不同 SAM 增强策略对阿魏酸合成效率的影响。首先通过表达抗反馈抑制的 MetA^{fbr} 和 CysE^{fbr} 并敲除 *metJ*，阿魏酸产量与对照相比分别增加了 4.1% 和 9.1%，但上述改造对细胞生长会造成负面影响。随后，利用大肠杆菌天然的 SAM 再生系统，通过增强 Mtn 和 LuxS 实现 SAM 的循环再生，将甲基化效率提高了 90%。由于羟化酶 HpaBC 具有底物杂泛性，可催化酪氨酸生成不稳定副产物 L-多巴。针对该问题，通过筛选获得了来源于恶臭假单胞菌的 HpaBC（KpHpaBC），对对香豆酸具有较高的催化选择性。HpaBC 酶是一个双组分单加氧酶，HpaB 消耗 FADH$_2$ 催化底物羟化，HpaC 则消耗 NADH 使 FAD 转化为 FADH$_2$。Fre 是一种黄素还原酶，通过消耗 NAD(P)H 将 FAD 还原为 FADH$_2$。将 Fre 与 HpaB 融合表达，实现了 FADH$_2$ 的高效供应，使羟化效率提高 8.1 倍。进一步通过解除关键酶的反馈抑制、降低 PEP 的消耗、阻断苯丙氨酸合成途径、敲除 TyrR 等策略增强了上游莽草酸合成途径（图 2-7）。最终，摇瓶中阿魏酸从头合成产量达到（1.12 ± 0.02）g/L，补料分批发酵产量为 5.09 g/L。该研究证明了辅因子再生驱动的重要性，并为涉及甲基化和 FADH$_2$ 依赖的羟基化的微生物细胞工厂构建提供了有效的策略。

2.5.2　酿酒酵母细胞工厂合成阿魏酸的热力学与动力学驱动设计

Chen 等（2022）系统地设计了酿酒酵母中三种辅助因子（FADH$_2$、SAM 和 NADPH）的供应和循环利用，实现了阿魏酸的高效合成。首先通过表达抗反馈抑制的 DAHP 合成酶 Aro4^{K229L}、分支酸变位酶 Aro7^{G141S}、大肠杆菌莽草酸激酶 II（aroL），以及删除苯丙酮酸脱羧酶 ARO10，增强了前体酪氨酸和苯丙氨酸供应；然后引入 TAL 并删除丙酮酸脱羧酶 PDC5，实现了对香豆酸合成；进一步表达高粱的苯丙氨酸解氨酶（PAL）、拟南芥的细胞色素 P450 还原酶（CPR）和白杨的 Cyp 复合物［包括肉桂酸羟化酶（C4H）、对香豆酸-3-羟化酶（C3H）］，构建了由苯丙氨酸合成对香豆酸的途径，两条途径共同作用，提高了对香豆酸产量。

为了实现对香豆酸到咖啡酸的转化，表达植物来源的对香豆酸-3-羟化酶 C3H 及大肠杆菌来源的 HpaBC，但前者催化效率低，后者未检测到活性。幸运的是，通过在菌株表达铜绿假单胞菌 PaHpaB 和肠道沙门菌 SeHpaC，菌株 RB19 咖啡酸产量达到 157.5 mg/L。为了实现由咖啡酸合成阿魏酸，测试了 4 种不同来源的甲基转移酶，烟草来源的 NtComt1 具有最佳催化活性，菌株 RB79 可产生 73.1 mg/L 阿魏酸。进一步通过增加 NADPH、FADH$_2$ 及 SAM 供应，驱动阿魏酸高效合成（图 2-8），具体策略如下。

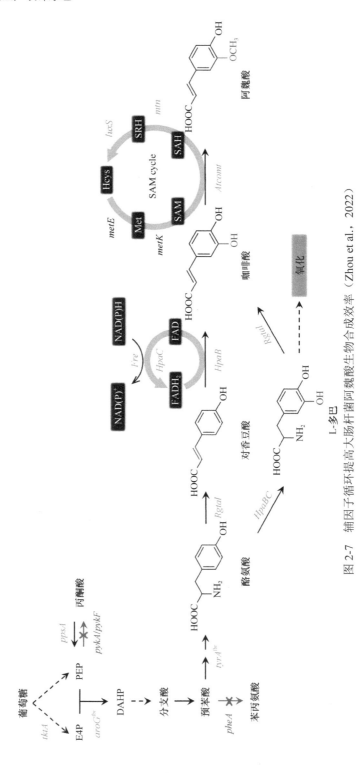

图 2-7 辅因子循环提高大肠杆菌阿魏酸生物合成效率（Zhou et al., 2022）

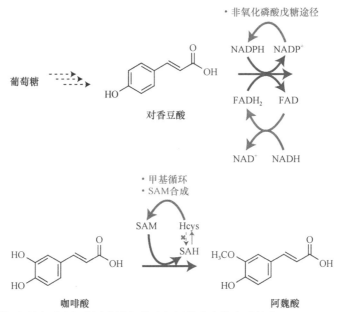

图 2-8　辅因子循环提高酿酒酵母咖啡酸和阿魏酸生物合成效率（Chen et al.，2022）

（1）增加 NADPH 供应。植物来源的咖啡酸合成途径需要大量 NADPH 作为 Cyp 电子传递系统中的关键辅因子，由此推测增加 NADPH 的供给可以促进酵母中咖啡酸的生物合成。在此之前，在菌株 RB19 中表达 ARO1-3 的基因（编码莽草酸脱氢酶、分支酸合成酶和 DAHP 合成酶），以及预苯酸脱水酶 PHA2 和预苯酸脱氢酶 MtPDH1 的基因，进一步提高前体供应，使菌株 RB103 的咖啡酸产量达到 286.3 mg/L。磷酸戊糖途径是 NADPH 的主要来源，代谢通量分析表明，在葡萄糖限制条件下，限速步骤不是葡萄糖-6-磷酸脱氢酶 ZWF1 和 6-磷酸葡萄糖酸脱氢酶 GND1，而是下游可逆的转酮反应。因此，可通过表达下游基因来拉动磷酸戊糖途径的通量以促进 NADPH 再生。磷酸酮醇酶（Xfpk）能够将木糖 5-磷酸（X5P）/果糖 6-磷酸（F6P）裂解为乙酰磷酸和甘油醛-3-磷酸（GAP）/赤藓糖-4-磷酸（E4P）。此外，在 GAP 磷酸酶 Gpp1 缺失的情况下，乙酰-磷酸可以通过磷酸转乙酰酶（PTA）有效转化为乙酰-CoA 以供生长。据此，通过组合表达 XfpK/PTA 及内源转醛醇酶，增强了 NADPH 再生并增加了莽草酸途径前体 E4P 的供应，菌株 RB197 与出发菌株 RB103 相比，咖啡酸产量增加 45%，达到 385.2 mg/L，胞内 $NADPH/NADP^+$ 比值增加 46%，表明通过非氧化磷酸戊糖途径增强 NADPH 再生有利于咖啡酸的合成。

（2）增加 $FADH_2$ 供应。咖啡酸生物合成途径中的 HpaBC 酶消耗大量细胞质 $FADH_2$，破坏细胞内 $FADH_2/FAD$ 平衡。在酵母中，前体核黄素在细胞质中通过多步反应合成，然后进入线粒体，由单功能核黄素激酶 Fmn1 和 FAD 合成酶 Fad1

合成 FAD。酿酒酵母细胞质 FAD(H$_2$) 的含量远低于线粒体，因此推测 FAD(H$_2$) 的供应可能限制了细胞质中咖啡酸的生物合成。为了改善胞质 FADH$_2$ 的供应，采用了三种策略：①增强内源 FADH$_2$ 合成；②在细胞质中构建细菌 FADH$_2$ 生物合成途径；③增加线粒体核黄素和 FADH$_2$ 向细胞质的输出。其中，表达细胞质 Rib1（加强 FADH$_2$ 合成）和 Flx1（增加线粒体 FAD 输出）的菌株 RB209d 的咖啡酸产量达到 518.0 mg/L，较菌株 RB197 提高 56%。为了简化培养基组成、降低成本，通过原位整合 *HIS3* 和 *URA3* 基因，构建了原营养菌株 RB209HU，补料分批发酵 98 h 时，咖啡酸产量达到 5.5 g/L。

（3）增加 SAM 供应。SAM 在许多甲基转移反应中作为甲基供体，在前体物质咖啡酸大量积累的情况下，增加 SAM 供应可能会提高阿魏酸的产量。然而，以往的策略，如表达甲硫氨酸腺苷转移酶（Mat）、增加甲硫氨酸合成途径中甲基供体 5-甲基四氢叶酸（CH3-THF）的供应或直接添加甲硫氨酸，均未能增加菌株 RB79 的阿魏酸产量，推测阿魏酸合成的限速步骤可能为底物咖啡酸供应不足或 NtCOMT1 表达不足。通过将 P$_{GAL}$-NtCOMT1 的拷贝增加至 4 个，咖啡酸的转化率提高了 150%，与 NADPH 再生策略组合后使阿魏酸产量增加了 98%。SAM 转甲基后的产物 SAH 对 COMT 具有抑制作用，SAH 水解酶（SAH1）是酵母中唯一能够降解 SAH 并产生高半胱氨酸和腺苷的酶，但热力学平衡倾向于 SAH 的合成。因此，通过腺苷激酶 Ado1 和腺苷脱氨酶 Tad1-3 增加腺苷的消耗能够促进高半胱氨酸的生成。使用该策略，菌株 RB218 阿魏酸产量达到 184.2 mg/L。原养菌株 RB218HU，补料分批发酵 122 h 时，阿魏酸产量达到 3.8 g/L。

目前，辅因子工程主要集中在氧化还原对 NAD$^+$/NADH 和 NADP$^+$/NADPH 的调控。然而，超过 20 种已知的辅因子以不同的方式在许多细胞内代谢过程和反应中发挥着重要作用。不同的辅因子具有不同的特性，需要特定的策略来提高其生物催化效率。上述工作证明了三种常见的辅因子（NADPH、FADH$_2$ 和 SAM）在生物合成中的重要作用，并开发了定制的辅助因子工程策略，以提高酿酒酵母中酚酸的产量，揭示了酵母中不同辅因子调控规律，特别是细胞内不同细胞器之间的辅因子分配规律，为辅因子调控提供了理论指导。

2.6 小结与展望

化学反应的热力学及酶的催化动力学是影响生物合成反应方向和速率的关键因素，进而决定了细胞工厂的整体效率。本章从关键酶的热力学与动力学驱动、代谢途径的动力学驱动以及辅因子与能量驱动三个方面进行阐述，介绍了细胞工厂热力学和动力学驱动的设计原理、常见问题及解决方案和应用实例。与化学反应相比，目前已知的生化反应数量较少，导致可生物合成的化合物种类远不及化学合成，实现工业化生产的实例更是屈指可数。随着高通量测序技术及生物信学的发展，越来越多的新生化反应被发现。随着人工智能技术的发展，蛋白质的从头设计技术方兴未艾，通过系统分析海量数据，建立全新的算法与分析平台，完成大数据驱动下酶分子的精准设计，将为细胞工厂构建提供定制化的催化和调控元件。另外，随着人工智能和机器学习技术的发展，生物合成途径设计也将更加智能化，未来有望实现对生物合成途径的高效优化和自动化设计。总之，随着技术的进步，未来细胞工厂的构建将更加精确和高效，从而推动生物制造产业的可持续发展。

经典轶闻趣事

　　人类活动每年排放巨量 CO_2，因此，利用 CO_2 等一碳原料合成化学品的第三代生物炼制成为研究热点。然而，CO_2 中的碳处于能量最低状态，化学性质稳定。因此，能量输入成为影响固碳效率和速率的核心问题。目前，已报道了多条天然和人工的固碳途径能够利用 CO_2 及其衍生的甲醇、甲酸或甲醛等原料。但是，这些碳固定还存在以下挑战：需要大量能量（ATP）和还原力[NAD(P)H]；路径所需酶的数量和种类较多，导致鲁棒性较差；固碳速率受到途径的热力学和生物体系固有的动力学推动力的限制。

　　针对上述挑战，西湖大学曾安平团队创建了一条全新的细胞外化学催化与生物催化有机整合的高效固碳路线（integrated chemoenzymatic CO_2 to amino-acid pathway，ICE-CAP）和工艺过程（图 2-9）（Liu et al.，2023）。该研究的突破之一是将甘氨酸裂解体系（glycine cleavage system，GCS）逆转成为甘氨酸合成体系。GCS 由氨基转移酶 T 蛋白、羧化酶 P 蛋白、二氢硫辛酰胺脱氢酶 L 蛋白和穿梭蛋白 H 组成。研究发现，二硫苏糖醇（DTT）介导的硫还原化学反应可以取代电子供体 NADH 和相应的 L 蛋白，用于再生还原型的 H 蛋白，而且有更为优越的热

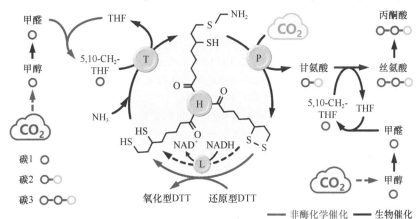

图 2-9　生物催化与化学催化（非酶）有机整合的固碳路线 ICE-CAP（Liu et al.，2023）

力学推动力。在 DTT 存在的条件下，甘氨酸合成速率较在 NADH 条件下显著提高。该研究建立的第二个自发化学反应，即甲醛与四氢叶酸（THF）的缩聚，将 GCS 体系与甲醇利用有机整合，突破了传统还原甘氨酸途径依赖甲酸的局限性，进一步提高了 ICE-CAP 的效率和可行性。通过过程集成，实现了由甲醇和空气中捕捉 CO_2 高效合成甘氨酸、丝氨酸和丙酮酸。

参 考 文 献

曲戈, 朱彤, 蒋迎迎, 等. 2019. 蛋白质工程: 从定向进化到计算设计. 生物工程学报, 35: 1843-1856.

Avalos J L, Fink G R, Stephanopoulos G. 2013. Compartmentalization of metabolic pathways in yeast mitochondria improves the production of branched-chain alcohols. Nat Biotechnol, 31(4): 335-341.

Bang J, Hwang C H, Ahn J H, et al. 2020. *Escherichia coli* is engineered to grow on CO_2 and formic acid. Nature Microbiology, 5: 1459-1463.

Bekiaris P S, Klamt S. 2021. Designing microbial communities to maximize the thermodynamic driving force for the production of chemicals. PLoS Comput Biol, 17: e1009093.

Bracher J M, Verhoeven M D, Wisselink H W, et al. 2018. The *Penicillium chrysogenum* transporter PcAraT enables high-affinity, glucose-insensitive l-arabinose transport in *Saccharomyces cerevisiae*. Biotechnology for Biofuels, 11: 1-16.

Chen Q, van der Steen J B, Dekker H L, et al. 2016. Expression of holo-proteorhodopsin in *Synechocystis* sp. PCC 6803. Metab Eng, 35: 83-94.

Chen R, Gao J, Yu W, et al. 2022. Engineering cofactor supply and recycling to drive phenolic acid biosynthesis in yeast. Nat Chem Biol, 18: 520-529.

Dickinson B C, Packer M S, Badran A H, et al. 2014. A system for the continuous directed evolution of proteases rapidly reveals drug-resistance mutations. Nature Communications, 5: 1-8.

Dueber J E, Wu G C, Malmirchegini G R, et al. 2009. Synthetic protein scaffolds provide modular control over metabolic flux. Nat Biotechnol, 27: 753-759.

Esvelt K M, Carlson J C, Liu D R. 2011. A system for the continuous directed evolution of biomolecules. Nature, 472: 499-503.

Fan L H, Zhang Z J, Yu X Y, et al. 2012. Self-surface assembly of cellulosomes with two miniscaffoldins on *Saccharomyces cerevisiae* for cellulosic ethanol production. Proceedings of the National Academy of Sciences, 109: 13260-13265.

Han T, Kim G B, Lee S Y. 2020. Glutaric acid production by systems metabolic engineering of an l-lysine–overproducing *Corynebacterium glutamicum*. Proceedings of the National Academy of Sciences, 117: 30328-30334.

Kamennaya N A, Ahn S, Park H, et al. 2015. Installing extra bicarbonate transporters in the cyanobacterium *Synechocystis* sp. PCC6803 enhances biomass production. Metab Eng, 29: 76-85.

Kim S K, Seong W, Han G H, et al. 2017. CRISPR interference-guided multiplex repression of endogenous competing pathway genes for redirecting metabolic flux in *Escherichia coli*. Microb

Cell Fact, 16: 1-15.

Kirst H, Formighieri C, Melis A. 2014. Maximizing photosynthetic efficiency and culture productivity in cyanobacteria upon minimizing the phycobilisome light-harvesting antenna size. Biochimica et Biophysica acta(bba)-Bioenergetics, 1837: 1653-1664.

Li S, Li Y, Smolke C D. 2018. Strategies for microbial synthesis of high-value phytochemicals. Nature Chemistry, 10: 395-404.

Li W, Ma L, Shen X, et al. 2019. Targeting metabolic driving and intermediate influx in lysine catabolism for high-level glutarate production. Nature Communications, 10: 1-8.

Li X, Zhou Z, Li W, et al. 2022. Design of stable and self-regulated microbial consortia for chemical synthesis. Nature Communications, 13: 1-9.

Liang B, Sun G, Wang Z, et al. 2019. Production of 3-hydroxypropionate using a novel malonyl-CoA-mediated biosynthetic pathway in genetically engineered *E. coli* strain. Green Chem, 21: 6103-6115.

Liu G S, Li T, Zhou W, et al. 2020. The yeast peroxisome: A dynamic storage depot and subcellular factory for squalene overproduction. Metab Eng, 57: 151-161.

Liu J, Liu M, Shi T, et al. 2022. CRISPR-assisted rational flux-tuning and arrayed CRISPRi screening of an l-proline exporter for l-proline hyperproduction. Nature Communications, 13: 1-16.

Liu J, Zhang H, Xu Y, et al. 2023. Turn air-captured CO_2 with methanol into amino acid and pyruvate in an ATP/NAD(P)H-free chemoenzymatic system. Nature Communications, 14: 2772.

Lu H, Diaz D J, Czarnecki N J, et al. 2022. Machine learning-aided engineering of hydrolases for PET depolymerization. Nature, 604: 662-667.

Ma F, Chung M T, Yao Y, et al. 2018. Efficient molecular evolution to generate enantioselective enzymes using a dual-channel microfluidic droplet screening platform. Nature Communications, 9: 1030.

Martínez-García E, Nikel P I, Aparicio T, et al. 2014. Pseudomonas 2.0: Genetic upgrading of P. putida KT2440 as an enhanced host for heterologous gene expression. Microb Cell Fact, 13: 1-15.

Musumeci M A, Lozada M, Rial D V, et al. 2017. Prospecting biotechnologically-relevant monooxygenases from cold sediment metagenomes: An in silico approach. Marine Drugs, 15: 114.

Na D, Yoo S M, Chung H, et al. 2013. Metabolic engineering of *Escherichia coli* using synthetic small regulatory RNAs. Nat Biotechnol, 31: 170-174.

Park S H, Kim H U, Kim T Y, et al. 2014. Metabolic engineering of *Corynebacterium glutamicum* for L-arginine production. Nature Communications, 5: 1-9.

Qiao J, Tan X, Huang D, et al. 2021. Construction and application of an *Escherichia coli* strain lacking 62 genes responsible for the biosynthesis of enterobacterial common antigen and flagella. J Agric Food Chem, 69: 4153-4163.

Qu G, Bi Y, Liu B, et al. 2022. Unlocking the stereoselectivity and substrate acceptance of enzymes: Proline-induced loop engineering test. Angew Chem, 134: e202110793.

Ravikumar A, Arzumanyan G A, Obadi M K, et al. 2018. Scalable, continuous evolution of genes at mutation rates above genomic error thresholds. Cell, 175: 1946-1957. e13.

Siegel J B, Zanghellini A, Lovick H M, et al. 2010. Computational design of an enzyme catalyst for a stereoselective bimolecular Diels-Alder reaction. Science, 329: 309-313.

Srinivasan P, Smolke C D. 2020. Biosynthesis of medicinal tropane alkaloids in yeast. Nature, 585: 614-619.

Thomik T, Wittig I, Choe J Y, et al. 2017. An artificial transport metabolon facilitates improved substrate utilization in yeast. Nat Chem Biol, 13: 1158-1163.

Ungerer J, Lin P C, Chen H Y, et al. 2018. Adjustments to photosystem stoichiometry and electron transfer proteins are key to the remarkably fast growth of the cyanobacterium *Synechococcus elongatus* UTEX 2973. MBio, 9: e02327-17.

Wei N, Quarterman J, Kim S R, et al. 2013. Enhanced biofuel production through coupled acetic acid and xylose consumption by engineered yeast. Nature Communications, 4: 1-8.

Xu P, Gu Q, Wang W, et al. 2013. Modular optimization of multi-gene pathways for fatty acids production in *E. coli*. Nature Communications, 4: 1-8.

Yang Y, Lin Y, Li L, et al. 2015. Regulating malonyl-CoA metabolism via synthetic antisense RNAs for enhanced biosynthesis of natural products. Metab Eng, 29: 217-226.

Yu H, Li X, Duchoud F, et al. 2018. Augmenting the Calvin–Benson–Bassham cycle by a synthetic malyl-CoA-glycerate carbon fixation pathway. Nature Communications, 9: 1-10.

Yu Y, Zhu X, Xu H, et al. 2019. Construction of an energy-conserving glycerol utilization pathways for improving anaerobic succinate production in *Escherichia coli*. Metab Eng, 56: 181-189.

Zhang H, Pereira B, Li Z, et al. 2015. Engineering *Escherichia coli* coculture systems for the production of biochemical products. Proceedings of the National Academy of Sciences, 112: 8266-8271.

Zhou K, Qiao K, Edgar S, et al. 2015. Distributing a metabolic pathway among a microbial consortium enhances production of natural products. Nat Biotechnol, 33: 377-383.

Zhou Z, Zhang X, Wu J, et al. 2022. Targeting cofactors regeneration in methylation and hydroxylation for high level production of Ferulic acid. Metab Eng, 73: 247-255.

第 3 章　细胞工厂物联网络设计

本章知识信息网络图

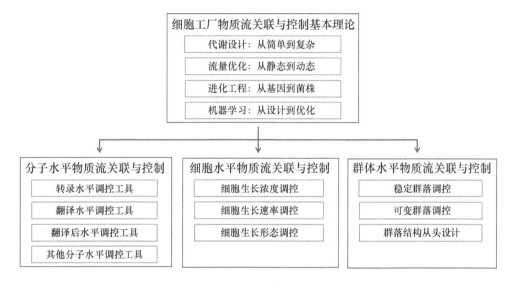

3.1　细胞工厂物质流关联与控制基本理论

3.1.1　代谢设计：从简单到复杂

3.1.1.1　宿主体系

代谢工程的本质是对宿主的代谢网络进行改造，从而实现目标产物的高效合成。因此，选择合适的宿主体系是代谢工程的基础。大肠杆菌（*Escherichia coli*）与酿酒酵母（*Saccharomyces cerevisiae*）等是代谢相对清晰、遗传操作技术相对成熟的模式生物，被广泛用于代谢工程。在全基因组测序、基因组编辑技术、DNA 大片段合成与组装技术的促进下，代谢工程宿主不再局限于 *E. coli* 与 *S. cerevisiae*，而是可以根据目标产物的合成特点（如前体供应充足、还原力丰富、耐受性强等），选择相应的宿主（图 3-1）。例如，谷氨酸棒杆菌适合生产氨基酸，梭状芽孢杆菌用于生产丁醇，红球菌和解脂耶氏酵母油脂合成能力突出，琥珀酸曼氏杆菌高产琥珀酸等。极端微生物如恶臭假单胞菌（*Pseudomonas putida*）由于其极强的极端环境耐受能力，还原型化合物如 NAD(P)H 的合成能力突出，是合成毒性化合物的理想宿主。例如，以儿茶酚为底物发酵生产黏康酸（MA）时，MA 诱导型启动子 P_{cat} 诱导儿茶酚 1,2-双加氧酶表达，儿茶酚耐受性、双加氧酶的表达水平及儿茶酚的转化率均得到提高，工程菌株 *P. putida* MA-6 的 MA 产量高达 64.2 g/L。除微生物宿主之外，其他各具特色的宿主体系如重组蛋白表达良好的小立碗藓（*Physcomitrium patens*）、脂类代谢丰富的拟球藻及模式植物底盘本氏烟草（*Nicotiana benthamiana*）等也已广泛应用于代谢工程。

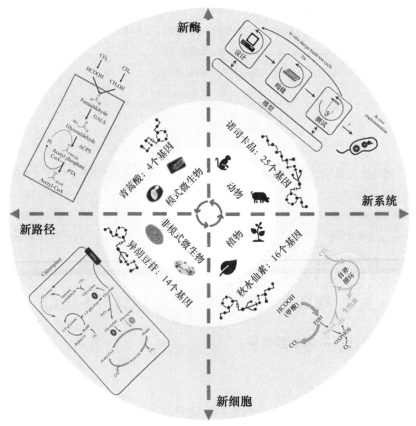

图 3-1 代谢设计：从简单到复杂（刘志凤和王勇，2021）

此外，新型代谢工程反应体系也在不断发展。无细胞体系不受细胞代谢调控的影响，可实现精确地在线控制，也广泛应用于遗传回路的体外分析、生物装置的体外组装、非天然化合物与生物聚合物的反应等方面。2015 年，Stephanopoulos课题组将紫杉醇前体的合成途径分成两个模块，分别导入工程改造的 *E. coli* 与 *S. cerevisiae* 中，在混合培养过程中互惠共生，最终发酵生产氧化紫杉醇 33 g/L。2020年，Renata 课题组利用化学酶反应平台，在 10 步反应内合成了 9 个高度氧化、骨架多样的二萜化合物；同年，李爱涛课题组将环烷烃生成脂肪族 α,ω-二羧酸（DCA）

的合成途径分成 3 个模块导入不同的细胞进行混合培养，实现了环烷烃到 DCA 的高效合成。

3.1.1.2 合成途径

近年来，越来越多的复杂代谢物的生物合成机制得以解析。*S. cerevisiae*、*N. benthamiana* 等工程改造的底盘宿主也为复杂代谢物的合成提供了许多关键中间体。因而，能够通过代谢工程合成的复杂代谢物越来越多（图 3-1）。在 *S. cerevisiae* 中异源合成抗疟疾药物前体青蒿酸是其中的典型。*S. cerevisiae* 可以合成法尼基焦磷酸，但无法合成紫穗槐二烯，因此需引入黄花蒿来源的紫穗槐二烯合酶。紫穗槐二烯生成青蒿酸需要 3 步反应，分别由紫穗槐二烯氧化酶、青蒿醛脱氢酶、醇脱氢酶催化完成。因此，需要在 *S. cerevisiae* 中表达 4 个关键基因才能实现青蒿酸的合成。此后，Keasling 课题组在 *S. cerevisiae* 中表达 9 个基因成功合成大麻素；O'Connor 课题组在 *S. cerevisiae* 中表达 14 个基因合成单萜吲哚生物碱异胡豆苷。在此基础上，在 *S. cerevisiae* 中相继成功实现了需要 15 个基因参与合成的莨菪烷类生物碱、需要 13 个异源基因参与合成的罂粟碱、需要 25 个异源基因参与合成的那可汀。最近，秋水仙碱在 *N. benthamiana* 中也已成功合成。另外，复杂化合物的合成过程涉及区间化修饰。例如，东莨菪碱在 *S. cerevisiae* 中的合成需经过线粒体、过氧化物酶体、核膜、液泡与高尔基体等多个不同区间内部或者膜修饰过程。

3.1.1.3 工程设计

传统代谢工程的主要目的是提升细胞原有的代谢能力，但是随着合成生物技术引入代谢工程领域，大大提升了细胞"从无到有"的代谢能力。一方面，通过工程改造或者定向进化获得新途径或者新化合物（图 3-1）。例如，理性设计的乙醇醛合酶与磷酸转酮酶组成的全新乙酰 CoA 合成途径；工程改造的 2-酮酸脱羧酶与醇脱氢酶在 *E. coli* 中可以实现支链氨基酸到非天然长链醇的合成。另一方面，代谢途径重新设计也取得了成功。Erb 课题组将 9 个不同物种来源的 17 个酶组装成体外 CO_2 固定途径，经过多次酶工程改造与代谢验证，CO_2 的固定效率可以达到 5 nmol /（min · mg）。Ort 课题组将苹果酸合成酶及绿藻来源的乙醇酸脱氢酶转到烟草叶绿体中，使乙醇酸在叶绿体中不断生成苹果酸并进入卡尔文循环，从而提高光合作用效率。此外，计算机辅助的途径预测工具也被用于代谢途径设计。例如，Dien 课题组利用 SimPheny BioPathway Predictor 预测获得琥珀酰 CoA 与 α-酮戊二酸为前体的 1,4-丁二醇的合成途径，两条途径在 *E. coli* 中同时表达，可发酵生产 1,4-丁二醇 18 g/L。

工程设计增加了菌株的代谢性能，例如，随着环境保护、资源供应等问题的日益突出，利用一碳化合物的能力越来越受到关注。Bar-Even 课题组在 *E. coli* 中建立的甘氨酸可逆剪切途径，以及卡尔文循环与四氢叶酸循环途径均可利用 CO_2 和甲酸。更进一步，染色体整合 *ftl*、*fch*、*mtd* 基因，过表达甘氨酸剪切反应，增加丙酮酸合成，*E. coli* 最终可直接利用 CO_2 或者甲酸进行生长。Milo 课题组在敲除中心代谢途径的 *E. coli* 中，共表达卡尔文循环途径与甲酸脱氢酶、磷酸核糖激酶、碳酸酐酶，通过实验室适应性进化也成功获得了直接利用 CO_2 的化能自养型 *E. coli*。

3.1.2 流量优化：从静态到动态

系统生物学的发展，促进了代谢流量与代谢控制分析、代谢工程计算方法等理论与技术的发展。随着合成生物学技术的发展，代谢工程改造从传统的途径表达与敲除，发展成为基于代谢流量分布的理性调控，通过增加前体供应、辅因子循环、启动子工程、核糖体工程、基因间区调控等策略，平衡路径基因的表达；利用底物通道、途径模块化等代谢流量优化方法，减少中间产物积累，提高代谢工程改造效率。随着生物体系基因组规模代谢模型的逐步建立，基于基因组代谢模型的菌株优化方法也被广泛用于代谢工程改造。为解决代谢改造引起的菌株生长缺陷与代谢负担，小 RNA 合成、CRISPR 干扰等转录水平调控方法也不断发展。另外，利用细胞的生存压力驱动目标产物合成也是平衡细胞生长与产物合成的重要方法。例如，敲除 *E. coli* BW25113 的丙酮酸合成途径后，邻氨基苯甲酸合成途径成为丙酮酸的唯一来源，在生长压力下，可以实现邻氨基苯甲酸的高效合成。

随着调控元件（如转录调控因子、核糖开关）的不断丰富，以及动态调控机制研究的逐渐深入，动态调控系统已经成功应用于微生物代谢流精细调控。根据调控信号的不同，动态调控可以分为以下几类：温度、光、pH、溶氧等环境因素诱导型；异丙基-β-D-硫代半乳糖苷（IPTG）等化学诱导物诱导型；群体感应诱导型；细胞代谢产物诱导型（图 3-2）。温敏抑制子 CI857 调控的 P_L 与 P_R 启动子是目前应用最广泛的温度诱导系统。海滨赤杆菌（*Erythrobacter litoralis*）来源的光遗传转录系统，可控制 *S. cerevisiae* 在光照条件下生长、在黑暗条件下进行产物合成。当黑曲霉合成有机酸时，P_{gas} 启动子在 pH2.0 时启动基因表达，而在 pH 高于 5.0 时关闭基因表达。当 *E. coli* 合成 2,3-丁二醇和 1,3-丙二醇时，P_{Nar} 启动子可以响应厌氧条件。化学诱导物也常用于双稳态切换系统。当细胞生长到一定程度时，添加化学诱导物可以启动目标产物合成。群体感应是依赖于细胞密度的调控系统，具有广泛适用性。通过调控感应系统的表达强度，可以在不同细胞密度时产生信号响应，从而提高肌醇、葡糖二酸的产量。基于多个群体感应系统的多层代谢调控也已经应用于代谢工程改造。通过转录因子与核糖开关的应答机制，可以实现对代谢途径中目标代谢物的动态调控。其中，转录因子响应代谢物浓度变化的调控系统主要包括：响应酰基 CoA 的 FadR、响应丙二酰 CoA 的 FapR、响应柚皮素的 FdeR、响应香兰素的 HucR、响应 6-磷酸葡糖胺的 NagR 和 GamR 等。另外，核糖开关可以通过控制转录起始，调控目标基因的表达。目前，响应茶碱、硫胺素焦磷酸、赖氨酸、甘氨酸及唾液酸等代谢物的核糖开关已经应用于代谢动态调控。

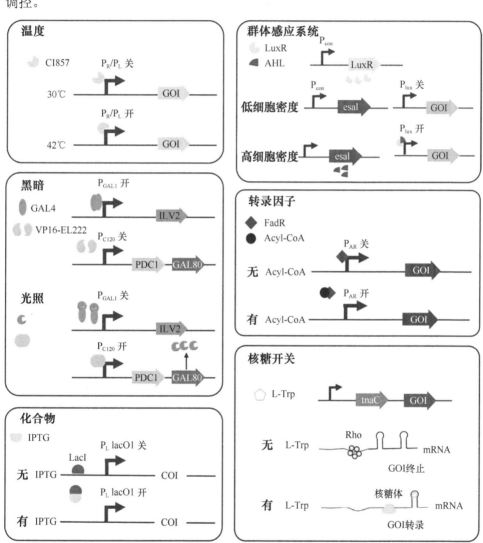

图 3-2　动态代谢调控策略（刘志凤和王勇，2021）

3.1.3 进化工程：从基因到菌株

由于细胞代谢过程、调控机制及信号网络尚不完全清楚，理性改造提高宿主的代谢性能面临诸多挑战。进化工程通过模拟自然进化，迅速获得优良细胞特性，无须深入理解细胞代谢，是理性代谢工程的互补方法。随着进化工程与自动化细胞培养、在线监测、高通量测序、多组学分析等技术的耦合应用，进化工程在代谢工程中所发挥的作用也越来越不可替代。进化工程在代谢工程中的应用主要包括两个方面：定向进化、实验室适应性进化（adaptive laboratory evolution，ALE）（图 3-3）。

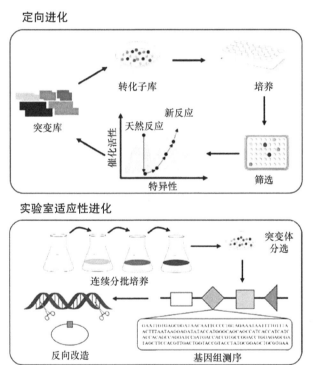

图 3-3 进化工程：定向进化与实验室适应性进化（刘志凤和王勇，2021）

1993 年，美国科学家 Frances H. Arnold 首次提出"酶的定向进化"，旨在通过快速随机突变与高通量筛选在短时间内实现酶的功能优化或者改造。2018 年，Arnold 因在酶定向进化方面的开创性贡献被授予诺贝尔化学奖。基于酶定向进化理论，Arnold 实验室获得了不依赖于 TrpA 的色氨酸合酶 TrpB、高效氧化烷烃生成醇类化合物的 P450 氧化酶，以及氧化烯烃生成醛的 P450 氧化酶。此外，通过在 *S. cerevisiae* 工程菌株中引入定向进化获得的异戊二烯合酶，可以促进异戊二烯的生产，产量达到了 3.7 g/L。定向进化的突变体文库可以通过随机突变或者定点突变产生，易错 PCR 与 DNA 改组是常用的突变方法。全局转录工程、多重自动基因组工程、转录激活因子样效应物核酸酶、CRISPR/Cas9 等基因组水平的进化方法，也被用于增加突变体库的遗传多样性。最近开发的 M13 噬菌体辅助连续进化系统，进化速率比传统的定向进化提高了 100 倍，并可以实现微生物"自发"的连续定向进化。

与酶定向进化不同，ALE 直接对菌株进行连续培养和筛选，以获得耐受性能改善、生长速率提高、碳源利用效率增加的菌株。例如，利用 ALE 重塑 S. cerevisiae 的代谢途径，可以获得高产脂肪酸的菌株。缺乏丝氨酸降解途径的 E. coli，经过 45 d 的适应性进化，最终丝氨酸产量达到 37.3 g/L。酪氨酸缺陷型 E. coli 以苯丙氨酸羟化酶为遗传筛选压力，通过在限制性培养基中进化，成功将苯丙氨酸转化成酪氨酸用于维持细胞生长，并带动了辅因子循环途径。

3.1.4　机器学习：从设计到优化

代谢工程改造需要一个长期的试验与纠错过程，才能最终获得成功。例如，Amyris 公司需要花费 150 人·年生产青蒿酸；Dupont 公司则需要 575 人·年生产丙二醇。这种低效的模式显然是不可持续的，亟须成熟的生物设计来减少试错的过程。然而，生物设计面临的最大挑战是如何准确预测代谢工程改造的结果。组学数据的暴发式增长，为基因挖掘与发现、生物功能解析与调控、生物改造与优化提供了强大的数据支撑。然而，这种缺乏深度解析的数据却不能为代谢工程的理性改造提供可行的策略。

机器学习作为人工智能的子学科，是通过训练自动提高计算机算法预测能力的过程。机器学习在代谢设计的基因挖掘与注释、途径设计与构建、代谢流量调控与优化等方面均有应用（图 3-4），已经应用于代谢工程的机器学习算法主要包括深度学习、人工神经元网络、聚类、决策树、线性回归、偏最小二乘法回归、高斯过程及支持向量机等，如预测翻译起始位点及可读框的 DeepRibo、预测酶学委员会编号的 DeepEC 等。人工神经元网络与蒙特卡罗树搜索算法组成的逆合成法可用于代谢途径挖掘，为代谢路径设计提供了更多选择。当合成途径的酶未知时，支持向量机和高斯过程可用于预测酶催化反应。机器学习辅助的定向进化，可帮助获得催化效率更高、热力学稳定性更好的新酶。在深度学习算法的帮助下，理性蛋白质设计也已经成功实现。在代谢路径优化方面，神经元网络预测基因表达，偏最小二乘法回归优化启动子强度与诱导物浓度/时间，随机预测/神经元网络预测核糖开关的动态范围等，均是对基因表达剂量的优化。机器学习还可直接对多基因代谢途径进行优化，包括：向量回归指导 E. coli 合成柠檬烯，高斯过程指导 E. coli 合成番茄红素，模型集成指导 S. cerevisiae 合成色氨酸。此外，机器学习也用于改善代谢工程工具，如 CRISPR 基因编辑效率、DNA 组装与转化效率。最后，机器学习算法如决策树、遗传算法等，也应用于发酵放大过程中的发酵参数分析，为工业发酵提供重要的参考意见。

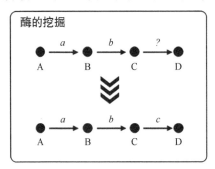
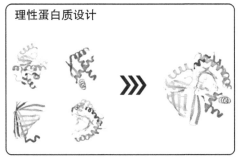
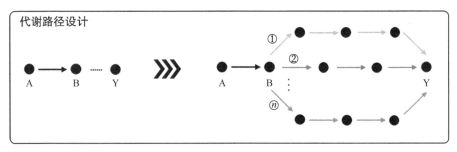
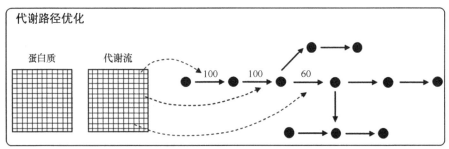

图 3-4　机器学习在代谢工程中的应用（刘志凤和王勇，2021）

3.2　分子水平物质流关联与控制

3.2.1　转录水平调控工具

3.2.1.1　启动子工程

合成生物学被广泛应用于构建遗传回路以增强天然代谢产物的合成能力，或者赋予细胞合成新化学品的能力。在这一过程中，精确控制基因表达是代谢工程的关键步骤，它可以影响关键路径酶的量，从而最大限度地生产目标化学品。转录控制最初是通过启动子元件驱动基因表达来实现的，但内源性启动子的局限在于它们无法实现对细胞内转录水平的及时调控和持续优化。为了解决这个问题，启动子工程尝试在转录水平上扩展整个细胞的转录能力（如启动子库和启动子替换），以及在转录后水平上实现基因表达的可调节如核糖体结合位点（RBS）调控和间隔区调控。为了有效提高化学品的生产，主要的研究方向包括（Chen et al.，2018）：①通过 iGEM、PlantCARE 等在线分析工具，设计合成启动子、构建启动子文库，精细调节基因表达，使其具有不同强度的转录效率；②通过 iGEM、CellML 等软件工具，筛选不同强度的天然启动子、替代内源启动子，提高限速酶的表达；③通过 RBS 计算器、RBS 设计器等预测合成具有大范围调节强度的 RBS，精确控制翻译起始速率；④通过 GeneSplicer、SplicePort 等在线工具，预测和改变 RNase 裂解位点，获得 mRNA 二级结构文库，调节基因间隔区，并用于组合优化多基因途径。因此，启动子工程对于优化代谢途径的多酶表达平衡至关重要，是实现生物合成途径最佳性能的前提。例如，为了引导更多的碳流到双乙酰，通过随机启动子序列构建了一个组成型启动子库，其中 30 个启动子即可以覆盖大范围的表达活性。从该文库中选取 11 个典型启动子，在乳酸乳球菌（*Lactococcus lactis*）中对 NADH 氧化酶进行组成型表达，结果表明，细胞内 NADH/NAD$^+$ 比值的变化改变了丙酮酸分支糖酵解通量从乳酸到双乙酰的分布，相应的双乙酰生成量从 1.07 mmoL/L 增加到 4.16 mmoL/L。

3.2.1.2 操纵子工程

操纵子主要是原核生物在分子水平上进行基因表达调控的单位，由调节基因、启动子、操纵基因和结构基因等序列组成。通过调控基因编码的调节蛋白，或调控其与诱导物、阻遏物协同作用，开启或关闭操纵基因，对操纵子结构基因的表达进行正、负控制。目前，操纵子工程的研究主要包括以下几个方面：①诱导物响应：对竞争途径相关基因的敲除是提高目的产物产量与转化率常用的策略，但这些途径与细胞生长相关联时，将其敲除往往会导致菌体生物量的下降甚至死亡，这就需要设计一个可调控的状态开关，当菌体达到一定水平后再将这些途径进行关闭。例如，Hanai 课题组利用乳糖操纵子和四环素操纵子在 *E. coli* 中构建了一个拨动开关，控制柠檬酸合酶 gltA 与异丙醇合成途径基因的表达，从而实现了代谢流在 TCA 循环与异丙醇合成途径之间的重新定向（图 3-5）；②胞内代谢物响应：转录因子或启动子等对胞内相关代谢物的响应不同于"开-关"型的调控元件，此类可实现合成途径的连续动态调控。Koffas 课题组利用转录抑制因子 FapR 结合操纵子 fapO，在 *E. coli* 中构建了丙二酰 CoA 生物感应器，通过平衡胞内丙二酰 CoA 的合成和消耗途径的代谢流量，大大改善了脂肪酸的生产；③环境响应：利用响应种群密度的识别元件构建群体感应系统，可使下游代谢途径基因的表达水平随着细胞密度的变化而变化，实现代谢流的动态调控。Hanai 课题组在 *E. coli* 中将 P_{LUX} 启动子和 lacO 操纵子联用构建了合成型 LuxI/LuxR 系统，该系统的细胞密度阈值可通过 IPTG 的浓度进行调节，自动诱导异丙醇合成酶基因的表达，将来自 TCA 循环的代谢通量重新导向异丙醇生产途径。

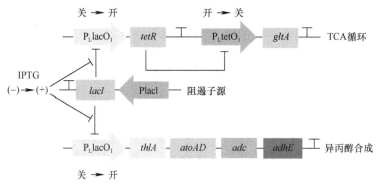

图 3-5 利用拨动开关动态调控异丙醇合成（武耀康等，2018）

3.2.1.3 转录因子工程

生物合成途径的调控不仅是在单个基因水平上进行调节，而且要在整个细胞水平上进行调节，主要原因是：表型变异通常是协调基因表达和蛋白质-蛋白质相互作用的结果。转录因子通常是由 DNA 结合结构域、转录调控结构域和核定位序列构成的序列特异性蛋白质，通过与靶基因启动子区相互作用来调节转录速率。近年来，通过利用转录因子控制代谢途径中多种酶的丰度或活性来提高目标产物的产量，引起了广泛的关注。转录因子工程是一种通过上调或下调代谢路径实现过量生产目标代谢产物的新技术。研究表明，许多转录因子都能够有效改善高值化学品的生产（Chen et al.，2018）：①锌指蛋白转录因子（ZFP TF），包括 TFIIIA、Cys2-His2、Cys4、Cys6、Cys4-His-Cys3 等，在结构和功能模块化方面具有很大的优势。这种模块化使得 ZFP TF 便于同时表达多个 TF 基因来控制多个基因的转录，从而微调目标通路级联反应。②MYB 和 bHLH 转录因子属于 MbH TF 家族。MYB TF 主要包括 MYB30、MYB114 和 PAP1 等，bHLH TF 主要包括 MYC2、MYC3 和 MYC4 等。通常，MYB 和 bHLH TF 家族都可以相互作用，使 MYB/bHLH 复合物具有更高效的功能，从而使生物体的代谢复杂性保持一致。③硬脂酸响应型长春花 AP2/ERF 结构域蛋白如 ORCA、ORCA2 和 ORCA3，通过调控萜类吲哚生物碱的生物合成途径，从而提高次级代谢物的生产量。转录因子工程是改善目标代谢物生产的有用工具，但是如何发现、改造更合适的转录因子以激活或失活特定的代谢途径来生产目标化学品仍是挑战，例如，通过结合特定的 MYB 转录因子和特定的 bHLH 蛋白来调节类黄酮途径。花青素的生物合成主要依赖于苯丙烷途径，由于类黄酮生物合成受转录因子严格调控，造成路径酶活性不稳定。当 bHLH 和 MYB 蛋白异位表达时，响应这些转录因子的结构基因整体表达上调，进而显著增强了类黄酮合成途径，改善了花青素的生物合成。

3.2.2 翻译水平调控工具

3.2.2.1 反义开关

反义 RNA（asRNA）是一种研究比较深入的 RNA 调控元件（刘洋等，2021）。asRNA 调节已用于许多代谢工程研究中，以优化靶基因的表达水平。asRNA 也是研究必需基因敲低的有效工具。*E. coli* 作为重要的外源蛋白表达宿主，生长过程中产生的乙酸会抑制蛋白质表达。采用 asRNA 策略，可以显著降低 *E. coli* 的乙酸合成水平，提高目标蛋白的总量。asRNA 技术也可用于动态调节内源代谢过程，实现细胞生长和途径合成效率的平衡。例如，利用 asRNA 系统调控葡萄糖激酶的表达量，从而调控糖酵解通量，在不改变最终生物量积累的情况下，将工程化 *E. coli* 的比生长率降低了 50%。将 asRNA 作用于代谢途径中的靶标基因，可以改善最终产物的产量。例如，利用 asRNA 技术改造 *E. coli*，使琥珀酸产量提高了 7 倍、6-脱氧赤藓醇 B 合成水平提高了 296.2%。利用同样的方法，研究者改善了 *E. coli* 胞内丙二酰 CoA 的含量，从而使 4-羟基香豆素、白藜芦醇和柚皮素的产量分别提高了 2.53 倍、1.70 倍和 1.53 倍。

另外，asRNA 技术在革兰氏阳性菌中也得到了广泛应用（刘洋等，2021）。于慧敏课题组利用 asRNA 调控枯草芽孢杆菌中生物素羧化酶 II 编码基因 *yngH*，使表面活性肽产量提高到 13.37 g/L，比对照组提高了 43%。Jahn 课题组采用 asRNA 策略沉默关键基因 *hemZ*，减少巨大芽孢杆菌四吡咯途径的血红素分支通量，提高了胞内维生素 B_{12} 的积累量。Papoutsakis 课题组将丙酮丁醇梭菌（*Clostridium acetobutylicum*）中丁酸激酶和磷酸反丁酰化酶作为靶点，两个酶的活性分别比对照组降低了 70% 和 80%。另外，该课题组也研究了 asRNA 结构性质对 *C. acetobutylicum* 中丙酮形成途径关键酶——乙酰乙酸脱羧酶和 CoA 转移酶功能的影响，从而证实了 CoA 转移酶是丙酮合成过程的限速酶。

3.2.2.2 核糖开关

核糖开关（riboswitch）可以感知各种生化和物理信号，大幅度提高对复杂细胞行为进行编程的能力。核糖开关通过特异性结合代谢物，可对 mRNA 分子 5′ 非翻译区进行调控表达，使 RNA 结构重排，从而调控转录的翻译起始或终止，是工业微生物中代谢通量调控的有效工具。

多数成功设计的核糖开关在某种程度上都依赖于高通量筛选和（或）从基因

开关的组合文库中进行选择（刘洋等，2021）。Yokobayashi 课题组通过筛选核糖开关的通用高效文库，获得了新型硫胺素焦磷酸的人工核糖开关，该人工核糖开关的活性提高了 58 倍。此外，Stadler 课题组还成功筛选获得了对新霉素响应的合成转录核糖开关。Mack 课题组开发了一种新的理性改造核糖开关的方法，即通过删除一段关键核苷酸序列，可有效防止终止发夹的形成，将核糖开关恒定地保持在打开状态，特定序列的删除不会影响其他二级和三级结构的形成，也不会影响基因的其他功能。通过改造鸟嘌呤感应核糖开关和黄素单核苷酸感应核糖开关，使关键基因表达水平比对照组提高了 90 倍，工业核黄素高产菌的生长得到了有效改善，且核黄素产量也有了大幅度提升。

细菌体内的天然核糖开关还可作为氨基酸生产的感应元件（刘洋等，2021）。例如，E. coli 和枯草芽孢杆菌中存在天然的赖氨酸核糖开关，它们均可控制柠檬酸合酶的表达，从而调控三羧酸循环中的代谢通量。Zeng 课题组将 E. coli 来源的天然"赖氨酸-关闭"核糖开关改造成"赖氨酸-打开"核糖开关，并用来调控赖氨酸的合成。将选定的"赖氨酸-打开"核糖开关导入谷氨酸棒杆菌中，用于调控赖氨酸转运蛋白编码基因 lysE，实现了赖氨酸转运的动态调控，使赖氨酸产量比出发菌株提高了 21%。

3.2.2.3 核酶开关

核酶开关由一个感应器和一个执行器组成，通过适配体序列构成了细胞感应器，通过核酶序列监测时间和空间波动（Chen et al.，2018）。核酶开关可作为调节靶基因表达和促进代谢产物积累的理性调节工具。在生化反应中，核酶与生物催化酶具有相似的作用机理和许多重要的生理功能，如核苷酸剪接、磷酸二酯键的裂解和形成。在蛋白质合成过程中，核酶主要介导核糖体中肽键的形成。为了达到这个目标，核酶通常以序列特异性的方式起作用，并使用金属、茶碱或四环素作为效应器。在这些机制的构建中，核酶元件的改造可以发展为合成配体控制的基因调控系统。例如，黄嘌呤是嘌呤降解途径的产物，生物合成途径如下：由 ADA、IMP 脱氢酶、NO 和 NP 催化的 AMP→IMP→XMP→黄嘌呤核苷→黄嘌呤。该途径中，黄嘌呤核苷作为中间产物，而外源黄嘌呤核苷可以通过 NP 直接转化为黄嘌呤。但是，黄嘌呤在细胞中的积累量不够高，难以用传统方法进行检测。为此，科研人员利用基于链置换的核酶开关来检测酵母中的黄嘌呤，该开关包含一个带有适配体序列的传感器和一个带有锤头核酶序列的执行器。在将代谢产物积累量的变化转化为报告基因表达水平的变化时，该开关表现出良好的可调性、设计模块化和靶标特异性。当黄嘌呤核苷在酵母细胞中开始向黄嘌呤转化时，黄嘌呤的积累量可以通过黄嘌呤响应开关耦合 GFP 报告基因来监测。也就是说，黄嘌呤积累量的增加与 GFP 水平的增加呈正相关。因此，这些代谢物感应核酶开关可用于筛选高产黄嘌呤的菌株。

3.2.3 翻译后水平调控工具

3.2.3.1 蛋白质降解

细菌中一部分蛋白质的降解是通过转运-信使 RNA（tmRNA）系统实现的，在 *E. coli* 中，C 端融合 SsrA 多肽标签的目标蛋白会在 SspB 蛋白的引导下被胞内的 ClpXP 蛋白酶迅速降解，通过改变 SsrA 标签的序列便可以对蛋白质降解的速率进行调控。

Prather 课题组利用 *E. coli* 的 tmRNA 系统对中心碳代谢进行动态下调，将代谢流引入到肌醇合成途径中。通过在磷酸果糖激酶的 C 端融合 SsrA 标签，敲除 *E. coli* 原有的 *sspB* 基因并利用诱导型启动子表达 SspB，在细胞密度（OD）为 0.5 时进行诱导，肌醇产量达到 1.31 g/L，比对照菌株提高了 2 倍。Silver 课题组利用 tmRNA 系统控制脂肪酸合成途径中醛缩酶的降解，通过动态调控胞内脂肪酸的延伸过程来合成中链脂肪酸，使中链脂肪酸产量比对照菌株提高了 32%。Collins 课题组利用来自花中间原体（*Mesoplasma florum*）的 tmRNA 系统实现了对 *E. coli* 中目标蛋白的可诱导降解，并将之与乳糖操纵子相结合构建了一个受阿拉伯糖诱导的拨动开关（图 3-6）。因 *M. florum* 的 tmRNA 系统与 *E. coli* 原有的 tmRNA 系

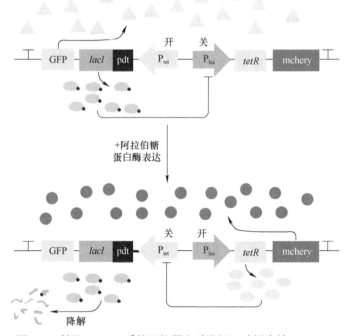

图 3-6　利用 tmRNA 系统调控蛋白质降解（武耀康等，2018）

统具有一定的正交性,故此系统可避免 *E. coli* 原有调控系统的干扰。Bonnet 课题组对枯草芽孢杆菌的 SsrA 降解标签进行了筛选与改造,证实通过在目的蛋白的 C 端融合 SsrA 标签,可以使其降解速率在两个数量级内变化,为在蛋白质水平上对枯草芽孢杆菌代谢途径进行动态调控提供了可能。

3.2.3.2 蛋白质修饰

随着蛋白质组学与表观遗传学的深入研究,人们发现很多重要的代谢酶类都存在各种各样的翻译后修饰(郑艺等,2017)。例如,赖氨酸乙酰化和甲基化广泛存在于胞质蛋白、组蛋白和膜蛋白;棕榈酰化、肉豆蔻酰化常可以将蛋白质或酶类固定于细胞膜类结构表面。然而,新发现的丙二酰化、丁二酰化、戊二酰化、β-羟基丁酰化、2-羟基异丁酰化与 4-羧基正壬酰化等有待深入研究。这些翻译后修饰可以通过改变对应酶的结构、折叠状态、与其他蛋白质的相互作用、与底物的相互作用等多种渠道来改变其催化活性,而这些翻译后修饰的引入、识别与脱除本身也受到对应酶的精细调控。尤其在最新的一些翻译后修饰方式被发现之后,人们逐渐认识到这可能是一种直接沟通基因表达与细胞新陈代谢的途径。

在细胞代谢过程中,很多关键酶的活性可能受翻译后修饰的直接调控(郑艺等,2017)。例如,细菌的糖酵解、三羧酸循环等重要代谢过程的酶都存在多种翻译后修饰。其中,乙酰化、磷酸化等对酶活和蛋白质-蛋白质相互作用都有至关重要的调控作用。因此,人们在代谢工程中对酶翻译后修饰的控制也会影响目标产物的产量。常用的调控手段,如过表达对应底物酶的修饰酶或低表达对应底物酶的去修饰酶,都可以增加其翻译后修饰水平;过表达去修饰酶或低表达修饰酶,则会降低翻译后修饰水平。例如,在脂质代谢中,磷酸丙酮酸二激酶(PPDK)作为糖酵解与糖异生过程中的关键酶,其本身也受到磷酸化的调控。通过提高 PPDK 的苏氨酸磷酸化水平,脂质生物合成得到了大幅度的提高。另外,一些非代谢的酶可以通过与代谢酶的蛋白质-蛋白质相互作用影响代谢过程。这些酶如果同时受翻译后修饰的调控,则认为改变这些非代谢酶的翻译后修饰也会对目标产物的产量有影响。

3.2.3.3 蛋白质定向

核基因编码的蛋白质在胞质中游离核糖体起始合成后,需要分选与转运到特定功能位点,即蛋白质寻靶。分选途径主要有两种,即后翻译转运途径和共翻译转运途径。

在后翻译转运途径中,蛋白质在胞质中完成翻译后才进行转运,线粒体、叶绿体及过氧化物酶体中的蛋白质多采用该途径进入细胞器(Chen et al.,2018)。①线粒体包含许多中心代谢路径,如柠檬酸循环、氨基酸合成和脂肪酸代谢,而这些代谢路径能够为化学品的生产提供广谱前体。在狭小封闭的线粒体中进行催化反应，会进一步提高前体的浓度，进而提高催化反应的速率和代谢物的生产强度；此外，许多较高酶活性的生物合成途径都发生在线粒体环境中，这与细胞质中的环境不同，包括 pH、氧浓度、氧化还原电位等。②过氧化物酶体在真核细胞中具有不同的形式和功能，这为过氧化物酶体的多功能性和其作为合成细胞器的适宜性奠定了基础。因此，可以通过删除不抑制细胞生长的内源基质蛋白将过氧化物酶体改造成为微区室，用于合成难以在细胞质中积累的特殊代谢物，如脱氧乙酰叶黄素和青霉素。③羧基体是一种基于蛋白质的细胞器结构，是蓝藻 CO_2 固定的特殊区域，可进一步用于特定化学品的生产，如白藜芦醇、柚皮苷和对香豆酸。总之，由于在浓缩底物和酶、隔离中间代谢物毒性、绕过抑制性调节网络和避免竞争途径方面的特殊功能，细胞器在代谢工程和合成生物学中具有巨大的应用潜力。

在共翻译转运途径中，蛋白质先在游离的核糖体中合成一小段，然后在信号肽的指导下边合成边转运到粗面内质网，经过加工最终分选到溶酶体、液泡等细胞结构，有的分泌至胞外（方雪静和俞如旺，2021）。共翻译转运过程是细胞内各种物质协调配合完成的，其中，信号肽、信号识别颗粒及其受体、移位子是指导共翻译转运过程的主要决定因素。在共翻译转运过程中，将新生链运输到内质网，首先必须找到正确的位置，即目标反应；其次，必须通过入口处的门，即移位反应。其中，有些蛋白质进入内质网腔成为内质网中的驻留蛋白，或进一步加工再靶向其他细胞结构；有些蛋白质直接定位于内质网膜上成为膜整合蛋白。在内质网加工后的蛋白质需要通过转运膜泡运输到高尔基体进一步加工，最后靶向溶酶体、液泡等细胞结构。根据包被蛋白的不同，转运膜泡可分为 COP Ⅱ 包被膜泡、COP Ⅰ 包被膜泡、网格蛋白/接头蛋白包被膜泡三种类型，其中 COP Ⅱ 包被膜泡主要负责从内质网到高尔基体的物质运输。总之，借助合成生物学手段调控共翻译转运途径，有利于精确调节蛋白质的成熟过程，最终改变目标蛋白的合成效率。

3.2.4　其他分子水平调控工具

3.2.4.1　路径模块化工程

如何优化和平衡多基因路径是菌株改良的一大挑战。在传统的路径工程中，一个瓶颈的结束通常是另一个瓶颈的开始。在涉及多条路径的优化中，逐一采用代谢工程改造与优化的方式往往需要经历多轮的菌株构建、筛选、优化等改造过程，时间和经济成本非常高。为了解决这一问题，路径模块化这一概念应运而生，即采用人为划分的方式，将多条路径划分为多个小模块，精细控制各个模块的表达水平，并同时组装多个模块，获得菌株库。利用这一策略，通过对菌株库进行一轮筛选，可以有效地识别出代谢通量平衡的高产菌株。近年来，模块化路径工程已成功地应用于生产各种化学品，主要包括三种方法（Chen et al.，2018）。①基于生物化学的模块化：代谢路径积累的中间体不仅会对细胞生长产生毒性，还会导致路径酶的反馈抑制及副产物的形成，从而限制了代谢路径的合成效率。可通过精细分析代谢物的化学和物理性质，设计以生物化学为基础的模块化改造，优化非必需代谢中间体的积累。这种模块化方法通过减少化学品生物合成过程中竞争代谢的干扰，可以有效地提高中间代谢物的利用率。②基于代谢分支的模块化：当利用微生物的内源代谢和新引入的异源代谢时，往往会造成路径通量的显著失衡。通过构建基于代谢分支的模块化来微调分支途径和中心途径之间的通量比例，进一步达到平衡目标前体积累量和目标化学品积累量的目的。③基于酶转换数的模块化：代谢路径关键酶具有过低或过高的转换数，通常会给合成路径引入一些代谢瓶颈，它们会将必需资源重新分配到非必需代谢，从而造成细胞不适应。基于酶转换数的模块化可用于组织和划分不同关键酶进入不同模块，以实现路径酶的再平衡，从而提高中间代谢物的传输效率和目标化学品的生产。模块化路径工程可以有效地重建代谢平衡并改善代谢产物合成，未来的研究可以将这种方法与计算分析工具相结合，实现合成途径表达的理性设计和精确控制。例如，为了增加紫杉醇前体的产量，将紫杉烯生物合成途径分为上游模块（DXS、IspD、IspF、Idi）和下游模块（GGPPS、TS、T5α-OH），然后通过调节启动子强度和质粒拷贝数来同时优化两个模块的基因表达水平以减少吲哚的积累，从而减轻其对异戊二烯途径活性的抑制。利用补料分批发酵，紫杉烯的最终产量比对照菌株提高了 15 000 倍，达到了 1.02 g/L。这种模块化优化方法不仅有利于简化影响路径通量的因素，而且有利于在不进行高通量筛选的情况下确定最优平衡的代谢路径。

3.2.4.2 转运子工程

转运子工程主要包括内转运子和外转运子，是代谢工程中提高化学品生产的常用策略之一。通常，细胞质中产生的目标化学品需要通过外转运子运出细胞，这种转运有利于减少细胞内目标化学品浓度，从而避免反馈抑制和生长毒性，最终实现目标化学品的高效生产。同时，去除内转运子以防止细胞外的产物被重新转运至细胞内，或表达这些蛋白质以提高对细胞外营养物质的吸收。因此，转运子工程可分为两大类（Chen et al.，2018）。①ABC 转运蛋白，由 4 个结构域组成：2 个胞质核苷酸结合域，能够水解 ATP 作为能量源驱动转运；2 个跨膜结构域，能够结合化合物并提供转运通道。ABC 转运蛋白主要分为两种类型：外转运子能够向细胞外转运最终产品，防止其在细胞内积聚；内转运子能够促进底物吸收，改善细胞生长。②次级外排泵，由 3 个蛋白质亚基组成，即胞质膜输出蛋白、周质连接子和外膜通道。次级外排泵以质子或钠离子梯度为能量，负责化合物识别和质子交换。次级外排泵能有效地排出胞内有毒化合物，因此在减轻毒性和提高生产效率方面具有较大的潜力。综上所述，通过合理利用转运子蛋白，可以有效地识别化合物，并实现化合物在细胞内外之间进行转运，不仅可以提高细胞工厂对目标代谢物和其他化合物的耐受性，还可以提高目标代谢物的产量。然而，由于过表达某些转运蛋白通常对细胞生长具有毒害作用，转运工程有时并不能有效地提高化学品产量。因此，未来需要发展转运子工程的新技术，探索具有低毒性和理想底物特异性的新型转运子，从而提高微生物的环境耐受性和目标化学品的生产效率。例如，为了提高柠檬烯的耐受性和产量，利用生物信息学从细菌基因组中筛选一系列外排泵，将获得的 43 个外排泵文库在生产柠檬烯的 E. coli 中异源表达，结果表明，过表达来源于泊库岛食烷菌（Alcanivorax borkumensis）的外排泵导致柠檬烯产量提高了 1.6 倍。这些研究证明，通过增加宿主对柠檬烯的耐受性和减轻柠檬烯对宿主的毒性，可提高生产宿主的柠檬烯产量。

3.3　细胞水平物质流关联与控制

3.3.1　细胞生长浓度调控

3.3.1.1　生长环境调控

培养基中通常含有碳源、氮源及微营养物（如维生素和微量元素），这些营养物的浓度和比例对实现生产重组微生物的高密度发酵是很重要的（陈坚等，2009）。例如，过量的 Fe^{2+} 和 $CaCO_3$ 与相对低浓度的磷酸盐可促进黄曲霉生产 L-苹果酸；链霉菌在 $60\sim80$ mmol/L CO_3^{2-} 存在下，其丝氨酸蛋白酶生产能力可提高 10 倍；在重组微生物达到高细胞密度后，限制磷酸盐浓度可以显著提高抗生素和异源白细胞介素 1β 的产率。此外，研究还发现，限制精氨酸的浓度虽然会抑制细胞的生长，但与精氨酸充足时细胞生长情况相比，其重组 α-淀粉酶的产量可提高 2 倍。培养基中复合氮源的种类对重组 E. coli 的高密度发酵也非常重要。一般地，当流加培养基中含有酵母膏时，重组蛋白不稳定；当流加培养基中含有蛋白胨时，E. coli 不能再利用其所产生的乙酸。将酵母膏和蛋白胨都加入到流加培养基中，不但所生产的重组蛋白非常稳定，而且细胞还能再利用代谢合成的乙酸。

在某些情况下，向培养基中添加一些营养物质能提高生产效率（陈坚等，2009）。这些营养物的作用有可能是作为产物的前体，也有可能是阻止产物的降解。例如，在培养重组 E. coli 生产氯霉素乙酰转移酶时，添加苯丙氨酸可将酶的比活力提高大约 2 倍；在培养重组枯草芽孢杆菌生产 β-内酰胺酶的培养基中添加 60 g/L 葡萄糖和 100 mmol/L 磷酸钾能使重组蛋白的稳定性显著提高。其原因可能是由于宿主细胞产生的多种胞外蛋白酶的活性被抑制，从而防止了重组蛋白的降解。

培养条件控制对代谢副产物的形成影响很大（陈坚等，2009）。在分批或流加培养中，某些营养物的浓度过高会导致 Crabtree 效应的产生。在这种效应下，

S. cerevisiae 会产生乙醇；*E. coli* 则会产生过量乙酸，一旦生成乙酸，细胞生长及重组蛋白的生产均会受到抑制。*E. coli* 形成乙酸的速率依赖于细胞的生长速率和培养基的组成。目前已经证明，如果在培养基中添加复合营养物，则会增加乙酸的积累量。针对如何降低由于乙酸积累而产生的负面影响，研究人员已经做了大量工作，如利用循环发酵来限制乙酸在重组 *E. coli* 高密度培养中的积累。也可以添加某些氨基酸来减轻乙酸的抑制作用，例如，在培养基中添加 10 mg/L 的甘氨酸能显著促进 *E. coli* 合成重组 α-淀粉酶和 β-内酰胺酶，并能刺激酶从周质向培养基中释放，但此时仍有乙酸伴随而生。

3.3.1.2 培养方式调控

培养方式对菌体积累也有很大的影响。微生物高密度培养方式主要有补料分批培养、透析培养、细胞循环培养、细胞固定化培养等。其中，补料分批培养研究最为成熟且应用最为广泛。

补料分批培养是在分批培养的前提下连续或按一定规律向反应器中补入营养物，使发酵系统中保持较低的营养物浓度（黄莉娟，2012）。采用补料分批培养可消除因快速利用碳源造成的阻遏效应，避免培养过程中因抑制性副产物积累造成的毒害，同时也能避免由于菌体快速生长而发生的质粒不稳定问题。补料分批培养过程中如何选择补料流加策略至关重要。目前，主要有两种控制营养物流加的策略：反馈控制和非反馈控制。反馈控制策略是根据溶解氧浓度、pH、菌体浓度、CO_2 释放速率和底物浓度等参数的设定进行营养物流加；非反馈控制策略中参数设定不变，采用均一的方式流加培养物，流加方式有恒速流加、变速流加和指数流加。反馈控制策略可根据微生物生长状况随时进行有效的补料调节，效果优于非反馈控制策略。例如，针对 *S. cerevisiae* 发酵生产 S-腺苷-L-甲硫氨酸（SAM）后期存在稳定性差的问题，在补糖中添加氮源和能源物质（如添加 10 g/L 三磷酸腺苷二钠），最终生物量干重达到了 180 g/L，SAM 产量提高至 17.1 g/L。利用汉逊酵母高密度发酵生产乙型肝炎表面抗原时，细胞生长阶段采用 DO/pH 在线测量的控制方法，可使细胞密度达到一个较高的水平，诱导阶段采用离线检测甲醇的控制方法可得到较高的表达量，并且交替加入甘油和甲醇双碳源刺激，可使乙肝表面抗原表达量达到 395 mg/L。

透析培养是一种 "Nutrient-split" 补料策略，即将培养基分成两部分，一部分是含有必需营养物的浓缩型培养液，另一部分是只含有用来平衡渗透压的无机盐溶液（刘元东等，2015）。同时，培养器也分为培养室和透析室两部分。浓缩型培养液以分批或连续的方式加入培养室为微生物提供充足的营养物质，同时，半透膜能除去有害代谢产物，解除其积累带来的抑制作用；无机盐溶液则加入透析室以维持渗透压平衡。透析培养能明显延长对数期的菌体增殖、增大稳定期的细胞积累、提高营养物的利用率，从而获得密度较高的菌体及高分子目标产物。利用透析培养技术培养不同微生物（包括葡萄球菌、*E. coli*、极端微生物等），细胞密度约为普通发酵方式的 30 倍。但是，透析培养反应器本身需要透析组件及一些其他辅助装置，因此设备投资较大、操作技术要求较高。透析培养在生产方面一般用于营养要求严格、培养条件复杂的淋球菌浓缩培养，以及培养哺乳动物细胞生产病毒、毒素和酶制剂等。例如，采用透析式摇瓶小规模流加培养 *E. coli* BL21（DE3），发现培养过程中代谢副产物大幅度减少，产酸途径明显受到抑制，与分批培养相比，菌体浓度增加约 200 倍，蛋白质产量提高约 1000 倍。

　　细胞循环培养即采用一定的方式从醪液中分离细胞，细胞返回容器循环利用，无细胞醪液则以给定速率连续转移，同时代之以新鲜培养基（黄莉娟，2012）。利用该技术可使代谢废物不断转移出去，避免其对细胞生长的反馈抑制，同时也有利于目标产物的分离。例如，采用细胞循环发酵技术培养重组 *E. coli*，菌体干重达到了 145 g/L，重组青霉素酰化酶产率比分批培养提高了近 10 倍。另外，细胞循环发酵也可用于活细胞的培养。例如，采用细胞循环方式培养苏云金芽孢杆菌孢子，菌体生物量达到了 82.2 g/L，孢子含量在 95%以上。细胞循环培养还可用于食品工业中，为酸奶、奶酪培养乳杆菌等。例如，采用带有陶瓷过滤装置的发酵罐循环培养乳酸细菌柠檬明串珠菌，获得的菌体密度（OD_{660}）达到了 75，与分批培养相比提高了约 6 倍，培养周期也延长至 105 h。

　　细胞固定化培养是通过物理或化学的手段，将游离细胞限制或定位于特定空间位置（黄莉娟，2012）。利用固定化细胞可将传统微生物发酵转换为连续酶反应，提高生产效率，同时可减轻代谢产物对细胞生长的抑制作用。乳酸菌液芯微囊化培养就是细胞固定化培养的一种，它是用一层亲水性半透膜将细胞包围在珠状的微囊内，通过连续培养，在囊内可以达到很高的细胞密度。例如，通过对液芯包囊乳酸菌（嗜热链球菌：保加利亚乳杆菌=1∶1）进行壳聚糖包膜，连续培养 40 h，囊内细胞密度可高达 6.6×10^{10} 个/g。

3.3.1.3　诱导策略调控

　　对于许多带有诱导型启动子的重组微生物，只有将生长期和产物形成期分开才能获得最大生产效率（陈坚等，2009）。在流加培养中，这两段时期的分离可以通过延迟诱导时间直至细胞生长已达到高密度来实现。此外，如果质粒稳定且产物对微生物无毒，那么可以用重复补料分批培养系统来提高生产效率。例如，采用重复补料分批培养技术培养 *S. cerevisiae*，每 24 h 更换 50%的培养基，持续 30 d，其产物水蛭素的产量比连续培养系统提高了 3 倍。

　　如果诱导物和产物对细胞都有毒性，那么应当人为地将诱导期和生长期分开。对于这种情况，两级连续培养是最适宜的培养方式。控制第一罐的条件，使细胞生长处于最适宜状态之下，而诱导与产物形成则发生在第二罐中。例如，在恒化

器中培养一株能产 β-内酰胺酶的重组 *E. coli*，将第一罐的发酵液导入第二罐中，构成一个两级培养系统。第二罐中添加营养物及 IPTG 作为诱导物，最终获得了 300 mg 的活性 β-内酰胺酶，其中 90%分泌至胞外，这一系统至少可以稳定运行 50 d。另一相似的系统被用于培养 *E. coli* 生产重组蛋白 A-*Eco*R I 蛋白融合体。在恒浊器中进行培养，对第二罐进行热诱导，目标蛋白的比生产速率比分批发酵提高了 6 倍。

比生长速率对细胞生长和产物形成均有重要作用。通常，最适于细胞生长的比生长速率并不适于产物的形成或其他特性的实现。例如，培养面包酵母过程中，比生长速率为 $0.2\ h^{-1}$ 时细胞产率最高，而比生长速率为 $0.178\ h^{-1}$ 时酵母发酵活力最佳。这一现象促使一个两阶段控制比生长速率的流加培养策略得以提出，最终在一个反应器中同时实现了高发酵活力与高细胞产率。

3.3.2 细胞生长速率调控

3.3.2.1 细胞周期调控

细胞周期是指细胞在连续分裂的过程中，从一次分裂结束到下一次分裂开始的这段时间所经历的全过程，包括一系列特定的、有序的且周期性发生的事件。其中，最为重要的事件是染色体复制和细胞分裂。根据不同的细胞类型，细胞周期的研究可以分为真核细胞和原核细胞两部分（傅雄飞等，2021）。

在真核细胞中，细胞周期可以简单地分为分裂间期和分裂期两个阶段。在分裂间期，细胞持续生长，体积变大，并执行染色体复制，确保细胞在分裂期营养充足及遗传物质倍增正常。该期还可进一步分为染色体复制前的准备阶段 G_1 期、染色体复制阶段 S 期及染色体复制结束后的 G_2 期。在有丝分裂过程中，当细胞进入分裂期后，有丝分裂开始，细胞核、细胞质依次一分为二，从而形成两个子细胞。真核细胞的细胞周期以 cyclin/CDK 复合体为调控核心。细胞内外的各种信号通过不同的信号通路传递给 cyclin/CDK 复合体，从而激活或抑制该复合体的活性，进而激活或抑制受其调控的蛋白质，调控下游相应事件的发生。通过控制细胞周期关键蛋白，可以有效改善微生物的生长性能。例如，通过在光滑球拟酵母中过表达中介体亚基 Med3，介导转录因子 Ino4 调控乙酰 CoA 合成酶，提高了胞内乙酰 CoA 的水平，激活了细胞周期蛋白 CgCln3 的转录，进而改变了细胞大小与出芽能力，最终缩短了酵母细胞的延滞期持续时间并改善了比生长速率，增强了光滑球拟酵母的生长性能。

在原核细胞中，细胞周期主要由 C 期和 D 期组成。其中，C 期是指从染色体复制起始到复制完成这段时间，而 D 期则是从染色体复制完成到细胞分裂这一阶段。当原核细胞的生长速率较慢时，上一轮分裂结束至下一轮分裂开始的时间间隔要大于 C 期与 D 期的时间之和，此时在上一轮分裂结束至染色体复制开始会有一段间隙期，将这一阶段定义为 B 期。与真核细胞的细胞周期最大的区别是，在营养较为丰富的条件下，部分原核细胞如 *E. coli*、沙门菌等能够以较快的速率进行生长分裂，此时 C 期与 D 期的时间之和要远大于细胞分裂的时间间隔，多次染色体复制事件将会发生重叠，正在进行的细胞分裂所对应的染色体复制起始会发生在上一轮甚至更早的分裂周期。通过控制细胞周期关键蛋白，可以赋予微生物新的生长特性。例如，通过调控磷酸二酯酶和二鸟苷酸环化酶的表达强度，改变了胞内环鸟苷二磷酸的水平，进而重构了 *E. coli* 的细胞增殖进程，使得 *E. coli* 具备了不对称分裂与分化的能力。

3.3.2.2　细胞寿命调控

细胞衰老是微生物细胞随着年龄增长而发生的退行性功能变化的总和。细胞衰老是 *E. coli* 和 *S. cerevisiae* 等单细胞微生物的最基本生理特征之一，可分为复制型衰老和时序型衰老。根据衰老类型，细胞寿命可以分为复制寿命和时序寿命（郭亮，2020）。细胞衰老会降低细胞维持稳态的能力，增加细胞死亡的风险。因此，为了改善微生物细胞的生理功能，细胞寿命调控策略主要包括开发抗衰老药物、强化长寿基因和抑制衰老基因等。基于上述策略，有效地改变了细胞生理状态，如细胞大小、细胞代时、细胞耐受性、代谢物合成能力等。在时序寿命调控方面，通过添加抗衰老药物（多酚和维生素等），有效地延长了 *S. cerevisiae* 时序寿命，提高了细胞发酵活力，从而改善了葡萄酒的生产效率。另外，通过设计多功能逻辑门状态机器调节寿命基因，成功地改变了 *E. coli* 时序寿命，使得丁酸的产量和生产强度分别达到了 29.8 g/L 和 0.414 g/(L·h)。在复制寿命调控方面，通过调节聚（3-羟基丁酸）/聚羟基链烷酸酯结合蛋白（phaM）的表达，引起了罗尔斯通氏菌复制寿命变化，从而改变了聚（3-羟基丁酸）颗粒的大小和分布。类似地，通过构建双向逻辑门状态机器调节复制寿命，成功地改变了 *E. coli* 复制寿命，使得聚（乳酸-co-3-羟基丁酸）含量增加到野生型的 52 wt%。

3.3.2.3　细胞分裂调控

细胞分裂是一个细胞分裂为两个细胞的过程，是一切生物体生长、发育和繁殖的基础，保证了遗传物质在前后代细胞中的连续性和稳定性。大多数细菌、古菌和单细胞真菌以二分裂方式进行分裂（图 3-7）。在原核生物细胞分裂中起核心作用的是 FtsZ 蛋白，它由 383 个氨基酸组成，是细胞分裂的起始蛋白，并且发挥着细胞骨架的核心作用。细胞正常分裂时，GTP 能够诱导 FtsZ 蛋白聚合，在细胞中部聚集形成 Z 环状骨架，随后 FtsZ 招募其他十多种膜结合蛋白在细胞中部组装成环状复合物，使一个细胞压缩分裂成两个子细胞，介导细胞分裂顺利完成。荷兰代尔夫特理工大学 Mashaghi 课题组和英国纽卡斯尔大学 Vollmer 课题组研究了微生物细胞分裂过程中蛋白质之间的相互作用，包括 FtsA、EzrA、ZapA、SepF、ZipA、FtsE、FtsX、FtsK、FtsQ、FtsB、FtsL、FtsW、FtsI、FtsN、AmiC、EnvC 等蛋白质，结果表明正是这种复杂的蛋白质网络关系使得研究人员能够利用现有的蛋白质对细胞分裂进行调控。根据这些蛋白质与 FtsZ 相互作用对 Z 环形成的影响，可以将其分为两类：正调控因子和负调控因子（侯慧和李春，2016）。

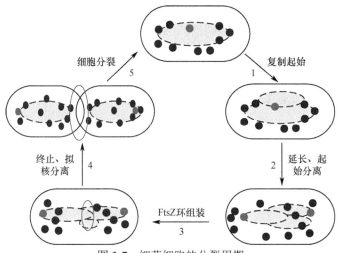

图 3-7　细菌细胞的分裂周期

　　微生物细胞分裂的正调控是指对细胞分裂过程起稳定和促进作用（图 3-8）。正向调控因子包括 FtsA、ZipA、ZapA、SepF、FtsE、FtsX 和 EzrA，它们通过与 FtsZ 蛋白相互作用参与细胞分裂的调节，稳定 Z 环的形成，促进细胞正常分裂。例如，ABC 运载体 FtsE 和 FtsX 可以促进 E. coli 细胞分裂，它们向 E. coli 分裂位置募集需要 FtsZ、FtsA 和 ZipA，但不需要 FtsK、FtsQ 和 FtsI。而 FtsA 和 ZipA 都是通过诱导 FtsZ 原丝形成集束来稳定 Z 环的形成，缺乏其中任何一个蛋白质都会使细胞存活率降低，从而使细胞变长。EzrA 不是通过与 FtsZ 而是与 FtsA 相互作用来行使功能的，当细胞内 EzrA 蛋白含量下降时，枯草芽孢杆菌细胞长度明显变长。通过控制细胞分裂正调控因子可以有效促进化学品的生产。例如，通过设计光遗传工具 BANA 精确调控核苷酸还原酶（nrdAB）和细胞分裂基因 ftsZA，缩短细胞分裂 C 和 D 阶段，进而缩小 E. coli 形态，提高比表面积，使得乙偶姻产量增加到 67.2 g/L。

　　微生物细胞分裂的负调控是指对细胞分裂过程起抑制作用。负调控因子包括 SulA 蛋白、FtsH 蛋白和 Min 系统，它们通过与 FtsZ 蛋白相互作用，阻止其聚合和 Z 环形成，细胞停止分裂，变成长的丝状。SulA 作为一种高度保守的细胞分裂抑制因子，可以直接与 FtsZ 相互作用，导致 GTP 水解无法进行，阻止 FtsZ 聚合，从而抑制细胞分裂，产生不分裂的长丝状细胞。FtsH 是一种膜结合的、需要 ATP

的 Zn^{2+} 金属蛋白，是 ATP 酶家族中的一员，广泛存在于真细菌、古菌及真核细胞中，能够降解膜蛋白和细胞质蛋白。另外，细菌细胞分裂还会受到 Min 系统的精细调控。Min 系统包括 MinC、MinD 和 MinE，它们在细胞两极上阻止 FtsZ 聚合，影响细胞分裂位点的确定，导致 Z 环定位异常，细胞不对称分裂产生不含染色体的小细胞，同时还会使细胞分裂受到抑制，产生不分裂的长丝状细胞。通过控制细胞分裂负调控因子可以有效提高化学品的生产，例如，通过设计光遗传工具 BARNA 分阶段调控细胞分裂抑制基因 *sulA*，延长细胞分裂 C 和 D 阶段，进而扩大了 *E. coli* 形态，增大了细胞体积，使得聚（乳酸-co-3-羟基丁酸）产量提高到 114.2%。

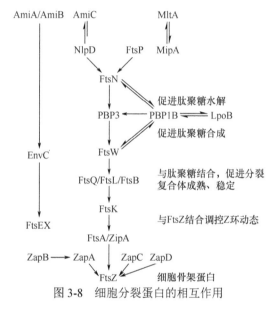

图 3-8　细胞分裂蛋白的相互作用

3.3.3　细胞生长形态调控

3.3.3.1　细胞膜调控

微生物细胞膜作为将细胞内部基质与外部环境隔离的生物屏障，在工业生产过程中对菌株的胁迫耐受性起重要作用。因此，改造和调节细胞膜功能为提高工业菌株的胁迫耐受性提供了良好的发展机会，并且有望提高目标代谢物的产量、得率和生产强度。考虑到细胞膜稳态在工业菌株中的重要性，基于基因工程、代谢工程和合成生物学的概念与技术，依靠细胞生理机制、生理功能和调节网络的基本知识，对改变细胞膜组分以维持膜稳态的代谢策略进行了研究，主要包括以下三个方面：增强膜完整性、调节膜流动性和调节膜通透性（齐艳利，2020）。

微生物细胞膜的完整性可以分为结构完整性和功能完整性。细胞膜完整性与细胞生存能力息息相关，可以作为区分死细胞和活细胞的标志。细胞膜完整性受到饱和与不饱和脂肪酸比例、磷脂头部基团分布、麦角固醇和鞘脂含量、膜蛋白活性的影响。因此，增强细胞膜完整性可以通过以下三个方面来实现：①重构膜脂质组成：细胞膜脂质组成可以通过调控磷脂尾部基团类型和磷脂头部基团分布两个方面进行调节。调节磷脂尾部酰基链的策略包括调节脂质不饱和度和改变脂质酰基链长度；②调节膜蛋白：膜蛋白包括整合膜蛋白和脂质转运蛋白，它们可以通过维持脂质稳态和不对称性来影响膜的完整性。因此，通过调节细胞膜蛋白提高膜完整性的策略包括调控完整膜蛋白表达和修饰脂质转运蛋白；③改造胁迫耐受机制：适应性进化和人工诱导突变是最基础、最有效的增强溶剂胁迫耐受性的策略。例如，在 *S. cerevisiae* BY4741 中过表达突变后的 $Acc1^{S1157A}$，提高了硬脂酸和油酸含量，增加了脂酰链平均链长，同时降低了棕榈酸和棕榈油酸含量，从而增强了膜完整性。

细胞膜流动性是指细胞膜脂质双分子层的黏度，它允许脂质和蛋白质在膜内自由移动。在环境变化情况下，细胞膜流动性扰动是影响工业菌株活性的常见问题。细胞膜流动性取决于以下几个方面：膜直链脂肪酸的不饱和度和平均链长；磷脂、甾醇和鞘脂的含量及比例；直链脂肪酸（如环丙烷脂肪酸）和支链脂肪酸的生物合成能力。因此，可以采用以下三种方法来调控膜的流动性：①调节直链脂肪酸的结构：在工业菌株中，磷脂的疏水尾部通常由直链脂肪酸组成，改变它们的结构可以影响细胞膜的流动性。调节直链脂肪酸结构的主要方法之一是改变脂肪酸链的不饱和度和平均链长；②调控鞘脂和甾醇含量：鞘脂仅在少数细菌中发现，但它们是真核细胞质膜的重要结构成分，在细胞信号转导、细胞内物质运输和应激反应中发挥重要作用。鞘脂能够与甾醇相互作用，通过增加脂质堆积密度和降低酰基链灵活性来增强膜的刚性。通过调节鞘脂和甾醇的合成，改变其在细胞膜中的含量，也能够导致细胞膜流动性变化；③调节非直链脂肪酸的生物合成：非直链脂肪酸包括环丙烷脂肪酸（CFA）和支链脂肪酸，是磷脂中相对不常见的疏水脂肪酸链，但它们在调节膜流动性以抵御环境胁迫方面也发挥着重要作用。例如，在 *E. coli* 中异源表达来自铜绿假单胞菌的顺反异构酶，引入反式不饱和脂肪酸合成能力，降低突变菌株在辛酸胁迫条件下的细胞膜流动性，增强了辛酸耐受性和生产能力，使得辛酸产量比对照菌株提高了 41%，从 31.0 mg/L 增加至 43.7 mg/L。

细胞膜通透性是指细胞膜的选择透过性，这一特性为细胞内部环境提供了良好的生物屏障。细胞膜通透性的调节涉及调控离子、营养物质和有毒物质穿过细胞膜的能力。微生物维持细胞膜的通透性需要考虑以下三个方面：膜脂稳态、膜蛋白功能、胞内能量系统。因此，研究人员已经开发出三种方法来调节细胞膜通透性：①调节脂质介导的膜通透性：脂质组分能够通过脂质-脂质和脂质-底物的相互作用影响细胞膜的通透性。此外，调节脂质与底物的相互作用对于调节细胞膜通透性也起到重要作用，这是因为一些底物可以与细胞膜上的甾醇相互作用，形成跨膜通道结构，最终影响细胞膜对这些底物的通透性；②控制膜蛋白功能：细胞膜通透性的一个主要特性就是对离子、营养物质和有毒物质的选择透过性，这些物质通过膜孔及膜蛋白进入和离开细胞，因此，开发的策略包括重构天然膜蛋白、调节异源转运蛋白和构建调控膜蛋白表达的反馈调节网络；③维持细胞内能量供给系统：ABC 转运蛋白通过偶联 ATP 水解将脂质从一层生物膜转移到另一层膜，以维持细胞膜脂稳态，这也表明维持脂质平衡是一个耗能的过程。另外，转运蛋白也可通过参与细胞内外膜之间的脂质流动来调节膜脂不对称性，这有助于维持膜的通透性。例如，在 S. cerevisiae 中敲除 C-8 甾醇异构酶（Erg2），能够降低细胞膜麦角甾醇含量，导致细胞膜有序性下降，提高了对药物的通透性。如果在培养基中外源添加麦角甾醇，麦角甾醇可直接掺入细胞膜，进而降低了 Erg2 缺失菌株细胞膜对药物的通透性，从而恢复了细胞生长。

3.3.3.2　细胞壁调控

细胞壁是细菌、真菌等微生物的重要结构，具有坚韧性和弹性，在决定和维持细胞形态方面发挥了重要作用。不同种类细菌的细胞壁成分各不相同，主要包含肽聚糖、脂多糖和磷壁酸等。其中，肽聚糖是由双糖单位（N-乙酰葡萄糖胺和 N-乙酰胞壁酸）及四肽链聚合而成的多层网状大分子结构，几乎存在于所有的细菌细胞壁中，对于维持细胞壁主要生理功能起到关键作用（冯丽丽和王智文，2021）。

作为细胞壁的核心部分，肽聚糖的合成主要可以分为 3 个阶段，需要多种酶和调控因子共同参与。肽聚糖的起始反应（第一阶段）发生在细胞质内，由 6 种"Mur"蛋白参与反应，合成 N-乙酰胞壁酸五肽；第二阶段是在细胞膜上由 N-乙酰胞壁酸五肽和 N-乙酰葡糖胺合成肽聚糖单体-双糖肽亚单位，该阶段由 MraY 和 MurG 参与；第三阶段主要发生在细胞膜外，双糖肽在各种青霉素结合蛋白（PBP）的作用下进行肽链间及糖链间的交联反应，完成肽聚糖的组装。

PBP 可分为高分子质量 PBP（HMW-PBP）和低分子质量 PBP（LMW-PBP）。其中，HMW-PBP 是主要的肽聚糖合成酶，可通过转糖基和转肽反应将双糖肽连接到细胞壁的网状结构上；而 LMW-PBP 具有羧肽酶活性，是一种肽聚糖水解酶，可以催化 D-丙氨酰-D-丙氨酸之间的肽链断裂，释放 D-丙氨酰残基，在肽聚糖的交联过程中起着重要的作用。E. coli 至少具有 13 种肽聚糖水解酶，其中包括 5 种酰胺酶，即 AmiA、AmiB、AmiC、AmiD 及 AmpD。AmiA、AmiB、AmiC 可以通过降解分裂隔膜的肽聚糖，使子代细胞分离；AmiD 和 AmpD 是 E. coli 中仅有的具备水解 N-乙酰胞壁酸-L-丙氨酸脱水环活力的酰胺酶，参与细胞生长过程中肽聚糖的重组和循环。在枯草芽孢杆菌中已经发现了 35 种水解酶，其中，肽链内切酶 CwlO 和 LytZ 可以降解分裂隔膜的肽聚糖，参与细胞分裂，这两种蛋白质的缺失会导致细胞分裂停滞。LytC 和 LytD 可以水解旧的肽聚糖，从而使新的肽聚糖得以延伸，这两种蛋白质的缺失都会使细胞聚集形成长链。

细胞壁是细菌的重要结构，其刚性直接影响细胞形态，因此，细胞壁合成及水解蛋白也被认为是形态工程的重要组成部分。例如，清华大学陈国强课题组研究了 *E. coli* 细胞壁刚性对胞内 PHB 积累的影响，发现下调细胞壁合成相关基因（*murC*、*murD*、*murE*），可以显著降低细胞壁刚性，使细胞由正常的杆状突变为多种形态，从而增大了细菌的细胞体积，使得胞内 PHB 积累量最大可达细胞干重的 93%。另外，为了获得一株鲁棒性强的乙醇生产菌株，将源于植物乳杆菌的 UDP-乙酰氨基葡萄糖-1-羧基乙烯基转移酶基因（*murA2*）引入 *E. coli* 中，通过优化 *murA2* 基因上游间隔区域来调节肽聚糖的生物合成，最终使工程菌株对乙醇的耐受能力提高了 4.1 倍。

3.3.3.3 细胞骨架调控

细胞骨架蛋白是维持细胞形态及生命必需活动的一类重要蛋白质，最初是在真核生物中发现的，并被认为是真核生物的特有结构。但是，1989 年首次发现了 *E. coli* 中的 MreB 具有维持杆状细菌形态的功能，随后对 MreB 的晶体结构及功能进行解析，发现其三维结构类似于真核生物的肌动蛋白，呈螺旋丝状结构环绕于细胞膜内壁上，且主要功能域的氨基酸序列具有较高的同源性，从而最终确认 MreB 是细菌的骨架蛋白。研究发现，MreB 可招募与肽聚糖及磷壁酸合成相关的酶，通过调控细菌细胞壁合成途径来参与细胞形态的维持（图 3-9）。当 *E. coli* 及

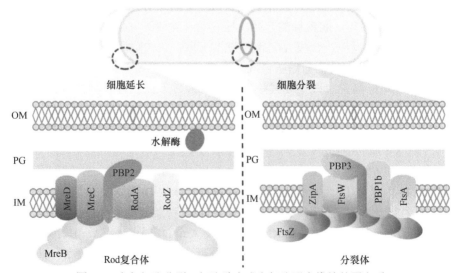

图 3-9 参与细胞分裂、细胞壁合成和细胞形态维持的蛋白质

沙门菌等杆状细菌的 MreB 发生突变时，细胞会由杆状突变为球状。大多数革兰氏阴性菌中仅有一种 MreB，但是在革兰氏阳性菌中则有多种 MreB 类似蛋白，如 Mbl、MreBH 等。在枯草芽孢杆菌中，Mbl 和 MreB 共同参与杆状细胞形态的维持，其中，MreB 主要调控细胞的宽度，而 Mbl 则负责细胞长度的维持。因此，MreB 突变菌的细胞形态呈现球形或变宽的趋势，而 Mbl 突变菌的细胞形态异常则主要表现为细胞伸长和无规则卷曲状态（冯丽丽和王智文，2021）。基于此，通过过表达、敲除或者降低 MreB 的表达水平，能够使细菌的细胞形态发生变化。例如，针对聚羟基丁酸生产过程中细胞体积阻碍聚合物进一步积累的问题，陈国强课题组利用 CRISPRi 技术动态调节细胞骨架关键蛋白 MreB 的表达水平，从而达到平衡细胞生长和细胞形态的目的，最终有效增加了细胞的体积，使得聚羟基丁酸的积累量达到了细胞干重的 71%。

3.4 群体水平物质流关联与控制

3.4.1 稳定群落调控

3.4.1.1 信号交流

在合成微生物群落中，借助细胞间信号交流，可以调节群落组成，从而改变群落对复杂任务的分工与执行情况，因而对物种间相互作用的调控具有重要的影响。目前研究最多的细胞交流形式是基于群体感（QS）的专有信号分子转导，细菌能够通过释放和交换信号小分子与其他细菌进行交流，产生 QS 响应，从而对群落结构与功能的变化进行感应和反馈。通过对合成微生物群落中 QS 系统进行改造，能够调控特定基因的表达，从而对群落行为进行调节（张照婧等，2015）。

目前，研究较多的 QS 系统主要有两类信号分子：一是革兰氏阴性菌中存在的高丝氨酸内酯（Acyl-HSL）；二是自诱导物-2（AI-2）。例如，借助 Acyl-HSL 信号进行双向转导，实现对群落中荧光蛋白的表达调控；在 AI-2 激酶 LsrK 的作用下，AI-2 在胞外发生磷酸化反应，促使 QS 响应发生猝灭，进而提出了一种能够关闭 QS 响应的方法。此外，酵母信息系统也可用来控制细胞交流和信号放大。例如，利用酵母天然信息素——α 因子进行信号传输和放大，可以诱导绿色荧光蛋白表达并发出荧光。此外，生物界不同的物种之间也能够实现细胞交流，且信号并不局限于 QS 诱导物分子。例如，Fussenegger 课题组利用一对"sender"和"receiver"简单模块，实现了细菌、真菌和哺乳动物细胞间的跨界生物交流，并成功模拟出偏利共生、互利共生、寄生、捕食等不同相互作用的合成群落。此外，通过对群落组成的微生物个体进行遗传学改造，可赋予群落特定的交流模式，从而对合成群落的结构与功能进行调控。

3.4.1.2 代谢分工

在以往的合成生物学研究中，通常借助改变单一种群的代谢通路或者增强单一菌种的代谢分解能力来增加细胞代谢物的产量。但是，这一方法往往具有一定的局限性，尤其是对于复杂代谢网络来说，将会加重细胞的代谢负担。在人工合成微生物体系中，将代谢工程策略应用于微生物群体，让不同的微生物种群承担不同的代谢功能，构建微生物种群的相互作用关系，建立代谢网络，实现分工合作。代谢分工合作，一方面能够实现在一个微生物体系中综合多个代谢功能，减轻单菌种的代谢负担；另一方面，代谢功能的模块化更有利于进行工程改造及调控，从而实现理想的目标（图 3-10）。

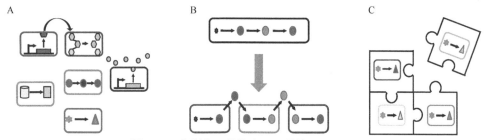

图 3-10　代谢分工的优点（尹珺等，2020）

A. 综合代谢功能；B. 减轻代谢负担；C.代谢功能模块化

Church 和 Wang 课题组通过敲除基因获得 14 种必需氨基酸的营养缺陷型 *E. coli*，通过两两配对进行混合培养，发现不同的营养缺陷型之间能够实现代谢互补。另外，在合成相对复杂的微生物群落中，通过交叉喂养，群落的代谢互利作用依旧可行。基于此，Johnson 课题组将目光转向了斯氏假单胞菌（*Pseudomonas stutzeri*），根据其反硝化途径，通过基因工程获得对硝酸盐和亚硝酸盐还原能力不同的菌株，借助交叉喂养实现了菌群的相互作用。这些研究都是基于同种微生物的基因突变体，即构建亲代菌株的相互作用，这一方法的优点在于同种微生物基因突变体之间的遗传差异较小，可避免出现其他的相互作用，菌株交互作业更为可控。

另外，还能将不同微生物或菌株混合形成微生物群落，实现不同基因型之间的相互作用。例如，Stephanopoulos 课题组设计组装了 *E. coli* 和 *S. cerevisiae* 的混合群落，紫杉烷类化合物的生物合成途径分为两个独立的部分，在 *E. coli* 中产生并分泌紫杉二烯中间体，然后在 *S. cerevisiae* 中完成必要的氧化步骤，实现功能化。这一混合群落解决了单一菌种难以兼容长代谢途径的难题，通过代谢分工使代谢途径各部分得到优化，有利于改善目标化学品的产量。

3.4.1.3 分步合作

在自然环境中，群落中的相互作用受到时空的影响，微生物细胞分泌的多肽、抗生素、群体感应信号物等小分子物质的扩散差异，以及微生物分布空间位置的差异都能够导致群落资源异质性，从而造成局部亚群落之间的作用差异（尹珺等，2020）。人工设计合成的微生物体系想要模拟自然微生物群落，同样需要注意共培养体系的时空组织，时空组织对微生物间的相互作用会产生强烈的影响。例如，通过研究硫胺营养缺陷型籼稻内生菌 *Serendipita indica* 与土壤 *Bacillus subtilis* 之间的相互作用发现：将 *S. indica* 孢子与 *B. subtilis* 在空间上远距离培养，或是在接种 *S. indica* 孢子并萌发一段时间后再与 *B. subtilis* 共培养，二者之间才会发生积极的代谢互补作用，而直接混合共培养则会显著抑制 *S. indica* 生长，可能是因为在混合培养过程中 *B. subtilis* 会消耗氧气，抑制了 *S. indica* 孢子的萌发。

　　自然界微生物的空间结构并不是随机的，通常会以生物膜或细胞聚集体的形式存在，群落组成空间结构的改变也会对群落功能产生一定的影响（尹珺等，2020）。例如，利用互利共生的两种重组 *E. coli* 构建合成微生物群落，群落空间结构由生物膜形式演变为层状结构，不仅提高了群落应对环境扰动的抵抗性，也提高了群落的目标化合物总体产量；利用野生土壤微生物构建合成群落，通过控制物种的空间距离调控群落的空间结构，结果表明特定的空间结构能够平衡竞争和增强互利共生，对于构建稳定的合成微生物群落具有重要作用。另外，群落的细胞交流、代谢作用等也能够影响特定空间结构的形成。例如，合成微生物群落生物膜的形成和分布，可以通过 QS 机制或者代谢作用来进行调节。

　　另外，合成微生物群落的空间结构也可以通过实验设备实现（尹珺等，2020）。目前开发的微流控技术，一方面可以形成细胞间的物理隔离屏障，模拟自然环境中的空间限制，阻止微生物细胞直接接触；另一方面可以使活性物质形成空间梯度，造成物质资源异质性，产生局部作用差异。例如，韩国忠南大学 Lee 课题组开发了一种微流控静态液滴阵列，通过化学和物理隔离分别形成两个细菌种群的密度梯度液滴，使两个种群在通过 QS 相互作用时具有不同的种群比例，以此来研究不同种群比例与 QS 的关系。

3.4.2　可变群落调控

3.4.2.1　解除生长抑制

　　在微生物应用于实际生产或修复的研究中，菌株出现生长抑制是很常见的现象（徐昭勇等，2021）。例如，某个关键代谢节点成为整条代谢途径中的限速步骤，由于这种限速步骤的反应速度较慢，会导致相应代谢中间产物的积累，因而对整条途径的代谢速率产生影响。如果积累的中间代谢产物本身对菌株具有毒性，则随着代谢物浓度的升高，对细胞的抑制作用会越来越强，最终导致整体的代谢严重受阻。针对这类限速步骤，目前比较常见的解决方案是引入其他对此类中间代谢产物代谢较快的菌株，帮助及时转化中间产物，从而促进整体反应的进行。例如，*E. coli* SD2 在降解对硫磷时会积累中间产物对硝基苯酚，为了解决这一问题，Gilbert 课题组通过引入恶臭假单胞菌（*P. putida*）KT2440 pSB337 降解对硝基苯酚，从而有效防止了对硝基苯酚的积累，增大了反应速率。另外，在利用脱硫酸盐橡菌（*Desulfatiglans anilini*）降解苯胺时会产生危害菌株生长的中间代谢产物硫化氢，为了解决这一问题，Müller 课题组通过引入消耗硫化物的光养细菌桃红荚硫菌（*Thiocapsa roseopersicina*），有效去除了硫化氢对 *D. anilini* 的抑制作用。

人工多菌体系也可以很好地消除反馈抑制。在微生物细胞引入异源合成途径会产生一些副产物，这些副产物的生成不仅消耗了菌株本身的能量，还会对菌株本身的生长造成不利影响，进而降低目标产物的合成效率（刘裕等，2021）。若想在单菌体系中消除这种反馈抑制，敲除副产物途径基因、阻断副产物合成途径是较为常用的方法，但是这种方式可能会影响其他途径的正常代谢。然而，在人工多菌体系中，研究人员可以利用微生物间的交叉喂养消除反馈抑制，且不会影响其他途径的正常代谢。例如，Stephanopoulos 课题组在构建 *E. coli-S. cerevisiae* 人工多菌体系生产氧化紫杉烷时，为了消除底物葡萄糖引起的底物竞争和产物乙醇对 *E. coli* 的反馈抑制，将葡萄糖更换成了酵母无法利用的木糖。此时，*E. coli* 利用木糖生成前体物质紫杉二烯和乙酸盐，*S. cerevisiae* 以乙酸盐为碳源生长并将紫杉二烯转化成氧化紫杉烷。在此过程中，*S. cerevisiae* 不再产生乙醇，反馈抑制消失，也减少了乙酸对 *E. coli* 生长的不利影响。另外，在构建 *E. coli-P. putida* 人工多菌体系生产中链长度的聚羟基链烷酸酯（mcl-PHA）时，*P. putida* 会利用 *E. coli* 分泌的乙酸盐和细胞外游离脂肪酸合成 mcl-PHA。此时，*P. putida* 可以为 *E. coli* 提供有利的生长环境，*E. coli* 又可为 *P. putida* 提供合成 mcl-PHA 的原料。正是人工多菌体系中的"交叉喂养-解毒"的互作关系，使反馈抑制实现了最大化的消除。

3.4.2.2 去异质化

表型异质性是微生物为克服环境条件的突然变化而采取的一种本能的生存策略。产生异质性的原因包括培养基中营养物质的消耗、生物反应过程的放大、随机基因表达、子细胞间代谢物的随机分配等。尽管表型异质性有利于菌株的进化，但是却不利于生物反应的生产过程。因为表现较差的亚群细胞在生物过程中具有增殖优势，它们会逐渐积累并最终取代表现较好的亚群细胞。因此，减少表型异质性对保持系统稳定和维持菌株生产力至关重要。

在菌群层面上，构建基因线路，随菌体生长代谢或环境条件的变化对途径模块进行动态调控，是在代谢胁迫扰动下提高菌群去异质化的有效手段（丁明珠等，2020）。基因线路的设计原则之一是偶联生长和生产，即产物在胞内的积累正反馈激活必需基因的表达，以避免负向突变在群体中的积累，强迫系统保持目标途径代谢流的稳定和最大化。在此基础上，进一步采用同时具备正/负双向筛选功能的报告基因，可排除启动子区突变而产生的调控逃逸。基因线路设计原则之二是解耦生长和生产，基于群体响应元件，感知菌体的生长密度，反馈调控产物合成；或基于结合化学分子的调控蛋白，响应胞内关键代谢中间体的含量，实时调整产物的积累速率，防止有毒中间产物的过量积累，以降低异源途径对底盘的代谢胁迫。目前，调控蛋白从特异性识别一种化合物，发展为以不同的响应阈值同时识别两种以上化合物。在发酵前期通过底物的抑制作用限制有毒终产物的积累，在发酵后期通过产物的正反馈作用加快产物的合成。同时，以特异性响应某种代谢物的启动子可代替调控蛋白控制途径模块的表达。在此基础上，级联 dCas9/sgRNA 系统的调控，还可增强响应速度和敏感性。

在基因组层面上，需要避免经过人工编辑的基因发生突变导致菌群设计功能的丢失（徐昭勇等，2021）。降低突变率有三种方法：第一种是降低表达量，高表达的遗传线路会给菌株带来较大的代谢负荷，造成细胞适应性降低，如果不需要较高的表达水平，使用低拷贝或中等拷贝质粒将有助于稳定性的提高；第二种是避免重复序列，如果遗传线路具有较高的代谢负荷，而且在高拷贝质粒上又有重复序列时，重复序列之间的基因容易在对数生长期丢失，因此在设计复杂的遗传线路时，需要在微生物组中适当提高终止子的种类，避免出现重复序列；第三种是使用诱导型启动子，与非诱导型基因线路相比，诱导型基因线路的代谢负荷更低、更稳定，并且诱导型启动子可以通过微调实现对基因表达的有效控制。

3.4.3　群落结构从头设计

3.4.3.1　模型与逻辑计算

（1）种群动态模型

动态模型主要描述群落随时间的变化，通常采用耦合微分方程对微生物物种丰度、组成随时间的演化进行描述。例如，Muyzer 课题组采用简单的常微分方程模型模拟群落细菌密度、氧气、营养物质随时间的变化，并且得到了与实验观察一致的模型结果。在这个研究中，动态模型的建立主要是根据已知微生物对营养物质的消耗等生态学理论。除此以外，还可根据时间序列数据进行建模。

时间序列数据常用广义的 Lotka-Volterra 模型进行描述，该模型主要用于描述两个物种间的交互作用（图 3-11A），但它本身具有一定的限制性，并不能简单地适用于所有时间序列分析。为了克服这些限制，有些研究对该模型进行了扩展。例如，Stein、Bucci 和 Xavier 三个课题组合作在广义 Lotka-Volterra 模型中引入微生物对环境扰动的响应项，用于描述抗生素扰动下肠道菌群的变化；Momeni 和 Shou 课题组合作，通过对 Lotka-Volterra 成对模型进行修正，使其能够更好地描述微生物的交互作用。

（2）代谢模型

当微生物通过代谢实现相互作用时，代谢物常常满足一定的计量关系式，因而通过构建微生物代谢作用模型，可以描述微生物间的相互作用（图 3-11B）。在代谢作用分析的过程中，通常采用基于约束的重构与分析（COBRA）方法。例如，借助代谢流平衡分析（FBA）可以重构基因组规模的代谢网络，或是与多种组学技术相结合，从多个角度研究微生物群落中的代谢作用。

由于组学技术并不能展示细胞内的代谢通量，因此借助 ^{13}C 代谢通量分析（^{13}C-MFA）对代谢过程中的葡萄糖进行同位素标定，可以详细描述生物系统内的代谢通量。例如，Antoniewicz 课题组采用 ^{13}C-MFA 方法，研究了生长在固体培养基上的 *E. coli* 群落代谢，确定了两个不同 *E. coli* 菌群在交叉喂养乙酸盐过程中各自的代谢作用。

（3）空间模型

空间模型用于描述随空间变化的群落相互作用，这一变化是由生境异质性、自然梯度、微生物本身自组织特性而引起的，主要由偏微分方程（PDE）进行模拟。其中，生境异质性是指生境中存在的物理屏障，这一屏障限制了微生物及其代谢产物的移动与扩散，从而造成了空间位点差异。目前，常用的空间模型是反应-扩散方程（图 3-11C），它描述了在微生物相互作用的过程中，由于物质扩散及种群动态导致的每个物种在不同时空下的种群密度。例如，Menon 课题组采用反应-扩散模型描述微生物共享物质浓度的动态变化，发现更多的代谢物共享降低了微生物的合作强度，最终会通过非平衡相变导致物种灭绝。

目前，很多研究利用空间模型解析微生物种群中的模式形成（pattern formation），以明确这一过程的作用机制。例如，You 课题组在研究 *E. coli* 工程菌在菌落中形成的核环模式时，利用 PDE 描述了该过程中的基因通路动力学，其中着重考虑了整个群体基因表达能力的空间变化，以此揭示了核环模式保持尺度不变性的必要条件。

（4）IBM 模型

以上 3 个模型都是基于种群建立的，而 IBM 模型是基于个体或主体的模型，它将每一个单独的单元视为交互作用中独立的实体，允许引入个体差异，如生长速率、细胞质量、底物分泌速率等，对种群中每个个体的属性、活动和交互进行建模（图 3-11D）。这一模型以自下而上的方法，通过对个体行为规则的描述来展现整个群体系统的动态变化，并且允许在系统分析的过程中引入随机性和个别可变性，使得模型描述更为具体。例如，Estrela 课题组采用 IBM 模型框架对固体表面的微生物种群增长进行建模，发现增强两种微生物之间的代谢依赖关系推动了二者互利共生模式的出现，并且促进了种间混合。

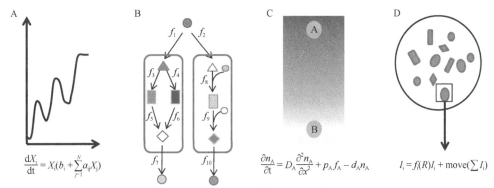

图 3-11 常见的 4 种生态模型（尹珺等，2020）

A. 种群动态模型；B. 代谢模型；C. 空间模型；D. IBM 模型

在研究合成微生物群落的动态变化时，常常是将多个建模方法结合起来共同描述微生物间的相互作用，并且不同的微生物系统具有不同的特点，需要根据实验的具体情况对生态模型进行优化，最大限度地展现微生物群落的真实动态变化。

3.4.3.2 群落结构设计

（1）"自下而上"的设计

"自下而上"的研究策略一般是通过获取微生物组中单个成员的基因组来重建它们的代谢网络，并使用建模或网络分析工具来指导设计微生物群落，使群落具有一定的功能（图 3-12）。该研究策略可以分为两个部分：合成微生物群落工具的开发；利用工具促使群落目标功能实现。

微生物群落具有群落内部通信、感受外界环境变化、交换群落内资源的功能。为了模拟上述 3 个方面的功能，研究人员建立了 3 种方法来开发适用于合成微生物群落的工具。①群体感应（QS）是一种生物通信系统。在原核生物中，细胞自身产生的诱导物分子能够作为种群感知群落密度的一个信号，随着细胞群的增长，细胞会根据自诱导剂浓度来调节基因表达，从而控制群体水平的行为。然而，直接利用天然的群体感应系统作为合成微生物群落的工具会存在信号串扰的问

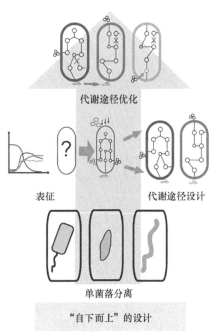

图 3-12 使用"自下而上"策略构建功能菌群（黄佳城等，2022）

题。为此，研究人员通过对现有的 QS 系统进行改造，建立了一系列具有正交性的 QS 系统。例如，美国加州大学旧金山分校 Hasty 课题组通过启动子和蛋白质修饰，将 Rpa/Tra 群体感应系统和 Lux/Las 系统进行整合，构建了具有完全正交性的系统；中国科学院深圳先进技术研究院娄春波课题组借助元件挖掘、理性设计及定向进化等手段，开发了 10 套全新的 QS 系统，形成了一整套通用性高、正交性强、可以跨生物界通信的合成生物学工具箱。②诱导性元件能够使群落成员感应环境条件并做出一系列的反应。有的研究通过外源添加生化分子来改变环境条件，进而控制群落成员的基因表达。例如，美国麻省理工学院 Collins 课题组在 *Lactococcus lactis* NZ9000 中构建不同诱导物诱导的回路，通过控制诱导物添加模拟群落的社交关系。③共营养化：群落成员间相互依赖的功能性菌群可以利用共养相互作用的原理进行设计，使得群落中的某一生物体依赖于其他群落成员所产生的代谢物，进而构建成员更多、鲁棒性更高的功能性菌群。例如，美国加州大学圣地亚哥分校 Zengler 课题组系统性地描述了如何通过营养缺陷型策略构建复杂群落。根据这一原理，美国哥伦比亚大学 Wang 课题组构建了 14 种不同缺陷型 *E. coli* 群落，它们之间可以相互依赖、共同生存。上述三个方面的先驱性工作可以帮助研究人员构建正交性更好的 QS 系统，调控更为精准的诱导性元件和更为复杂的共营养化策略，有利于建立具有高信噪比的菌种通信，完成更精准的群落内基因表达，构建高鲁棒性的功能性菌群，也为理性调控群落行为提供了可靠的工具。

在群落行为的设计中，合成生物学家利用上述合成微生物群落工具驱动微生物群落呈现出 3 种最具代表的行为。①菌群的数量控制：在群落的代谢过程中，某些特定代谢物的相对积累量可能会在代谢流层面上影响最终产物的产出，或者是对底盘生物造成毒性，而通过控制微生物群体大小可以改善这一问题。例如，Hasty 课题组将两套正交性的群体感应系统和裂解毒蛋白结合，构建了两个能够维持竞争关系的沙门菌群。②分布式代谢是解决产物合成路线过长的终极利器。通过将冗长代谢路径合理地分割成不同的模块并导入最佳宿主中，能够合成一些由于代谢负担过重而无法在单一生物体内合成的复杂天然产物。例如，Stephanopoulos 课题组利用分布式代谢的策略，将生产紫杉醇前体——氧化紫杉烷的回路分段导入 *E.coli* 和 *S. cerevisiae* 中，利用共培养技术将氧化紫杉烷的产量提高到 33 mg/L，同时证明该体系也适用于其他氧化类异戊二烯的生产。③菌群的空间编程可以在空间上形成有序的组织结构来帮助整个群落应对环境扰动。例如，Riedel-Kruse 课题组通过建立正交、可组合的黏附素库，结合不同的诱导性元件在 *E.coli* MG1655 和 *E.coli* S1 间建立了晶格状、相分离和黏附等模式，为多细胞的空间编程提供了工具箱，研究人员可以利用该工具箱构建各种不同的结构来提升群落的稳定性。

目前已经能够利用"自下而上"策略建立发挥特定功能的中小型功能性菌群；同时，适用于合成微生物群落的工具在早期合成生物学发展中已经初具雏形，元件的正交性和通用性也已经获得保障，并且已经完成对群落个体的精准控制。然而，由于群落设计原理、模型和计算工具的缺失，导致群落行为设计的难度大、菌群稳定性差等问题，并且合成群落中菌种数量的递增只能通过更复杂的营养化策略，导致工程菌株中构建的回路大多数是为了维持群落稳定而非化学品的工业生产。

（2）"自上而下"的设计

"自下而上"的研究策略擅长构建中小型功能性菌群，相比之下，"自上而下"的设计策略在分析和建立大型、复杂功能性菌群方面更具优势（图 3-13）。这一研究策略具有明显的前后期分界线，前期的研究工作主要集中在菌群驯化，后期的研究目标主要是通过挖掘和原位改造技术打开"环境菌群黑箱"。

在功能性菌群驯化方面，通过物理化学环境的设计，引导现有的微生物组发生生态选择，从而执行期望的生物过程。例如，荷兰瓦格宁根大学 Lettinga 课题组通过改变反应器内的流体动力特征来调整硫酸盐废水中硫酸盐还原菌和甲烷产生菌之间的竞争关系；新加坡南洋理工大学 Liu 课题组系统性地阐述了在生物膜和活性污泥形成过程中，生物反应器内水的剪应力对于微生物群落的形成、结构和代谢过程的重要作用等。同时，在这一时期发展了一系列相关的数学模型，用来量化解析系统中化学物质和相关微生物

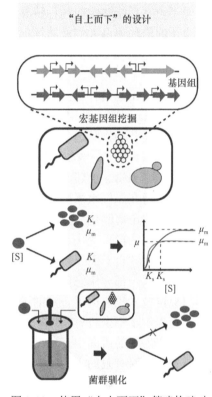

图 3-13　使用"自上而下"策略构建功能菌群（黄佳城等，2022）

的质量平衡关系，模拟化学和生物化学转化率，探究系统内的微生物群落空间关系。例如，澳大利亚昆士兰大学 Batstone 课题组建立了厌氧消化过程的数学模型，推动了传统废水循环中反应器的设计与新兴厌氧过程的发现；荷兰代尔夫特理工大学 van Loosdrecht 课题组通过结合物理运输过程模型，建立了多物种参与的生物膜模型来分析不同环境条件下产生的生物膜性质。这一系列与时间、空间相关的模型，推动了"自上而下"功能性菌群设计策略的发展，加深了研究者们对于自然环境下微生物群落形成条件和培养要求的理解，进而指导了一系列菌群驯化

相关的反应器设计及培养条件设置。

在环境菌群黑箱方面，主要工作集中于两个方面：挖掘和原位改造由大自然环境长期进化产生的生态系统。①利用宏基因组技术进行信息挖掘。研究者们通过对环境微生物采样，不仅在大自然中发现了新的微生物物种，而且还发现了一系列新生物元件，以及新的化学品合成回路；此外，还发现了新的蛋白质、新的CRISPR系统及一系列特殊的调控元件。例如，美国哥伦比亚大学Wang课题组通过宏基因组挖掘的方式从数据库中发现大量5′端调控元件，经高通量实验验证后发现了一系列能够实现物种特异性表达的元件。随着第三代测序技术的兴起，测序读长的增加使得人们能够挖掘到更为完整的群落信息，获得更多大自然进化中的瑰宝。② 摒弃在实验室中进行试验的方式，发展原位工程改造策略。原位工程的发展给予了研究者们更自由的操作空间和更有希望的应用前景，与实验室的非原位工程相比也具有更高的难度。首先，要保证有方法可以递送质粒进入环境。例如，Wang课题组利用接合型质粒，成功将荧光蛋白基因导入小鼠肠道菌群中，建立了在哺乳动物肠道微生物中进行原位改造的方法。其次，要确保群落内具有精准基因编辑工具。例如，Turnbaugh课题组利用噬菌体M13完成了群落中 E.coli 的精准基因编辑。上述两项工作分别对标代谢工程中的基因工程改造和基因编辑方法，使得在原位水平上修改群落属性成为可能。当然，也可以通过改变环境条件进行原位菌落驯化。例如，上海交通大学张晨虹课题组通过高纤维饮食引起整个肠道微生物群落变化，使得群落发酵产生短链脂肪酸。

在利用"自上而下"的策略设计功能性菌群的研究中，早期菌群驯化已经能够解决很大一部分生态问题，后期在打开菌群这个"黑箱"的过程中，元件的挖掘与原位技术也取得了一定的进展。"自上而下"的研究方法为"自下而上"的元件设计提供了不少新思路，未来会慢慢地打破两者界限，催生一些新的研究范式。但是，在后期的研究中，环境样本收集和元件验证需要高通量实验技术，巨大的实验工作量对有限的人力物力造成了极大挑战。除此之外，原位工程技术的发展不仅受到接合型质粒转入范围较小且不稳定的影响，也受限于噬菌体工程。该策略虽然在生态治理中具有广泛的应用前景，但是对于工业生产来说可操作性差，难以保障生物安全。

3.5　小结与展望

目前，细胞工厂物质流关联与控制工具已经围绕中心代谢各个层面进行了补充、增强和发展，包括：在分子水平上的转录水平调控、翻译水平调控、翻译后水平调控等；在细胞水平上的细胞生长浓度调控、细胞生长速率调控、细胞生长形态调控等；在群体水平上的稳定群落调控、可变群落调控、群落结构从头设计等，最终创新性地实现了调控工具的多样化。

新型的物质流调控工具已经在一定程度上具有了理想物质流调控元件的特征，如严格控制的泄漏率、便于调节的动态模式、宽泛的响应区间、良好的正交性和稳定的信号响应性等（田荣臻等，2020）。随着系统生物学和计算分析技术的进一步发展，研究人员发现了越来越多性能强大的天然细胞物质流精细调控工具，并且已经用于动态物质流精细调控。同时，根据日益丰富的生物学信息开发功能更强大的物质流精细调控元件也是未来发展的方向之一。性能更强大的物质流调控工具可以进一步促进合成生物学和代谢工程的发展，如使工程菌株能够响应代谢压力而自动精确调节物质流，在实现胞内资源平衡、防止代谢毒性和抑制低产亚群等方面具有广阔的前景。此外，值得注意的是，在 3 种典型模式微生物中，由于 S. cerevisiae 的物质流调控机制，如转录调控元件结构、群体响应机制等相较于原核生物更加复杂，且其基因改造效率远低于 E. coli 和枯草芽孢杆菌，使得在 S. cerevisiae 中物质流调控元件的发展相对于典型模式原核微生物来说仍然相对缓慢。随着系统生物学和生物信息学的快速发展，以及对真核生物物质流调控机制的了解更加深入，将对 S. cerevisiae 物质流调控元件进行进一步拓展与完善。

目前的物质流调控工具仍然存在一些亟待解决的问题（田荣臻等，2020）。首先，响应元件的特异性，如在自然界中得到的天然生物传感器，其往往可以同时响应一类化合物且极难改造和优化，这使得复杂的胞内环境对其存在极大的干扰。其次，当前的物质流调控工具的开发存在不同的标准，如何通过大数据的分析或构建统一的参考标准将不同物质流调控进行强度或动态模式的标准化是一项巨大的挑战。最后，当前的新型物质流调控工具大多停留在实验室层面，特别是响应多种信号的动态调控元件，如何实现其从概念验证到工业化大规模应用的成功过渡是未来发展应注重的问题。通过机器学习算法对目前已有数据的整合分析，为物质流调控工具的应用提供预测与参考，是解决上述问题的重要途径。

经典轶闻趣事

人工自养型大肠杆菌

2019 年 11 月 27 日，以色列魏茨曼科学研究所 Ron Milo 教授团队在 Cell 期刊上发表研究论文，通过对 E. coli 进行基因改造，使 E. coli 可以通过吸收 CO_2 进行自养生长（Gleizer et al.，2019）。

E. coli 通常没有利用 CO_2 的分子机制，因此研究人员根据能够固定 CO_2 的假单胞菌基因序列，将具有固碳能力的基因导入 E. coli。但是，这些基因改造还不足以迫使 E. coli 转变为自养菌，因此还需要让 E. coli 中参与异养代谢的三个关键基因失去功能，并且将重组后的 E. coli 放入具有有限糖含量的恒化器中进行定向进化。在这种环境下，使用 CO_2 而不使用有限糖供应的 E. coli 具有较大优势。此外，为了避免 E. coli 能量因子不足，以甲酸钠为能量因子供体，其在被 E. coli 氧化过程中，会为 E. coli 提供必要的电子，但对 E. coli 的生物量没有贡献。经过大约 200 天的进化，这些经过基因改造的 E. coli 可以完全依靠空气中的 CO_2 来产生生物量，同时将甲酸钠作为能量因子供应的必要成分，最终获得了以 CO_2 为唯一碳源的自养型 E. coli。通过进一步分析 E. coli 基因组发现，E. coli 最少需要经过 11 个突变后，才能转变为仅摄入 CO_2 进行生长的自养菌。

美国加州大学伯克利分校生物化学家 Dave Savage 认为"一种经过数十亿年进化进行异养生活的有机体，可以借助基因改造快速地、彻底地转变成自养生物，这实在是太神奇了，这表明微生物的代谢极具可塑性"。论文通讯作者 Ron Milo 认为"这种利用无机碳制造生物量的过程称为碳固定，可用来解决当今人类面临的一些重大挑战。例如，增加植物中碳固定过程可以产生更多的生物量，这可能会增加世界的食物供应量。"

德国马克斯·普朗克陆地微生物学研究所 Tobias Erb 教授针对这项新的研究发表了一篇评论性文章。他认为"科研人员能够真正地从头重塑生命有机体的代谢特征，这是向前迈出的令人振奋的一步，但是如果这项研究构建的菌株未来在生物技术方面具有更进一步的应用，那将更有意义"。英国帝国理工学院的 Patrik Jones 认为"如今，这是一个有趣的概念，也是朝相应研究方向迈出的第一步。但是，我认为从认识到应用，还需要开展更多的研究"。

人工合成淀粉

2021 年 9 月 24 日，中国科学院天津工业生物技术研究所马延和研究团队在 Science 期刊上发表研究论文，首次在实验室实现了 CO_2 到淀粉的合成。他们提出了一种颠覆性的淀粉制备方法，不依赖植物光合作用，以 CO_2、电解产生的氢气为原料，成功生产出淀粉，使淀粉生产从传统农业种植模式向工业车间生产模式转变成为可能（Cai et al., 2021）。

从 2015 年开始，马延和团队启动了人工合成淀粉项目。他们的整体设计思路是将热电厂和水泥厂排放的高浓度 CO_2 分离出来作为原料，将低密度太阳能转化为高密度电/氢能作为能源，形成简单的碳氢化合物，然后设计出从碳氢化合物到淀粉的生物合成过程。

受天然光合作用的启发，该团队的科研人员在太阳能分解水制绿氢技术的基础上，进一步开发高效的化学催化剂，把 CO_2 还原成甲醇等更易溶于水的一碳化合物，完成了光能-电能-化学能的转化。该过程的能量转化效率超过 10%，远超光合作用的能量利用效率（2%），也为后续进一步采用生物催化合成淀粉奠定了理论基础。

　　科研人员用"搭积木"的思维，解决了一系列适配性问题。因为人工合成淀粉的最大挑战在于，天然淀粉合成途径是通过植物数亿年的自然选择进化而成，各个酶都能很好地适配协作，而人工设计的反应途径未必能像植物那样完美实现。为了解决酶的适配问题，基于每个模块终产物的碳原子数量，科研人员采用模块化思路，将整条途径拆分为 4 个模块，分别命名为 C1（一碳化合物）、C3（三碳化合物）、C6（六碳化合物）和 Cn（多碳化合物）模块。每个模块的原料和产物都是确定的，但是可有多种反应过程。科研人员要做的就是找到 4 个模块最佳的组合方式。

　　在解决了热力学不匹配、动力学陷阱等问题后，科研人员对各模块进行不断测试、组装与调整，最终成功实现了人工淀粉的实验室合成。该途径包含了来自动物、植物、微生物等 31 个不同物种的 62 个生物酶催化剂。在此基础上，科研人员采用蛋白质工程改造手段，对其中几个关键限速步骤进行改造，解决了途径中的限速酶活性低、辅因子抑制、ATP 竞争等难题，进而让生物酶催化剂的用量减少了近一半、淀粉的产率提高了 13 倍。随后，科研人员通过化学法，使 CO_2 进一步还原生成甲醇的反应偶联，再进一步通过反应分离优化，解决了途径中的底物竞争、产物抑制、中间产物毒性等问题，淀粉产率又提高了 10 倍，并可实现淀粉的可控合成。该人工系统将植物淀粉合成的羧化-还原-重排-聚合，以及需要组织细胞间转运的复杂过程，简化为还原-转化-聚合反应过程。公开资料表明，该系统从太阳能到淀粉的能量转化效率是玉米的 3.5 倍，淀粉合成速率是玉米的 8.5 倍。

　　人工合成淀粉成功的消息轰动全球。这一突破得到该领域一批国际知名专家的高度评价。德国科学院院士 Manfred T. Reetz 表示，将 CO_2 固定并转化为有用的有机化学品是一项重大的国际挑战，将该领域研究向前推进了一大步。美国工程院院士 Jens Nielsen 表示，这是利用合成生物学解决当今社会面临的若干重大挑战的惊人案例，将为日后更多相关研究铺平道路。中国工程院院士陈坚表示，这个工作是典型的"0 到 1"的原创性成果。日本神户大学 Akihiko Kondo 表示，这项研究成果将对下一代生物制造和农业发展带来变革性影响。

人工创制赤晶米

　　2018 年 10 月 5 日，华南农业大学刘耀光院士团队在 *Molecular Plant* 期刊上发表研究论文，利用高效的多基因载体系统 TGSII，实现了在水稻胚乳特异合成虾青素的营养强化目标，培育出世界首例胚乳富含虾青素的新型功能营养型水稻种质"aSTARice（虾青素米）"，也称"赤晶米"（Zhu et al., 2018）。

据介绍,这是刘耀光院士团队继 2017 年率先创制富含花青素的功能营养型水稻种质"紫晶米"后,又一重要科研成果。该系列成果为我国开发、储备了一批营养价值高、色彩丰富的水稻新种质,极大地推动了植物合成生物学和作物生物强化研究领域的发展,表明我国在植物多基因转化技术和复杂代谢途径的基因工程领域继续保持了国际领先水平。

类胡萝卜素是一类重要的植物营养素,而虾青素是一类橙红色类胡萝卜素,为类胡萝卜素的最高级形式,具有超强抗氧化活性。目前已在烟草、番茄、马铃薯、玉米、生菜等植物中实现了虾青素的合成。然而,由于水稻胚乳中完全缺乏类胡萝卜素前体,在水稻胚乳合成有效虾青素的研究仍未见报道。

刘耀光院士团队通过分析水稻类胡萝卜素合成途径基因的表达模式,发现大多数类胡萝卜素合成的相关基因在水稻胚乳中处于不表达或低表达状态。在此基础上,结合对"黄金大米"的分析,确定了八氢番茄红素合成酶、八氢番茄红素脱氢酶、β-胡萝卜素酮化酶和 β-胡萝卜素羟化酶四个类胡萝卜素合成途径的关键酶,利用水稻胚乳特异性启动子和自主开发的高效多基因 TGSII 系统,在水稻胚乳中重新构建了不同基因组合的类胡萝卜素/酮式胡萝卜素/虾青素的生物合成途径。

该研究结果表明:双基因(*sZmPSY* 和 *sPaCrtI*)、三基因(*sZmPSY1*、*sPaCrtI* 和 *sCrBKT*)和四基因(*sZmPSY1*、*sPaCrtI*、*sCrBKT* 和 *sHpBHY*)聚合转化水稻,分别获得了筛选标记删除且富含黄色 β-胡萝卜素的黄金大米、富含角黄素的橙红色大米和富含虾青素的大米,从而证实导入上述 4 个基因的最小组合就能够在水稻胚乳中实现虾青素的从头生物合成,获得富含高抗氧化活性的虾青素大米。

参 考 文 献

陈坚, 刘立明, 堵国成. 2009. 发酵过程优化原理与技术. 北京: 化学工业出版社.

丁明珠, 李炳志, 王颖, 等. 2020. 合成生物学重要研究方向进展. 合成生物学, 1(1): 7-28.

方雪静, 俞如旺. 2021. 蛋白质分选的共翻译转运途径. 生物学通报, 56(1): 10-13.

冯丽丽, 王智文. 2021. 形态工程在生物基化学品生产中的应用进展. 生物工程学报, 37(7): 2211-2222.

傅雄飞, 黄雄亮, 夏霖. 2021. 细胞周期同步化方法在细菌细胞周期研究中的应用. 集成技术, 10(5): 57-66.

郭亮. 2020. 时空代谢调控大肠杆菌生产精细化学品. 无锡: 江南大学博士学位论文.

侯慧, 李春. 2016. 生物制造过程中的微生物生长与调控. 化工进展, 35(6): 1837-1844.

黄佳城, 张瑗珲, 付友思, 等. 2022. 功能性菌群构建的研究进展. 合成生物学, 3(1): 155-167.

黄莉娟. 2012. 高细胞密度发酵技术的研究进展. 安徽农业科学, 40(14): 8009-8011.

刘洋, 牟庆璇, 石雅南, 等. 2021. 微生物细胞工厂的代谢调控. 生物工程学报, 37(5): 1541-1563.

刘裕, 韦惠玲, 刘骥翔, 等. 2021. 人工多菌体系的设计与构建: 合成生物学研究新前沿. 合成生物学, 2(4): 635-650.

刘元东, 袁乐, 余润兰. 2015. 微生物高密度培养的研究概况. 有色金属科学与工程, 6(6): 76-80.

刘志凤, 王勇. 2021. 历久弥新: 进化中的代谢工程. 生物工程学报, 37(5): 1494-1509.

齐艳利. 2020. 中介体亚基 Med15 影响酵母胁迫耐受能力的研究. 无锡: 江南大学博士学位论文.

田荣臻, 刘延峰, 李江华, 等. 2020. 典型模式微生物基因表达精细调控工具的研究进展. 合成生物学, 1(4): 454-469.

武耀康, 刘延峰, 李江华, 等. 2018. 动态调控元件及其在微生物代谢工程中的应用. 化工学报, 69(1): 272-281.

徐昭勇, 胡海洋, 许平, 等. 2021. 人工合成微生物组的构建与应用. 合成生物学, 2(2): 181-193.

尹珺, 马安周, 宋茂勇, 等. 2020. 合成微生物体系研究进展. 微生物学通报, 47(2): 583-593.

张照婧, 厉舒祯, 邓晔, 等. 2015. 合成微生物群落及其生物处理应用研究新进展. 应用与环境生物学报, 21(6): 981-986.

郑艺, 王志鹏, 王鑫, 等. 2017. 从碳代谢流角度新解代谢工程策略. 中国科学: 生命科学, 47(3): 262-270.

Cai T, Sun H, Qiao J, et al. 2021. Cell-free chemoenzymatic starch synthesis from carbon dioxide. Science, 373(6562): 1523-1527.

Chen X, Gao C, Guo L, et al. 2018. DCEO biotechnology: Tools to design, construct, evaluate, and optimize the metabolic pathway for biosynthesis of chemicals. Chem Rev, 118(1): 4-72.

Gleizer S, Ben-Nissan R, Bar-On Y M, et al. 2019. Conversion of *Escherichia coli* to generate all biomass carbon from CO_2. Cell, 179(6): 1255-1263.

Zhu Q, Zeng D, Yu S, et al. 2018. From golden rice to aSTARice: Bioengineering astaxanthin biosynthesis in rice endosperm. Mol Plant, 11(12): 1440-1448.

第4章 细胞工厂信息调控网络设计

本章知识信息网络图

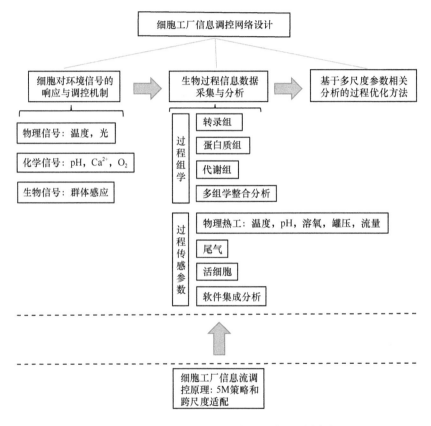

4.1 细胞工厂信息调控网络系统概述

4.1.1 智能生物制造的 5M 策略

生物制造是利用生物体（酶或细胞）进行大规模物质加工与物质转化的过程，以低碳循环、绿色清洁的优势在社会可持续经济发展模式中占有举足轻重的地位。随着合成生物学和系统生物学的发展，人们可以设计细胞工厂来生产各类化合物或疫苗、抗体等，以满足医药保健、生物材料、新型食品、生物能源、农用生物制品等领域不断发展的需求。但由于生物机体的复杂性，根据已有生物学认知进行代谢途径的设计和细胞工厂的构建，并不一定能在大规模工业生产过程中实现高产。如何破解这个难题？正在兴起的数据科学和人工智能技术在生物制造的智能化进程中具有重要意义。张立新等（2020）提出应用数据科学将上游合成生物学与下游过程优化放大衔接一体的 5M 策略（图 4-1），指出智能生物制造包括 5 个环节：元件挖掘（mine）→模型预测（model）→合成途径搭建与组装（manipulate）→系统测试（measure）→绿色工业制造（manufacture）。其中，前面 4 个环节形成不断优化的循环，最终服务于第五个环节——工业制造。5M 策略具体阐述如下。

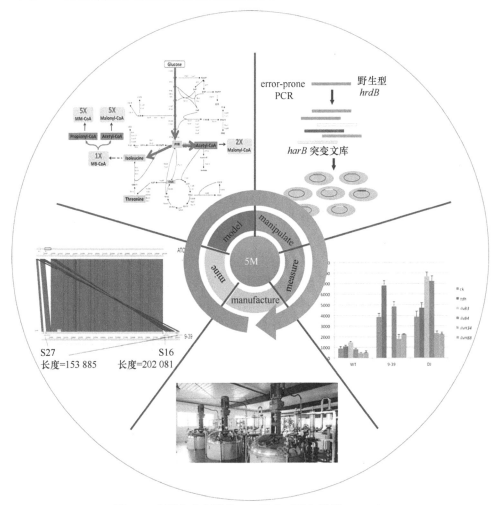

图 4-1　智能生物制造的 5M 策略（张立新等，2020）

（1）元件挖掘：元件是代谢途径或调控网络中最基本的构件，可以是催化代谢途径的功能蛋白质（如酶），也可以是具有基因表达调控作用的基因或核酸片段（如启动子）。细胞的基因组中有胞内全部代谢通路和调控网络的元件编码信息，通过全基因组测序和序列分析可以对元件的结构及功能进行初步挖掘。目前，基于已有的且不断扩大的海量基因组文库和数据库、天然产物生物合成基因簇和代谢途径的预测算法，可以实现自动化高效发现潜在合成结构新颖化合物的基因簇。对于基因表达调控有重要作用的元件包括启动子、终止子、RBS 序列、增强子、转录因子等，也有相应的数据库和序列分析软件可以预测，但预测的结果一般还需要通过分子生物学试验对目的基因进行敲除、突变、过表达等予以验证。目前也有专门针对大规模分子克隆操作开发的自动化实验平台，包括高通量液体处理系统、高通量微流控检测系统等，可极大地增加常规分子克隆试验的速度。因此，可以通过生物信息的智能挖掘和分子克隆自动化平台等技术来大幅提高元件挖掘效率。

（2）模型预测：基于大量试错试验的研发过程将大幅提升研发成本并降低研发效率，实际上，5M 策略中有多个环节可以发展合适的模型来提高整个流程的智能化程度。例如，元件挖掘环节，如何从基因组中识别天然产物生物合成基因簇，就依赖对基因簇结构的建模和预测。对蛋白质结构和功能的预测也可基于序列的同源比对和同源建模。又如，发酵过程的动力学模型通过数学公式定量描述发酵过程中各种变量对细胞生长、基质利用和产物生成的影响，通常是一种经验模型，或称黑箱模型。而基因组规模代谢模型（genome-scale metabolic model，GEM）是一种白箱模型，它利用细胞内部发生的全部已知代谢反应所对应的基因、蛋白质、反应机制信息建立定量模型，从整体水平研究代谢网络的结构、功能和调控机制。随着多组学数据和分析技术的不断积累，建立基于约束的 GEM 得到发展，包括基于基因表达的转录组学约束、基于酶量水平的蛋白质组学约束和基于热力学数据的约束等。目前已经开发了多种计算平台将基于约束的方法应用于GEM，将其他生物学数据与基因组数据集成，加强了模型从机制上对基因-表型关系的洞察与模拟，也大大提高了应用模型指导改造信息调控网络的能力（Gao et al.，2017）。

（3）合成途径搭建与组装：基于生物信息学的分析，人们可以从天然宿主中挖掘到活性产物的生物合成途径基因簇，克隆搭建到更易于操作和生产的宿主中，以便于高产。甚至可以根据生物化学反应的热力学原理，设计出更符合原子经济性原则的代谢途径，从不同来源的生物中筛选到合适的酶元件或予以进化改造，然后组装到生产宿主中，得到来自异源复合途径的高效生物合成途径。由于合成生物学多种使能技术的迅速发展，基因簇大片段 DNA 的抓取、克隆和组装、基因组精准编辑、基因组水平的全局或局部进化等难题都被攻克，并且不断被优化。

借助现代智能化设备还可以实行高通量、自动化、大规模平行构建工程细胞,大幅提高重复性操作的工作效率。

(4)系统测试:对于预测的酶或表达调控元件,以及构建获得的工程细胞,都需要经过试验测定表征其性能。为了快速进行高通量筛选和表征,需要把反映元件性能的信号用易于检测的光信号(包括化学发光、荧光和可见光)或电信号来表示。有一些常见策略可以实现这样的信号转换。例如,在筛选启动子等基因表达调控元件时,可构建调控元件与绿色荧光蛋白的表达盒,这样,通过荧光读板机获得的绿色荧光强度就可以间接表征调控元件如启动子的强度。如果要从酶元件突变库中筛选高催化活性的元件,则可根据酶反应的特性来设计信号转换原则。如果酶的转化产物可化学发光,则可通过测定反应产物的化学发光强度来反映酶活力。如果基因表达产物与特定条件下的细胞生长相偶联,则可通过测定菌密度来间接反映酶转化性能或目的蛋白的表达量。另外,微型平行生物反应器相较于常规的摇瓶培养,不仅培养条件控制更精准,而且可以根据需要安装各种传感器(详见 4.3.2 节)以获得细胞工厂的过程参数,因此在细胞工厂的评价和反馈指导中将逐步取代摇瓶成为强有力的研究工具。

(5)绿色工业制造:这是 5M 策略的最后一个环节,其最重要的目标就是实现生物制造过程的高经济性,包括高得率(yield)、高效价(titer)和高产率(productivity)。效价是指发酵产物的终浓度(单位一般为 g/L),为实际测量值。高浓度终产物通常有助于降低成本,同时降低分离与纯化过程中的技术困难。得率(或物质的转化率)即每克底物(如葡萄糖)能产生多少克对应的产物,单位一般为%,或者用 g 产物/g 菌体量表示。这里不涉及时间,只是计算底物的转化率,为计算值。当生产平台化合物时,获得高转化率更重要,因为总体生产成本中的主要成本来自碳源。产率用来描述生产的效率,单位为 g/(L·h),表示生产的快慢,为计算值。产率与生物过程的总体运行成本紧密相关,因为它决定了整个生物过程中发酵罐和其他操作设备单元的大小与规模,而这反过来又会影响年度设备折旧成本和初始直接固定资产成本。

为了实现生产过程的经济性目标,需要:①把细胞工厂设计与下游过程研究整合贯通起来,在细胞工厂的设计和优化中充分考虑细胞工厂的生理代谢特性和生物过程特点;②充分利用各种手段监测生物过程,产生多尺度数据,并利用先进的算法建立模型或知识图谱等,揭示不同尺度数据之间的相关性及其与细胞生理代谢的对应关系,从而照亮细胞生理代谢的黑箱,破译和调控细胞生理代谢的信息调控网络,为迭代升级优化细胞设计,为过程优化和放大提供依据。这样才能使合成生物学改造和真正的工厂生产实现有效衔接适配,实现高产、优质、低耗的制造目标。

4.1.2 调控细胞工厂的信息流进行过程控制

细胞作为生命体的最小单位，具有遗传、变异、生长、代谢、应激、衰老和死亡等生物基本特征，而这些行为都服从细胞信息调控网络的指挥。因此，破译细胞的信息密码、调控细胞的信息流，是优化细胞工厂、实现智能生物制造的必由之路。

细胞生物在亿万年进化进程中的目标是充分利用特定环境资源繁殖自身，并非为合成人类所需的产物服务。如何调控其固有的信息网络来实现产物的高效合成？首先需要理解每种细胞刻在遗传物质 DNA 中的信息指令，然后研究细胞如何感受和响应各种环境因素变化来发布信息指令。在此基础上就可以尝试通过遗传重构信息调控网络、输入特定的环境信号，以及结合这两种策略来人为调控信息流，使细胞工厂的资源分配模式在特定条件下由合成生物量转变为优先合成产物，而仅用少量资源维持自身基础功能，同时使生物过程的环境条件和基因表达调控网络满足这一资源分配模式的要求（图 4-2）。

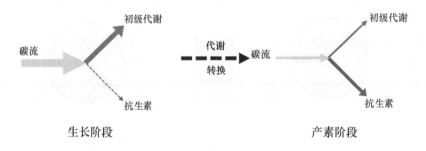

图 4-2 细胞工厂的信息流调控原则（张立新等，2020）

4.2　细胞对环境信号的响应与调控

细胞的生命活动离不开环境信号的参与。细胞经过漫长时间的进化和适应，已经发展出了一系列特异的环境信号响应机制。

4.2.1 细胞对环境中物理信号的响应与调控

4.2.1.1 细胞对温度的响应与调控

细胞如何对温度变化进行响应是一个基本的生物学问题。温度影响所有的生命活动，感知温度的能力对生物体的生存至关重要。专门的热感适应性进化使生物体能够生存在特定的温度环境中，并进行特定的温度依赖行为。

细胞能利用 DNA 和 RNA 元件对环境中的温度变化作出响应，从而调控相关的生命活动。对于大多数细菌而言，DNA 分子在低温时处于弯曲的状态，能够较好地结合负调控因子——类组蛋白拟核构造蛋白（histone-like nucleoid structuring protein，H-NS），进而抑制 H-NS 调控的基因表达；在外界温度升高后，DNA 分子弯曲程度减弱，其与 H-NS 的结合能力降低，进而引发相应基因的转录。当大肠杆菌细胞暴露于寒冷时，mRNA 结构会发生重组，大多数的核糖体与 mRNA 的结合被阻止，从而使得大多数蛋白质翻译效率严重下降，进而使得细菌生长被阻止；但是，大肠杆菌的主要冷休克蛋白 CspA（cold-shock protein A）的产量在温度下降后会迅速增加，这是由于其 mRNA 中高度结构化的 5′UTR 重排成了更有利于翻译的构象。

细胞还能利用蛋白元件响应温度的变化。环境温度的改变很容易使蛋白质发生结构和活性改变，因此蛋白分子类温敏元件是目前研究最广泛的温敏生物元件。对于微生物如枯草芽孢杆菌，当其产生热应激时，精氨酸激酶（arginine kinase）会对转录阻遏物（transcriptional repressor，CtsR）中结合 ClpC 操纵子区域的 Arg62（R）位点进行磷酸化，导致 CtsR 与 ClpC 操纵子难以结合，从而启动 ClpC 相关基因的转录。对于植物细胞，在热应激下，热激蛋白（heat shock protein，HSP）与错误折叠的蛋白质结合，释放热激因子（heat shock factor，HSF），激活热激基因的转录。对于动物细胞的温度敏感受体蛋白的研究，目前最为成熟的是关于瞬时受体电位（transient receptor potential，TRP）通道蛋白家族的研究（Jha et al.，2015）：TRP 通道是一种非选择性的阳离子通道，其中许多是多模态的，这意味着它们产生短暂的去极化电位来响应多种类型的感官刺激。因此，大多数热敏 TRP 通道可以被温度的变化和各种化学物质激活，其中一些会引起类似温度的感觉，它们在不同的物种中有不同的敏感性。

（1）TRPM8，一种低温感受器。在哺乳动物的细胞系和神经元中，TRPM8 在低于 30℃冷却时逐渐激活，大鼠 TRPM8 的半最大激活（half-maximal activation）温度为 24℃；对于非哺乳动物，鸡 TRPM8 的半最大激活温度为 29.4℃，而青蛙的为 13.9℃。此外，TRPM8 也能被引起冷却感觉的化学物质所激活，如薄荷醇和人工合成的化合物 icilin。

（2）TRPV1，一种高温感受器。在小鼠和大鼠中，TRPV1 的激活发生在其核心体温接近 37℃时；鸟类的 TRPV1 激活下限为 41～42℃，鸡的为 45℃，青蛙的则为 22～28℃。此外，TRPV1 也可被辛辣化合物（如辣椒素）、低 pH 和多种炎症介质所激活。

（3）TRPA1，一种多模态通道，能对不同刺激作出反应。人类 TRPA1 在脂质双分子层中被冷激活；在小鼠中，TRPA1 介导损伤后和病理条件下对冷的生理敏感性；在鸟类、爬行动物、两栖动物和昆虫中，TRPA1 被热激活。此外，TRPA1

可以被异硫氰酸烯丙酯（AITC）、烟雾和催泪瓦斯中的刺激物以及内源性炎症因子激活。

（4）TRP 家族的其他几个成员也被认为与温度敏感性有关。例如，TRPV3、TRPV4 和 TRPM2 涉及传感中间无害的温度，TRPC5 参与无害冷，TRPM3 参与有毒热，TRPV23 参与极端有害热。除了 TRP 通道家族外，还有其他几个通道蛋白用于动物细胞响应温度：钙激活的氯通道（ANO1）在温度 44℃下使感觉神经元去极化，该通道的缺失降低了对有害热的反应；上皮钠通道（ENaC）能被低温激活，进而增强 DEG/ENaC（变形蛋白/上皮钠通道）家族其他成员的活性。

4.2.1.2 细胞对光的响应与调控

光是重要的环境因子，对于细胞来说，光可能作为调节生命活动的重要信号。早在 100 多年前，细菌被发现具有趋光性：它们可以感知光源或光强，沿着光轴线朝强度梯度增加的方向游动。现在一般认为，细菌的感光蛋白决定了其趋光性，目前已发现 7 种感光蛋白，包括细菌光敏色素（bacteriophytochrome），含光、氧、电压（light-oxygen-voltage，LOV）敏感结构域的光敏蛋白，黄素蓝光受体（blue light sensor using flavin，BLUF），光敏黄蛋白（photoreactive yellow protein，PYP），视紫红质（rhodopsin），隐花色素（cryptochrome），橙色类胡萝卜素蛋白（orange carotenoid protein，OCP）。感光蛋白不仅能帮助光合细菌寻找更适合的光环境，还能参与调节获取光能的光合作用。例如，光合细菌的感光蛋白能调节类胡萝卜素的合成，从而调节叶绿素捕获光能的过程。对于非光合细菌，其感光蛋白还能参与非光合作用的其他光生理反应。在自然界或者人为环境中，很多细菌能形成由生物膜（biofilm）包被的细菌群体：在鲍曼不动杆菌（*Acinetobacter baumannii*）中含有一个 BLUF 感光蛋白，光照试验发现其细菌的游动和生物膜的形成受蓝光抑制；*E. coli* 也含有 BLUF 感光蛋白，却发现光照可促进其生物膜的形成；有罗伊赫海源菌（*Idiomarina loihiensis*），它能编码具有 PYP 光化学特性的类 PYP 感光蛋白，其生物膜的形成则会被光照显著抑制。另外，光还会影响细菌胞外多糖（exopolysaccharides，EPS）的产生。

随着对光可调节细胞生命活动的深入研究，人们逐渐意识到可以尝试利用光学和遗传学技术进行组合以实现细胞的光调控。2002 年，Zemelman 等对果蝇感光受体相关基因进行研究，包括视紫红质蛋白、α-抑制蛋白-2（α-arrestin-2）和 GTP 结合蛋白 α 亚基，开发了"chARGe"多组分光激活策略，首次利用光特异激活了一群混合神经元中的一些特定神经元。2005 年，Boyden 等首次在哺乳动物中成功表达了微生物视紫红质蛋白，而且在不需要其他的辅助因子或组分的情况下，成功对神经元进行了光激活。2010 年，多种微生物视紫红质蛋白，包括细菌视紫红质蛋白、嗜盐菌视紫红质（halorhodopsin）和通道视紫红质（channel rhodopsin）均被证明能用于对哺乳动物神经元的光学激活或抑制；目前，科学家们已实现了对完整的哺乳动物脑组织甚至哺乳动物活体神经元的光遗传控制。2022年，华东理工大学杨弋团队为了实现 RNA 结合蛋白的光遗传学控制，首先构建了国际上首个人工合成的光控 RNA 结合蛋白，并命名为 LicV，该蛋白质分子质量仅为 23 kDa，由 RNA 结合结构域与 LOV 光敏结构域融合构成；在黑暗条件，LicV以单体形式存在，不能结合特定的核糖核酸抗终止子（ribonucleic antiterminator，RAT）；在蓝光照射下，LicV 形成同源二聚体并特异性识别、结合 RAT。他们将LicV 与不同的 RNA 效应结构域融合，分别获得了光控 RNA 剪接因子、光控 RNA定位因子、光控 RNA 翻译因子及光控 RNA 降解因子；他们利用这些光控 RNA效应因子实现了对活细胞 RNA 剪接、运输、翻译和降解等代谢行为的时空精密控制（Liu et al., 2022）。

4.2.2 细胞对环境中化学信号的响应与调控

4.2.2.1 细胞对 pH 的响应与调控

几乎所有的蛋白质都依赖于 pH 来维持其结构和功能（Deochand et al., 2016）。质子化和去质子化过程决定了生物表面的电荷，因此 pH 是许多代谢反应的基础；而且，质子动力势是细胞能量产生和转换的关键，因此在每个细胞内建立和维持适当的 pH 对它们的正常生理活动是至关重要的。一般来说，缓冲能力可以使 pH急性偏离最小化或至少钝化，但是为了长期的 pH 动态平衡，细胞必须进化出更持久、响应更灵敏和更精确地控制细胞内质子浓度稳态的方法。在大多数情况下，质子内稳态是通过多个输送体的相互作用来完成的，持续排出或输入质子，并通过物理上或功能上与代谢酶的耦合来调节细胞的生理状态。物质跨膜运输有自由扩散、被动运输和主动运输三种方式（图 4-3），细胞可通过主动运输或者被动运输的方式转运质子，转运过程需要利用 ATP 驱动泵。①P 型质子泵，水解 ATP 供能，将质子泵出细胞，建立和维持跨膜的质子电化学梯度，使得细胞周围呈酸性。②V 型质子泵，ATP 水解供能，将质子逆着电化学梯度从细胞质基质中泵入细胞器，以维持细胞质基质 pH 中性和细胞器内的 pH 酸性利用。③F 型质子泵，顺着浓度梯度泵出质子，利用质子动力势合成 ATP。

在发酵过程中，pH 是重要的影响因素，一般可以将其影响作用归纳为以下几点。①pH 影响复杂培养基中某些成分的解离和溶解性，从而影响细胞对这些物质的利用。②pH 影响细胞膜透性：pH 即氢离子浓度指数，不同 pH 会影响细胞膜所带电荷，进而会影响细胞膜的透性，从而影响细胞对营养物质的吸收和代谢物的排泄。③pH 影响酶的活性：pH 影响酶的结构和功能，其中有些可能是 pH 敏感的生长或生产相关酶系，进而影响细胞的生长与生产。④pH 影响代谢方向：pH

不同，可能会影响细胞代谢全局，从而影响产物的品类和质量。例如，黑曲霉在 pH 2～3 时进行发酵产生柠檬酸，而在 pH 近中性时产生草酸；在谷氨酸发酵中，中性和微碱性条件促进谷氨酸的积累，酸性条件则容易促进谷氨酰胺和 *N*-乙酰谷氨酰胺的形成。

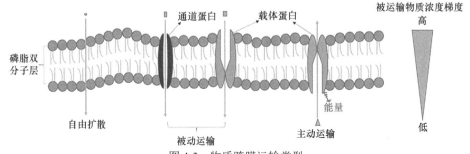

图 4-3　物质跨膜运输类型

　　pH 对发酵过程影响较大，因此需要对 pH 进行一定的控制。一般控制发酵 pH 有以下一些方法。①对发酵基础料 pH 进行调节。这是发酵的首要保证，需要在发酵初期给细胞创造一个适合生长和生产的环境。若基础料中含有较多的糖或硫酸铵，灭菌后 pH 一般会有一定的下降，因此可将灭菌前 pH 调到比预定值偏高一点。若基础料中含有大量的玉米浆，溶解后 pH 酸性较高，通常情况下需要加入较多的碱性物质用于调节消前 pH。②在基础料中加入稳定 pH 的物质，如加入 $CaCO_3$ 往往能中和部分发酵过程产生的酸，或者加入磷酸氢钾等缓冲体系，这些都有利于发酵过程的 pH 维持。③通过补料调节 pH，往往会遇到发酵过程的 pH 改变过大或过快的情况，当以上两种方式效果不佳的时候，则必须采取用补料调节 pH 的措施。补料调节 pH 一般有三种操作：①通过控制补糖速率来调节 pH，pH 偏高时可以提高补糖速率，pH 过低时可以降低补糖速率；②通过补充铵离子来调节 pH，当 pH 低时可以补氨水，pH 高时补（NH_4）$_2$$SO_4$，青霉素的发酵过程需要混合流加葡萄糖和氨水来控制 pH；③通过补酸/碱来调节，当 pH 低时可以补氢氧化钠、氢氧化钾等，pH 高时可以补盐酸、硫酸等。需要指出的是，补料调节 pH 的操作需要温和，不能对发酵环境造成较大的冲击，否则容易引起细胞发生代谢异常。

4.2.2.2　细胞对钙离子的响应与调控

　　钙离子（Ca^{2+}）参与细胞本身的物质组成，也可直接参与细胞酶催化反应，其更为人熟知的是作为最重要的第二信使，参与调节一系列细胞生命活动（Astegno et al.，2017）。

　　在植物细胞中，Ca^{2+} 能通过 Ca^{2+} 通道顺浓度梯度进入细胞质（胞质），而且往往需要通过 Ca^{2+}-ATPase 或 Ca^{2+}/H^+ 反向转运蛋白逆浓度梯度运输 Ca^{2+} 来保持胞质

内低 Ca^{2+} 浓度。在植物面对环境改变特别是环境胁迫时，Ca^{2+} 会经质膜、液泡膜和内质网膜的 Ca^{2+} 通道进入胞质，使得胞质 Ca^{2+} 浓度迅速增加，即产生钙瞬变或者钙振荡，将信号传递到钙信号靶蛋白（如钙调素或钙依赖型蛋白激酶或钙调磷酸酶 B 类蛋白），从而引起相应的、特异的生理生化反应。遭受外源刺激后，Ca^{2+} 通道开启，胞外 Ca^{2+} 进入胞内，同时胞内钙库（如内质网和液泡等）通过 Ca^{2+} 通道向胞质中释放 Ca^{2+}，使得胞质游离 Ca^{2+} 浓度迅速升高；Ca^{2+}/H^+ 反向转运蛋白和 Ca^{2+}-ATPase 则可迅速将 Ca^{2+} 转运到细胞外或者细胞内钙库中，迅速消除 Ca^{2+} 浓度的增长。这种 Ca^{2+} 浓度先升高后降低的过程通常很短暂，是一种最常见的钙信号，被称为钙瞬变。具有周期性变化特征的蒸腾流会将土壤中的钙带入植物体内，植物细胞会经钙受体-三磷酸肌醇途径作出响应，三磷酸肌醇会使得钙库释放 Ca^{2+}，从而引起细胞内自由 Ca^{2+} 的周期性振荡，即为钙振荡；振荡的幅度受土壤 Ca^{2+} 浓度和蒸腾速率的影响，而振荡的周期受气孔导度的影响。细胞通过一系列不同钙信号元件与钙结合来产生对钙信号的感应，结合并感应 Ca^{2+} 信号的元件被称为 Ca^{2+} 感受器或者 Ca^{2+} 信号靶蛋白，Ca^{2+} 感受器或钙信号靶蛋白发生激活或抑制则继续为下游传递钙信号，后续会通过钙信号元件进行特异性钙信号的解码，调节植物生长发育应答外界各种逆境信号。这些钙信号解码方式主要分为两种类型：信号传递型和信号应答型。信号传递型的钙信号元件包括钙调素和钙调磷酸酶 B 类蛋白，以钙调素为例，Ca^{2+} 能诱导钙调素发生构象变化，进而将信息传递给对应的蛋白激酶，蛋白激酶则会产生相应的酶构象或活性的变化（如钙调素激活的 ACACa^{2+} 泵活性）。与信号传递型相对的则是信号应答型，这种方式是通过 Ca^{2+} 诱导的相关元件发生构象变化，从而直接使其本身产生相应的酶活性（例如，钙依赖蛋白激酶 CDPK 经 Ca^{2+} 诱导后产生分子内活性）。植物细胞中广泛存在这两种钙信号解码方式，使得植物能够通过钙信号对多种途径产生的环境信号作出应答反应。

在动物细胞中，细胞外的 Ca^{2+} 浓度通常维持在 1.1～1.3 mmol/L 范围内，而细胞内的 Ca^{2+} 浓度在静息状态下维持在 100 nmol/L 左右，约是细胞外 Ca^{2+} 浓度的万分之一；当遭受刺激、细胞变得兴奋时，Ca^{2+} 可迅速升高至 1 μmol/L 甚至更高。Ca^{2+} 发挥信号作用的基础是 Ca^{2+} 浓度，Ca^{2+} 浓度的变化过程即钙信号转导过程，其浓度调节机制非常复杂，目前发现主要包括两个方面：①质膜钙转运，由质膜钙通道、质膜钙泵和 Na^+/Ca^{2+} 交换体等功能蛋白参与调节 Ca^{2+} 进出细胞；②胞内钙池的调节，由胞内 Ca^{2+}-ATP 酶、胞内钙结合蛋白和胞内受体操纵钙通道等功能蛋白参与调节胞内钙池的浓度。这两个方面的精确、协同调节作用使得细胞内 Ca^{2+} 水平得以稳定。

对于细菌来说，它们也能通过顺或逆浓度梯度实现 Ca^{2+} 的运输并维持 Ca^{2+} 胞内浓度处于一个比较低的水平（100～300 nmol/L）。目前关于细菌中 Ca^{2+} 信号调控的研究较少，但是关于 Ca^{2+} 生理作用的研究则有许多报道。①运动性。海洋无鞭毛蓝细菌聚球藻（*Synechococcus* sp.）在没有 Ca^{2+} 环境中停止运动，外加 Ca^{2+} 后又可使其完全恢复运动性。②趋化性。细胞内 Ca^{2+} 浓度能控制枯草芽孢杆菌（*Bacillus subtilis*）的鞭毛旋转方向；瞬时增加细胞内 Ca^{2+} 浓度会使得大肠杆菌细胞发生翻滚，瞬时减少细胞内 Ca^{2+} 浓度会使得大肠杆菌细胞发生平移。③生长和分化。提高培养基中 Ca^{2+} 浓度可以促进天蓝色链霉菌（*Streptomyces coelicolor*）产生气生菌丝及萌发孢子，而减少培养基中 Ca^{2+} 浓度则会使该菌的气生菌丝生长受到抑制。④致病性。入侵病原体识别宿主 Ca^{2+} 并对其做出反应，触发黏附、生物膜形成、宿主细胞损伤和宿主防御抵抗，使持续感染成为可能。

4.2.2.3 细胞对氧气的响应与调控

氧气对地球上绝大多数生命体都是必不可少的，它是呼吸作用及其他许多细胞生化反应所必需的。

经过长期的进化，需要保证充分的氧供应才能使大多数动物体的组织或细胞维持正常的生理功能，为此，动物细胞自身形成了严谨的氧感应机制（图 4-4）。在人体中，双侧的颈动脉体（carotid body）中存在一些特化细胞，它们能够感应血氧浓度，然后根据血氧浓度变化来调控机体的呼吸频率，进而维持机体或细胞内血氧浓度的稳定。在遭受低氧时，机体会产生更多的促红细胞生成素（erythropoietin，EPO），EPO 可促进红细胞生成，红细胞能产生血红蛋白负责氧的运输，因此这是动物细胞或机体对缺氧的一种适应性机制。EPO 主要由肾脏产生，而早在 20 世纪初，人们就已发现它能促进红细胞的生成，但一直不清楚低氧为何能提升 EPO 的表达水平？Semenza 等发现肝癌细胞在 1% 的低氧环境中时，细胞内 EPO 的 mRNA 含量暴增了约 50 倍；而在这些细胞置于缺氧条件之前，预先使用蛋白质合成抑制剂处理，却发现 *EPO* 基因的转录量并没有增加。*EPO* 基因的转录并不涉及蛋白质合成，但是为什么抑制蛋白质合成会抑制 *EPO* 基因的转录呢？他们推测低氧条件会诱导某个或某些蛋白质合成，该蛋白质能增强 *EPO* 基因的转录，进而发现 *EPO* 基因 3' 端存在一段增强子序列，而后对能与该序列特异性结合的蛋白质进行排查，发现了低氧诱导因子-1（hypoxia inducible factor-1，HIF-1）。HIF-1 是一种核蛋白复合体，含有一个 HIF-1α 亚基和一个 HIF-1β 亚基；细胞内 HIF-1α 在正常氧浓度时的表达水平很低，但在低氧环境时的表达显著上升。随后，许多研究者发现，在正常氧浓度时，HIF-1α 蛋白会被一种叫做泛素（ubiquitin）的小肽共价修饰，而后进入蛋白酶体被迅速降解；但低氧处理后，该过程被抑制，HIF-1α 蛋白会在细胞内积累。但是，泛素修饰 HIF-1α 的过程为何呈现出对氧浓度的依赖？Kaelin 等在对 *VHL*（Von Hippel-Lindau）基因功能性缺失的肿瘤细胞进行研究时，发现其会表达异常高水平的 HIF-1α；而回补 *VHL* 基因后，异常高表达的 HIF-1α 会受到抑制，该结果提示 VHL 蛋白与缺氧信号存在某种关联。随后，Ratcliffe 等证实，在细胞内，VHL 蛋白能够与 HIF-1α 直接结合，而后介导 HIF-1α 与泛素的共价连接，HIF-1α 之后便进入蛋白酶体进行降解。氧浓度是否调控了 VHL 与 HIF-1α 的相互作用？如果是，又是如何调控的？Kaelin 和 Ratcliffe 等都推测 HIF-1α 蛋白结构上可能存在一些能感应氧浓度变化的氨基酸残基。2001 年，Kaelin 和 Ratcliffe 等揭示了 HIF-1α 蛋白的两个脯氨酸残基在正常氧浓度状态下会受到羟基化修饰，进而能被 VHL 蛋白识别并结合，从而会促进 HIF-1α 的快速泛素化过程，随后 HIF-1α 会进入蛋白酶体被降解。需要指出的是，能够羟基化修饰 HIF-1α 的脯氨酸羟化酶能够感应氧浓度（Ivanet al.，2001；Jaakkolaet al.，2001）。至此，Semenza、Kaelin 和 Ratcliffe 这三位科学家完美阐释了动物细胞内的氧感应通路和机制，他们三人也因此共享了 2019 年诺贝尔生理学或医学奖。

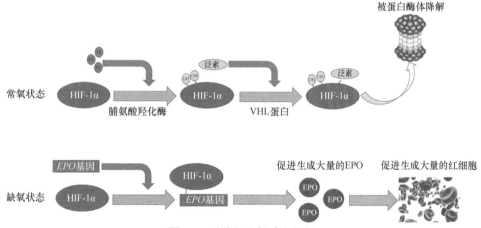

图 4-4 动物细胞氧感应机制

　　植物通过 Cys-Arg/N 端规则途径（Cys-Arg/N-end rule pathway）感知缺氧（浸水过程中发生的低氧）（Licausi et al.，2011）。该途径为泛素介导蛋白质水解的过程，通过 N 端半胱氨酸氧依赖降解 VII 组乙烯响应因子转录因子（group VII ethylene response factor transcription factor，ERF-VII），从而实现对氧气水平的整合。大多数 ERF-VII 具有 N 端保守序列"MCGGA"，特定的氨肽酶可识别该氨基酸序列并去除 N 端首位的甲硫氨酸，从而使半胱氨酸变成暴露的 N 端残基；N 端暴露的半胱氨酸会被植物半胱氨酸氧化酶（plant cysteine oxidase，PCO）氧化成半胱氨酸磺酸，继而被精氨酸转移酶（arginyltransferase，ATE）转化生成精氨酸；暴露在 N 端的精氨酸可被单亚基 E3 泛素连接酶进行识别，进而使得 ERF-VII 被泛素化，泛素化的 ERF-VII 即可进入 26S 蛋白酶体降解。因此，这种机制能帮助植物响应和调节低氧浓度的生理状态：在氧充足时，ERF-VII 会被降解；而遭受缺氧时，ERF-VII 在细胞中积累，进而调节植物的缺氧响应。

对于微生物来说，感应氧信号的方式主要有两种，分别由铁硫蛋白和血红蛋白结构域类因子调控（Taabazuing et al.，2014；Unden et al.，2021）。前者如大肠杆菌中的一种转录调节蛋白——延胡索酸和亚硝酸盐还原调控蛋白（fumarate and nitrate reduction，FNR），负责在细胞缺氧时调节全局的转录应答，以帮助细胞适应这一环境变化。转录因子 FNR 在厌氧条件下获得$[4Fe-4S]^{2+}$而被激活，进而控制缺氧呼吸相关基因的表达。例如，大肠杆菌和枯草杆菌的 nar（编码硝酸盐还原酶基因）和 nir（编码亚硝酸盐还原酶基因）操纵子在厌氧条件下被 FNR 激活，从而进行硝酸盐呼吸；然而，葡萄球菌缺乏 FNR 蛋白，nreABC 操纵子（氮调控）承担激活 nar 和 nir 基因表达的作用。有氧时，$[4Fe-4S]^{2+}$簇转变为$[2Fe-2S]^{2+}$簇，FNR 随之失去转录调控因子的活性。与铁硫蛋白类氧传感元件相比，血红蛋白类元件的氧传感元件为血红素而不是 Fe-S 原子。基于血红素的感应机制为：利用 O_2 的热力学特性来驱动调控蛋白的构象变化，从而可逆地形成 $Fe-O_2$ 键并输出信号。

4.2.3　群体感应系统

细菌在繁殖的过程中会向外界分泌特定的信号分子——自诱导物（autoinducer，AI）。随着菌群数量的增多，AI 也会逐渐增多，当菌群密度达到一定规模时，AI 的浓度也会达到相应的阈值；而后 AI 会进入细胞内并与相应的调节蛋白相结合，从而启动特定的基因表达，这种现象即被称为群体感应（quorum sensing，QS）（Moreno-Gámez et al.，2023）。

QS 能调控细菌的多种生理功能特性，如菌体的运动、DNA 的转化、生物被膜的形成、毒素的分泌、抗生素和细菌素的生产等。目前发现种内和种间均存在 QS 系统，QS 一般由信号分子、特异性受体蛋白和下游调控蛋白 3 部分组成。QS 系统按信号分子类别进行区分，主要有以下 4 类。①由 N-酰基高丝氨酸内酯类（N-acylhomoserinelactone，AHL）及其衍生物类信号分子介导的 QS 系统：该系统存在于革兰氏阴性菌中；AHL 是由一个高丝氨酸内酯环和一个酰胺链组成，酰胺链上的 C 原子个数为 4～18，极少的 AHL 在 C-3 位有取代基（如氢、羟基、羧基），自然界发现的最小 AHL 为 C4-HSL（butyl-homoserinelactone，丁基高丝氨酸内酯），最长的为 C18-HSL。酰胺链的长度和酰胺链 C-3 位上取代基团的性质决定 AHL 的特性；侧链短（C 原子数低于 8）、分子质量小的 AHL 可以通过自由扩散的方式进出细胞，侧链 C 原子数超过 8 个的，则需要利用载体蛋白进行转运。②由自诱导肽（autoinducing peptide，AIP）介导的双组分 QS 系统：存在于革兰氏阳性菌中；AIP 主要为 5～26 个氨基酸残基连接成直线状或环状结构的多肽。AIP 体积小、稳定性好且保守性高，需利用 ABC 转运系统（ATP-binding-cassette）或其他膜通道转运蛋白进行运输。③由自诱导物-2（autoinducer-2，AI-2）信号分子介导的 LuxS/AI-2QS 系统：存在于革兰氏阴性菌和阳性菌中；LuxS 蛋白合成

AI-2 的前体，即 4,5-dihydroxy-2,3-pentanedione（DPD），DPD 在细胞外可自身环化成呋喃糖基硼酸二酯，即 AI-2；AI-2 逐渐在细胞外积累，达到阈值后会经过跨膜蛋白 LsrACDB 的转运进入细胞内；在细胞内，磷酸激酶 LsrK 会磷酸化 AI-2，然后磷酸化的 AI-2 可与转录抑制因子 LsrR 结合形成 LsrR-AI-2-P 复合物，从而解除转录抑制因子 LsrR 对双向 *lsr* 操纵子的抑制，进而激活下游目的基因的转录并加速对 AI-2 的摄取。④由自诱导物-3（autoinducer-3，AI-3）信号分子介导的 AI-3/肾上腺素/去甲肾上腺素 QS 系统：存在于革兰氏阴性菌和阳性菌中，普遍存在于大肠杆菌属、克雷伯菌属和沙门菌属中；对大肠杆菌中的 LuxS 蛋白进行突变，使其不能合成 AI-2，却发现了一种新型信号分子——AI-3，其分子结构目前尚不明确；AI-3 可促进肠出血性大肠杆菌毒素的分泌，而且有趣的是，肾上腺素（epinephrine，EPi）或去甲肾上腺素（norepinephrine，NE）有相似的功能，因此推断三者有相似的结构。

4.3　生物过程信息数据采集与处理

4.3.1　组学信息数据采集与分析

细胞工厂在反应器中生长和代谢的生物过程是一个高度动态的过程，其变化的驱动力包括内在发育（如细胞生长和繁殖、芽孢生成和萌发、菌丝分隔等）、对反应器中不断变化的环境（如营养、pH、溶氧等）产生的应激、群体响应等。相应于这些复杂的因变量，细胞的基因转录、蛋白质翻译和代谢网络也会产生系统性的复杂变化。

过去，人们从发酵实践中发现，细胞工厂在一些特定过程中的产物合成会大幅提高。例如，链霉菌常常在对数生长结束后的稳定期启动聚酮类次级代谢产物的大量合成；又如，黑曲霉在氧限制期产生一系列生理响应，使酶蛋白产物的底物得率大幅提高。那么，为何细胞在这些特定过程会发生这样的代谢变化？引起细胞代谢网络改变或称代谢迁移的扳机点是什么？如何进一步利用这样的机制更好地释放细胞工厂的潜能以提高生产效率？这些问题正随着过程多组学研究的发展逐渐被解析，基于过程多组学整合分析反馈指导细胞工厂设计优化也将成为重要的理论方法。

过程多组学数据一般包括过程转录组、过程蛋白质组和过程代谢组，它们分别反映了处于生物过程中的细胞在基因转录、蛋白质合成和代谢物/代谢流等不同水平发生的变化。

与其他不同研究目的的组学相区别的是，过程多组学数据一般来源于同一种细胞在批发酵过程不同阶段（如迟滞期、对数生长期和稳定期）的样本。但这样的过程组学数据中包含了来自细胞自身发育、环境条件变化和群体响应等复杂变量驱动带来的变化信息，在分析时要根据研究目的去繁就简，抽提出引起代谢迁移的主要矛盾。如果为了明确某一特定条件对细胞不同组学的影响，则可采用微型平行反应器恒化培养方式，比较培养条件相同但遗传设计不同的工程细胞，或同一种细胞但培养条件（如比生长速率、pH、温度、培养基、搅拌转速等）不同时多种组学数据的差异，从而帮助寻找细胞工厂设计与培养条件变量对细胞工厂代谢网络不同水平（基因-蛋白质-代谢物）产生的影响及其作用机制。

几种组学数据有各自的特点，在分析时应注意每种组学数据的含义和局限性，才可以整合获得不同组学数据中的一致性、本征性的含义，同时对不同组学数据中的差异提出可能的原因和进一步的研究方案。

4.3.1.1 过程转录组学信息数据

转录（transcription）是指以细胞的遗传物质 DNA 为模板，以 ATP、UTP、GTP 和 CTP 为原料，按照碱基互补原则，在 RNA 聚合酶的作用下合成 RNA 的过程，是基因表达的第一步。转录组（transcriptome）是细胞对象在特定时空下基因组全部转录产物的集合。广义的转录组包括 mRNA、rRNA、tRNA 及其他各种非编码 RNA 等，由于 rRNA 和 tRNA 常常不是研究者关注的对象，所以狭义的转录组是指去除了 rRNA 和 tRNA 的胞内转录产物。对于特定基因型的细胞，在生长繁殖过程中，作为遗传物质的基因组基本保持稳定不变，但各个基因的表达与否、表达量的高低却受到不同程度的调控。一般而言，原核生物基因组较小，基因组的复制、转录和翻译都在细胞质中进行，基因表达调控机制也相对简单，所以基因组中大部分功能基因表达开关的缺省值是"ON"（开）。而真核生物基因的表达需要许多顺式和反式因子的参与，细胞区室分隔复杂，基因表达调控机制也复杂得多，所以基因组中大部分功能基因表达开关的缺省值是"OFF"（关）。转录组测序可以快速获得特定条件样本中全部基因的表达状态（包括表达基因的种类和表达量），而对连续时间点的过程转录组学数据分析则可揭示细胞在整个生物过程中每个基因的表达变化，并可藉由多种相关分析和聚类分析揭示细胞基因表达网络的整体变化规律。

转录组研究方法主要有两种：cDNA 微阵列和 RNA-seq。它们的主要区别在于，微阵列基于标记探针与目标 cDNA 序列之间的杂交信号来获得样本的基因表达谱，而 RNA-seq 通过测序技术对样本来源的 cDNA 链进行直接测序。两种方法的比较请见表 4-1。cDNA 微阵列的制作过程是：首先将细胞内的 mRNA 逆转录成 cDNA 并分离，然后将分离得到的所有或部分 cDNA（其长度通常大于 200 bp）作为探针，用机械手按照阵列的形式点到玻璃片上。玻璃片上的每一个点只包含一种 cDNA 分子，这样就制成了 cDNA 微阵列。固定在玻片上指定位置的 cDNA 探针序列是已知的。在使用 cDNA 微阵列时，首先提取实验组和对照组组织或细胞系中的 mRNA 样本，分别逆转录成 cDNA 并用不同颜色的荧光素标记；然后把经过标记的 cDNA 混合物（1∶1）加到 cDNA 微阵列上，与探针杂交杂交过程完成后，清洗微阵列；最后用不同波长的激光扫描杂交后的微阵列，获取荧光图像，对图像进行分析，得到 cDNA 芯片上每一个点的不同荧光素的强度值。荧光强度值定量反映了实验组和对照组样本中存在的、与探针互补的 mRNA 丰度，也就是反映了探针所对应基因在实验组和对照组的表达水平差异。一般而言，微阵列探针的荧光强度应与样品中互补 cDNA（代表转录物）的丰度成正比。但是该技术的准确性取决于所设计的探针序列的碱基组成及探针杂交的亲和力，存在非特异性杂交。此外，该技术基于荧光强度这样的模拟信号，检测灵敏度有限，且不能区分可变剪接转录本。探针的设计需要有先验基因序列知识，所以一些研究较为成熟的模式生物，如人或小鼠细胞、酿酒酵母等，有商业化的 cDNA 微阵列。

RNA-seq 是一种基于转录组高通量测序的研究方法，不依赖于预先设计的探针，获得的结果为数字信号而非模拟信号，因此阈值更宽、灵敏度更高。由于基因组高通量测序技术的飞速发展，转录组测序成本下降很快，已经成为普通实验室的常规研究方法。其实验流程是：首先提取样本总 RNA 并在纯化后片段化处理；然后构建 cDNA 文库，使用高通量测序的方法对 cDNA 进行测序。获得测序序列后比对到参考基因组上（或者从头组装转录本后再比对），根据测序序列的覆盖情况定量基因表达值。理论上，如果测序深度足够深，则可以覆盖到所有基因，包括尚未发现的新基因，并能实现全长基因水平的定量。该技术除了用于获得基因表达的定量结果，还可发现基因的新转录本和可变剪接等，这是微阵列芯片无法比拟的。基于文库构建的二代测序在建库时也存在非特异性扩增的偏移可能，这一问题可借由 PacBio 等三代测序技术辅助而改善。由于不需要先验知识，该技术的适用物种范围更广。而且，基于一定数学方法对数据进行均一化处理后，不同实验室对同一类实验产生的 RNA-seq 结果还可以进行宏分析。

表 4-1　RNA-seq 与 cDNA 微阵列技术的比较

特性	RNA-seq	cDNA 微阵列
重复性	高	高
可表征转录本丰度变化范围	>8000 倍	约百倍
是否可检测可变剪接	是	否
是否可对未知基因组物种进行表达谱分析	是	否
是否可在一轮实验中检测多个样本	是	否
对总 RNA 量的需求	>100 ng	约 1 μg
是否可重新分析数据	是	否

转录组学研究的基本流程和方法如下。

（1）确定实验目的、培养方式和采样时间点。首先要根据实验目的设计采样点，尽量保证只出现一个自变量或仅一个自变量存在显著差异，否则，有多个主要自变量会导致很难从复杂的转录组数据中寻找到与实验目的最相关的因果关系。例如，如果想研究发酵过程与菌体生长不同阶段的转录组变化，可选择发酵过程迟滞期、对数生长期和稳定期；如果要研究产物合成前后的转录组差异，可以根据产物合成速度来选择差异显著的两个或三个时间点；如果要研究某一发酵控制参数对生长和生产的影响，则可利用恒化培养条件设置该参数的 3～5 个不同水平而在其他参数尽量保持一致的情况下取样。因为恒化培养条件下菌体生理代谢基本处于稳态，可以最大限度地减少非自变量对转录组带来的扰动。同时，取样要注意设置生物学重复（用同一实验条件设置的平行性重复样本）和技术重复（同一实验样本来源的重复取样）来屏蔽样本之间的大量噪声信号（差异显著但并非与设计实验条件差异直接相关的信号）；获得较好的信噪比数据一般需要生物学重复和技术重复各 3 个，主流期刊一般需要每组处理至少 3 个生物学重复。设置重复的主要意义在于：消除组内误差；增强结果的可靠性；检测离群样本。

（2）采集样本，提取 RNA：一般采用 TRIZOL 法提取样本的总 RNA。由于 RNA 容易失活，所以提取操作要尽量快、保持低温、尽量避免 RNase 污染。原核生物的 RNA 更易降解。一般提取的总 RNA 中含有大量 rRNA 和 tRNA，如果实验者不关心 rRNA 和 tRNA，可以去除后再进行后续的逆转录、建库和测序。

（3）质检合格的 RNA 可进行逆转录和测序或微阵列杂交：提取和处理后的 RNA 需要经过 RNA 完整性分析、RNA 浓度定量等质量检测，符合要求后即可进行逆转录、建库和上机测序，或与 cDNA 微阵列杂交。

（4）数据基础分析：包括原始数据质量分析、基因表达值的定量、筛选差异表达基因，以及对差异表达基因进行聚类分析、GO 分类或 KEGG 代谢途径富集分析、Venn 图分析等常规分析。原始数据质量控制可用 FastQC 软件包检查 GC 含量、Q20 和 Q30 的比例，以及是否存在接头和其他物种序列的污染等主要指标。随后的步骤中通常把读序 mapping 到参考基因组上（tophat2 软件包），建立索引（bowtie2 软件包），然后获得基因表达值。RNA-seq 方法中基因表达值的定量方法就是计算比对到每个基因的 reads 有多少条，即 count 值。cDNA 微阵列方法则根据图像分析解析出每个基因位点上来自实验组和对照组两种探针的荧光信号强度，然后数学转换为每个基因的相对表达差异，也可获得一个矩阵。由于每个测序样品存在起始 RNA 量不同、文库量不同、测序数据量（深度）不同等差异，每个基因也存在序列长度不同的差异，所以原始的 count 值不适合直接作为表达量用于同一样品各基因之间或不同样品同一基因之间表达量的比较，需要进行校正或均一化。

常用的转录组数据处理软件是基于 R 语言的程序包，包括 Limma、DEseq2、EdgeR 等，它们均可输入表达矩阵、输出差异表达基因，但对数据均一化的处理方法不同，得到的结果也有差异。研究者可分别试用不同方法，通过主成分分析（principal component analysis，PCA）或 UMAP 等降维分析工具判定哪种方法得到的数据分布比较合理。降维分析还可发现实验组或对照组中个别离群的样本，对高度离群的样本数据可以舍弃。

差异表达基因列表一般是数据分析的重要结果之一，其分析要注意：①正确设置两两比较中实验组和对照组；②根据需要灵活设定阈值来判定差异表达基因。阈值一般包括表达值差异倍数以 2 为底的对数（$\log_2 FC$）、差异显著性（P 值或校正的 P 值）、错误发现率（false discovery rate，FDR）等。

多个两两比较结果的进一步分析可用基因集富集分析（gene set enrichment analysis，GSEA）。

基因集富集分析是从差异表达基因中进一步发现科学问题的重要手段。在识别到差异表达基因之后，根据基因的功能注释，以条形图的形式展示属于不同功能类型的差异基因数目，以评估实验条件主要影响了哪些生物学功能通路的基因表达。常用的基因功能注释通常是基于 GO、COG 和 KEGG 数据库。

（5）其他个性化分析：蛋白质互作网络分析、ncRNA 分析、可变剪接分析、共表达网络分析等。

4.3.1.2　过程蛋白质组学信息数据

蛋白质组（proteome）的概念首次由澳大利亚的科学家威尔金斯（Wilkins）和威廉姆斯（Williams）于 1996 年提出，指的是细胞、组织或有机体在特定状态下表达的全部蛋白质。蛋白质组学是研究蛋白质组的科学，提供关于样本中蛋白质种类（一级结构的氨基酸序列）、丰度、翻译后修饰、定位、相互作用及其变化的宝贵信息。

蛋白质鉴定是蛋白质组学研究的基石，为蛋白质定量、细胞定位、蛋白质相互作用等蛋白质组学研究奠定了坚实的基础。质谱是大规模蛋白质组学中最全面和最通用的工具，特别是在蛋白质鉴定方面的应用。根据研究目的，蛋白质组学可分为定性蛋白质组学、定量蛋白质组学、修饰蛋白质组学三类。

1）定性蛋白质组学

蛋白质组学定性分析是指对样品的蛋白质组组分进行定性分析。定性蛋白质组学研究的方法有多种，其中基于质谱的方法是蛋白质组定性检测的主要方法之一。质谱可以通过分子质量测定、N/C 端测序、全序列分析及翻译后修饰分析等方法大规模、高通量地进行蛋白质组定性。

2）定量蛋白质组学

目前较主流的、对蛋白质组各组分进行定量的方法有 5 种，分别是 Label-free、iTRAQ、SILAC、MRM/MRM^{HR} 和 SWATH，具体简述如下。

（1）Label-free：即非标记的定量蛋白质组学，不需要对比较样本做特定标记处理，只需要比较特定蛋白肽段在不同样品间的色谱质谱响应信号，便可得到样品间蛋白表达量的变化，通常用于分析大规模蛋白鉴定和定量时所产生的质谱数据。Label-free 定量方法操作简单，可以做任意样本的总蛋白质差异定量，但对实验操作的稳定性、重复性要求较高，准确性也较标记定量差。因此，Label-free 技术适合于大样本量的定量比较，以及对无法用标记定量实现的实验设计。

（2）iTRAQ：同位素标记相对和绝对定量（isobaric tags for relative and absolute quantification，iTRAQ）技术是由 AB SCIEX 公司研发的一种体外同种同位素标记的相对与绝对定量技术。该技术利用多种同位素试剂标记蛋白多肽 N 端或赖氨酸侧链基团，经高精度质谱仪串联分析，是近年来定量蛋白质组学常用的高通量筛选技术。iTRAQ 定量不依赖样本，可检测出较低丰度蛋白，且定量准确，可同时对 8 个样本进行分析，适用于研究不同病理条件下或者不同发育阶段的组织样品中蛋白质表达水平的差异。

（3）SILAC：即细胞培养条件下稳定同位素标记技术（stable isotope labeling by amino acids in cell culture，SILAC），其实验流程是在细胞培养基中加入轻、中或重型稳定同位素标记的必需氨基酸（赖氨酸和精氨酸），通过细胞的正常代谢，使新合成的蛋白质带上稳定同位素标签。等量混合各类型蛋白质，酶解后进行质谱分析。通过比较一级质谱图中同位素峰形的面积大小进行相对定量，同时用二级谱图对肽段进行序列测定，从而进行蛋白质鉴定。SILAC 属于体内标记技术，更接近样品真实状态，标记效率高达 100%，且标记效果稳定，适合于全细胞蛋白分析及膜蛋白的鉴定和定量，每个样本只需要几十微克的蛋白量。

（4）MRM/MRM^{HR}：多重反应监测（multiple reaction monitoring，MRM）技术是基于已知信息或假定信息设定质谱检测规则，对符合规则的离子进行信号记录，去除大量不符合规则离子信号的干扰，从而得到质谱信息的一种数据获取方式，属于目标蛋白质组。其关键在于首先要能够检测到具有特异性的母离子，然后将选定的特异性母离子进行碰撞诱导，最后去除其他子离子的干扰，只对选定的特异子离子进行质谱信号的采集。MRM^{HR} 又称 PRM（平行反应监测，parallel reaction monitoring），在 MRM 基础上升级而来，是一种基于高分辨、高精度质谱的靶向定量技术，能够对目标蛋白质/肽段（以及含有修饰的肽段）进行选择性检测，从而实现对目标蛋白质/肽段的精准定量。该技术通过两级离子选择，排除大量干扰离子，使质谱的化学背景降低、目标检测物的信噪比显著提高，从而实现检测的高灵敏度，并具有重现性好、准确度高等特点，特别适合于已知蛋白质序列的蛋白质表达量差异验证，可以检测较低丰度的蛋白质，但一次 MRM 实验只能检测到 20 个左右的目标蛋白。

（5）SWATH（sequential windowed acquisition of all theoretical fragment ion）：

瑞士苏黎世联邦理工学院的 Ruedi Aebersold 博士及其团队与 AB-SCIEX 于 2012 年联合推出的一项全新的质谱采集模式技术，是 MS/MSALL 技术的一种扩展。与传统的鸟枪法（shotgun sequencing）技术相比，SWATH 采集模式能够将扫描区间内所有肽段的母离子经过超高速扫描并进行二级碎裂，从而获得完整的肽段信息，是一种真正全景式、高通量的质谱技术。

应用 SWATH 采集模式，一次实验即可获得完整的定量与定性结果，无须进行方法优化。它可以采集样品中所有化合物的信息，也可以对所有化合物进行追溯、查询和分析。定量方法采用高分辨模式，可以消除干扰、提高选择性，且定量能力可与三重四级杆质谱相媲美，灵敏度和动态范围与 MRM 分析水平相当。针对亚细胞结构、细菌、真菌、细胞分泌物等样本，SWATH 定量的效果非常好。

3）修饰蛋白质组学

修饰蛋白质组学是对蛋白质组中组成蛋白质修饰的状态进行定性、定量分析，获得不同处理或不同生理状态下的蛋白质修饰差异，修饰包括蛋白质磷酸化、乙酰化和糖基化等。

磷酸化：蛋白质磷酸化可发生在许多种类的氨基酸（蛋白质的主要单位）上，其中以丝氨酸为多，接着是苏氨酸。蛋白质磷酸化是蛋白质修饰最常见的形式之一，是生物体内最重要、含量最丰富、研究最深入的修饰方式，很多富集方法首先在磷酸化蛋白质组学分析中开发和利用。其中，二氧化钛（TiO_2）亲和层析和磷酸化 Motif 抗体免疫亲和富集两种方法所获得的磷酸化修饰肽段彼此互补，能最大限度地覆盖磷酸化修饰位点。

乙酰化：最常见的是组蛋白乙酰化。常用氯乙酰和醋酸酐等作为乙酰化剂。乙酰化是一种高度保守和可逆的翻译后修饰。它主要通过修饰核蛋白参与调控基因表达，也能调控多种代谢酶和代谢途径。在蛋白质组学研究中，已经发现了成千上万的乙酰化蛋白。然而，大多数乙酰化蛋白的丰度都很低。乙酰肽的富集有助于提高质谱分析的灵敏度。

糖基化：在糖基转移酶作用下，糖基可被转移至蛋白质的糖基化位点，与蛋白质上的特定氨基酸残基形成糖苷键，即形成糖蛋白。糖基化起始于内质网，结束于高尔基体。糖基化是对蛋白质非常重要的修饰作用，不仅影响着蛋白质的空间构象、生物活性、运输和定位，而且在分子识别、细胞通信、信号转导等特定生物过程中发挥着至关重要的作用。糖蛋白根据其糖链结构及糖基化位点，主要分为 N-糖蛋白与 O-糖蛋白两大类。据推断，真核生物中有超过 50% 的蛋白质都发生了糖基化修饰，但由于寡糖链结构的高度复杂性和不均一性，绝大多数糖蛋白尚未被发现，现有数据中只有约 10% 的蛋白质被注释为糖蛋白。

1975 年，分离大肠杆菌蛋白质的二维电泳技术见证了微生物蛋白质组学的诞生。迅速发展的蛋白质组学研究方法，已经揭开了微生物细胞蛋白质组的面纱，其中包含关于蛋白质表达、丰度、修饰、定位和相互作用的大量信息。大量的蛋白质组学技术在阐明微生物应激反应和致病性的复杂分子机制方面发挥着关键作用。同时,微生物蛋白质组学在代谢工程中卓有成效的应用在解析细胞工厂代谢机制、寻找关键调控蛋白和指导菌株设计方面起到了重要作用。

例如,定量蛋白质组学分析揭示了梭状芽孢杆菌 CT7 菌株(*Clostridium* sp. strain CT7)在甘油和葡萄糖中生产丁醇效率差异的机制(Jiang et al.,2021)。由于基因组中主要副产物丙酮和 1,3-丙二醇的合成基因缺陷,所以 CT-7 丁醇产率很高。甘油和葡萄糖作为碳源可使 CT7 的代谢产物谱发生显著变化,尤其是甘油培养的 CT7 丁醇产量高(16.60 g/L vs. 1.80 g/L),挥发性脂肪酸(VFA)低(2.95 g/L vs. 6.12 g/L)。然而,这种有趣现象的机制仍不清楚。为了更好地理解 CT7 菌株在甘油培养基中产生的丁醇量比在葡萄糖培养基中更高的机制,作者将产溶剂梭状芽孢杆菌 CT7 菌株培养在分别以甘油和葡萄糖作为碳源的培养基中,通过 iTRAQ 技术对与底物利用、溶剂和挥发性脂肪酸(VFA)生成相关的关键蛋白质进行了比较蛋白质组学分析。根据 iTRAQ 数据,在 60 g/L 甘油为碳源时的早期和晚期发酵阶段分别鉴定出 364 种和 228 种调节蛋白($P<0.05$,倍数变化阈值为 1.3)。在这些蛋白质中,分别有 192 种和 172 种蛋白质在发酵早期发生上调和下调,分别有 137 种和 91 种蛋白质在发酵晚期发生上调和下调。大多数蛋白质与丁醇生产相关,功能蛋白的明显上调主要集中在碳代谢、溶剂产生、电子传递和应激反应等方面。与碳代谢相关的蛋白质包括甘油脱氢酶、二羟丙酮激酶、甘油醛-3-磷酸脱氢酶、丙酮酸激酶等,与溶剂形成相关的酶主要包括醛脱氢酶和丁醇脱氢酶。氢化酶、铁氧还蛋白和电子转移蛋白的上调可能归因于内部氧化还原平衡。由于 CT7 菌株在甘油培养基中缺乏负责产生丙酮和 1,3-丙二醇(1,3-PDO)的关键基因,形成丙酮和 1,3-PDO 非偶联发酵模式。这种不同于传统的丙酮-丁醇-乙醇(ABE)发酵模式显著提高了 CT7 生产丁醇的能力。此外,以甘油为底物的培养基较早触发孢子形成反应可能也与较高的丁醇产量有关。这些结果解释了 CT7 菌株在不同底物发酵中蛋白质组水平的差异及其与代谢差异的关系,为进一步对其他产溶剂菌株进行基因改造以实现甘油的高效利用奠定了基础,也为应用代谢工程开发其他工业微生物以从甘油高效生产丁醇铺平了道路。

4.3.1.3　过程代谢组学信息数据

如果说基因组数据反映了代谢反应的可能性,转录组数据和蛋白质组数据则更加证实了代谢反应的可能性,但特定代谢反应是否真实发生及反应强度如何,还需要从代谢组数据得到最确凿的证据。

代谢组学是对生物体内所有代谢物(一般是相对分子质量 1000 以内的小分子物质)进行定量分析,并寻找代谢反应相关基因与环境、生理和病理变化的相互作用关系，是系统生物学的组成部分。先进分析检测技术结合模式识别和专家系统等计算分析方法是代谢组学研究的基本方法。

代谢物组研究方法可分为非靶向代谢组和靶向代谢物组。前者为对所有可测量分析物的半定量测定，是一种检测特定条件下代谢物水平变化的无偏方法。靶向代谢组则通过化学定量和生化注释法，鉴定与特定表型相关的关键代谢物，如脂类、氨基酸类等。

代谢组学的技术平台可以分为以下几个部分：前期样品采集处理；中期代谢产物检测、分析与鉴定；后期数据分析和模型建立。

（1）样品采集处理

样品的采集包括取样点的选择，以及样品的收集、运输和储存；样品的处理包括将样品中待测组分富集、干扰组分去除，从而将样品转化成适合分析仪器分析的形态。在样品制备中使用的方法既有传统的有机溶剂提取，也有固相（微）萃取、微透析技术、衍生化技术、膜分离技术等。

（2）代谢物检测分析

样品预处理完成后要选用合适的方法对样品进行检测。与原有的组学技术只分析特定的化合物不同，代谢组学尤其是非靶向代谢组学要对所有的代谢物进行无偏向的分析，单一的检测手段是不够的。核磁共振（nuclear magnetic resonance，NMR）、气相色谱质谱法（gas chromatography-mass spectrometry，GC-MS）和液相色谱质谱法（liquid chromatography-mass spectrometry，LC-MS）、红外光谱、库仑分析、紫外吸收、荧光散射、发射性检测、光散射等分离手段及其组合都出现在代谢组学的研究中，涵盖许多种类的有机化合物，包括脂质、氨基酸、糖、生物胺和有机酸等。其中，NMR 因其非破坏性、非选择性分析等优点而成为目前最主要的分析工具；色谱质谱联用则以其高分离度、高灵敏度及高通量，也成为一种重要的分析手段（Zhang et al.，2012）。

核磁共振（NMR）技术是代谢组学提出之初普遍采用的方法，目前仍保持着良好的发展势头。特别是近年来发展的魔角旋转（magic angle spinning，MAS）技术，使得谱图的分辨能力明显提高，在代谢组学的很多领域得到了广泛的应用。另外，二维核磁（2D-NMR）用于代谢组学的研究亦十分有效，因此 NMR 仍是当前代谢物组学研究的主要技术。核磁共振技术是利用高磁场中原子核对射频辐射的吸收光谱来鉴定化合物结构的分析技术，生命科学领域中常用的是氢谱（^{1}H-NMR）、碳谱（^{13}C-NMR）及磷谱（^{31}P-NMR）三种，用于体液或组织提取液分析和活体分析。常用的是体液分析研究，以氢谱（^{1}H-NMR）为例，是将准备好的生物标本（包括各种体液成组织提取液）直接上样检测即可。所得 ^{1}H-NMR 峰与样品中各化合物的氢原子对应，根据一定的规则或与标准氢谱对照可以直接鉴定出代谢物的化学成分，信号的相对强弱则反映了各成分的相对含量。不同样品的代谢物图谱有其特异性，可通过类似样品的"指纹"对这种特异性进行区分、鉴定，被称为"代谢指纹分析（metabolic fingerprint analysis）"，帮助找出机体代谢的共性与个性。

NMR 还能够对活体内外的非损伤组织、器官进行研究。以心脏的磷谱研究为例，将预处理的体外灌流心脏直接置于检测区，持续观察低氧干预下 ^{31}P-NMR 谱峰的改变情况，发现低氧状况下谱峰信号强度随低氧状态的延长而增加。这种分析器官或组织中某一代谢物或组合随时间变化的情况称为"代谢轮廓分析（metabolic profiling analysis）"，即通过观察特定干预的动态系统，找出机体代谢变化的规律。

核磁共振技术在代谢组学中的应用越来越广泛，主要有如下优点：无损伤性，不破坏样品的结构和性质；可在一定的温度和缓冲范围内进行生理条件或接近生理条件的试验，与外界特定干预相结合，研究动态系统中机体化学交换、运动等代谢产物的变化规律；试验的方法灵活多样。核磁共振虽然可对化学组成知之甚少的复杂样品如尿液、血液等进行非破坏性分析，但由于其对每个分子的化学和物理环境敏感，因此样品制备的要求很高。同时，核磁共振的动态范围有限，很难同时测定生物体系中共存的、浓度相差很大的代谢产物，所需的硬件投资也较大。

在过去的几十年里，色谱技术因其卓越的分离性能、高灵敏度已被广泛用于复杂体系（如体液）中的靶标分析（如标记物分析）。近年来，越来越多的研究者将色谱及色谱联用技术用于代谢组学的研究。作为代谢组学的工具，色谱技术存在的主要问题是大量色谱峰的识别及方法的重现性。快速梯度洗脱方法实现了在短整体柱上对尿液的快速分离，显示了液相色谱利用新发展的技术实现高通量分析的潜力。质谱由于其普适性、高灵敏度和特异性，被广泛地应用于代谢组学研究领域。目前，与质谱联用的色谱技术主要有气相色谱（GC）、液相色谱（LC）、毛细管电泳（CE）等。LC 可以直接分析不挥发性化合物、极性化合物、热不稳定化合物和大分子化合物（包括蛋白质、多肽、多糖、多聚物等），分析范围广，可不用衍生化。高性能色谱技术因其良好的分离能力，已被广泛应用于复杂体系（如血浆与尿样）的靶标分析。随着各种新的离子化技术的不断出现，质谱以其高灵敏度、高通量的特性，被广泛应用于代谢组学研究领域。

质谱（mass spectrum，MS）是通过将样品中的中性分子转化为运动的气态离子，按各种离子的质荷比（m/z）和丰度进行分离并记录其信息的分析方法。它具有很高的灵敏度、特异度及良好的动态范围，这使其特别适合靶向代谢组学研究。代谢组学中 MS 的主要弱点之一是定量分析，所用样品制备类型及其分子环境会影响信号强度。基于 MS 的代谢组学通常在分离步骤之后进行，这会降低生物样品的复杂性，并允许在不同时间对不同分子集合进行 MS 分析。

MS 技术中最常用的分离技术是液相色谱（LC）和气相色谱（GC），它们与 MS 的联用技术分别被称为 LC-MS 技术和 GC-MS 技术。GC-MS 相对稳定、灵敏度高，具有出色的分离再现性，使用商业数据库和软件即可轻松鉴定代谢物，但样品前处理工作量大，只能鉴定易挥发物质且难以鉴定新的化合物。通常采用液相色谱-质谱联用（LC-MS）的方法比较不同血样中各自的代谢产物，以确定其中所有的代谢产物。从本质上来说，代谢指纹分析涉及比较不同个体中代谢产物的质谱峰，最终了解不同化合物的结构，建立一套完备的、识别这些不同化合物特征的分析方法。它结合了液相色谱仪有效分离热不稳性及高沸点化合物的分离能力，以及质谱仪很强的组分鉴定能力，是一种分离分析复杂有机混合物的有效手段；LC-MS 技术具有更高的灵敏度、更广泛的代谢物检测范围和多样化的方法，但稳定性更差，化合物鉴定更困难。

（3）数据分析

通常，由前面高通量的检测手段获得的数据是海量的，要从其中挖掘生物学信息，就必须借助于数据分析技术来实现对样本的分类和判别，而模式识别就是一种常用且重要的数据分析技术。

对于细胞工厂的代谢过程研究，常常利用全基因组规模代谢模型（genome-scale metabolism model，GEM）和代谢物组信息对代谢反应的流量（flux）进行定量模拟分析，因此又衍生出代谢流组的概念。代谢流组学（fluxomics）是研究代谢流量组（fluxome）随时间动态变化的科学，即对流经各代谢途径的代谢流量组进行定量分析。流量就是代谢网络中化学反应的反应速率。流量变化反映了遗传和代谢调控的综合结果，决定了细胞表型。因此，转录组学、蛋白质组学、代谢组学提供了代谢网络容量和热动力学测试，而代谢流量组学则是对网络中每步反应的流量值进行精细定量，可以认为是对代谢表型的直接衡量。在稳态条件下，代谢流量一般以代谢产物的比生成速率表示，是代谢反应中最重要的参数。对代谢流的模拟有两类基本方法：代谢通量分析（metabolic flux analysis，MFA）和代谢流平衡分析（flux balance analysis，FBA）。

代谢通量分析（MFA）是根据代谢路径中各个反应的计量关系及实验中所测得的代谢物组数据，来确定整个代谢反应网络中代谢流量分布的一种定量分析方法。它假定一定时间内，胞内中间代谢产物的浓度不变，根据代谢途径中各反应的计量关系及实验中测得的底物消耗速率或者产物生成速率，基于质量平衡及可能的能量平衡来确定未知的反应速率，进而确定代谢网络的通量分配。代谢通量分析不仅能精确、定量地描述代谢特性，还可以提供一些菌体生理方面更深入的信息。通过比较代谢通量的变化，我们就可以对遗传和环境扰动的影响给予充分的评价，并能对特定途径和反应的重要性进行准确描述。

基于 ^{13}C 或者 ^{15}N 标记的代谢流量分析方法能够系统地定量细胞或者组织内代谢网络的流量分布及各代谢途径的相对贡献，即通过 ^{13}C 标记试验并结合2D-NMR 波谱或 GC-MS 色谱信息来分析细胞内中间代谢物的 ^{13}C 标识状态，从而系统地定量细胞内各个代谢流量的相对大小及其分布变化。

流平衡分析（FBA）是一种广泛应用于生物化学网络研究的方法，特别是在基因组尺度的代谢网络重构。这些代谢网络包含生物体内所有已知的代谢反应和编码每个酶的基因。FBA 通过这个代谢网络计算各个代谢反应的流量，从而可以预测生物体的生长速率或是重要代谢物的生成速率。不同于以同位素代谢物测定数据为基础的代谢通量分析（MFA），FBA 是用数学方法对稳态下细胞代谢网络里的代谢流进行拟合分析。FBA 通过两个步骤来完成。第一步中，代谢反应用包含每个反应的化学计量系数的数值矩阵来表示。第二步中，在增加约束条件之后，对系统模型进行求解。约束是 FBA 的重要条件，主要来自两个方面：一方面是基本物理规律的约束，如物质不灭、能量守恒等；另一方面是边界条件的约束，如底物的供应量（上限）、产物的生成量（下限）等。因此，流平衡分析又称为基于约束的模型（constraint-based model）。通过提供这样的约束，系统可能的解集就减少了。FBA 的计算资源包括 BIGG 数据库、COBRA 工具箱和 FASIMU（FBA 模拟软件）（周静茹等，2021）。

4.3.1.4 生物过程的多组学整合分析

过程多组学整合分析主要是指转录组学、蛋白质组学和代谢组学数据的整合分析。由于从 DNA 到 mRNA 到蛋白质到代谢，存在多个层次的调控，即转录水平（transcriptional level）调控、翻译水平（translational level）调控、翻译后水平（post-translational level）调控及酶的别构调控等，所以每种组学都只能获得全局调控中的单一层面信息。从转录组学信息数据只能了解到基因组在转录水平的变化，并不一定与该基因的蛋白质产物表达水平和相关代谢反应的流量强度完全一致。实验也证明，组织中 mRNA 丰度与蛋白质丰度的相关性有一定差异，尤其对于低丰度蛋白质来说，相关性更差。蛋白质复杂的翻译后修饰、蛋白质的亚细胞定位或迁移、蛋白质-蛋白质相互作用等几乎都无法根据转录组数据进行判断。又由于生命现象的发生往往是多因素影响的，可能有多个蛋白质、RNA、小分子参与调控，分子间的相互作用或交织成网状，或平行发生，或呈级联因果，具有高度的动态性。因此，要对生命的复杂活动有全面和深入的认识，必然要在整体水平上对多个组学信息数据进行整合分析。

转录组与蛋白质组数据整合可依据 mRNA 与蛋白质之间的翻译关系彼此关联，通过此关系将 mRNA 与其翻译的蛋白质整合，即通过蛋白质 ID 查找与之匹配的转录本数据。

蛋白质组学和代谢组学整合分析最常见的思路是基于同一条代谢途径的数据整合，找到参与某条重要代谢通路的差异表达蛋白，并在代谢组学分析结果中重点关注该通路中代谢物的变化关系，基于该通路进一步探讨代谢物的改变是否由蛋白质的变化所引起，据此找到参与同一生物进程中发生显著性变化的蛋白质和代谢物，快速锁定关键蛋白，挖掘相关靶标分子。

多组学整合分析在细胞工厂的瓶颈分析和理性优化设计中有非常重要的应用价值。例如，氧限制是提高丝状真菌如黑曲霉中酶产量的常用策略。然而，黑曲霉细胞内对氧限制的代谢响应还不清楚。为了解决这一问题，Lu 等（2018）采用基于基因组规模代谢网络模型（GEM）、代谢组学、代谢流组学、转录组学的多组学整合分析方法，对黑曲霉氧限制发酵过程的代谢响应机制进行了研究。

将葡萄糖淀粉酶高产菌株黑曲霉进行分批补料培养，采用过程质谱仪（MAX300-LG，Extrel）测定发酵过程尾气中的氧和二氧化碳浓度，并用低漂移极谱电极测定了发酵液中的溶解氧浓度，用葡萄糖分析仪测定发酵液中的残糖。采用高效液相色谱法测定了胞外有机酸（乙酸、柠檬酸、草酸、苹果酸、富马酸、丙酮酸和丁二酸）。使用同位素稀释质谱法（IDMS）定量代谢物浓度。采用超高效液相色谱-串联质谱（UPLC-MS/MS）和气相色谱-质谱（GC-MS）联用技术对其代谢产物进行分析。不同组学数据基于 GEM 进行了整合分析，发现当黑曲霉进入限氧阶段时，大多数细胞内代谢物池急剧减小。然而，也发现一些氨基酸（如 Tyr 和 Val）和有机酸（如 SUCC 和 CIT）含量会随着时间累积而增加。有机酸的积累与有限氧气供应下的高胞内氧化还原水平一致。在限氧阶段，细胞内氨基酸池大小的变化表现出两种不同的趋势：Ala、Gly、Asp、Glu 和 Ser 的池大小急剧减小，而 Val、Leu、Ile 等支链氨基酸和 His 的池大小在增加。45 种代谢物浓度的变化对氧限制扰动敏感。转录组学和 MFA 分析表明，乙醛酸循环的通量增加，这减少了 TCA 循环中 NADH 的形成，结合氧化磷酸化途径的加强，共同帮助维持胞内的氧化还原平衡。利用 RNA-seq 分析了 10 445 个基因在不同发酵阶段（16h、24h、42h 和 66h）的表达数据，发现氧限制产酶期，胞内脂肪酸合成途径基因表达显著下调。总体来说，在低氧条件下，为了维持细胞内氧化还原和能量平衡，细胞的代谢受到不同方面的调节。随着发酵时间的延长，大多数中间代谢产物池逐渐减小。同时，脂肪酸和核糖体合成途径的基因表达降低，从而减弱了细胞生长代谢；相反，EMP 途径、乙醛酸途径和氧化磷酸化途径被激活。

经过多组学整合分析得出，糖化酶在限氧期高产的可能原因可概括为：首先，EMP 途径的强化可以为酶的合成提供更多的氨基酸前体；其次，脂肪酸和核糖体生物合成的下调使细胞生长下降，胞内资源更多流向糖化酶的合成。甾醇合成的基因表达上调可能有利于酶的分泌。多组学整合分析从系统的角度揭示了发酵过程中氧限制对细胞代谢产生的全局性影响及其机制，并提出 NADPH 和部分氨基酸前体的供应不足可能是黑曲霉细胞工厂进一步高产酶能力的限制瓶颈。因此，研究人员开展了 NADPH（Sui et al.，2020）和氨基酸前体（Cao et al.，2020）供应途径的系统改造，均取得了良好效果。

4.3.2 反应器过程数据的采集与处理

细胞的生物过程是连续的，会产生大量的数据，对这些数据进行采集和处理将有助于提升我们对这些细胞生长与生产规律的认识。通常我们在反应器中进行生物过程探索，利用一系列的传感器和数据处理系统即可得到大量的生物过程数据用于研究。

4.3.2.1 常用的物理热工传感器

（1）温度传感器

温度是细胞生命活动中的基本参数，对细胞的生长与生产影响很大，因此在反应器中需要严格监控发酵液的温度值。温度传感器是通过物体随温度变化而改变某种特性来间接测量的，温度能引起物体发生改变的物理性质有膨胀、电阻、电容、电动势、磁性能、光学特性、频率、热噪声和热辐射等。理论上，针对其中任何一个变化规律，均能研制出相应的温度传感器，但是不同原理所适用的场景不尽相同。

铂热电阻温度传感器的抗氧化性能较好，性质十分稳定，发酵生产全程（培养基灭菌到发酵结束）的电阻-温度特性的一致性比较稳定，因此在发酵中被广泛使用。接下来具体介绍该传感器：铂自身的电阻值会随着温度变化而发生改变；将铂探头接入电路中，记录不同温度下的电流，不同的电流即对应不同的电阻，从而可以描绘出不同温度与电阻（或电流）的曲线图，即可通过测量电阻（或电流）计算出温度的数值；当被测的为存在温度梯度的介质时，所测得的温度为围绕盖感温元件所处小区域内的介质层所呈现出的平均温度。

（2）pH 传感器

pH 会影响蛋白质的结构与功能，是发酵控制中的基本参数。目前 pH 测量的通用方法有试纸对照法、指示剂法和电化学分析法。前面两种方法精度低、误差大，常用于简单、快速的 pH 定性研究，不适用于 pH 的严格监控；电化学分析法则是目前工业上常用的 pH 测量技术。

电化学分析法中有两种常用的传感器。①玻璃电极型。玻璃电极插入待测溶液后，因水化作用会在其玻璃膜的内、外表面分别形成一个凝胶层（厚度约为 10^{-4} mm），每当 H^+ 进入或者离开时，玻璃膜会破坏凝胶层的电中性从而形成电势场；电势场的大小和正负性由待测液的 H^+ 浓度决定，待测溶液为酸性时形成正的电势场，待测溶液为碱性时形成负的电势场；该电势场对比于固定电势的参考电极，即可换算出待测溶液的 pH。②氢离子敏场效应晶体管（H^+-ISFET）型。传感器中氢离子敏感膜（绝缘层）与待测溶液接触后，敏感膜与溶液界面会出现对氢离子敏感的能斯特响应电位，从而改变沟道的电导率，进而引起氢离子敏场效应晶体管的源、漏两端的电流发生变化。这样就可以根据电流的变化情况间接推断

出溶液中 H^+ 浓度，实现溶液 pH 的测定。

目前还发展出了两种更先进的 pH 检测传感器：光谱分析型和 pH 敏感型水凝胶型。①光谱分析型 pH 传感器：酸碱指示剂对不同 pH 会出现不同的显色变化，且过程可逆，因此能够以光纤作为传输光性质变化信号的元件，并将固定了酸碱指示剂的薄膜固定在光纤的端面或侧面，即构成 pH 探针；探针插入待测溶液中后，H^+ 会进入薄膜并与薄膜中的酸碱指示剂发生相互作用，从而可逆地改变指示剂分子的结构，进而改变薄膜的光学性质（如吸收率、反射率、荧光性、能量转移、折射率等），通过检测光纤传播光谱特性的变化即可表征待测溶液的 pH。②pH 敏感型水凝胶型 pH 传感器：利用特定的水凝胶对外环境中的 pH 变化会有独特响应这一特性来检测 pH，这些特性包括光谱性、机械形变力和电磁性，通过检测这些特性的变化规律来表征 pH。

（3）溶氧传感器

对于耗氧生物的发酵来说，氧气的供应是必需的，在发酵中需要合理地维持一定的氧气浓度，因此氧气浓度的监测十分重要。我们常用发酵液中的溶解氧浓度（DO）来表征发酵中的氧气浓度。测定 DO 的方法一般有三种。①碘量法。硫酸锰在碱性碘化钾溶液中会发生反应并生成氢氧化锰白色沉淀，氢氧化锰则会迅速与水中的溶解氧发生反应并生成偏氢氧化锰[$MnO(OH)_2$]棕色沉淀；而后加入浓硫酸使棕色沉淀溶解并与碘离子发生反应生成碘，溶解氧越多，析出的碘也越多；以淀粉作为指示剂，用硫化硫酸钠标准溶液滴定，即可推算出水样中溶解氧的含量。该方法步骤烦琐、结果易被发酵液本身性质干扰，而且难以模拟在一定压力和一定搅拌下的真实溶氧情况，所以无法作为发酵 DO 测定的常规方法，常用于对环境中 DO 的测定。②电极极谱法。在两极间加恒定电压，电子由负极流向正极，形成扩散电流；在一定温度下，扩散电流的大小与 DO 成正比，即可建立电流与 DO 的定量关系；仪器可将电流大小值自动转换为 DO 值。该方法简单方便，为目前常用的 DO 检测方法。③荧光法。将蓝光照射到荧光物质上，激发出红光，氧分子可以产生猝灭效应带走能量，所以激发红光的持续时间和强度与氧分子的浓度成反比；将与蓝光同步的红光作为参比光源，测量激发红光与参比光之间的相位差，用内部标定值进行对比，从而可以推算出氧分子的浓度。该方法操作简单方便，但所用设备较昂贵，因而限制了其进一步的应用。

（4）罐压传感器

在发酵过程中，需要赋予发酵罐内部一定的压力，这样可以保证罐内正压以降低染菌风险，并可增加氧分压以提高 DO。目前在发酵罐中常使用隔膜式压力传感器进行罐压测量，该传感器带有隔膜，被测工作介质的压力直接作用在膜片上，使膜片产生变形，而后通过一定的介质如硅油等，将变形力传递给半导体。

通过压力敏感半导体将压力信号转换成电信号，从而可以推算出压力值；隔膜可以避免测量发酵物直接进入压力仪表和防止沉淀物积聚。

（5）流量传感器

对于耗氧发酵而言，需保证一定的空气流量（通气量）以维持一定的 DO。常用的通气量测量装置有两种：转子（或浮子）气体流量计和热式气体流量计。①转子气体流量计：由传感器单元、位移-角度转换单元及信息转换处理单元这三部分组成，是一种传统的、面积可变式气体流量测量装置；不同流量的气体会使转子在垂直锥形管内发生不同的上下移动量，进而会改变锥管和转子之间形成的环形流通面积，根据此原理可以推算出气体流量大小并对气体流量大小进行控制。②热式气体流量计，由电桥单元和流量传感器单元这两部分组成，电桥单元包括加热丝 L1、敏感元件 L2、电阻 Ru 和 Rd；采用毛细管传热温差量热法原理测量气体的质量流量。电流通过电桥，当没有气体流过时，电桥平衡，放大器则没有输出；而当有气体流过时，电桥会失去平衡，经放大后有电流信号输出；电桥与流量传感器之间串联着调节阀，可以根据设定流量的大小，自动控制调节阀的开度以实现对气体流量的控制。热式气体流量计响应更快、测量更精准，但是价格相对更贵，因此适用于更精密的气体流量控制场景。

4.3.2.2 尾气分析传感器

细胞发酵过程中会产生一定的废气，有氧发酵还会消耗进气中的氧气，这些废气的产生量和氧气消耗量对于细胞的发酵过程状态的判断比较重要。目前用于发酵尾气分析的传感器主要有两种：电子鼻和尾气质谱仪。

（1）电子鼻

电子鼻主要由气敏传感器阵列单元、信号预处理单元和模式识别单元这三部分组成；含活性材料的传感器可将气体的化学输入信号转换成电信号输出，由多个传感器对同一种气体进行测定则构成了传感器阵列对该气味的响应谱；在阵列中的每个传感器对被测气体都有不同的灵敏度，利用气敏传感器阵列可对多种气体的交叉敏感性进行测量，通过适当的分析方法，则可实现混合气体分析。该方法快速便捷，但是测量的精度往往不够，不适用于精密的发酵调控。

（2）尾气质谱仪

当发酵尾气进入质谱分析仪后，在电离室内，电子轰击型离子源（EI）可对尾气各分子进行轰击，这些气体分子电离形成分子离子及碎片离子，而后经质量分析器筛选出所需离子并按质荷比大小依次被检测器记录信号值，信号经过放大、记录和计算则可得到发酵尾气浓度结果。该方法测量的尾气浓度精度高，而且通过尾气前处理器和多通道采样系统可实现多罐、连续的尾气分析，适用于实验室和工厂的发酵尾气分析。

4.3.2.3　活细胞传感器

发酵生产需要大量活细胞的参与，为了判断细胞生长与代谢的关系，我们需要对活细胞量进行监测，最常使用的测量参数有细胞干重（DCW）、吸光度（OD_{600} 等）和离心体积（PMV）等。这些参数的测定方法需进行复杂的离线操作，因此结果滞后，而且测得的结果为活细胞与死细胞的总和，也无法区分细胞量与细胞形态的关系。为了解决这些问题，近年来提出了多个基于不同测定原理的在线细胞量测量方法，如光谱法和电容法。

（1）光谱法，如近红外光谱法或拉曼光谱法传感器。通过对不同数量、形态等的近红外光谱进行建库，再用来计算发酵过程中的活细胞量。该方法对建库的要求高，同时对发酵液的状态要求较高，不适用于浑浊的发酵培养体系。

（2）电容法，如电容法活细胞传感器。与死细胞不同，活细胞具有密闭的细胞膜系统，在交变电场作用下，活细胞中具电荷的细胞质会发生迁移，使活细胞成为极化的细胞，单个活细胞可被看成是独立的小电容器，最终可根据测得的电容大小推算出活细胞的量。

4.3.2.4　反应器信息数据处理软件系统

在细胞过程中会产生大量的数据，对这些数据进行采集、存储、展示和分析将十分有利于对发酵过程的控制和分析。常规的发酵控制软件如力控发酵系统和西门子发酵系统，都会对发酵罐参数进行采集、存储和展示，这些参数包括温度、pH、DO、搅拌转速（r/min）、罐压（P）、流量、罐重（或体积），对于发酵工艺的控制和流程操作十分重要；但是这些参数全都是发酵罐操作参数，很难反映发酵过程中细胞的代谢特点，而且无法进行多罐的多参数比较，这样就很难分析出发酵工艺的关键点。基于此，华东理工大学的研究团队开发出了发酵之星（Biostar）反应器信息数据处理软件系统（图 4-5）。

该系统涵盖上述发酵罐操作参数，并且另外加入了细胞的生理代谢参数，如在线的发酵尾气数据，以及离线的生物量测定、产物测定和底物测定等，将发酵过程中的操作参数和细胞生理代谢参数统一集成；此外，该系统对每种发酵产品进行过程数据建库，并按品名、罐名和时间进行分类，进而可实现实时的、不同批次的、多参数的对比分析，极大地方便了发酵人员的研究。在该系统的辅助下，华东理工大学的研究团队先后完成数十个工业发酵产品的优化与放大工作，该系统也在全国几十家发酵企业得到了推广和应用。

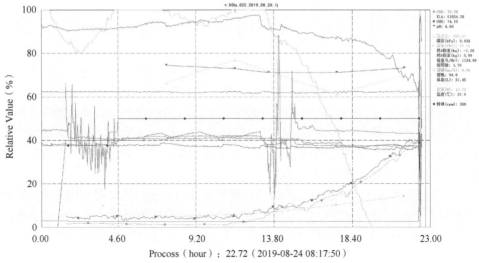

图 4-5　发酵之星（Biostar）反应器信息数据处理软件系统数据图

4.4　多尺度微生物过程优化理论

4.4.1　发酵过程的多尺度参数相关分析研究

在生物发酵过程中，对于反应器的操作和控制可以直接影响其中的微生物所处的环境，进而影响其代谢和发酵的最终结果。发酵过程优化则是在现有菌种的基础上通过操作生物反应器（发酵罐）的条件变化，或应用不同类型的反应器装备使发酵产品生产能力提升到最大，同时有效降低成本的过程。

发酵过程工艺的优化过程中，一般通过获取不同操作变量的发酵实验数据，利用统计方法得到最优的条件或关键的参数，从而确定最终的发酵过程工艺。但是由于发酵过程本身的动态性和复杂性，一种常见的方式是基于传统的控制理论方法，试图通过数学模型确定优化目标函数来建立各环境因素与过程状态的关系；另外一种常用的方法则是通过过程工艺试验的研究，以试验为基础，通过改变设备操作条件来达到发酵工艺优化的目的。两种方法普遍研究周期长，在过程工艺优化的实际情况下效果不理想，仅仅通过改变某些局部环境条件不能有效控制细胞复杂的生化代谢反应过程而达到发酵高产的目标。

造成以上问题的主要原因是发酵过程本身包含高度复杂的生命系统过程。因此，在生物反应器过程研究中使用多尺度微生物过程优化理论（张嗣良，2003），主要是试图把生物反应器中复杂的生物过程分解为不同尺度的特性研究，了解不同尺度下细胞生命状态特征以及不同尺度下事件之间的关系，从而深入分析反应器中微生物的生命状态，优化发酵工艺过程。

在生物工业过程中，微生物代谢产物的高产只有通过生物反应器中大规模培养才能实现，细胞内生物反应的微观反应会因反应器设备结构的调整和操作条件的改变而改变。要科学设计和操作生物过程，必须对反应器内发生的物理、化学和生命过程的机制与规律有充分的认识。但是由于发酵过程研究关心的是全局和动态的优化，因此传统的、基于化学工程或控制工程的模型方法对于单一的生理调控机制的研究，在复杂的生命体系中寻找多作用机制的复杂关系存在很多局限性。为了全面而深入地揭示反应器中微生物的生命特征状态，目前通过先进的生物过程感知系统对生物过程进行不同尺度下的生命状态数据收集和监测。可以测量的样品有尾气也有培养液，信号有细胞内的也有细胞外的，有物理量也有化学量，有活细胞生理特性也有代谢特征。测量的原理有热工传感、化学量传感、生物量传感、质谱、光谱传感、流式细胞仪、纳米传感、基因芯片传感等，形成在线（on-line）、就位（at-line）、离线（off-line）测定等多种技术，再将所获取的不同尺度下微生物生命状态数据结合以人工智能算法为核心的数据科学，以数据驱动的方法对生物过程中海量的数据进行动态管理和全局分析，寻找发酵过程优化的敏感参数（这些敏感参数通常与细胞的生理代谢特性密切相关，如 OUR、CER、RQ、比生长速率等），从而进一步通过关键参数来优化生物过程（张嗣良，2003）。

在发酵过程中，生物反应器中同时存在着基因、细胞和反应器的不同尺度特征，它们存在于以时间为坐标的高维度动态关系中，表现为同一尺度下多个过程参数的耦合关系，而不同的尺度下也有不同形式的相关过程发生。因此，通过跨尺度的观察和控制，可为生物技术研究提供单一尺度无法发现的现象；此外，这种跨尺度的耦合关系也可以作为生物过程中多个子过程之间量化关系的描述。不同尺度的耦合关系主要体现在发酵过程中各种直接参数、间接参数和实验室手工记录的参数随时间变化而变化，并在发酵过程中存在某种参数间的耦合关系，其微观的因素可能发生在任何一个尺度，但是在宏观过程中反映为不同尺度的数据关联。我们把发酵过程的参数相关分为理化相关（主要体现在搅拌转速、通气量、罐压等物理条件对溶氧和酸碱度等的影响）和生物相关（主要体现在微生物生命活动导致培养液的黏度变化、OUR 和溶氧改变等）。其中，基于代谢特性的参数相关是发酵过程控制中最重要的相关，通过它可以深入理解菌体代谢网络的变化趋势，实现生物反应器多尺度系统的跨尺度分析和控制。例如，发酵过程中 OUR 和 DO 一般具有负相关性，即 OUR 上升时 DO 下降；如果存在不同趋势现象，如同步上升，则可能是菌体对氧的临界代谢特征。在小试或中试时测定 OUR 以及 OUR 与 DO 的临界关系，可以为过程放大提供重要的线索。

为了实现发酵产品过程优化和放大，把复杂的生物发酵过程分解为基因、细胞和反应器三个尺度研究，借助计算机人工智能的算法进一步分析不同尺度反应所获得的多尺度参数相关的特征，这有利于获得发酵过程各个层面的生物信息，找出过程优化的关键参数,进而指导发酵工艺的操作、设备设计及菌种筛选改造,实现最终的过程优化。集成多种检测细胞特性传感器并进行多尺度相关性分析的方法(图4-6),为建立基于细胞生理和过程信息处理的工业发酵工业优化技术提供了重要基础。

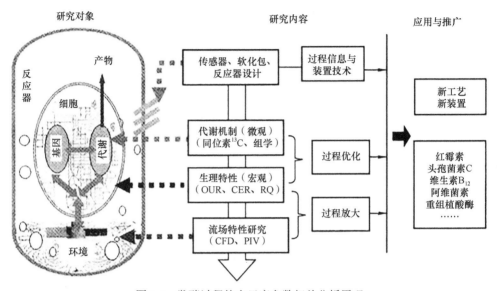

图 4-6　发酵过程的多尺度参数相关分析原理

4.4.2　基于多尺度参数相关分析的鸟苷发酵优化实践

发酵生产中,为降低成本、增加发酵产品产率,人们往往会考虑最佳工艺控制点的选择,并建立以人工经验为主的静态操作工艺,但这种做法往往会忽略生物反应器在发酵过程中存在的分子水平的遗传特性、细胞水平的代谢调节和工程水平的传递特性三个不同尺度的耦合关系。为了更好地揭示发酵过程中存在的瓶颈问题,突破人工经验局限性,需要通过生物反应器中传感器所收集的多种直接参数、间接参数及实验手工记录数据,结合多尺度参数相关分析理论进行多参数的相关分析进行动态优化,最终形成发酵过程代谢流动态调控的实际理论。

4.5　小结与展望

细胞对环境中的物理、化学、生物因子及其变化可产生灵敏的响应,这些响应影响着细胞的生理代谢和发育分化。理解细胞对环境因子响应的分子机制,有助于开发利用环境信号调控细胞工厂生理代谢的策略,从而在生物过程的适当时机使细胞的信息流、物质流、能量流从生长转换到生产,大幅提升细胞工厂的生产效率。通过生物过程多组学数据的采集和分析，可以揭示细胞如何在转录组水平、蛋白质组水平和代谢组水平对生物过程中不断变化的环境因子做出响应。利用生物反应器中的传感器可以从宏观生理代谢水平获得细胞群在发酵过程中随营养的消耗、菌体的生长和代谢物的积累等发生的变化，借助多尺度参数相关分析原理，对细胞的生理代谢状态进行判断并进而实施调控，以实现生物过程的高产。未来，结合数字孪生、人工智能的发展和更丰富的过程传感数据，有望发展出发酵过程细胞生理状态的智能判别和发酵调控措施的智能决策方法。

经典轶闻趣事

阿维菌素的中国智能生物制造

阿维菌素是由日本北里大学大村智博士和默沙东公司（在美国与加拿大被称为"默克 Merck"）威廉·坎贝尔（William Campbell）教授合作发现的一类具有杀虫、杀螨、杀线虫活性的十六元大环内酯化合物，由阿维菌素链霉菌（*Streptomyces avermitilis*）发酵产生。通过对阿维菌素进行化学修饰，研究人员得到了更安全、更有效的衍生物——伊维菌素。由于伊维菌素卓越的体内外驱虫作用，在 1981 年作为兽用驱虫抗生素被引入市场仅仅两年后，它便成为了世界上销量最大的兽用药，并保持这一地位长达二十多年。1987 年，默沙东公司明确了伊维菌素对人类寄生虫的疗效和毒副作用等安全性问题后，以"Mectizan"作为商品名将其推向了市场。1988 年，默沙东通过世界卫生组织（WHO）将 Mectizan 无偿捐赠给世界上饱受顽固性人类丝虫病（河盲症和象皮病）困扰地区的人们。河盲症是由一种微小的蠕虫引起的，这种蠕虫可以感染角膜并导致失明。象皮病也是由蠕虫引起的，会产生慢性肿胀。这些疾病主要分布在亚洲、非洲和南美洲的一些最贫困和偏远的地区。基于这项捐赠行动，每年有 3 亿名这些地区的患者能够免费接受治疗，从而使数百万患者能够免于失明或致残。目前，拉丁美洲的象皮病根除工作已基本完成，非洲地区的工作也即将取得成功。

因大村智博士和威廉·坎贝尔教授为河盲症和象皮病这些寄生虫病治疗做出的贡献，2015 年，他们共同获得了诺贝尔生理学或医学奖；同年，与他们一同分享这一殊荣的还有为疟疾的治疗做出杰出贡献的药学家屠呦呦女士。

微生物新药的产业化和高效制造是国家的重大需求。然而，天然产物作为次级代谢产物并非微生物生存所必需，以生存为目标的自然演化使微生物只在营养匮乏期或者应激反应时才能精确调控、少量产生。尽管大量次级代谢产物的生物合成途径都得到了阐明，但初级代谢和次级代谢之间的转换机制仍不清楚，已成为制约细胞工厂高效生物制造药物的瓶颈。结合前期开发的系列荧光传感技术，华东理工大学生物反应器工程国家重点实验室联合中国科学院微生物研究所、上海交通大学、中国农业科学院植物保护研究所的研究人员发现链霉菌胞内三酰甘油（TAG）在衔接初级代谢和聚酮合成过程中起着关键作用：TAG 在初级代谢阶段大量积累，当菌体生长进入稳定期开始合成聚酮时，TAG 则开始降解；胞内 TAG 的降解不但能为聚酮合成提供必要的前体和还原力，而且能够通过影响胞内还原力的水平，调节更多的碳流转向聚酮合成。胞内氧化还原辅酶作为微生物发酵过程中的重要生物监测参数，一般不能在线监测，此时，如何实现其胞内动态实时监测，显得尤为重要。依托生物荧光探针的合成技术，研究者完成了链霉菌胞内还原力水平的监测，为研究的顺利开展提供了可行性。随后，研究者聚焦链霉菌聚酮类化合物代谢转换机制的研究和智能制造，利用合成生物学 5M 策略，以及已开发的系列特异性监测 NAD(H)、NADP(H) 的遗传编码荧光探针，创新性地解析了链霉菌胞内 TAG 的降解机制，通过理性设计符合原子经济性原则的产物生物合成途径、动态精细调控等策略，将聚酮类药物阿维菌素 B1a 的效价提高了 50%，达到有史以来最高效价。研究者应用同样的策略将几种聚酮类药物（actinorhodin、jadomycin B 和 oxytetracycline）产量大幅度提高，理论技术和生产效率都达到国际领先水平，为其他次级代谢生物活性产物高效、绿色、智能的生物制造开辟了新思路（图 4-7），一系列创新成果发表在 *Nature Biotechnology* 等国际一流学术期刊（Wang et al.，2020），受到国际同行广泛关注。这一策略的成功应用使中国在阿维菌素生产领域形成了绝对领先优势，也使中国成为了全球阿维菌素的唯一生产国，拥有了这一重要杀虫剂的全球话语权。

多尺度参数相关分析破解鸟苷生产之谜

鸟苷产生菌枯草芽孢杆菌（*Bacillus subtilis*），除了作为三氮唑核苷、无环鸟苷等许多抗病毒药物的合成原料外，还可以作为特效食品增鲜剂 1+G 的合成前体，在食品工业中有相当重要的作用。由于国际市场价格急剧下降，我国生产的鸟苷曾经一度遭遇新一代食品增鲜剂和核苷酸工业的窒息性打击。长期以来，我国生产的鸟苷一直停留在 25 g/L 的产量水平，迫切需要一种新的理论和方法来优化发酵工艺，进而提高生产效率。华东理工大学张嗣良课题组突破了以往的以动力学为基础的人工经验静态操作优化方式，以微生物过程多尺度理论为指导，提出跨尺度测量与控制方法，把菌种、发酵和发酵罐装备技术研究有机地联系起来。通过对代谢过程的酶学和计量化学的代谢流计算研究，发现菌体细胞主流代谢流迁移是过程优化的关键；对鸟苷生产的关键基因进行测序和基因比较，发现高产菌株对应的 SAMP 酶的基因发生移码突变等，这为鸟苷发酵过程的基因工程改造提供了重要线索。因此，课题组提出了鸟苷发酵工艺优化新思路，通过对发酵过

程的工艺参数进行及时、有效地调整，对细胞代谢流进行动态优化；在上述基因
比较研究和代谢网络迁移研究基础上，提出了碳源流加技术、A 因子添加与 pH
控制相结合的工艺路线，从而使得鸟苷产率达到国际先进水平。该技术使得因面
临日本、韩国价格竞争压力而濒临停产的广东肇庆星湖生物科技股份有限公司恢
复了生产、提升了产率，使我国在新一代食品增鲜剂市场重新占据一席之地。张
嗣良教授课题组申报的"新型食品添加剂呈味核苷酸二钠关键生产工艺技术"成
果于 2004 年获得国家科学技术进步奖二等奖。

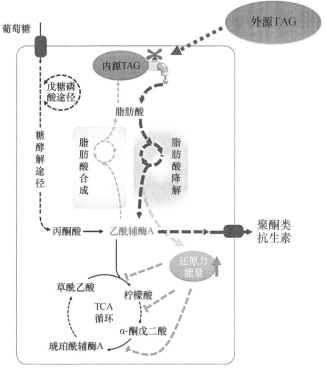

图 4-7　聚酮类生物合成代谢转换机制解析（张立新等，2020）

参 考 文 献

张立新, 杨弋, 赵玉政, 等. 2020. 细胞工厂代谢转换机制及其智能生物制造. 中国基础科学,
　　22(6): 1-9.

张嗣良. 2003. 多尺度微生物过程优化. 北京: 化学工业出版社.

周静茹, 刘鹏, 夏建业, 等. 2021. 基于约束的基因组规模代谢网络模型构建方法研究进展. 生
　　物工程学报, 37(5): 1526-1540.

Astegno A, Bonza M C, Vallone R, et al. 2017. *Arabidopsis* calmodulin-like protein CML36 is a
　　calcium(Ca)sensor that interacts with the plasma membrane Ca-ATPase isoform ACA8 and
　　stimulates its activity. J Biol Chem, 292(36): 15049-15061.

Cao W, Wang G, Lu H, et al. 2020. Improving cytosolic aspartate biosynthesis increases glucoamylase production in *Aspergillus niger* under oxygen limitation. Microb Cell Fact, 19(1): 81-94.

Deochand D K, Perera I C, Crochet R B, et al. 2016. Histidine switch controlling pH-dependent protein folding and DNA binding in a transcription factor at the core of synthetic network devices. Mol Biosyst, 12(8): 2417-2426.

Gao Q, Tan G Y, Xia X K, et al. 2017. Learn from microbial intelligence for avermectins overproduction. Curr Opin Biotech, 48: 251-257.

Ivan M, Kondo K, Yang H F, et al. 2001. HIFalpha targeted for VHL-mediated destruction by proline hydroxylation: Implications for O_2 sensing. Science, 292(5516): 464-468.

Jaakkola P, Mole D R, Tian Y M, et al. 2001. Targeting of HIF-alpha to the von Hippel-Lindau ubiquitylation complex by O_2-regulated prolyl hydroxylation. Science, 292(5516): 468-472.

Jha A, Sharma P, Anaparti V, et al. 2015. A role for transient receptor potential ankyrin 1 cation channel(TRPA1) in airway hyper-responsiveness? Can J Physiol Pharm, 93(3): 171-176.

Jiang Y, Wu R, Lu J, et al. 2021. Quantitative proteomic analysis to reveal expression differences for butanol production from glycerol and glucose by *Clostridium* sp. strain CT7. Microb Cell Fact, 20(1): 12-25.

Licausi F, Kosmacz M, Weits D, et al. 2011. Oxygen sensing in plants is mediated by an N-end rule pathway for protein destabilization. Nature, 479: 419-422.

Liu R M, Yang J, Yao J, et al. 2022. Optogenetic control of RNA function and metabolism using engineered light-switchable RNA-binding proteins. Nat Biotechnol, 40(5): 779-793.

Lu H, Cao W, Liu X, et al. 2018. Multi-omics integrative analysis with genome-scale metabolic model simulation reveals global cellular adaptation of *Aspergillus niger* under industrial enzyme production condition. Sci Rep, 8(1): 14404-14418.

Moreno-Gámez S, Hochberg M E, van Doorn G S. 2023. Quorum sensing as a mechanism to harness the wisdom of the crowds. Nat Commun, 14(1): 3415.

Sui Y F, Schutze T, Ouyang L M, et al. 2020. Engineering cofactor metabolism for improved protein and glucoamylase production in *Aspergillus niger*. Microb Cell Fact, 19(1): 198-214.

Taabazuing C Y, Hangasky JA, Knapp MJ. 2014. Oxygen sensing strategies in mammals and bacteria. J Inorg Biochem, 133: 63-72.

Unden G, Klein R. 2021. Sensing of O_2 and nitrate by bacteria: Alternative strategies for transcriptional regulation of nitrate respiration by O_2 and nitrate. Environmental microbiology, 23(1): 5-14.

Wang W S, Li S S, Li Z L, et al. 2020. Harnessing the intracellular triacylglycerols for titer improvement of polyketides in *Streptomyces*. Nat Biotechnol, 38(1): 76-83.

Zhang A, Sun H, Wang P, et al. 2012. Modern analytical techniques in metabolomics analysis. Analyst, 137(2): 293-300.

第 5 章 细胞工厂底盘设计与开发

本章知识信息网络图

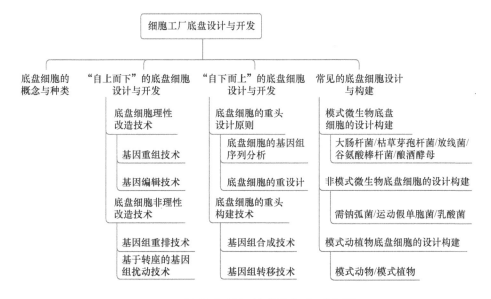

5.1 底盘细胞的概念与种类

底盘细胞是通过将相应的合成生物学模块集成到细胞中来生产各种化学品或酶的平台细胞。传统上，天然产物是由天然生物直接提取或通过化学合成制成的，这些策略通常效率较低、不可持续且对环境不友好。此外，由于缺乏有效的遗传操作技术、生长速度慢、产量低或易受环境干扰，许多天然产物的天然宿主并不是理想的生产宿主。因此，天然合成途径的异源表达微生物底盘细胞中的产物合成引起了越来越多的关注。底盘细胞有明确清晰的遗传背景，方便对其进行改造以生产目标产物。随着基因组革命的进展和系统生物学的兴起，在过去十年中，系统和合成生物学加速了微生物底盘的工程及改造，用于生物技术、制药、生物医学和其他领域的进一步基础研究及应用。在系统生物学中，理想的底盘可能是一个生物体，它拥有一个功能完整的简化基因组和一个能够更有效地合成所需产品的代谢网络。在合成生物学中，底盘通过提供资源来容纳和支持遗传成分并使其发挥功能。

性状优良的底盘细胞对于产物生产至关重要，一个底盘细胞往往需要进行许多的遗传操作才能成为一个良好的细胞工厂，因此底盘细胞的首要特征是具有遗传可操作性及稳定性，能够在可控的条件下接受外源 DNA，如具有高效的转化系统及优良的同源重组效率等。其次，底盘细胞需要有特征明确且可控的代谢工程模块，从而可以实现对表型进行有目的地调控，例如，具有强度和功能已知且可控的启动子、终止子、转录调控开关等元件。基于实际生产需求，良好的底盘细胞还可能具备额外的优良特征，如能够利用廉价的碳源、生长周期短、代谢率高、发酵过程简单、对环境耐受性强等。

常用的底盘细胞主要是细菌与真菌。在细菌中，大肠杆菌因其生长速度快、遗传操作简便等特性，是目前最为常用的底盘细胞。在真菌中，酿酒酵母因其遗传背景清晰、基因操作工具完备而最为常用。随着用于通路识别、预测和重建的系统生物学及合成生物学工具的发展，一些模式微生物如谷氨酸棒杆菌、枯草芽孢杆菌、链霉菌和解脂耶氏酵母等已被确定为异源微生物的理想底盘，用于高价值天然产物的表达和规模化生产。随着遗传操作的简便性提高，植物如烟草、拟南芥及单细胞微藻等也开始逐渐作为底盘细胞用于特定产物的生产。多种有效的合成生物学工具都可以用于对其进行改造，且其具有快速的生长速度和经过充分研究的基因组及代谢网络，因而这些模式微生物作为底盘细胞具有极大的优势。

长久以来，人们一直在不断地从自然界中探索新的、具有优良性状的野生型底盘。随着合成生物学的发展，人们开始根据特定目标产品对这些野生型底盘进行局部或全面改造，形成性状更加优良的基因工程底盘细胞。

底盘细胞的设计与构建有两种基本途径："自上而下"（top-down）途径和"自下而上"（bottom-up）途径。"自上而下"途径是从基因组简化入手，去除非必需基因，使基因组达到最小，然后通过抽提和解耦的方法将天然生物系统模块化，最终整合成具有所希望功能的新系统，实现对天然产物的再设计；或者通过引入非天然基因和重构基因表达网络，构建和再编程细胞以完成设计的功能。"自下而上"途径是利用系统生物学和生物工程开发的工程工具及数学模型，并利用标准化生物模块，由元件到装置再到系统，实现所设计的功能。这一途径是新的元件、装置和系统的设计与构建。基于这两种途径进行的设计和优化为开发工业应用的合成微生物底盘提供了有用的框架。

5.2 "自上而下"的底盘细胞设计与开发

在有价值的天然产物的微生物生产中，由于引入的异源途径通常不能在野生型底盘中正常发挥作用，因此，底盘微生物的选择和工程化是必不可少的。常用的底盘有大肠杆菌、酿酒酵母、解脂耶氏酵母、枯草芽孢杆菌、谷氨酸棒杆菌、蓝藻聚胞藻等。将异源途径或模块引入底盘微生物的传统方法涉及整合来自不同生物体的原始或工程遗传部分。目前，对底盘微生物的认识还很有限，异源通路或模块的功能和特性还有很多有待探索，实现底盘的定制设计和构建非常具有挑战性。在实际应用中，目标产物生物合成底盘的选择依赖于微生物的生理特性，包括其对热和高产物浓度的耐受性、细胞内关键前体的丰度、异源途径酶的表达条件等。此外，还需要考虑基因组序列和基因修饰工具的可用性。选择底盘后，可以对底盘菌株进行遗传优化，以实现途径酶的功能表达，提供足够的前体或辅因子，平衡级联途径反应，增强产物运输等。合成生物学和各种使能技术的快速发展，如下一代测序、功能基因组学、基因组编辑和基因电路，为创建用于生产有用化学品的工程底盘提供了新的方法。

　　"自上而下"的方法是通过去除细胞中不必要的基因以缩减基因组大小的策略（图 5-1）。通过这种策略能够了解基因组结构并改善其特征。随着 DNA 分析方法的发展，对不同生物的基因组进行比较分析，可以揭示细胞生命活动不可缺少的基因，包括相似和（或）差异的代谢途径。继而，可以使用不同的实验策略来实现目标 DNA 的缺失从而验证其功能，包括质粒和线性 DNA 介导的编辑技术，以及使用位点特异性重组酶、转座子和 CRISPR/Cas 系统等工具。在实验室中，已经在大肠杆菌、链霉菌、枯草芽孢杆菌和恶臭假单胞菌等微生物中实现了基因组缩减。其中一些底盘显示出几乎不受影响的生理特征，而一些则显示出意想不到的特性。然而，这种方法也伴随着局限性，并且在很大程度上是经验性的、耗时的。

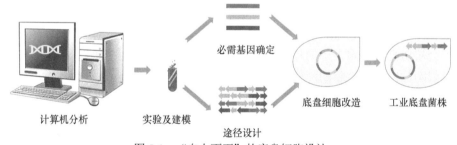

图 5-1　"自上而下"的底盘细胞设计

5.2.1　底盘细胞理性改造技术

5.2.1.1　基因重组技术

为实现新天然产物的发现和高价值化合物的过量表达，目标基因簇的构建与合适底盘细胞的选择十分重要。虽然 DNA 可以通过化学方法合成到一定长度，但更大片段的构建仍然依赖基于酶的组装方法。在过去的 10 余年里，科研工作者基于合成生物学技术开发和优化了许多基因编辑与重组技术，用于大片段 DNA 的组装和编辑，以及宿主细胞的改造和优化。随着合成生物学的发展，研究者开发了依赖限制酶、DNA 聚合酶、DNA 连接酶及重组酶和一些非酶依赖的 DNA 组装技术（图 5-2），为降低组装成本和实现 DNA 组装的自动化提供了基础。就基因重组技术而言，主要包含两大类：体内重组与体外重组。其基本原理大都是基于限制性内切核酸酶的酶促连接反应或同源序列介导的重组。

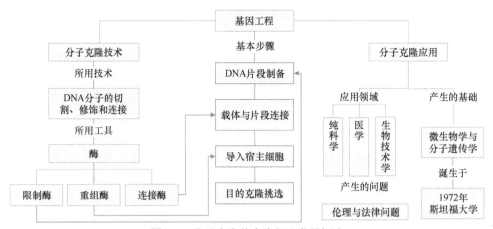

图 5-2　分子克隆基本流程及发展概述

（1）基于限制性内切核酸酶的重组技术

内切核酸酶能够将核酸内部的二酯键切断。而能够识别 DNA 的特异序列，并在识别位点或其周围切割双链 DNA 的一类内切酶，被称为限制性内切核酸酶（restriction endonuclease）。在限制性内切核酸酶作用下，侵入细菌的"外源"DNA 分子会被切割成不同大小的片段，而细菌内源的 DNA 则由于碱基甲基化修饰而免受限制性内切核酸酶的降解。根据限制性内切核酸酶的结构、辅因子的需求与作用方式，可将其分为三种类型（表 5-1），分别是第一型（Type I）、第二型（Type II）及第三型（Type III）。

表 5-1　限制性内切核酸酶的分类

项目	I 型	II 型	III 型
限制酶的结构	3 种亚基，双功能酶	内切酶和甲基化酶分开	二甲基，双功能酶
所需辅因子	S-腺苷甲硫氨酸、ATP、Mg^{2+}	Mg^{2+}	ATP、Mg^{2+}
作用方式	识别位点与切割位点不同，切割位点不定	切割识别位点或识别位点附近特定位置	识别位点与切割位点不同，切割特定位置
示例	*Eco*B、*Eco*K	*Eco*R I、*Hind* III	*Hinf* III

I 型限制酶同时具有修饰及识别切割的能力，其可识别 DNA 上特定碱基序

列，通常其切割位置距离识别位置可达数千个碱基之远。Ⅱ型限制酶只具有识别
和切割的能力，修饰作用由其他酶进行。所识别的位置多为短的回文序列，所剪
切的碱基序列通常为所识别的序列，是遗传工程上实用性较高的限制酶种类。Ⅲ
型限制酶与Ⅰ型限制酶类似，同时具有修饰及识别切割的作用；可识别短的不对
称序列，切割位点与识别序列间隔24～26 bp。其中，由于Ⅱ型限制酶切割活性和
甲基化活性是独立的，且核酸内切作用有序列特异性，故在基因重组技术中应用
较为广泛。

　　基于限制性内切核酸酶的重组系统主要是利用限制性内切核酸酶对双链
DNA 进行剪切，使其暴露出黏性末端，在连接酶的作用下，对具有互补性质的黏
性末端进行末端识别，进而实现重组（图5-3）。

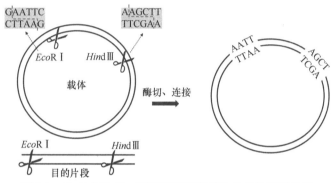

图 5-3　*EcoR* Ⅰ及 *Hind*Ⅲ双酶切环状载体及目的基因片段

　　2003 年，美国麻省理工学院 Knight 研究组提出一种 BioBrick 策略（图5-4）。
Spe Ⅰ和 *Xba* Ⅰ是一对同尾酶，用 *Spe* Ⅰ和 *Xba* Ⅰ分别酶切 DNA 片段后得到的黏性
末端相同，碱基互补之后原酶切位点消失，片段成功组装。该方法是利用一对同
尾酶和两个非同尾酶将载体和 DNA 元件标准化，形成元件库；标准化的元件可
以通过 DNA 连接酶作用按顺序依次组装起来。但该方法会产生可能编码终止子
UAG 的疤痕，并且当两侧存在某些序列时，*Xba* Ⅰ位点可被甲基化阻断。

　　2008 年，Engler 等利用具有特殊性质的 IIS 型限制酶构建了一个多片段的一
步克隆法，命名为 Golden Gate。IIS 型限制酶的特点在于，其剪切位点大都在识
别位点外侧 2～4 bp，因此剪切后载体不易发生自连；同时，由于暴露的末端与酶
切位点序列无关，故可以通过设计利用同一内切酶实现多片段组装和连接
（图 5-5）。由于 IIS 型限制酶切割识别位点外的序列，并且允许产生具有相同黏
性末端的 DNA 片段，研究者通过设计独一无二的限制酶切割位点可以帮助 DNA
片段按顺序连接，从而帮助多个 DNA 组分（如启动子、基因、终止子等）在一
个反应中准确连接。相比于传统的酶切连接，基于 Golden Gate 的多片段克隆技术
（如 MoClo、Start-Stop 组装等）具有设计简便、操作流程简洁、省时高效的优势。

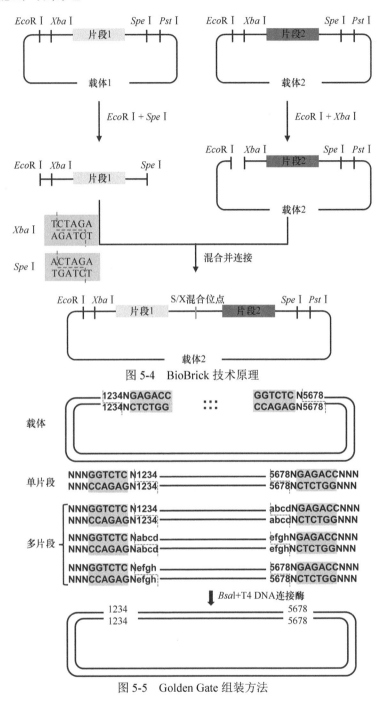

图 5-4　BioBrick 技术原理

图 5-5　Golden Gate 组装方法

Golden Gate 无疑是一种能在一个简单且高效的步骤中完成克隆复杂载体的强大工具。对于 Golden Gate 技术而言，为避免预料之外的酶切，IIS 型限制酶识别位点不能存在于所连接的片段内部。若目的基因和最终载体内部含有多个限制位点则不能进行改造，需要考虑使用 Gateway 克隆或者 Gibson 连接。也可对相应片段进行改造，通过在片段内识别位点上创造沉默的点突变以避免非目的酶切。此外，需要注意黏性末端的设计，虽然理论上可以有 256 种不同的切割序列，但是只通过一个不同的碱基区分不同的序列可能会产生错误的产物。

（2）基于同源重组的体外组装技术

2009 年，Gibson 等报道了一种高效快捷的一步克隆法——Gibson assembly，并实现了大于 50 个基因片段的组装，也可实现总长约 900 kb 的基因序列组装，故 Gibson assembly 可作为大片段组装时的优先选择。该方法的原理是利用 T5 外切酶剪切基因片段得到单链 DNA 臂，经 *Taq* 连接酶与聚合酶的作用，使各基因片段按序组装（图 5-6）。

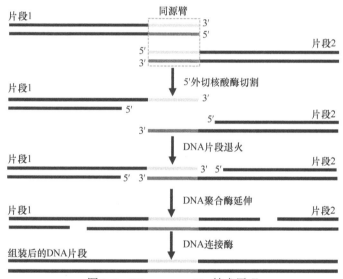

图 5-6　Gibson assembly 技术原理

随着基因编辑技术的发展，研究者将 Gibson assembly 与 CRISPR/Cas9 系统结合，实现了大 DNA 片段/基因簇构建或编辑。CRISPR/Cas9-Gibson assembly 的作用原理是在 CRISPR/Cas9 定向剪切后得到目的基因片段，然后采用 Gibson assembly 重组得到目的序列。然而，此方法对于大片段的操作效率仍然较低。基于 CRISPR/Cas9 的大片段克隆技术，具有一步克隆得到目的片段的特点，且其片段克隆不受酶切位点等的限制，操作的灵活性强，尤其适于完整大基因片段克隆。基于 Gibson assembly 开发的无缝克隆方法目前已被广泛用于基因工程构建。

基于同源重组原理的另一经典重组技术是位点特异性重组。通过位点特异性重组，重组酶识别特定 DNA 位点形成联会复合体，进而发生 DNA 链的切割和交换，实现靶位点之间的整合、切离或倒位的 DNA 序列重组。根据重组酶催化活性中心所含氨基酸不同，位点特异性重组酶被划分为两大家族（表 5-2），即酪氨酸重组酶家族和丝氨酸重组酶家族。

表 5-2　位点特异性重组酶的分类

酪氨酸重组酶家族（λ 整合酶家族）		丝氨酸重组酶家族	
重组酶	功能	重组酶	功能
λ Int	λ 噬菌体与宿主基因组的切离与整合	TnpR（Tn3）	复合型转座子中共合体的解离
Int I	整合子中基因盒的切离与整合	Sin	葡萄球菌二聚体质粒的消除
L5 Int	噬菌体 L5 与宿主基因的切离与整合	ParA of RP4	RP4 质粒二聚体的切离
P22 Int	噬菌体 P22 与宿主基因的切离与整合	Hin	沙门菌鞭毛的相转变
Cre	P1 噬菌体二聚体质粒的解离	Gin/Cin	噬菌体 Mu 和 P2 尾蛋白基因的倒位
XerC/D，XerS，XerH	原核生物基因组二聚体的解离	Int of φC31/φBT1/TG1/R4	链霉菌噬菌体的切离与整合
Int of Tn916/Tn1545	环状转座子的切离与整合	Int of Bxb1/φRv1	分枝杆菌噬菌体的切离与整合
TnpI（Tn4430，Tn5401）	转座子共合体的解离	TnpX of Tn4451	转座子 Tn4451 的切离与整合
TnpA（Tn554）	与 TnpB、TnpC 协同控制转座子的切离与整合		
FimB，FimE	大肠杆菌纤毛的相转变		
Flp	酵母 2μ 质粒的倒位		

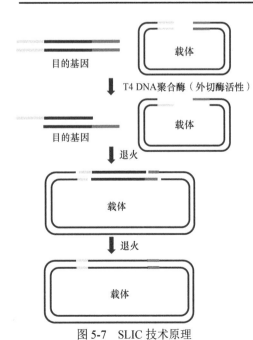

图 5-7　SLIC 技术原理

除上述介绍的技术外，序列与连接独立型克隆（sequence and ligation independent cloning，SLIC）技术不依赖序列和连接反应，其主要原理是利用 T4 DNA 聚合酶在无 dNTP 存在的情况下发挥 $3'{\rightarrow}5'$ 外切核酸酶活性，使插入序列和载体序列末端产生互补配对的 $5'$ 黏性末端，DNA 分子经过退火、转化后在宿主体内进行重组（图 5-7）。

（3）基于同源重组的体内组装技术

在酵母细胞中，早在 2002 年，研究者就构建了一种基于酵母的转化关联重组技术（transformation-associated recombination，TAR），该技术由于其组装基因长度小于 15 kb 而导致应用受限。通过不断优化，TAR 现已成为大片段 DNA 构建的常用方法之一。2009 年，研究者基于酵母体内重组的机制建立了一个新的体内克隆方法——DNA assembly 技术（图 5-8）。DNA assembly 技术只需要通过 PCR 进行简单的 DNA 制备，即可通过一步酵母转化实现重组。利用该技术能够实现大片段的天然产物生物合成基因簇的构建，目前 DNA assembly 技术已被报道实现 592 kb 尿道支原体基因组的组装。该技术的显著优点在于：设计灵活；不受酶切位点限制；效率高；操作简单。DNA assembly 与 TAR 均是利用酵母体内可自行发生同源重组的特性，且二者对于组装的基因片段均要求具有相应的同源序列。TAR 最终形成的是环形的酵母人工染色体，而 DNA assembly 既可将基因片段组装到目的质粒上也可直接整合至酵母基因组上，但是这两类方法均可有效地组装天然产物的合成基因簇。

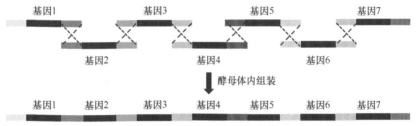

图 5-8　DNA assembly 技术原理

在大肠杆菌内的同源重组系统也有相应发展。基于全长的 Rac 噬菌体前蛋白 RecE 及其协同作用蛋白 RecT 的发现与鉴定，Bian 等（2012）在 *E. coli* 中建立了一个直接将 DNA 大片段克隆至表达载体的方法——线性-线性同源重组（liner-liner homologous recombination，LLHR），并成功克隆了 10 个基因（大小为 10~52 kb 不等）至表达载体。LLHR 的基本原理是：*E. coli* 中类似于重组酶系统的噬菌体前蛋白 RecE 在其协同蛋白 RecT 的协同调节下，可使载体与目的片段进行高效的线性-线性同源重组。此外，也有研究者将 CRISPR/Cas9 系统引入 *E.coli* 进行重组系统设计，虽然在 *E. coli* 中引入 CRISPPR/Cas9 系统对于大片段的组装不存在明显优势，但由于该方法可一步实现从基因片段到基因组的整合，故可利用其进行一些简单的生物合成途径的组装。除上述技术以外，研究者基于位点特异性重组酶在链霉菌及其他真菌中也开发了有效的组装技术，这些技术为底盘细胞的改造提供了更多的选择。

5.2.1.2　基因编辑技术

基因编辑技术是对生物体 DNA 断裂的现象及其修复机制的应用。作为一种常见的分子生物学事件，在分裂活跃的哺乳动物细胞中，DNA 双链断裂（DNA double-strand breakage，DSB）每天都会发生。DSB 发生后，细胞可以通过多种方式进行修复，包括经典的非同源末端连接（non-homologous end joining，NHEJ）、选择性末端连接（alternative end joining，a-EJ）、单链退火（single-strand annealing，SSA）和同源重组（homologous recombination，HR）。HR 可以进行精确无误地修复，但是需要同源模板的存在。NHEJ 则是将很大程度上没有同源性的两个 DNA 末端直接连接实现修复，此过程中，两个末端在大多数情况下都会发生若干核苷酸的缺失，是一种不精确的修复机制。作为辅助性的修复机制，a-EJ 和 SSA 均需要更大幅度的末端单链切除，这也会导致遗传信息的丢失。基于 DNA 断裂修复的原理，如果在细胞中人为提供特定的同源重组模板，待目标 DNA 自然发生或者人为诱导产生 DSB，触发同源重组修复，就有机会把特定 DNA 序列进行删除或者插入外源基因。在不提供同源模板的情况下，利用 NHEJ、a-EJ 及 SSA 的不精确修复机制可以实现基因的突变和敲除。传统的基因编辑借助细胞内自然发生的 DSB 实现靶向整合，达到基因敲除、替换等目的。然而，在真核生物细胞中，通过自发双链断裂实现目的基因编辑的概率通常低至百万分之一。人为使用化学诱导剂、辐射处理等方法，或者使用转座子技术也可以实现基因的突变，但是这些突变是随机的，需要后续进行大量的筛选工作来获得所需的基因型。定点基因编辑技术是进行基因功能研究和物种定向改造的优选策略。目前的基因编辑技术有锌指核酸酶技术、TALEN 技术、CRISPR 相关技术。

（1）锌指核酸酶技术

人工核酸酶技术的发展使人为定点诱导 DSB 成为现实。锌指核酸酶（zinc-finger nuclease，ZFN）是针对 DSB 进行基因组编辑的最有效工具之一。基于 ZFN 的第一代基因组编辑技术是利用嵌合体工程核酸酶开发的。

锌指蛋白最早报道于 1985 年，Miller 等发现细菌 5S RNA 的体外转录需要一个 40 kDa 的结合蛋白参与，对这个蛋白质的分析表明其含有 9 个串联的、相似的功能单位，每个单位有近 30 个氨基酸且含有 Cys-Cys-His-His 的保守结构域。后续研究表明，每个锌指蛋白都含有 $\beta\beta\alpha$ 状的保守构象，某些表面氨基酸能够识别 DNA 双链上的 3 个连续核苷酸。人工串联 3~6 个锌指蛋白能够特异识别 9~18 个核苷酸，18 个核苷酸长度的序列有 4^{18} 种组合，串联起来大约有 6.8×10^9 bp DNA 长度，能够覆盖几乎所有生物的基因组，足以保证与靶点结合的特异性。

将锌指蛋白同 II 型限制性内切核酸酶 Fok I 的切割结构域串联形成人工锌指核酸酶（图 5-9）。因此，ZFN 的结构组成涉及两个域：①负责特异性识别序列的锌指 DNA 结合域，由 300~600 个锌指重复序列组成。每个锌指重复序列可以监测和读取 9~18 bp 的碱基；②以非特异性限制性内切核酸酶切割 DNA 的剪切域，即 II 型限制性内切核酸酶 Fok I 的非特异性裂解域，在 ZFN 中充当 DNA 裂解域。

基本上，锌指结构域能识别特定的 3 个连续碱基对，因此可通过串联锌指结构的数量调整 ZFN 的识别特异性。Fok I 通过 N 端与锌指蛋白连接，由于 Fok I 需要二聚化才能发挥功能，因此，使用时需要基于目的序列设计成对互补的 ZFN

分子，反向排列在距离目的基因 5～6 bp 处与靶位点特异结合，当两个 ZFN 分子间隔距离合适时，*Fok* I 二聚体发挥切割功能，造成靶位点断裂，启动体内的 DNA 损伤修复机制。24～30 bp 的特定序列由锌指结构域监控，该结构域在基因组中具有特定或罕见的靶向位点。在没有外源 DNA 模板时，细胞主要通过 NHEJ 的修复方式引入碱基的缺失和插入、突变，达到基因敲除的目的；如果存在与靶位点具有同源序列的修复模板，细胞可通过同源重组的修复方式实现靶基因的精确修复，或在此位点插入基因，如筛选标记、荧光蛋白等。

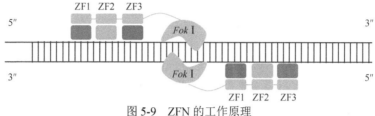

图 5-9 ZFN 的工作原理

作为新型基因编辑工具，ZFN 从 2001 年开始被陆续用于不同物种的基因编辑。锌指核酸酶是第一个大规模应用于基因编辑领域的工具，目前已在农业、医疗等许多领域都有应用，且应用价值很高。在农业和科研领域，该技术可以用于基因的敲除、插入或对基因进行调控，使人为改造基因序列成为可能。在医疗领域，利用 ZFN 技术改造后的治疗性基因质粒或干细胞可实现基因治疗，或者直接利用该技术对有害基因进行修改、替换或直接删除，以达到治疗目的。理论上，研究人员甚至可以对任何物种处于任意生长时期的细胞进行 ZFN 操作，可以在不破坏细胞状态的情况下自如地修改其基因。与传统的基因操作技术相比，ZFN 技术的优势集中于实现了基因定点整合的突破，但它仍然存在一些难以克服的缺陷，如具有细胞毒性、脱靶率高、需要经过多次筛选等。因此，很多研究者对其进行了改造，设计出了新的锌指核酸酶。

（2）TALEN 技术

ZFN 技术将基因编辑引领进了不再单纯依赖自然发生 DSB 的时代，但其存在很大的局限性，如成本高、难以实现多靶点编辑等。研究人员将 *Fok* I 核酸酶域与类转录激活因子融合而创建了第二代基因编辑技术——TALEN（transcription activator-like effector nuclease）。

TALEN 蛋白最早报道于 1989 年，但是直到 2009 年，才有两个研究小组同时在 *Science* 杂志上报道了 TALEN 蛋白能特异性地识别 DNA 序列，并破译了 TALEN 蛋白与 DNA 碱基识别的密码。2010 年，Christian 等首次报道了 TALEN 与 *Fok* I 耦合形成 TALEN，并证明了其靶向切割能力。TALEN 蛋白类似于真核生物的转录因子，能够识别特异性的 DNA 序列，从而调控宿主中植物内源基因的表达，提高宿主对该病原体的易感性。由于 TALEN 蛋白可以特异结合 DNA 序列，*Fok* I

能切割 DNA 序列，因此研究者结合它们各自的特性开发出了 TALEN 技术（图 5-10）。

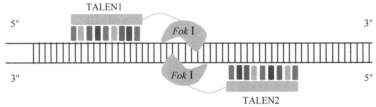

图 5-10　TALEN 的工作原理

TALEN 的构造与 ZFN 类似，都含有 *Fok* I 内切核酸酶结构域。除此之外，TALEN 还包括核定位信号（nuclear localization signal，NLS）结构域和可识别特定 DNA 序列的结构域。不同的 TALEN 蛋白，其 DNA 结构域由高度保守的重复单元组成，每个重复单元含有 33~35 个氨基酸，仅最后一个重复序列模块是由 20 个氨基酸残基组成，被称为半重复序列模块。每个重复单位及半重复单位可特异性地识别并结合一个特定的核苷酸。在重复单元中，除了 12 和 13 位两个氨基酸不同外，其他氨基酸在不同 TALEN 中是高度保守的。这两个氨基酸被称为重复可变双残基（repeat-variable diresidue，RVD），决定着 DNA 识别特异性，参与对 DNA 双链上的碱基识别，每一个 RVD 识别 4 种碱基中的一种或几种。虽然不同的 TALEN 蛋白具有多种 RVD，但目前最为广泛使用的有 5 种 RVD（表 5-3）。一般来说，TALEN 蛋白可以通过结合 DNA 重复序列来调节。

表 5-3　TALEN 蛋白识别 DNA 碱基密码表

重复可变双残基（RVD）	识别碱基	重复可变双残基（RVD）	识别碱基
组氨酸-天冬氨酸（HD）	C	天冬酰胺-甘氨酸（NG）	T
天冬酰胺-异亮氨酸（NI）	A	天冬酰胺-组氨酸（NH）	G
天冬酰胺-天冬酰胺（NN）	G 或 A		

TALEN 一经发现便被广泛应用，并成功在体外培养的哺乳动物细胞和果蝇、小鼠、水稻等模式生物中实现了基因敲除或修饰；此外，还在大动物如猪、猴等中实现了基因定点修饰。研究者还利用 TALEN 技术在人类胚胎干细胞和诱导性多能干细胞中建立了高效率的基因精确修饰方法，为人类生物学及疾病研究的发展提供了巨大的可能。对于相同的靶点，TALEN 具有与 ZFN 相同的切割效率，但是毒性通常比 ZFN 的低，且其构建也比 ZFN 容易。相比 ZFN，TALEN 更受欢迎，因为它们的模块化更简单、成本更低、脱靶率更低。然而，TALEN 在尺寸上要比 ZFN 大得多，而且有更多的重复序列，其编码基因在大肠杆菌中组装更加困难。

（3）CRISPR/Cas 技术

CRISPR/Cas 系统是广泛存在于细菌和古细菌的天然免疫系统。有关它的报道最早可追溯至 1987 年，Yoshizumi Ishin 等人在大肠杆菌基因中发现了一段特殊的重复序列，但并未进行深入研究。此后数年，越来越多的重复序列在微生物基因组中被报道。2002 年，Ruud Jansen 等人将该重复序列加上随机间隔区的结构命名为成簇规律间隔短回文重复（clustered regulatory interspaced short palindromic repeat，CRISPR）。2007 年，Rodolphe Barrangou 等人研究了 *Streptococcus thermophilus* 中的 CRISPR 序列，发现 CRISPR 与邻近的 Cas 基因能够共同抵御外来病毒的侵染。2013 年，CRISPR/Cas 系统中研究最多的 Cas9 蛋白被改造为基因编辑工具，在 RNA 的引导下首次实现了细胞内双链 DNA 的特异性剪切。此后，有关 CRISPR/Cas 系统基因编辑功能的研究呈暴发式增长。目前，根据 Cas 效应蛋白的不同，将 CRISPR/Cas 系统分为Ⅰ类（Ⅰ、Ⅲ和Ⅳ型）和Ⅱ类（Ⅱ、Ⅴ和Ⅵ型），其中结构较为简单的Ⅱ型 CRISPR/Cas 系统是应用较为广泛的基因编辑工具之一（图 5-11）。

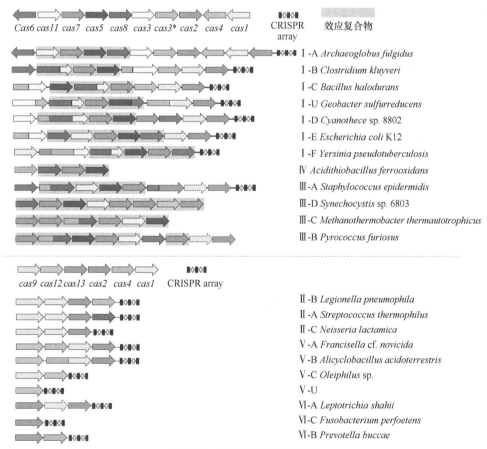

图 5-11   CRISPR 系统的分类

CRISPR/Cas 系统主要由 CRISPR array 及 Cas 相关蛋白两部分构成（图 5-12）。CRISPR array 转录后在 Cas 蛋白的参与下加工形成 CRISPR RNA（crRNA），crRNA 由高度保守的同向重复（direct repeat）和随机的间隔区组成，能引导 Cas 蛋白发挥功能。部分类型的系统同

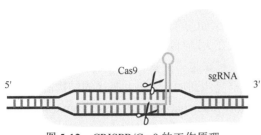

图 5-12　CRISPR/Cas9 的工作原理

时也形成 tracrRNA（*trans*-activating RNA），以发夹结构与 crRNA 结合，共同行使功能。Cas 蛋白有 4 个重要作用，包括外源间隔区的获取、crRNA 的加工、目标靶点的剪切及其他辅助功能。这些功能可由一个或多个 Cas 蛋白完成。CRISPR/Cas9 系统是最早被开发为基因编辑工具的系统。该系统包含 3 个功能组分：crRNA、tracrRNA 及 Cas9 蛋白。三者形成复合物，寻找特定的 NGG 序列，即 PAM（protospacer adjacent motif）区，并引导 crRNA 与附近的间隔序列互补配对，最后在 Cas9 蛋白的参与下，对特定靶标 DNA 进行切割。

目前，科学家们在细菌、真菌、人源细胞、小鼠、果蝇、农作物等多种生物上均利用 CRISPR/Cas 系统进行了基因编辑实验，大多得到了高效的编辑效果。CRISPR/Cas9 系统不仅被用于基因敲除实验，研究者还对 Cas9 蛋白的 D10A/H840A 位点进行突变获得了 dCas9 蛋白，该蛋白质丧失剪切活性而保留了与 DNA 结合的功能，由此可用于基因的选择性抑制。dCas9 也可与不同亚基结合以达到多种不同的体内编辑效果：与转录抑制因子结合，加强基因的抑制；与转录激活因子结合，激活基因的转录表达；与乙酰转移酶或甲基转移酶融合，用于表观遗传学研究。近年来，基因编辑技术飞速发展，相较于传统的基因编辑系统（ZFN 及 TALEN），新型基因编辑工具（CRISPR 系统）具有设计简单、操作便捷、作用高效等特点，目前已被广泛应用于基因敲除、基因激活、基因抑制等各个方面，极大地扩充了基因编辑技术的应用范围。

5.2.2　底盘细胞非理性改造技术

5.2.2.1　基因组混编技术

20 世纪 90 年代伊始，微生物育种逐渐与代谢工程、化学工程和进化工程相结合而发展。Stemmer 在 1994 年率先提出能够实现体外定向进化的 DNA 混编（DNA shuffling）技术（图 5-13），该技术是一种体外定向进化分子的方法，在一定程度上模仿生物体自然进化过程中减数分裂期等位基因间的 DNA 片段交换，首先用 DNase I 将同源的 DNA 消化成片段，再将得到的随机片段进行无引物

PCR，使之重新随机装配，从而获得多种排列组合的突变基因库。通过对单基因或相关基因家族的靶序列进行多轮随机诱变、重组和高通量的筛选，可以有效富集正突变，去除负突变，提高突变文库的丰度，创造新基因和获得期望功能的蛋白质。作为一种高通量的突变和筛选技术，不仅可以实现基因序列的点突变，还可以实现其他突变技术不能实现的基因片段插入、缺失、倒转和整合等，而且可以反复改组，实现突变的优势积累效应。

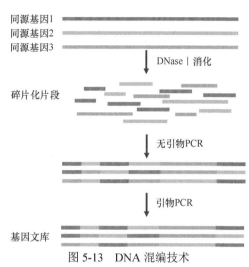

图 5-13　DNA 混编技术

2002 年，Zhang 等在 *Nature* 杂志上发表文章，首次提出基于细胞水平的基因组混编技术（genome shuffling，GS），即结合传统育种技术，通过多亲本之间的 DNA 重组和全基因组片段交换，将优良表型重组在一起的过程。基因组混编是一种高效实用的原生质体递归融合菌种改良技术，可以突破物种甚至属的限制，加速微生物菌株的定向进化，无须全面认识遗传背景和可操作的遗传系统。因此，该技术已被广泛用于许多重要菌株，以获得理想的工业表型。

基因组混编的步骤主要包括出发菌株的选择、亲本文库的构建、原生质体的递归融合、原生质体的再生、所需融合子的筛选和稳定性评估（图 5-14）。

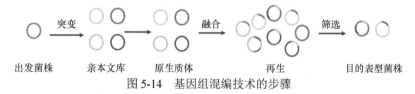

图 5-14　基因组混编技术的步骤

首先，进行出发菌株的选择，这将用于构建亲本文库。出发菌株可以是单个菌株，也可以是来自不同物种或不同属的菌株。随后将会构建包含不同遗传特性的突变体文库，其中，亲本拥有多种多样的基因，在后续的递推式原生质体融合时，不同的优良性状可以进行剪切，并统一集中到融合体中。为了构建亲本文库、获得带有多样性基因的亲本，诱变育种技术仍然是主要选择，在这一步中，出发菌株将经受一轮或几轮诱变。

随后，从亲本文库中选择的突变体被用于制备原生质体，原生质体将通过相同的方式进行融合和再生。原生质体融合主要由聚乙二醇和（或）电脉冲诱导。上述过程将重复几轮，即递归原生质体融合。递归原生质体融合是基因组混编的独特操作，它成功地完成了来自不同亲本菌株、不同基因的有效洗牌，确保了所需表型的构建。

下一步是筛选所需表型，这是确保基因组混编成功的关键步骤。通过各种诱变手段（如化学诱变、物理诱变）使菌株产生的基因突变是非定向的，只有极少部分是正突变，因此，如何高效筛选所需融合子是一项困难而复杂的任务。通常，筛选方法因菌株改良的目标而异，传统上依赖于所需表型的生理或生化特征。例如，产量改良融合子的筛选通常采用水解区、透明区或抑制区，抗性改良融合子的筛选通常采用含有相应抗性物质的选择性培养基。此外，营养缺陷型和灭活亲本原生质体融合也应用于基因组混编中，以筛选融合子。简单地说，筛选方法的效率越高，获得所需表型的速度就越快，因此，高通量筛选方法的发展对基因组混编非常重要。

基因组混编的最后一步是评估所选融合子的遗传稳定性，这通常是通过评估连续传代后的性能来确定的。只有遗传稳定的融合子才有实用价值。

虽然基因组混编技术已成功用于多种微生物菌株的菌株改良，但仍存在一些实际需求，如突变体多样性低、融合率低、筛选效率低等。近年来，已经开发了几种有效、复杂的工具和（或）方法，并将其作为辅助策略引入基因组混编，以使技术更简单、更高效、更省时。基因组混编技术是一种实用、有效的微生物菌种快速改良技术，特别是对于遗传背景不清楚的菌株。另外，基因组混编技术还提供了许多高性能融合子作为理性操作的新资源，在传统重组和理性操作之间搭建了一座有效的桥梁。可以预见，随着基因组混编技术的开发和组合，它将在工业微生物菌株的改良中发挥更重要的作用。

5.2.2.2 基于转座的基因组扰动技术

随着对 CRISPR 系统生物多样性的探索，人们在细菌细胞中发现了 CRISPR 相关的转座酶。转座子（transposon element，TE）是一种存在于染色体 DNA 上可以自主复制和移位的一段 DNA 序列。其可以从原位上单独复制或断裂下来，环化后插入另一位点，并对其后的基因起调控作用（结构和表达）。转座子第一次是在 1950 年 McClintock 对玉米的籽粒颜色变化研究中被发现的，然而，直到 1967 年 Shapiro 在对大肠杆菌半乳糖操纵子的研究中发现转座子插入序列之后，转座子的概念才被广泛接受。随着测序技术的发展，研究人员在越来越多的真核生物基因组中发现了转座子及类转座子序列。在植物金鱼草、矮牵牛、飞燕草、甜豌豆等中都发现了转座子的存在。在动物中，如多数哺乳动物、鱼类、鸟类的基因组中也发现了转座子序列。随着对转座子研究的不断深入，已有研究表明转座子对基因的进化、表达和功能等方面都有着重要的影响。

转座子会导致基因组的增大，这在一定程度上抵消了基因组缺失突变导致的基因组变小。两个作用共同维持了真核生物基因组大小的相对稳定。但是转座子的插入并非精确，转座过程又会影响到周边的宿主序列，从而导致宿主序列的重复和重排，而且可能会影响到功能基因或者其调控序列。例如，有研究发现在大米中，MULE 的 DNA 转座子导致了 1000 个基因片段的重排。除了上述转座直接带来的基因重排外，转座子还会给基因组带来很多散布的重复序列。即便是转座子本身失去转座能力，其带来的重复序列也是诱导基因组结构变异的因素之一。例如，基因重组过程中，重复序列使得非同一位置的交叉互换成为可能，因而导致较大规模的序列缺失、序列重复和序列倒位。

　　转座子按照其转座机理进行划分，可被大致分为 I 类转座子和 II 类转座子。I 类转座子，也被称为逆转录转座子，由逆转录酶催化，合成 cDNA，再插入到基因组中。I 类转座子的转座过程为 DNA—RNA—DNA，根据是否具有长末端重复序列，可分为长末端重复序列（long terminal repeat，LTR）和非长末端重复序列（no-long terminal repeat，non-LTR）两类转座子。LTR 逆转录转座子按照能否编码逆转录酶，又可以分为自主性逆转录转座子和非自主性逆转录转座子。non-LTR 类逆转录转座子按其结构的不同，可以分为长散在核元件（long interspersed nuclear element，LINE）和短散在核元件（short interspersed nuclear element，SINE）。II 类转座子，也被称为 DNA 转座子，采用剪切-粘贴和脱落-粘贴两种机制，由转录酶催化，以 DNA-DNA 的方式进行转座。II 类转座子的两端为末端反向重复（inverted terminal repeat，ITR）序列，且通常含有能编码转座酶的基因序列，自身编码的转座酶能够识别转座子两端的 ITR 序列，从而介导 DNA 转座子的转座过程，将其插入到染色体其他位置。II 类转座子按照是否能自主进行转座，可以分为自主性 DNA 转座子和非自主性 DNA 转座子。非自主性 DNA 转座子需要借助自主性 DNA 转座子才能行使功能。两类转座子的大致转座过程如图 5-15 所示。

　　构建转座突变体文库是研究发现新基因、分析基因功能和获得高产工程菌株的一种有效方法。研究者基于转座子开发了创建随机、重复的基因组编辑方法，通过使用转座子及其同源物在宿主细胞中创建缺失。通过多轮随机整合和删除步骤，该方法成功实现了大肠杆菌基因组的缩减。

　　依赖于 DNA 断裂的基因编辑工具通常会导致 DNA 链断裂修复部位的突变。此外，DNA 断裂会触发 DNA 损伤反应，可能导致其他不良细胞反应。科学家发现转座子可以整合到细菌基因组的特定位置，而无须消化 DNA。因此，研究者基于转座子的插入特性，通过串联无核酸酶活性，仅保留 DNA 结合活性的 Cas 蛋白酶，开发了不引入断裂的基因编辑工具（图 5-16）（如 INTEGRATE、CAST 等）。在这项技术中，大的基因片段可以插入基因组而不引入 DNA 断裂，同时由于不需要引入同源臂，这一过程具有安全性优势。重要的是，整合酶插入 DNA 的位点完全由其相关的 CRISPR 系统控制。在该系统中，基因编辑工具能够将任何 DNA

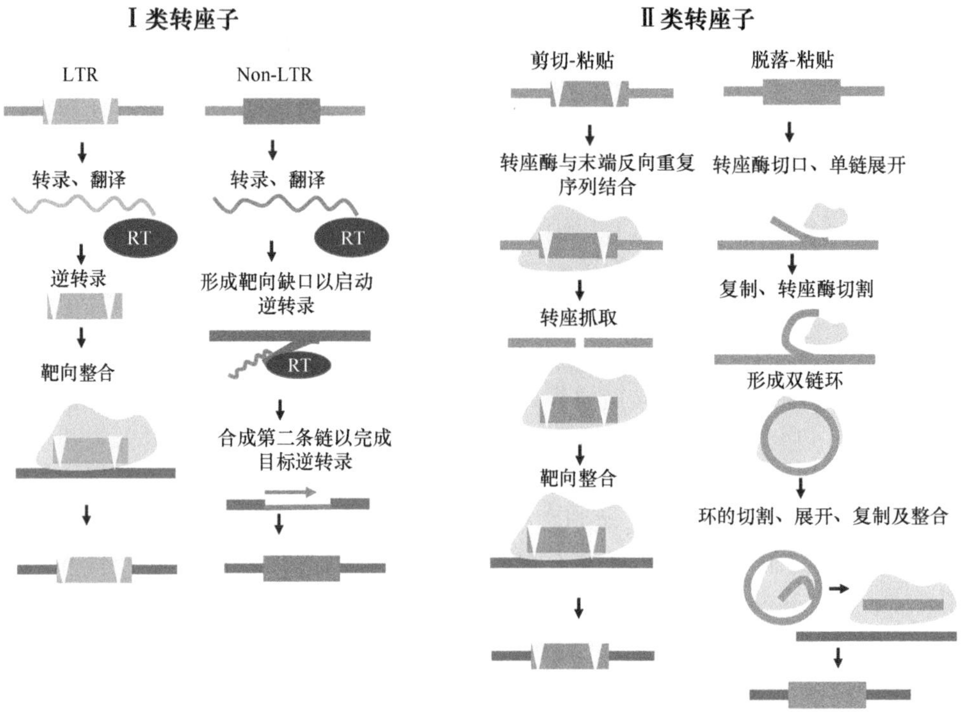

I 类转座子

LTR

转录、翻译

↓

逆转录

↓

靶向整合

Non-LTR

转录、翻译

↓

形成靶向缺口以启动
逆转录

↓

合成第二条链以完成
目标逆转录

II 类转座子

剪切-粘贴

转座酶与末端反向重复
序列结合

↓

转座抓取

↓

靶向整合

脱落-粘贴

转座酶切口、单链展开

↓

复制、转座酶切割

↓

形成双链环

↓

环的切割、展开、复制及整合

图 5-15　两类转座子的转座过程

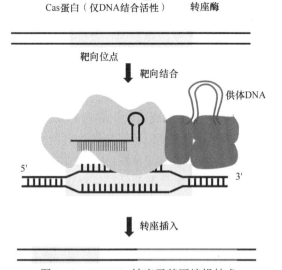

Cas蛋白（仅DNA结合活性）　转座酶

靶向位点

↓ 靶向结合

供体DNA

5′　　　　　　　　　　　　　　　　　3′

↓ 转座插入

图 5-16　CRISPR-转座子基因编辑技术

序列插入细菌基因组中的任何位置。然而，单链 DNA 模板的制备和体内传递仍然存在困难。对编辑后的细菌进行测序证实，该工具可以实现基因的精确插入，在非目标位置没有额外的拷贝。

目前，基于转座子的基因编辑工具受到了广泛关注，因为这些方法不仅可以在微生物中实现定点编辑，而且可以减少偏离目标的编辑。无须基因双链断裂即可实现精确编辑，这是基因编辑工具的一次飞跃，为临床应用和基因治疗提供了新思路。然而，精确编辑目前只在细菌中实现。为了将其应用于动物和植物，需要通过密码子优化来修改相关序列。固定点敲入、单链 DNA 模板的制备和体内传递的挑战都是需要解决的问题。

5.3 "自下而上"的底盘细胞设计与开发

在过去的几年里，合成生物学带来了越来越多的尝试，可利用合理的工程原理和工作流程来构建与编程大规模的、用户定义的途径甚至整个生物体。在快速和廉价的 DNA 合成与组装技术，以及在宿主细胞中"启动"合成 DNA 和新型低通量及高通量基因组工程技术方面的主要成就为合成微生物底盘的工程和改造铺平了道路，可以解决一些最紧迫的问题：医疗保健，食品生产，可再生、优质和清洁能源的生产，生物材料的生产。

"自下而上"的方法试图构建一个能够从零开始自组装而成的人工底盘（图 5-17）。由于 DNA 合成、测序和移植技术的进步，可以实现包含复杂基因成分的长 DNA 序列的从头合成。长 DNA 分子乃至整个基因组的从头合成方法主要基于聚合酶链反应（PCR）技术来组装重叠的短寡核苷酸。这些技术允许完整重建整个基因组和新的合成微生物底盘。通过比较不同物种之间基因功能的异同，可以获得一个不同生命之间所共享的核心基因集合，通过合成基因组学的方法，有可能基于这一核心基因集合构建出支持生命存活所必需的最简基因组。

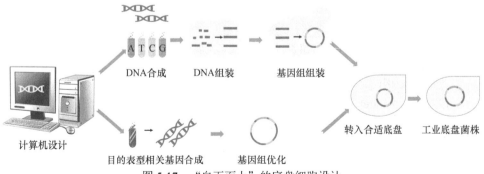

图 5-17 "自下而上"的底盘细胞设计

5.3.1 底盘细胞的重头设计原则

5.3.1.1 底盘细胞的基因组序列分析

测序技术经历了漫长而曲折的发展历程（图5-18）。1952年，DNA被证明是遗传物质；1953年，Watson和Crick提出DNA双螺旋结构，为测序技术出现奠定了基础。之后，从以Sanger测序法为代表的第一代测序出现，到人类基因组计划完成，测序技术发展愈发迅猛。测序技术的进步对生物分子研究领域起到至关重要的作用，对基础研究、临床诊断治疗等有重要意义。多学科交叉对测序技术的发展也有着关键的基础支撑作用。同时，测序技术正变得更加低成本、高通量及多功能。目前的测序技术主要有第一代测序技术、第二代测序技术和第三代测序技术，第四代测序技术也在近几年快速发展。其中，第二代测序技术目前在全球测序市场仍占有主要地位。

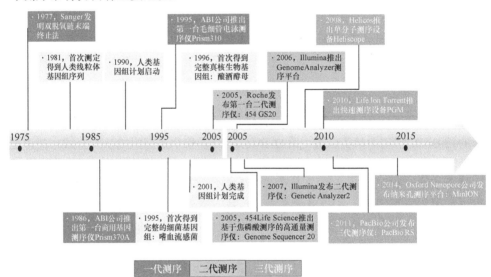

图5-18 测序技术发展历程

（1）基因组测序

1977年，Sanger等人发明了双脱氧链末端终止法（即Sanger测序，又称为一代测序），Maxam和Gilbert发明了化学降解法。这两种方法在原理上差异很大，但都是根据核苷酸从某一固定的点开始，随机在某一个特定的碱基处终止，产生A、T、C、G四组不同长度的一系列核苷酸，然后在尿素变性的PAGE胶上电泳进行检测，从而获得DNA序列。利用Sanger测序方法，研究者在1977年测定了全长为5375bp的噬菌体phiX174的基因组序列。使用Sanger测序技术，2003年完成了人类的完整 DNA 序列测定。目前，Sanger 测序已被广泛用于分子克隆中的短链 DNA 测序。

为了提高测序的通量，人类开始研发下一代测序（next-generation sequencing）技术，也称高通量测序技术。由于 Sanger 测序每次能测的序列长度太短且成本较高，2005 年，Roche（罗氏）454 公司提出了焦磷酸测序（pyrosequencing），标志着第二代测序技术开始，然而这种技术并没有成为后来的主流测序技术，目前二代测序的主流技术来自于 Illumina 公司。二代测序极大地提高了测序通量和效率。前两代测序都是边合成边测序的技术，即在 DNA 复制过程中，通过测定每次添加到新链的核苷酸来测序。2014 年，Oxford Nanopore 公司推出了基于纳米孔技术的 MinION 第三代测序技术，使得我们可以通过测量碱基通过纳米孔时电流的变化来检测碱基序列。随着测序技术的发展和人们对基因组研究的深入，如今测序技术已成为临床和生命科学研究的重要手段。

由于其高精度、快速和低成本的特性，第二代测序技术被广泛用于确定各种生物体的基因组序列。其应用包括从头基因组测序、全基因组重测序和靶向重测序。重新测序不是分析整个基因组，而是对基因子集或基因组的特定部分进行测序，有针对性地重新排序并分析感兴趣的部分，将研究集中在特定的目标上。比较不同样本之间的特定位点可能有助于发现新的生物机制。利用目前较为成熟的第二代测序技术（也常称为高通量测序技术，以 Illumina 公司为代表），通过将基因组片段打断成不同大小的片段进行序列测定，随后利用软件对其进行组装、预测和分析。为了获得拼接更好的基因组序列，可以结合第三代测序技术，即单分子测序技术（以 PacBio 公司为代表）。基于序列同源性的计算机辅助基因组注释是目前使用最多的基因及功能注释方法。尽管在自动化和样品通量方面具有优势，但是这些方法都不能鉴定出与数据库中所储存的序列没有任何同源性的新基因的功能。在细菌中，某一代谢途径相关的基因通常以基因簇或操纵子的形式存在于基因组中，这一排布特点有助于原核生物合成生物系统中相关元件和途径的挖掘。

（2）转录组测序

细胞的生理特性由一组被定义为转录组的 RNA 分子进行编程。这意味着不同的基因集根据环境的变化同时被不同的调节器激活或抑制。因此，测量 RNA 转录物的水平对于阐明生理相关的生物过程非常重要。为了方便地分析全基因组细胞转录，基于杂交的微阵列已被广泛使用。然而，基于阵列的方法受到交叉杂交导致的高噪声率、信号饱和导致的动态检测范围狭窄以及无法检测每个细胞拷贝数较低的转录本的限制。此外，基于阵列的方法需要进行复杂统计，并通过计算使其广泛归一化，以比较不同实验的表达数据。

第二代测序技术通过引入 RNA-seq 解决了基于阵列的方法局限性，RNA-seq 最早是在酵母和哺乳动物细胞中发明的。与依赖杂交的、基于阵列的方法不同，

RNA-seq 允许转录物以单碱基分辨率清晰地映射到基因组的独特区域，因此背景噪声较低。除了准确量化已知基因的转录组外，RNA-seq 还可以确定正确的基因注释、表达的单核苷酸多态性、新基因和具有高度重复性的 RNA。此外，链特异性 RNA 测序的原理是基于初级 mRNA 转录本的分析，因此，它可以识别更可靠、更准确的基因组结构。

即使没有参考基因组，从头转录组组装也可以通过组装 RNA-seq 产生的短读数（short reads）来实现，这种方法促进了整个转录组的重建。利用重建的转录组，BLAST 或其他基因预测工具可用于识别功能注释，目前已经开发了许多组装工具，如 Multiple-k、Rnnotator、Trans ABySS、Oases 等。从头转录组组装的一个例子是识别与有用的生物合成途径相关的新基因。例如，辣椒中的辣椒素是一种实用的化合物，具有多种医疗用途。由于辣椒素生物合成途径尚未完全确定，因此进行了从头组装，并在生物合成途径中发现了三个新的结构基因。从头转录组组装可能比单独的基因组测序更有益，因为 RNA-seq 不仅能够重建整个转录组，还能测量没有基因组序列的目的基因的表达水平。此外，基于 RNA-seq 的从头转录组组装具有检测额外转录信息的优势，如真核生物中的选择性剪接位点。

（3）相互作用组学

为了在底盘细胞内设计和构建新的合成回路或途径，合成生物学要求提供标准化的调控部分，包括启动子、核糖体结合位点、终止子、DNA 结合蛋白和相应的蛋白质结合位点。在这方面，下一代测序技术可用于获取合成生物学零件库，从而开发新型工具和网络。

识别 DNA 和蛋白质（如转录因子）之间相互作用的方法是染色质免疫沉淀（ChIP）技术（图 5-19），如 ChIP-seq 和 ChIP-exo。对于 ChIP-seq，DNA 蛋白复合物通过针对目标蛋白的抗体进行特异性分离。从免疫沉淀 DNA 蛋白复合物中获得的纯化 DNA 与测序适配器连接，通过 PCR 扩增，随后进行大规模测序。与电泳迁移率转移分析不同，测序结果验证了蛋白质与其相应结合位点之间的体内相互作用。尽管微阵列经常被用于在基因组尺度上分析并绘制 DNA-蛋白质或 RNA-蛋白质相互作用关系，但下一代测序技术正在迅速取代微阵列的使用。与之前基于微阵列的结果相比，ChIP-seq 具

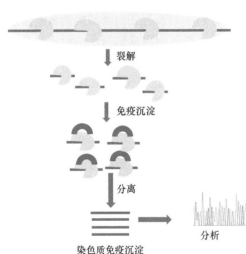

图 5-19　染色质免疫沉淀技术原理

有更高的分辨率，需要更少的输入 DNA，产生更少的背景噪声，并且具有更好的检测限。此外，NGS 可通过紫外线（UV）的交联和免疫沉淀技术，即紫外交联免疫沉淀结合高通量测序（CLIP-seq）来确定 RNA 结合蛋白和 RNA 之间的相互作用。用 UV 254 nm 或 UV 365 nm 照射细胞后，细胞被裂解，RNA-蛋白质复合物与抗体免疫沉淀。与 ChIP-seq 一样，RNA 上的蛋白质结合位点也从测序文库中收集。ChIP-seq 能够测定细菌和真核生物中转录因子的靶点，这种方法将极大地扩展对蛋白质和 DNA 之间全基因组关联的理解。

5.3.1.2　底盘细胞的重设计

生物底盘的设计一般基于四个标准进行：①菌株生长速度；②菌株发酵能力；③基因操作技术；④额外基因的删除。例如，删除目标代谢途径中不需要的大段非必需基因，可以减少不需要的副产物产生，增加基因组稳定性，并在不损害生理的情况下简化代谢。

对于合成基因组而言，设计序列不仅应该有力地支持预期功能，而且还应该能够实现高效且可扩展的组装过程。由于目前尚难以实现从头基因组设计，野生型基因组是设计合成基因组的基本模板。我们对基因组了解得越多，就越有能力进一步完善我们的基因组设计方案。全基因组设计软件协调从核苷酸到基因组尺度的设计修改，能够加快全基因组设计过程。重新编码、模块化、外接程序和简化是设计合成基因组的四个重要方面。

人工基因组的设计是生命科学发展中的里程碑，是从认识生命到改写生命的探索。在"自下而上"的化学再造基因组设计原则中，基因组的稳定性和灵活性是两个重要特征。为了提高基因组稳定性，在设计基因组时删除了自然重复和不稳定的元素，包括转座子、tRNA 和亚端粒。为了增加基因组灵活性，通过同义密码子重新编码可以实现将人工"水印"替换天然编码序列并插入合成型基因组中。为简化冗余的遗传密码子，一些稀有密码子被高频的同义密码子重新编码替换。保留开放密码子可以在多个研究领域得到应用，如生物防护、非天然氨基酸引入、新型蛋白质设计及防治病毒噬菌体侵染等。

5.3.2　底盘细胞的重头构建技术

近年来，DNA 合成和组装技术向着高通量、高保真度和低成本的方向发展，使快速重建基因组成为可能。研究者研究和探索了一系列的构建方法，为更大尺度的基因组合成奠定了基础。

5.3.2.1　基因组合成技术

基因合成在 1970 年前只是单链寡核苷酸形式。自 1970 年后，双链 DNA

（＞100 bp）的合成开始迅速发展。2002 年，脊髓灰质炎病毒（Poliovirus）基因组（约 7500 kb）被成功合成，正式开启基因组合成时代。2010 年，Venter 和 Smith 等将人工合成的蕈状支原体（*Mycoplasma mycoides*）基因组转入到山羊支原体山羊肺炎亚种（*Mycoplasma capricolum*）宿主细胞中，走出了人工合成基因创造新细胞的历史性一步。这标志着人工合成基因组实现了对生命活动的调控，突破了化学物质和活性基因组的界限。随着染色体构建与转移等基因组合成相关技术的发展，合成基因组学的研究可以在更多的物种范围内和更大的设计尺度上探究基因组的基本科学问题，例如，在大肠杆菌中尝试进行基因组密码子的删减研究，在支原体中进行大规模基因组简化的研究，在酿酒酵母中进行基因组稳定性和柔性的研究等。真核单细胞模式生物酿酒酵母基因组的设计与合成已成为科学家的又一个重大目标。

人工基因组合成是关于理性设计和重新合成生命的研究，即在工程学思想的指导下，借助计算机模拟，模块化设计具有特定功能的人工基因组，利用 DNA 从头合成和模块化组装技术，将人工设计基因组构建出来，并使其实现预期功能。近年来，人工基因组合成取得了一系列重大突破。最小化基因组的理性合成颠覆了简化生命体的传统策略，使我们对人工细胞在特定环境下的行为和功能机制的理解更加深入。密码子转换和非天然氨基酸技术的应用实现了正交化生命体的创建，拓展了生命进化方向和生命存在形式。人工基因组合成的发展内容主要包括 DNA 片段高效组装和迭代替换、基因组精简与遗传密码扩展、遗传系统可控进化等，最终实现人工细胞性能的定向优化。人工基因组合成的长远目标是理性设计基因组序列，工程化构建生物遗传系统，定制细胞功能。这需要深度融合生物信息、大规模数据、数理科学、化学、计算机科学等知识，跨尺度地研究基因组与细胞不同组分的互作机制，揭示细胞内整体生命活动规律。

5.3.2.2 基因组转移技术

人工基因组的长度远远超出了普通 DNA 化学合成的长度范围，需要通过标准化 DNA 元件的逐级组装技术来实现。根据组装原理不同，可将 DNA 元件组装技术分为酶促体外组装（基于 DNA 聚合酶、内切核酸酶或外切核酸酶）、非酶促体外组装和体内组装（基于 DNA 同源重组或位点特异性重组）。酶促体外组装和体内组装技术已应用于支原体、大肠杆菌和酿酒酵母的人工基因组合成，推动了组装大片段 DNA（kb 至 Mb 级）的发展。

随后，在细胞内利用标准化 DNA 元件对天然基因组进行迭代替换，直至获得完整人工基因组。位点特异性重组和同源重组技术分别应用于原核和真核基因组的迭代替换，同时，基因编辑技术可大幅提高 DNA 迭代替换的效率。为进一步加速人工基因组合成的速度，不同的 DNA 元件分别在多个细胞中进行迭代替换，通过细胞融合进行基因组的转移，快速获得具有完整活性的人工基因组。

　　由于需要进行基因组合成的生物体本身存在生长速度慢、DNA 重组能力不足及转化效率低等问题，难以直接在目标细胞中进行基因组的拼装。因此，往往需要借助大肠杆菌或者酵母等微生物进行拼装。随着合成基因组学从低等生物向高等生物的拓展，除了合成更大染色体带来的挑战，超大染色体的转移也将是一项艰巨的任务。相关报道显示，阳离子脂质和聚合物、显微注射、微细胞法都可以介导 Mb 级别的染色体转移。此外，电转化也是经常用于细胞系及原代细胞的转染方法，尤其能胜任对脂质体转染法等有抵抗性的细胞的转染。在细菌方面，电转化可介导超过 700 kb 的 BAC 的转化。聚乙二醇（PEG）介导的裸 DNA 转移法也是常用的 DNA 转染法，Gibson 等成功利用此法将丝状支原体长达 1.1 Mb 的人工合成染色体移植到山羊支原体受体细胞，获得人类史上首个人工合成的生命体。然而，阳离子聚合物、PEG 等基于化合物的转染方法，或者显微注射、电转化等物理操作，或者微细胞介导的转染方法均有其局限性。

　　PEG 除了可以直接介导裸 DNA 的转染，还可以通过诱导细胞融合实现间接转染，即 PEG 介导的细胞融合法。例如，PEG 可以介导酵母原生质体球与哺乳动物细胞的融合，从而将位于酵母细胞的酵母着丝粒质粒转移到受体细胞。细胞融合可以绕开受体细胞膜的阻碍，直接将载体送入细胞质，但是受体细胞核核膜依然是一个屏障，因此该方法也面临效率低下的问题。随后，有研究表明，利用同步化到有丝分裂期的哺乳动物细胞进行膜融合转移，转化效率可以提高近 300 倍，且不受被转移载体大小的影响。PEG 介导的细胞融合法可直接利用酵母系统进行 Mb 级别的合成染色体体内组装，因此不需要载体的分离纯化，可以避免载体受到剪切力的损伤，并且其效率受转移 DNA 大小的限制较小。基于以上优点，对此法进行改良以进一步提高其转移效率将更能满足越来越高的合成染色体移植要求。

5.4　常见的底盘细胞设计与构建

5.4.1　模式微生物底盘细胞的设计与构建

　　"自下而上"对基因组进行组装，受制于对底盘细胞自身遗传代谢研究的局限，操作方法复杂，工作量大，目前还不适用于针对工业应用菌株的基因组缩减及改造。在工业生产菌株底盘细胞的改造中，目前常用的是"自上而下"的基因组精简策略，主要用于删除基因组中大量的非必需基因，简化现有细胞，从而达到按照目标产物的生产方向进行底盘细胞基因组缩减的目的。

5.4.1.1　大肠杆菌底盘细胞的设计与构建

大肠杆菌（*Escherichia coli*）又叫大肠埃希菌，作为最简单的模式生物，其遗传背景清晰、生长快速、技术操作简便、培养条件简单、大规模发酵经济，是目前研究最多的微生物之一。大肠杆菌在基础生物研究及生物技术应用方面有着其他模式生物无可比拟的优越性。例如，重组 DNA 技术及分子生物学工具的应用都是在大肠杆菌中发展并拓展至其他生物中的。对大肠杆菌基因组进行改造可以发现新的特殊酶基因及重要代谢过程和代谢产物生成相关的功能基因，已被广泛应用于生产及传统工业、工艺的改造，有助于推动现代生物技术的迅猛发展。

为了减小细胞内冗余的代谢网络、提高其代谢网络的可预测及可控性，人们开始对大肠杆菌的基因组进行缩减。基于"自下而上"的从头合成途径，研究者通过 DNA 合成技术来精确合成目的序列的基因组。2019 年，英国剑桥医学研究委员会分子生物学实验室的团队为大肠杆菌创建了第一个从头开始合成的全基因组。首先，研究人员提取并分析了野生大肠杆菌的基因组成；随后，重新设计并合成了大肠杆菌所需的所有基因，再使用这些重组的基因合成了首个"人造"大肠杆菌。全新设计并合成的人工基因组大约包含 400 万个碱基对。使用化学合成法合成重新设计的碱基序列并导入大肠杆菌内，最终人工合成的基因组全部代替了野生型基因组，其被命名为 Syn61。随后，他们还简化了大肠杆菌的基因组，删除了 TCG 和 TCA 的 tRNA 分子，并用同义密码子 AGC 和 AGT 进行了替换；删除了"终止"密码子 TAG 的 tRNA 分子，并用其同义密码子 TAA 进行了替换。改造后的细菌基因组中不再有密码子 TCG、TCA 和 TAG，但仍然可以制造正常的蛋白质并存活和生长。这项研究将合成基因组学领域提升到了一个全新的水平，不仅成功构建了迄今为止最大的合成基因组，而且编码变化也达到了迄今为止的最高水平。

基于"自上而下"的设计原则，精确删除现有微生物基因组中不稳定的 DNA 序列和非必需功能基因。研究者通过序列比对，对 E. coli 基因组中引起基因组不稳定的 DNA 片段和非必需功能基因进行精确删除，如与侵染人宿主相关的基因、应对特殊环境的相关基因。例如，E. coli MG1655 菌株的基因组减少了 15.27%，获得的菌株在丰富培养基上的生长速度没有明显降低，并且较野生菌具有更稳定的染色体、更优良的遗传稳定性和更高的电转化效率。这一研究成果说明了具有最小基因组细胞的可行性。最小基因组既能够为细胞的生长与繁殖提供必要的分子机制和能量，又减少了不必要的代谢途径、基因调控环路和非必需功能基因，同时减少宿主细胞的遗传背景、提高代谢效率，为实现利用最小基因组细胞工厂生产能源和生物基化学品提供了重要基础。值得注意的是，合成生物学或者工业生物技术中具有应用价值的最小基因组，不是指能在特殊条件下（如必须加入许多营养因子）生存的理论最小基因组，而是指能够在最简单培养基中生存、在简单碳源中生长和能够应对压力条件的最小基因组。因此，这种最小基因组也可以叫做"最适基因组"。

对于大肠杆菌代谢途径的设计，依据代谢途径来源可分为 3 种情况。①仅利用大肠杆菌自身代谢途径。例如，丁二酸、丙酮酸、L-苏氨酸、L-缬氨酸等代谢产物的合成途径本就存在于天然的大肠杆菌代谢途径中。对大肠杆菌自身的代谢途径进行适当改造与调控，如解除关键位点的反馈抑制、提高限速酶的表达量、调控辅因子代谢平衡等，将代谢流最大限度地引向目标产品，可得到相应的大肠杆菌细胞工厂。②引入外源代谢途径。大肠杆菌自身拥有的基因有限，常常需要利用外源基因将代谢途径补充完整或提高原有代谢途径的效率。例如，在产 1,3-丙二醇大肠杆菌细胞工厂中引入了来源于酿酒酵母的甘油-3-磷酸脱氢酶、甘油-3-磷酸酶，以及来源于肺炎克雷伯菌的甘油脱水酶。③创建自然界中不存在的代谢途径。在蛋白质理性改造与从头设计等技术的加持下，代谢途径的设计也突破了天然途径的限制，逐步发展出了非天然的合成途径。例如，研究者们设计并制造了乙醇醛合酶，继而创造了一个合成乙酰辅酶 A 的一碳（甲醛）代谢途径。随着人工智能等先进技术的不断发展，未来代谢途径的设计范围会更广泛，可以像化学合成一样基本实现所有化学品的生物合成，不断降低生物制造的成本，实现化学品的绿色生产。

对于目标产物的生物合成，为了利用工程大肠杆菌实现高产，菌株应积累与所需目标化合物对应的代谢前体。例如，丙酮酸的积累对于设计用于生产乳酸、乙醇和 2,3-丁二醇等化学品的工艺来说是可取的，乙酰辅酶 A 的积累对于设计通过合成代谢途径生产化学品（如正丁醇、异丙醇等）的工艺是可取的。在过去几十年中，研究人员提出了一些策略，以促进大肠杆菌中此类前体的积累。构建特定代谢途径的底盘菌株的策略大致可分为两种：①消除消耗目标产物的下游途径，以更多地富集目标产物；②敲除副产物生成的竞争途径，使代谢流更多转向目标产物；③过表达合成过程中的关键酶。首先，增强靶代谢通量是增强靶前体积累的重要途径。为了重新设计代谢途径，如大肠杆菌中的代谢途径，通常使用相关途径基因的过度表达或删除来增强靶通量和减少竞争通量，例如，研究者使用这种策略成功设计了能够积累乙酰辅酶 A 和丙酮酸的菌株。此外，有多种系统调节代谢通量，例如，氨基酸合成和葡萄糖摄取的反馈调节，这些系统也经过选择性编辑，以增强目标代谢通量。其次，删除有助于竞争途径的基因，能够避免产生副产物。基于以上原则，大肠杆菌被设计成一种微生物工具，能够积累各种化合物的前体，从而促进相应产物的产生。

5.4.1.2 枯草芽孢杆菌底盘细胞的设计与构建

作为一种典型的革兰氏阳性菌和模式工业微生物，枯草芽孢杆菌（*Bacillus subtilis*）具有非致病性、强大的胞外分泌蛋白能力及无明显的密码子偏爱性等优点，并且是一种"一般公认安全"（generally recognized as safe，GRAS）级食品安全宿主菌，在功能营养品、精细化学品和酶制剂的生产中具有广泛应用。然而，相较于大肠杆菌，*B. subtilis* 底盘细胞的开发还存在较明显的滞后。在过去的十多年里，研究人员利用同源重组技术敲除 *B. subtilis* 基因组的非必需基因，自上而下获得了一系列 *B. subtilis* 基因组简化菌株。基于转录组学的分析，即通过基因功能信息和比较基因组学方法引入合理的基因缺失，以期产生可预测的细胞。设计和构建性能优良的 *B. subtilis* 底盘细胞，使其作为生产天然代谢产物或表达异源蛋白的理想宿主细胞，具有重要的科学意义与应用价值。

2003 年，研究人员首次报道了针对枯草芽孢杆菌基因组的缩减工作，敲除了原细胞中原噬菌体相关基因，包括 332 个非必需基因，缩减了 7.7%的基因组，并未造成明显的菌株生长缺陷，且中心碳代谢流和亲本菌株基本相同。随后，在对枯草芽孢杆菌基因组必需基因的不断研究基础之上，删除了 874 kb（20.7%）的枯草芽孢杆菌改造菌株 MGB874 虽然比野生型菌株生长速率略有下降，但是却能有效提升外源质粒表达的纤维素酶和蛋白酶的胞外产量。随后，在删除了 36%的基因组序列之后，构建的最小基因组枯草芽孢杆菌在丰富培养基中仍能以与野生型菌株相比几乎不变的生长速率进行生长，转录组数据证明，删减基因组后的枯草芽孢杆菌可以自身调节必需和非必需基因的转录效率，以达到生长的稳定，证明了大量删减底盘细胞基因组是一个良好的菌株优化策略。通过减少底盘细胞基因组序列优化枯草芽孢杆菌细胞，是以针对枯草芽孢杆菌自身生长代谢所需的必需基因的研究为基础，对菌株中可能存在的支路基因及非必需基因进行削减。

枯草芽孢杆菌的单层膜结构使得异源蛋白的分泌更加容易，又因为枯草芽孢杆菌的自身蛋白质表达和分泌系统研究资料丰富且较为全面，因此枯草芽孢杆菌被广泛地应用于异源蛋白质类目标产物的表达中。在以枯草芽孢杆菌为底盘细胞生产蛋白质产物或其他化合物时，根据不同种类的产物对底盘细胞的细胞膜进行改造和优化，可以提高目标产物的生产效率。此外，枯草芽孢杆菌自身容易分泌大量蛋白酶，造成异源蛋白的降解。因此，目前以枯草芽孢杆菌为底盘细胞进行蛋白质的表达分泌优化，主要包括以下几个方面的工作：①表达过程中的启动子筛选与核糖体结合位点（RBS）调控；②蛋白分泌过程中的信号肽筛选与分泌系统改造；③枯草芽孢杆菌中新型非诱导剂表达系统的优化等。

在以枯草芽孢杆菌为底盘细胞的代谢改造中，大多需要外源引入所需合成途径，所以需要系统地优化菌株自身的全局代谢，协调菌株代谢网络与外源途径的平衡，减少途径副产物生成所造成的能量与资源浪费。通过调整底盘细胞中的全局调控因子，可以调节平衡菌株生长和生产之间的相互平衡，适当减轻因为异源生产而导致的代谢负担，从而优化底盘细胞。除了单独优化目标代谢途径，还可以从菌株中心代谢着手，系统性地对菌株自身代谢与产物生产进行调节，以优化枯草芽孢杆菌底盘细胞的生产效率与生长平衡。枯草芽孢杆菌中有 6 个全局调控因子，可以调控枯草芽孢杆菌中基因的表达。通过敲除碳代谢阻遏的主要全局转录调控因子 CcpA，针对敲除菌株抑制子进行进一步研究和分析，证明基因表达的全局改变可以导致中心代谢的重组。通过回补 CcpA 突变体导致的谷氨酸缺陷型，筛选出可以利用广泛碳源的枯草芽孢杆菌突变体。研究者还通过对全局调控因子 CodY 和 CcpA 进行随机突变并筛选，重新编辑了重组菌株中代谢调节网络，发现更高程度上抑制碳代谢和解除抑制氮代谢可以同样地提高报告基因 β-半乳糖苷酶在枯草芽孢杆菌中的表达。研究表明，在突变菌株中，突变的全局调控因子的调节作用下，重组菌株略微地损失了生长速度，同时中央氮代谢重组导致蛋白表达上调。

近年来，在对枯草芽孢杆菌底盘细胞进行代谢改造时，对菌株内所需合成途径进行多位点、多维度调控，或构建生物传感器以达成菌株自身动态调控等方法，逐渐成为研究的主流方法。区别于经典的直接对所需合成途径进行强化调控，对不需要的支路途经进行弱化、敲除等，构建多位点、多维度共调控和动态调控的方法，可以更加有效地对菌株自身生长和生产情况进行平衡与协调，使得菌株生长和生产状态更优，从而保证底盘细胞可以持久、高效地进行所需产物的生产。在对枯草芽孢杆菌进行多位点共调控时，优化和开发高效率的基因编辑工具是保证调控效果的根本。区别于应用双链断裂和同源修复的天然 CRISPR/Cas9 基因编辑方法，应用切口酶和同源定向修复（HDR）的 CRISPR/Cas9n 对菌株造成的毒性和致死性程度更低，更适用于进行基因组大片段的改造和多位点的调控。研究者使用优化后的 CRISPR/Cas9n 系统实现了对枯草芽孢杆菌底盘细胞的多位点高效基因编辑，并进一步优化了相关产物的生产。同样，依托 CRISPR 系统进行改造，研究者在枯草芽孢杆菌中基于 dCas9 开发了 CRISPRa（激活）和 CRISPRi（干扰）工具，可以同时对不同的基因进行激活和抑制操作。在 CRISPR-ω 的应用上进行进一步扩充，创建了新的 CRISPR 辅助的寡核苷酸退火依赖的启动子筛选策略（oligo nucleotide annealing based promoter shuffling，OAPS），应用该策略可以在枯草芽孢杆菌中更有效地进行高效启动子文库的建立和启动子的筛选。通过上述方法，实现了在枯草芽孢杆菌目的基因转录过程中启动子的筛选与调节、翻译修饰中分子伴侣的辅助合成和蛋白质成熟后蛋白酶降解这三个阶段的精确调控，实现了目的蛋白表达在枯草芽孢杆菌中的多维、多层次精确调控。

除了上述应用优化基因编辑方法进行多位点、多维度调控枯草芽孢杆菌中基因表达之外，通过设计菌株内生物传感装置进行动态调控的方法也逐渐在枯草芽孢杆菌的底盘细胞改造中被应用。

5.4.1.3 放线菌底盘细胞的设计与构建

放线菌（Actinomycetes）是一类革兰氏阳性菌，其基因组具有高（G+C）mol% 含量（>55%），是一类能形成分枝菌丝和分生孢子的特殊类群，呈菌丝状生长，主要以孢子繁殖，因菌落呈放射状而得名，大多数有发达的分枝菌丝。放线菌在自然界中分布很广，主要以孢子繁殖，其次是断裂生殖。与一般细菌一样，放线菌多为腐生，少数寄生。放线菌在自然界分布广泛，主要以孢子或菌丝状态广泛分布于土壤、空气和水生环境中。

基因组测序和基因组挖掘方法的进展揭示了放线菌产生未知天然产物的巨大生物合成潜力。然而，由于其富含 GC 的基因组特征及丝状形态和缓慢生长的生理特性，放线菌的遗传操作非常具有挑战性。Hopwood 及其同事于 1978 年建立了链霉菌的 DNA 转化方法，开启了放线菌基因操作工具开发的研究。与为大肠杆菌和酵母等工业生物技术模式生物开发的工具相比，这些工具的进一步开发相对缓慢。然而，系统生物学和合成生物学的整合已经对新天然产物的发现和生产作出了重大贡献。对于放线菌底盘细胞的设计与构建将有助于建立基于工程放线菌生产有价值天然和非天然产品的高效平台。

近年来，研究者开发了各种代谢工程策略以在系统水平上理解和设计细胞代谢网络。通过与系统生物学和合成生物学等其他领域相结合，期望发现新的生物合成基因簇并创造用于工业生产的放线菌菌株。

放线菌用作底盘微生物的基本条件是已知的基因组信息及已开发基因编辑系统。尽管放线菌的基因组比普通细菌（如大肠杆菌、乳酸杆菌、芽孢杆菌和许多其他原核生物）的基因组大、基因组的 GC 含量高、生物合成基因簇中存在一些重复区域，这使其更难测序，但第三代测序方法可以有效地完成全基因组测序，不断更新的生物信息学工具可以帮助发现天然产物。在放线菌中，包括基因组学、转录组学、蛋白质组学和代谢组学在内的多组学技术的发展使细胞生理学的系统分析成为可能，从而可以预测新的工程目标和（或）重新设计发酵策略。例如，基因表达水平的转录变化已被广泛分析，以揭示控制天然产物代谢开关和产生的分子机制。基于转录组学的方法已被用于研究控制放线菌生长期间发生的形态生理分化的信号和调节蛋白的复杂网络。研究表明，在不同的生长阶段，全基因组范围内，放线菌的转录和翻译之间的关系能够影响次级代谢基因的表达。研究者开发了工程化的翻译控制系统以增强次级代谢物生产。目前，多组学技术已成功用于鉴定放线菌中的新化合物。

由于链霉菌在体内有许多合成次级代谢物的途径，它们还拥有许多合成天然产物的必需元素，如酶、辅因子和其他必要成分。此外，链霉菌有自己的后修饰系统，并且它们通常对生物活性天然产物具有很强的耐受性或抗性，这使得在链霉菌系统中更容易合成生物活性天然产物，如萜烯化合物葡萄球菌素的表达。链霉菌中的天然生物元素、修饰系统、抗生素耐药性耐受系统是天然产物发现和过度表达的重要优势。出于同样的原因，链霉菌中的组合生物合成可以获得更多种类的天然产物类似物。

在放线菌中生产目标化合物的一个关键因素是生物合成前体的可用性。前体物质通常是由不同碳源（如单糖、脂肪酸和氨基酸）的分解代谢产生的。这些代谢物的细胞内水平可以通过不同方法进行控制，例如，通过外源性喂食前体，能够增加聚酮化合物的产量。与此同时，天然产物-生物合成基因簇的表达受到非常复杂的调控网络控制，在大多数情况下，这些调控网络没有得到很好的研究或理解，成为优化这些路径的主要瓶颈。调控元件[如启动子、核糖体结合位点（RBS）和终止子]的工程化相关研究有望克服复杂的细胞调控网络并调节基因表达。

尽管目前放线菌的基因编辑方法仍然比大肠杆菌和酵母等其他微生物的基因编辑方法更难使用，但在这一领域的广泛工作促使了众多放线菌基因编辑方法的开发。特别是，基于 CRISPR/Cas9 系统的基因编辑系统加速了链霉菌的基因改造。由于 Cas9 对靶 DNA 序列的精确和可控作用，CRISPR/Cas9 已成为高效基因组编辑和 BGC（biosythetic gene cluster）及其他大型 DNA 特异性重构的极好工具。CRISPR/Cas9 衍生工具允许在放线菌和许多遗传顽抗生物中进行基因操作、删除、插入、位点直接突变。2015 年，研究者开发了用于链霉菌多重基因组快速编辑的 CRISPR/Cas 系统，能够在不同链霉菌的不同基因簇中有针对性地实现染色体缺失。大多数 CRISPR/Cas9 系统使用宿主同源重组机制来实现靶向删除和插入。除了这些 CRISPR/Cas9 系统，研究者还使用非同源末端连接（NHEJ）修复来引入删除或插入。基因测序、分析和基因修饰系统的发展为链霉菌中 NP（nature product）的发现及过度表达奠定了基础。尽管 CRISPR/Cas9 系统已经成功地应用于链霉菌，但目前还没有方便、准确的链霉菌多靶点基因编辑技术和基因组装技术，如针对酵母、大肠杆菌和其他微生物开发的技术。开发此类技术将是今后方法学研究的重点。

5.4.1.4　谷氨酸棒杆菌底盘细胞的设计与构建

谷氨酸棒杆菌（*Corynebacterium glutamicum*）是近四十年来全球用于氨基酸发酵工业的主要生产菌，1957 年由 Kinoshita 首次描述为谷氨酸产生菌。谷氨酸棒杆菌在分类上属于革兰氏阳性真细菌下的放线纲棒杆菌属。谷氨酸棒杆菌不仅是绿色生物制造氨基酸产业的核心菌株，更是研究透彻的模式生物之一。作为工业生产菌种，谷氨酸棒杆菌具有耐受高强度发酵的鲁棒性，且环境适应性强。50 多年来，通过经典育种、代谢工程、系统及合成生物学方法对这种放线菌纲的产氨基酸菌株进行改造，谷氨酸棒杆菌已被设计用于生产氨基酸、有机酸、聚合物前体、芳香族化学品和蛋白质等。

通常，基因表达水平的调控依赖于对具有调节功能的特定遗传元件进行改造。在这方面，天然组成型强启动子在特异性增加 *C. glutamicum* 中目的基因的表达方面很有价值。目前，基于启动子工程、启动子文库及 RBS 文库构建等策略，为在

C. glutamicum 中进行微调表达的工程化提供了大量的分子生物学工具，用于在 *C. glutamicum* 中进行可靠和有效的基因表达。除了经典的遗传元素，CRISPR 干扰（CRISPRi）也提供了一种操纵特定基因表达的新方法。

为了创建具有优良性能的 *C. glutamicum* 菌株，研究者们使用适应性实验室进化策略，以实现对于遗传基础复杂且难以确定的性状进行改造。该策略通过将迭代遗传多样化（自发或诱导突变）与模拟自然选择的选择压力相结合来选择有利的细胞特性。这种方法已被证明在改善细胞特性方面很有价值，而无需详细了解代谢和调节特性。该策略已用于筛选具有特定基因功能的 *C. glutamicum* 菌株，如耐受性、生长速率和菌株的整体适应性等。利用适应性实验室进化策略获得的生产菌株进行基因组测序和组学分析，可以获得生物途径有关酶特性或途径调控的新信息；再通过反向代谢工程等手段，可以进一步稳定或增强这种特性以达到获得优良性状的目的。

天然 *C. glutamicum* 质粒的分离和首个 DNA 转移技术的开发是 *C. glutamicum* 菌株工程的里程碑。目前对于 *C. glutamicum* 的常规基因组操作，如基因的敲入和敲除、单核苷酸突变或插入等，都依赖于条件致死的左旋蔗糖酶（sacB）标记。该方法首先使用非自我复制的自杀载体进行基因组整合，然后进行第二次重组以去除载体骨架，从而进行无疤痕遗传修饰。然而，假阳性克隆的频繁出现以及需要连续进行两轮遗传操作的特性限制了 *C. glutamicum* 菌株工程的合成速度和通量。近年来，CRISPR 相关技术也在 *C. glutamicum* 相关研究中发挥了重要作用。该技术依赖于同源重组（HR）介导的定向修复，或非同源末端连接（NHEJ）机制介导的修复。由于 *C. glutamicum* 中不存在有效的 NHEJ 途径，因此该系统似乎是靶向基因组操作的理想选择。然而，*C. glutamicum* 对该系统的适应具有挑战性。总体而言，基于 CRISPR 的系统能够实现高效、快速、无偏向的多重基因组编辑，并且理论上只产生阳性转化子，然而当不包含 HDR 模板时，Cas9 在 *C. glutamicum* 中是致命的。与此同时，基于 CRISPR 的基因组编辑在 *C. glutamicum* 中的应用还受到其他限制。首先，Cas9 的表达水平非常关键，因为高水平可能会导致死性而导致转化子缺乏。然而，低水平的 Cas9 会导致假阳性的存活。其次，Cas9 表达在复制过程中具有相当高的突变率，导致质粒中基因的无义突变、插入甚至完全缺失，从而导致非预期的编辑效果。此外，编辑效率可能受其他几个因素的影响，包括敲除大小、同源臂的总长度、同源臂与插入基因的相对长度和 sgRNA 的设计。尽管如此，研究者对该系统进行了实质性的改进，包括多重工程改造和快速序列基因敲除，使得对基于 *C. glutamicum* 菌株的进一步工程研究成为可能。

尽管近几十年来代谢工程取得了巨大进步，但细胞代谢及其调控的复杂性仍然是菌株开发面临的挑战。事实上，微生物的基因组编码了大量具有调节、代谢或信号转导功能的蛋白质，这些蛋白质支持在条件不断变化的恶劣自然环境中生存。此外，基因组中编码了重组和可移动的 DNA 片段或未知的毒力基因。然而，在基因工程中，这些基因和蛋白质是不必要的，有些是可有可无的，而另一些甚至可能是有害的。理想的生产菌株仅具备支持稳健利用工业碳源和快速生长的基因，以及合成所需产品的简化途径。理想情况下，最小基因集应确保具有完全可预测性，并且插入的基因功能不应受到宿主的影响。因此，研究者们已经创建了一系列基因组减少的菌株。除了创建基因组普遍减少的底盘菌株外，研究人员还构建了具有特定代谢或结构特征的 *C. glutamicum* 底盘菌株。创建底盘菌株的其他方法侧重于 *C. glutamicum* 的代谢，而不是其细胞结构。使用代谢工程改造的 *C. glutamicum* 菌株进行发酵生产是一个以不断增长的速度发展的研究领域。现有产品的工艺稳步改进，新工艺不断建立，导致产品组合爆炸式增长。自工业微生物技术出现以来，从零开始开发工业菌株的时间已大大缩短。开发高效、快速的基因组编辑方法（如 CRISPR/Cas）有望通过多重基因组编辑实现更高效的菌株工程。此外，结合靶向代谢工程和适应性进化的菌株工程的流程自动化正在迅速发展。用于筛选和选择的生物传感器以及机器人辅助小型化系统正在等待使用。鉴于这一进展，*C. glutamicum* 将保持其作为工业生物技术发酵主力的主导作用，并将为全球不断增长的生物经济做出重大贡献。

5.4.1.5　酿酒酵母底盘细胞的设计与构建

数千年来，酿酒酵母（*Saccharomyces cerevisiae*）被人类用于生产发酵食品和饮料。酿酒酵母是第一个完成基因组测序的真核生物，1996 年 6 月，酿酒酵母的完整基因组顺序被公布，它被称为遗传学上的里程碑。作为发酵中最常用的生物种类，酿酒酵母具有生长周期短、发酵能力强、容易进行大规模培养，以及含有多种蛋白质、氨基酸、维生素、生物活性物质等丰富的营养成分等优点，一直是基础及应用研究的主要对象，在食品、化妆品、医药等领域应用广泛。

S. cerevisiae 是一个极有潜力的工业生产菌株，因为它可以在相对低成本的工业规模发酵罐中，在廉价培养基上生长至高密度。相较于多数细菌菌株，酿酒酵母具备耐酸、不易受噬菌体及其他菌株污染的优点。由于酵母能够在低 pH 下进行发酵，这不但能减少用于控制 pH 的碱液消耗，而且能省去回收发酵液羧酸集成的除盐工艺，有效降低了产品生产过程的分离成本。研究者尝试利用合成生物学技术提高酵母的工业生产性能；通过基因工程、适应性进化等技术改善酵母菌株的抗逆性能，有针对性地设计并集成多重抗逆防御系统，提高菌株在多重压力环境下的生存能力，以期实现人工生物反应体系的高效性。为了进一步降低制造过程的原料成本及预处理成本，研究者使用代谢工程技术拓宽酿酒酵母的底物利用范围，使酿酒酵母具备利用甲烷、甲醇、纤维素水解物等廉价碳源的能力，或使其拥有直接利用淀粉、纤维素等多糖的能力。随着 CRISPR 基因编辑工具和人

工全合成酵母染色体技术的逐渐成熟，人们对酵母基因的编辑能力进一步提高，酵母细胞工厂的生产性能也将得到提升。

酿酒酵母基因组和单条染色体酿酒酵母的合成，为深刻理解基础生命科学提供了参考。DNA 合成和组装方法的发展，促进了染色体的人工构建和全基因组重排，使病毒、生化途径、细菌和真菌基因组的人工合成成为可能。人工合成酿酒酵母基因组计划（Sc2.0）旨在设计和构建一个完全合成的酵母基因组。2011 年，Dymond 等证明了化学合成酿酒酵母Ⅸ号染色体右臂（synⅨR）和Ⅵ号染色体左臂（synⅥL）的可行性。2014 年，Annaluru 等成功设计组装了第一个完整酿酒酵母染色体Ⅲ号染色体（synⅢ）。到目前为止，Sc2.0 联盟成员已经完成了 synⅡ、synⅤ、synⅥ、synⅩ 和 synⅫ染色体的从头设计与全合成。

S. cerevisiae 的遗传和生理特征已得到很好的表征，相关工具和敲除文库可广泛用于直接的应变操作。随着 DNA 合成、DNA 组装，以及用于克隆的高通量工具的发展，对于酿酒酵母基因组规模的遗传操作变得越来越可能。酿酒酵母中常用的基因编辑系统是基于同源重组原理的 Cre/loxP 系统。基因组双链断裂已经被证明有助于提高同源重组发生的概率，因此，为了进一步提高基因重组的效率，新型基因编辑技术已经被开发利用，主要包括：归巢核酸内切酶（meganucleases，MegN）系统、ZFN 系统、TALEN 系统和 CRISPR 相关的系统（部分见 5.2.1.2 节）等。

由于酿酒酵母代谢网络十分复杂，单基因或多基因的编辑可能限制了目标产物的生产。借助高通量基因组编辑技术可以实现多基因的自动基因组改造。通过对微生物基因组进行大规模高通量改造，可以获得巨大的突变库，再经过高通量筛选，便可以实现特定目标化合物的生产。例如，酵母寡聚介导基因组工程（yeast oligo-mediated genome engineering，YOGE）和真核生物多重基因组工程（eukaryotic multiplex genome engineering，eMAGE）被应用于酿酒酵母的靶向工程化改造。eMAGE 可在不导致 DSB 的情况下对酿酒酵母的多基因实现精确编辑修饰。此外，基于 CRISPR 系统的 CasEMBLR 技术可将同源序列的目标 DNA 片段整合到基因组的特定位点，实现酿酒酵母体内多基因无标记组装。这些新技术的开发和应用，极大地促进了代谢工程与合成生物学的发展。

酿酒酵母各种表型受到复杂代谢网络调控，结合系统生物学和反向代谢工程分析手段，解析酿酒酵母鲁棒性和适应性的分子基础，加深对复杂基因型-表型相互作用的理解并提高网络模型准确性，设计出符合人类需求的工程化酿酒酵母，已成为合成生物学重要的发展方向。适应性实验室进化大大加速了改造代谢途径及细胞耐受性的效率，在提高目标产物合成水平、拓展底物利用范围、提升底盘细胞的耐受性等方面得到广泛应用。由传统单一碱基、单一基因的随机进化模式到多基因、多途径的全基因组进化策略，如合成型酿酒酵母基因组重排（SCRaMbLE）、寡核苷酸介导的多位点进化工具（YOGE、eMAGE）和基于

CRISPR 系统的多位点编辑（CHAnGE、TargetedAID 等），利用正交复制系统和逆转录系统构建体内连续进化系统，减少了人为干预并加快了进化速度。随着合成生物学技术与其他学科进行深度交叉融合，将基因组连续进化技术与其自动化技术相结合（eVOLVER 和 ACE），加速代谢工程改造过程，实现对酿酒酵母可预测、可调控的系统性工程改造，加深了对细胞代谢网络调控及其生物过程的认知。总而言之，适应性实验室进化为酿酒酵母细胞工厂的构建提供了强大的工具。

随着合成生物学及系统生物学工具的快速发展，人们对酿酒酵母细胞的遗传背景和代谢网络有着越来越清晰的认识，利用酿酒酵母进行更多大宗化学品及天然代谢产物的生产已成为新的研究热点与发展趋势。结合合成生物学、系统生物学、生物信息学、基因编辑技术以及人工智能的代谢工程，将在未来的工业应用等多个领域不断扩展。

5.4.2　非模式微生物底盘细胞的设计与构建

5.4.2.1　需钠弧菌底盘细胞的设计与构建

1958 年，William J. Payne 的研究小组进行了一系列关于不同细菌利用糖醛酸的研究。这项工作首次从佐治亚州萨佩洛岛海岸的沼泽泥中分离出革兰氏阴性菌需钠弧菌（*Vibrio natriegens*）。它能够耐受广泛的 pH 条件，倍增时间不到 10min。然而，其代谢活动严格依赖于 Na^+，在 Na^+ 缺乏条件下无法维持生长。*V. natriegens* 是迄今为止生长速度最快的非致病性细菌，在一定条件下传代时间小于 10 min，生长速度比传统模式生物大肠杆菌快近一倍，因此，基于其惊人的生长速度、比大肠杆菌高得多的细胞密度，*V. natriegens* 作为分子克隆和蛋白质表达的省时底盘具有巨大潜力，有可能取代大肠杆菌成为实验室常规研究中的新型模式生物。然而，在充分利用 *V. natriegens* 的潜力方面仍然存在许多挑战。

V. natriegens 可以利用多种基质，因此，其可以在各种碳源上生长，如柠檬酸、D-葡萄糖、D-甘露醇、果糖、甘油等一系列碳源。它还表现出一系列酶活性，如明胶酶、细胞色素氧化酶和 β-葡萄糖苷酶活性。同时，它能够还原硝酸盐，并且具有在厌氧、氮限制条件下固定大气氮的能力。值得注意的是，它在厌氧条件下的生长速度仍然比其他细菌快得多。在厌氧条件下生长时，*V. natriegens* 会产生酸，导致培养基的 pH 下降，但在强通气条件下生长时，由于氨的形成，在某些培养基中 pH 可能会上升。*V. natriegens* 对许多碳源的吸收明显高于其他类似细菌。研究者曾应用 ^{13}C 标记的碳同位素追踪来阐明以葡萄糖为碳源的微量培养基中的中心碳代谢。分析表明，与大肠杆菌相比，*V. natriegens* 通过中心碳代谢途径的绝对碳通量要高得多，葡萄糖摄取率约为大肠杆菌的 2.5 倍。然而，就相对通量而言，核心碳代谢结果与大肠杆菌非常相似，显著增加了一种用于草酸的脱羧酶。

然而，最显著的差异是戊糖磷酸途径的通量减少，但其原因和后果仍有待阐明。虽然在 *V. natriegens* 快速生长期间，需要高浓度的溶解氧才能实现高氧摄取，但据报道 *V. natriegens* 比大肠杆菌更容易受到活性氧（ROS）胁迫的影响。

V. natriegens 核糖体的高丰度表明其具有较高的蛋白质生产能力，因此具有表达异源蛋白质的巨大潜力。研究者基于 *V. natriegens* 开发了无细胞表达系统。这些研究侧重于方案优化的不同参数，包括培养基、细胞收集时的生长阶段、反应温度、缓冲液浓度、补充氨基酸、能源和 DNA 模板（用于质粒扩增的生物体、线性或环形 DNA）的来源。然而，相比于根据 rRNA 的丰度计算的理论产量，实验获得的产量仍然较低。由此推测，一部分核糖体在反应过程中不活跃。研究者尝试通过删除基因来优化表达菌株本身，但没有观察到显著的改善。利用无细胞表达平台检测启动子序列可以快速筛查调节序列，从而有助于扩大 *V. natriegens* 可用工具的范围。

除了无细胞方法，*V. natriegens* 还可用于体内蛋白质的生产。霍乱弧菌的多亚基膜蛋白在 *V. natriegens* 中成功表达，表明后者是研究系统发育相关病原体蛋白质的更安全表达宿主。此外，不溶于水或在其他表达系统中只能少量产生的"难降解蛋白质"已在商业 *V. natriegens* 菌株 Vmax 中成功表达。此外，通过添加来自大肠杆菌的 N 端分泌标签 ssYahJ，细胞溶质蛋白质被分泌到周质，这可能会促进 *V. natriegens* 的大规模应用。

近年来，已经建立了许多用于 *V. natriegens* 遗传操作的工具。迄今为止，基因组工程最常用的两种方法依赖于同源重组，但在 DNA 转化方法和所用的选择程序上有所不同。第一种方法是通过接合将大肠杆菌供体的质粒 DNA 转化进 *V. natriegens*，然后通过双交叉重组进行等位基因交换。这种方法目前已实现大基因组区域的删除。第二种方法是通过自然转化进行多重基因组编辑（MuGENT），这种方法利用了 *V. natriegens* 从环境中提取 DNA 的自然能力。MuGENT 方法的前提是，在诱导条件下，只有一个细胞亚群是可转化的，但能够以高亲和力吸收 DNA。事实上，通过将细胞与多个转化 DNA（tDNA）片段共同孵育，其中每个 tDNA 片段在所需突变的两侧包含 3 kb 同源侧翼，多个基因组同时实现了多重编辑。进一步的基因组工程有望提高重组效率，以减少所需同源侧翼的长度。

V. natriegens 基因组工程的第三种方法是基于 λ 噬菌体系统与霍乱弧菌 SXT 移动元件的蛋白质结合，这些蛋白质与 λ 噬菌体蛋白质同源。当表达上调时，由于 tDNA 和靶基因序列之间的同源重组，λ-Red、SXTβ 和 SXT Exo 显示出增强约 10 000 倍的等位基因交换。通过进一步开发针对 *V. natriegens* 的 CRISPR/Cas9 系统，可以获得一种能够产生定向突变的方法。然而，双链断裂和无法检测到的非同源末端连接（NHEJ）修复对细胞存在显著的毒性。因此，目前的 CRISPR/Cas9 系统不能单独用于 NHEJ 高效产生突变体。

V. natriegens 利用多种底物的能力、其高底物摄取率及其用于基因操纵的工具越来越多，激发了将 *V. natriegens* 转变为新的工业模式生物的潜力。然而，尽管它的超快速生长确实可以通过最小化代谢工程的周期来简化菌株优化，但它的高比生长率可能不利于生物生产。事实上，理论和实际研究一致认为，在中等生长速率下，细菌培养物的生物量产量通常是最佳的，快速生长可能导致代谢溢出、无效的代谢周期和高蛋白质合成成本，从而降低生物量产量。

5.4.2.2 运动发酵单胞菌底盘细胞的设计构建

运动发酵单胞菌（*Zymomonas mobilis*）是一种兼性厌氧产乙醇革兰氏阴性菌，具有许多理想的工业特性。例如，*Z. mobilis* 通常属于一般认为安全（GRAS）菌株，表现出非常高的乙醇耐受性，并且可以在广泛的 pH 范围内（3.5～7.5，尤其是低 pH）产生乙醇。作为兼性厌氧菌，*Z. mobilis* 在发酵过程中不需要控制曝气，因此降低了生产成本。*Z. mobilis* 通过 ED 代谢途径将葡萄糖和果糖转化为乙醇。因其丙酮酸脱羧酶和乙醇脱氢酶基因能够高效表达，乙醇发酵能力非常突出。同时，*Z. mobilis* 生长的营养需求相对简单。这些优点使得 *Z. mobilis* 在工业化生产领域具有广阔的应用前景。

在 *Z. mobilis* 中，EMP 途径、戊糖磷酸途径（PPP）和三羧酸（TCA）循环是不完整的，因为这些途径中的各种酶在该生物体中未被识别。这些酶的缺乏以及 *Z. mobilis* 中 PPP 和 TCA 循环的不完整性促使更多的碳进入高效糖酵解和乙醇生产途径，而不是 PPP 和（或）TCA 循环，这会导致乙醇产量接近理论上的最高水平。而相对于酿酒酵母，*Z. mobilis* 在细胞基础上的生物量产量降低为原来的 1/3；此外，它具有较高的比表面积，比酿酒酵母和大肠杆菌更快地消耗葡萄糖，从而提高了乙醇产量。*Z. mobilis* 的呼吸链表现出独特的非耦合能量学和细胞生长与生理学，使其保持较低的 NADH/NAD$^+$ 比值，能够实现有效的糖酵解和细胞生长。具体而言，*Z. mobilis* 具有组成性呼吸链，在有氧条件下使用氧作为末端电子受体，由 II 型 NADH 脱氢酶（Ndh）、辅酶 Q$_{10}$ 和细胞色素 bd 末端氧化酶作为主要电子载体。与大肠杆菌和酿酒酵母呼吸相比，*Z. mobilis* 的耗氧率较高，但 ATP 的产量较低。有趣的是，有研究表明，*Z. mobilis* 可以利用氮气作为氮源来生产生物乙醇，而不会影响其乙醇产量，这可能会降低生物乙醇的生产成本，因为氮气作为氮源的成本较低。所有这些特性使 *Z. mobilis* 成为工业生物技术应用的理想宿主。

野生型 *Z. mobilis* 只能在葡萄糖、果糖和蔗糖作为碳源的情况下自然生长，但不能在戊糖（如阿拉伯糖和木糖）上生长，戊糖是木质纤维素水解产物中的丰富糖。为了扩展其底物谱，研究者选择了不同来源的异源基因如编码木糖同化和 PPP 酶的操纵子、阿拉伯糖代谢相关基因等，将其转化到 *Z. mobilis* 中，通过代谢工程和（或）适应方法开发了可利用戊糖的 *Z. mobilis* 菌株。然而，在这些重组菌株中，木糖和阿拉伯糖的消耗率远远低于葡萄糖，这大大阻碍了戊糖的高效利用。因此，大量工作集中在调查阻碍木糖和阿拉伯糖在 Z. mobilis 中高效利用的瓶颈。虽然已经确定了 Z. mobilis 发酵木糖和阿拉伯糖的一些潜在瓶颈，但工程化 Z. mobilis 菌株从木质纤维素戊糖中生产乙醇仍然落后于从己糖中生产乙醇。

除乙醇外，Z. mobilis 还具有内源性代谢途径来产生其他代谢副产物，如山梨醇、聚羟基丁酸、乳酸、葡萄糖酸、琥珀酸和乙酸等。通过代谢工程引入和高效表达其他异源途径，将极大地提高 Z. mobilis 在其他生化物质商业生产中的潜在效用。目前，该策略已经成功地在 Z. mobilis 中实现丙氨酸、D-乳酸、β-胡萝卜素、异丁醇、2,3-丁二醇等的生产。因此，Z. mobilis 在生产大量增值化合物方面具有巨大潜力。然而，与内源性乙醇相比，这些化合物产生的效价仍然较低，这可能是因为丙酮酸脱羧酶（PDC）和乙醇脱氢酶（ADH）对于 Z. mobilis 的糖酵解至关重要，可以为细胞生长提供能量和中间产物。虽然已经进行了一些尝试来删除 pdc 基因，但目前还没有确认稳定的 pdc 突变体。在保持氧化还原平衡的同时，操纵 pdc 和 adh 基因将碳通量从乙醇生产转移到新的靶向生化物质是至关重要的。为了提高这些生物产品的滴度、速率和产量以供未来商业化应用，仍需进行大量代谢工程工作。

5.4.2.3 乳酸菌底盘细胞的设计与构建

乳酸菌（lactic acid bacteria，LAB）是一类兼性厌氧或耐氧、可利用多种碳源生产乳酸的革兰氏阳性菌，主要分布在乳杆菌属、链球菌属、明串珠菌属、双歧杆菌属及片球菌属等几个属中。由于乳酸菌具有高安全性、强耐酸性、代谢产物及功能多样性的特点，被广泛应用于食品、燃料、化学品与药品的生产。作为食品工业中广泛使用的细菌，乳酸菌是一种安全的底盘。同时，一些乳酸菌载体具有在窄宿主范围内进行复制的特点，例如，来自卷曲乳杆菌（Lactobacillus crispatus）的 316 kb 大小的质粒载体，只能在它原始的宿主菌中才能复制；分离自罗伊氏乳杆菌（Lactobacillus reuteri）的载体 pLUL631，其可在罗伊氏乳杆菌和发酵乳杆菌（Lactobacillus fermentum）以及其他受试的革兰氏阳性菌中复制。这种特性使得细菌种间水平传播发生的机会较少，更具安全性。

20 世纪末期，随着分子生物学逐渐发展，人们更加清晰地了解了乳酸菌在遗传基因水平的代谢规律。早期人们运用基因敲除技术研究乳酸菌的功能作用。2001年，Bolotin 等完成了对乳酸乳球菌乳酸亚种 IL1403 的测序。这是对于乳酸菌的第一例测序，在这个过程中发现乳酸菌基因组中存在某些非必需基因，如次级代谢物基因簇、冗余序列等。对非必需基因进行敲除，能够促进乳酸菌基因组的简化，同时基因敲除技术可提高乳球菌染色体在遗传分析中作用的成功率，使得乳酸菌更容易适应丰富的营养环境。在这一时期，乳酸菌基因改造中研究最多的为筛选标记基因，如红霉素、氯霉素等标记基因，这对鉴别受体细胞中是否含有目的基因起到识别与筛选作用。在 1987 年 Flickinger 等首次报道的乳酸菌电转化方法中，经过基因改造过的细菌可成功转化到乳酸菌底盘中。这些研究为乳酸菌基因工程的发展奠定了坚实的基础。随着转基因技术发展的热潮，对乳酸菌的研究较多为乳酸菌基因工程技术或工程化乳酸菌技术。在这一时期，乳酸菌载体构建及应用成为该领域研究的前沿和热点。乳酸菌重组技术具有周期短、代谢快等特点。在这个过程中，其对于食品工业发展有重要作用，如高效过量产生胞外聚合物以改善酸奶品质、增加肽酶活性从而缩短干酪成熟期、生产具有改善特性的特殊奶酪等。同时，基于电转化成功率的限制，研究者开发了利用玻璃珠振荡产生能量的方法进行转化，使其转化效率大大提高。这一时期为向合成生物学转化的过渡时期，重组乳酸菌的研究逐渐向应用方面发展。

随着研究进展，乳酸菌合成生物学逐渐替代传统改造基因的概念，不仅能够优化乳酸菌菌种、构建遗传密码、提高对底物和能量的利用效率，同时也可以利用宿主体内自身代谢机制，通过外源物质刺激进行宿主自身调控。在这个阶段，乳酸菌可以使用不同表达系统的载体质粒，还可对其进行优化，强启动子的鉴别与筛选使得质粒可高效表达，提高其对外界环境的抗干扰性。除对表达元件进行优化，载体构建时开始考虑在食品生产应用中易存在的缺陷，食品级乳酸菌表达载体的构建得到研究者的重视。这个过程中，医学与生物学研究得到乳酸菌合成生物学技术的支持，如利用乳酸菌预防高血糖症等。因此，21 世纪初期，研究人员致力于通过对乳酸菌基因组学的研究及基因工程技术的应用，改良现有的乳酸菌菌种，从而选育出集多种优势基因、能够给社会带来更大效益的乳酸菌新菌种。

随着测序技术的发展，人类肠道微生物组正在被解码，其与人类健康的关系开启了利用下一代益生菌进行治疗和诊断的用途。在这一领域，菌株必须是安全的，并在肠道中存活。考虑到这些因素，乳酸菌可以作为在体内或体外生产功能性化合物的理想底盘。此外，乳酸菌可以直接接触肠黏膜，使其成为促进黏膜免疫的抗原和药物分子的首选载体。出于治疗和诊断目的，操作乳酸菌需要一整套技术，包括但不限于将 DNA 引入乳酸菌细胞，以及位点特异性染色体突变、缺失、稳定整合和插入。在过去的 30 年中，通过各种组件的开发，如 Cre-loxP 和 λ-Red 或 RecET 系统，乳酸菌的遗传工具箱得到了改进。新兴技术在乳酸菌中的开发，如 dsDNA 或 ssDNA 重组工程和 CRISPR/Cas 系统，极大地简化了乳酸菌染色体中基因敲除或敲入的程序，提高了目标突变体的生成效率。使用重组工程和基于 CRISPR 的系统在乳酸菌基因工程方面取得了快速进展。未来，乳酸菌基因组编辑平台将更加完善。新的重组酶和 CRISPR 系统的克隆及鉴定无疑将使乳酸菌的基因改造更快、更容易。基于 CRISPR 的编辑与合成生物学方法的整合有望开发出响应肠道环境变化的智能治疗递送系统。

5.4.3 模式动植物底盘细胞的设计与构建

5.4.3.1 模式动物底盘细胞的设计与构建

合成生物学旨在重新利用细胞来感知广泛的输入信号，并通过有条件地表达用户定义的输出基因来做出响应。活细胞拥有大量进化的传感器、执行器和调节器，用于维持细胞内稳态。其中，跨膜受体持续监测细胞外环境，并将特定的细胞外信号转化为细胞内反应。配体与其同源受体的结合触发细胞内信号级联，最终诱导转录变化。合成生物学家一直在利用细胞传感器和生物合成能力来构建基因回路，并用于基于细胞的诊断和治疗。哺乳动物细胞作为一种理想的底盘，可以被改造以感受人类疾病信号，通过计算输出易检测的信号，或实现适当的治疗功能。目前哺乳动物工程细胞能够以前所未有的选择性和灵敏度检测多种可溶性抗原及表面结合抗原；此外，通过植入合适的相应模块，可以在动物模型中成功治疗糖尿病、癌症和自身免疫病。目前，使用嵌合抗原受体（CAR）-T 细胞的免疫疗法被批准用于治疗淋巴瘤。这一里程碑式的事件预示着合成生物学方法的临床应用必将大放异彩。

早期的哺乳动物回路主要由来自细菌或酵母的转录因子（TF）与转录激活或抑制结构域融合而成。然而，近年来，内源性 TF 与信号级联激活的转录激活因子已被广泛用于用户定义的转基因的条件表达。此外，支持可编程 DNA 结合域技术的发展，如 CRISPR/Cas 系统，也刺激了针对内源基因调控的合成电路的发展。研究者在哺乳动物底盘细胞中设计构建了一系列检测可溶性分子或细胞表面结合分子的基因回路，如基于正交的、依赖于蛋白酶的细胞转导模块的 Tango 回路。Tango 由天然的或经人工进化的受体，以及跨膜且含有蛋白酶切位点的连接子和胞内的转录因子组成。配体与受体结合后，招募与蛋白酶融合的信号分子，蛋白酶剪切连接子并释放转录因子，激活特定基因的表达。由相互正交的胞外和胞内结构域组成的 SynNotch 受体，也可以对输入信号进行编程。SynNotch 受体与邻近细胞中的表面抗原结合而被激活，从而触发合成的转录因子的蛋白水解释放，从而调控目的基因的表达。这种嵌合抗体曾被用以检测来自免疫抑制性的肿瘤微环境的抗原，并表达免疫刺激分子以进行响应。

为了进行生物制剂的生产，开发满足工业要求的、更高效的重组蛋白生产细胞系至关重要。由于重组蛋白的功效和免疫原性与其翻译后修饰（PTM）直接相关，哺乳动物细胞系是表达系统的首选，目前 60%～70%的生物药物都是基于哺乳动物细胞培养过程产生。然而，与基于细菌或酵母的生产宿主相比，哺乳动物表达系统在生长能力、培养时间和产品产量方面仍然存在瓶颈。随着治疗性蛋白质需求的日益增长，中国仓鼠卵巢（CHO）细胞工厂在生物制药产能方面仍有待稳步提升。

生物制药的工业制造过程高度依赖低成本且高产量的基于细胞的生产平台，从而在降低成本的同时最大限度地提高产量。因此，开发具有成本效益的高产哺乳动物细胞生产工艺是有必要的。一般来说，不同的策略被用于抵消哺乳动物细胞工厂的限制。通过生物工艺和培养基优化来提高生长特性，可加速细胞增殖和/或提高最大活细胞密度。此外，利用基因工程提高 CHO 制造细胞系的性能已通过众多的细胞工程策略成功实现。这些方法通常包括有益基因的过表达，或通过基因组敲除或 siRNA 介导的低水平表达来实现对不利基因产物的抑制。这些方法可以产生在生长、细胞凋亡抗性、代谢、生产力或表达重组蛋白的能力方面优于其亲本细胞系的 CHO 细胞衍生物。基因组编辑技术的显著进步，如 CRISPR/Cas9 工具及下一代测序与系统生物技术的结合，可能在发现和调节新的细胞工程靶点方面表现出非凡的潜力。这些努力可能最终为开发满足未来高效生物过程要求的理想宿主细胞铺平道路。

5.4.3.2　模式植物底盘细胞的设计与构建

植物合成一系列特定的次生代谢物用于生存、繁殖、复原环境、建立共生关系和防御。其中许多化学品广泛用于制药、化妆品和保健品领域。鉴于这些工业效益，众多植物次生代谢物具有很大的需求量及很高的经济价值。然而，这些商业上重要的代谢物通常以低丰度存在，并且仅存在于特定的植物器官中。因此，研究者提出了一系列替代方法，如化学合成、转基因植物/微生物和植物细胞悬浮培养，用于大规模生产特定代谢物。鉴于次生代谢物的结构和立体化学复杂性，许多通过完全化学合成生产植物代谢物的尝试都不是很成功。例如，通过组合方法对抗癌药物紫杉醇的生产成本仍然很高昂。由于大多数商业代谢物不是由作物或模式植物产生的，因此使用转基因平台提高代谢物产量在技术上比使用微生物更具挑战性。此外，迄今为止，很少有次生代谢物在微生物中成功生物合成，因为生物合成酶通常需要特殊的翻译后修饰、细胞色素 P450 及其还原酶、辅酶或微区室化等。

自 20 世纪 50 年代出现以来，植物细胞培养技术已经实现了天然产物的大规模生产。植物细胞悬浮培养为传统培养方法提供了一种具有成本效益的替代方法。来自不同植物物种的许多商业植物悬浮细胞培养物已被成功用于生产次级代谢物。植物细胞进行了许多在原核生物中很少发生的翻译后修饰，并且随着新基因编辑工具的发展，异源基因的过表达不再困难。尽管如此，大规模生产平台仍受到细胞间代谢物可用性的限制。由于模型植物细胞培养很容易以低成本建立，易于处理，生长迅速，并且已经拥有多种代谢工程方法，这样的系统为大规模的代谢物生物合成提供了机会。

目前主要基于基因组序列的可用性、对其遗传学的了解，以及对遗传转化的顺从性等对植物细胞进行选择。现在已经对一系列植物物种进行了植物细胞悬浮培养，包括拟南芥、红豆杉、长春花、苔藓植物、烟草、苜蓿、大米、番茄和大豆等。为了实现植物次生代谢物可持续生产，开发创新转化技术以产生具有多基因构建体的稳定转化细胞系应该是当务之急。目前，一系列植物细胞培养物被广泛研究以作为代谢物生物合成的预期生物工厂。例如，模式植物拟南芥和普通烟草的细胞悬液可以通过与根癌农杆菌共培养或通过粒子轰击实现重组质粒的转化。通过农杆菌转移 DNA 有几个显著优势，包括：转基因拷贝数降低、整合更稳定，大 DNA 片段的重排较少，产生不含选择性标记基因的细胞系。此外，粒子轰击仍然是一种稳健、相对有效的植物基因操作方法。与此同时，为植物细胞开发的二元转化系统是另一种尚未阐明的策略。它基于突变的 *virG*（virGN54D）基因（源自农杆菌）的组成型表达，该基因可以潜在地介导多种顽固植物物种的转化。

由于许多代谢物的前体及其相应的酶存在于整个植物界，因此使用模式植物如拟南芥和普通烟草细胞培养物可能是合成高价值植物次生代谢物的一种有前途的替代方法。在许多情况下，从通路中引入部分基因就足以合成感兴趣的次级代谢物，如香草醛和白藜芦醇的合成。此外，使用植物细胞培养物生产需要 CYP450 酶的复杂次生代谢物比使用微生物具有竞争优势。由 CYP450 酶及其还原伴侣（CYR）催化的各种特征反应通常难以在微生物中表达；然而，除了其他靶基因外，相关基因可以很容易地在植物细胞中进行工程改造。例如，已在不同物种中研究了通过多基因插入产生异源次生代谢物。此外，天然和合成启动子都已成功用于植物细胞培养物中的异源蛋白质表达。

植物中的基因工程通常是通过修饰培养细胞的基因组，然后将修饰的细胞暴露于生长激素再生整株植物来实现的。植物细胞悬浮液不需要分化成不同的器官，但需要高的基因转移效率和快速的基因组组装。源自土壤传播细菌 *Agrobacterium tumefaciens* 的 Ti 质粒是植物基因工程中最有应用前景的载体，几十年来，研究人员已经通过 Ti 质粒成功地将异源基因引入植物原生质体。然而，由于限制性内切核酸酶克隆的效率有限，使用 Ti 质粒通过多基因操纵子引入多个基因仍然具有挑战性。真核生物基因编辑工具的发展使得质粒的快速组装成为可能，研究者们探究了 Gibson 组装在植物细胞中的可能，并在苔藓植物立球藻中实现了无载体遗传转化，能够通过同源重组引入异源基因。这项技术有望在其他苔藓植物或单倍体植物细胞中进行尝试，以缩短基因编辑过程。同时，CRISPR/Cas9 及其变体越来越多地用于阐明植物中单个基因及其调控元件的作用。CRISPR/Cas9 靶向诱变已被广泛用于编辑基因，以解析生物合成途径，从而促进作物改良。核酸酶失活的 Cas 分子（如 dCas9 和 dCas12a）提供了一个无须基因编辑即可精确控制基因组功能的平台。

植物细胞作为高等真核生物，具有大量的内部代谢物网络。从一个途径到另一个途径的通量调整是优化细胞培养平台的一种有效方法。随着遗传回路的实施，人们可以开发出能够积极响应不断变化的条件的"智能"植物。"智能"植物的一个潜在应用是植物能够感知环境刺激并做出反应，从而维持植物的生长和发育。作为用于构建多级系统的关键组件，已经开发了一系列传感器和开关。在植物细胞培养中，已经产生了用于干旱、温度和植物成熟度的传感器，它们赋予了细胞更高的碳固定和糖生成效率。在植物细胞中实施的有前途的开关包括诱导型开关（如乳糖操纵子）、基于 Cas 的开关和光驱动开关等。除开关外，基因调控还涉及在重组 DNA 技术的帮助下转移常见的前体、酶或调节蛋白来过度表达或下调代谢途径。通过了解植物细胞中复杂代谢物的生物合成途径，这些代谢物可以在植物或异源宿主中重组，从而实现重要的植物代谢物的大规模生产。

5.5　小结与展望

微生物细胞工厂被广泛用于生产丰富多样的化学品、食品、药品和能源，是绿色生物制造的核心环节。随着分子生物学和反向遗传工程手段的发展，人们对于微生物代谢网络及其调控机制的认识有了巨大的进步，然而，由于微生物系统的复杂性，仍然不能完全理性地设计满足工业需求的微生物细胞工厂。

20 世纪 70 年代，科学家第一次将 DNA 片段通过限制性内切核酸酶和连接酶实现了 DNA 序列的"切"和"连"，从而开启了基因工程的生物技术革命。合成生物学延续了基于重组 DNA 的技术，同时又加入了新的要求和思想，建立标准化 DNA 组装方法，以及更简便、更高效且能组装更大和更复杂片段的方法始终是科学家们所追求的目标。2003 年，Knight 研究组最先建立了一套 DNA 体外组装标准——BioBrick 策略，利用一组标准化的限制性内切核酸酶酶切位点，通过切割和后续的连接形成了一个标准化的 DNA 组装流程。针对 BioBrick 方法存在疤痕序列的缺陷，陆续产生了不少改进的标准，如使用同尾酶进行切割。此外，利用 II S 类限制性内切核酸酶的 Golden Gate 组装方法，可以实现多片段一步法无缝连接。Golden Gate 虽然操作方便，但仍然受限于 DNA 中广泛存在的酶切位点。位点特异性重组舍弃了限制性内切核酸酶，取而代之的是噬菌体整合酶。这些位点特异性整合酶可以识别不同版本的附着点（attB、attP）序列，然后实现这些 DNA 序列之间的重组。通过合成多个正交的 att 重组序列，Gateway 方法也可以实现多个 DNA 片段的一步、顺序组装。然而，Gateway 组装方法（或类似方法）会在组装完成的 DNA 序列之间留下重复的疤痕序列，可能会给 DNA 的结构、mRNA 的折叠以及 DNA 的生物学功能带来一定问题。Gibson 等开发了一种广泛采用的 Gibson assembly 组装方法，可以实现多片段体外一步法组装。相比传统的限制性内切核酸酶方法，基于重叠序列的组装方法最明显的优势是不需要考虑片段内部的序列限制。但必须指出的是，重复序列、短序列或容易形成二级结构的序列都会降低这些方法的效率和成功率，因此应尽量避免。同时，许多物种体内具有强大的重组系统，利用体内的重组系统可以将两端带同源序列的片段通过重组的方法连接起来,这对于大片段 DNA 的拼接非常有优势。不同的组装技术具有不同的适用性,通常的策略都是多项技术联合使用。目前,随着 DNA 组装技术的发展,DNA 分子的组装从几十个碱基的片段到细菌基因组的合成均能够完整进行,但组装效率、准确度和可调节性依然是研究者们不断探索的目标。

细胞工厂的构建离不开底盘细胞的设计与开发。模式底盘细胞作为常见的细胞工厂载体,具有代谢途径清晰、高效、易于操作、遗传可控等特点。在基于模式底盘细胞的细胞工厂设计和构建中,需要对其进行基因组改造和代谢途径优化等技术处理,以实现其更好的生产性能和更精确的控制性能。同时,对于不同的生产目标和应用场景,需要根据具体需求对不同类型的模式底盘细胞进行选择和设计。因此,模式底盘细胞的设计与开发技术的深入研究,对于构建高效、可控、可定制的细胞工厂具有重要意义。由于遗传工具的匮乏,早期关于工业非模式菌株的研究较少。随着测序与基因组编辑技术的发展、测序成本大幅降低、基因编辑效率不断提高,越来越多非模式微生物的基因组序列得到确定,相关基因表达载体和基因组编辑工具也不断建立完善,推动了重要非模式工业微生物的研究进展,并在短时间内使其发展成为重要的底盘细胞,例如,在工业生产上被广泛应用的异源蛋白表达的优良宿主毕赤酵母,用于活性天然产物和抗生素药物生产菌株的放线菌等非模式微生物,这些菌株的遗传工具开发、基因组改造及工业应用研究都取得了重要突破。

近年来,合成生物学的进步使得微生物细胞工厂构建和测试的能力得到显著提升,为提高构建效率以满足市场快速变化和多样需求提供了重要的机遇。另外,测序技术和基因组编辑技术的飞速发展,使得从全基因组层次设计和构建微生物细胞工厂成为可能。利用高通量研究技术,目前已经可以从全基因组层次并行研究微生物特定表型与基因型的关系,从而获得大规模的基因型-表型关联(genotype phenotype association,GPA)数据集。如果能够利用这些大规模 GPA 数据集,基于数据科学手段,从全基因组范围深度挖掘传统分子生物学手段无法发现的未知关联基因及其位点,将有可能从数据(学习)的角度绕开理性设计的知识瓶颈,为提高微生物细胞工厂设计和创建效率提供全新的研究范式。此外,由于上述数据驱动的全基因组规模定制工程策略基因型搜索范围更宽(全基因组),不依赖于现有知识(数据驱动),将有可能探索之前理性/半理性所无法达到的表型“高地”,获得生产效率更为高效、生产性能更加优越的下一代定制化微生物细胞工厂。

经典轶闻趣事

转座子之母:芭芭拉·麦克林托克

提到进化论,我们首先想到的便是达尔文;说起遗传学,孟德尔和他的豌豆实验就会浮现在眼前；谈论起现代分子生物学，沃森和克里克的大名许多人都能脱口而出。而当我问你转座子的发现者是谁，相信大多数人的脑海中都是一片空白。

其实，转座子和 DNA 双螺旋结构一样，被公认为是 20 世纪遗传学史上两项最重要的发现，它们的发现者也都获得了诺贝尔生理学或医学奖。不过，转座子的发现者芭芭拉·麦克林托克（Barbara McClintock，1902—1992）的名字，相对更"鲜为人知"。芭芭拉·麦克林托克的一生是精彩的，也是坎坷的。她经历了人生的大起大落，尝遍了人间的冷暖。

芭芭拉 1902 年出生于美国，1923 年在康奈尔大学获得理学学士学位，并于1927 年获得植物学博士学位。从博士阶段开始，芭芭拉就一直从事玉米的细胞遗传学研究，并为此奉献了自己一生的年华。当时，细胞遗传学才刚兴起，芭芭拉和同事一起开创了细胞遗传学这一新兴学科，并取得了一系列重要发现。芭芭拉首次从形态学上描述了玉米完整的染色体，并成功将部分性状定位到染色体上，确定了它们之间的连锁关系。同时，她还详细描述了三倍体玉米的染色体性状，该研究成果被评为康奈尔大学 1929～1935 年科研重大突破之一。1930 年，芭芭拉首次在实验中观察到减数分裂时出现的同源染色体交叉互换，并于次年证明了染色体互换和连锁基因的重组关系，直接证明了摩尔根提出的"染色体交换导致基因重组"的假说，并在此基础上发表了首张玉米连锁遗传图谱。由于其在遗传学领域一系列重要的贡献，芭芭拉得到了学术界的一致认可，各种荣誉及社会的赞誉扑面而来。1944 年，芭芭拉当选为美国科学院院士，是美国历史上第三位获得该荣誉的女性；1945 年，她又成为美国遗传学会（Genetics Society of America）的首位女性主席。在许多科学家和普通民众的心目中，一颗学术新星正在冉冉升起。不过，这一切的赞美和荣誉，都随着她对于转座子的研究戛然而止。

芭芭拉着手转座子的研究，起源于她对玉米籽粒颜色变化的困惑：同一根玉米上的籽粒颜色变化多种多样，并且籽粒的颜色并不能稳定地传给下一代。这到底是为什么呢？为了回答这一问题，芭芭拉开展了一系列杂交及细胞遗传学实验。1950 年和 1951 年，芭芭拉将自己的研究成果分别以《玉米易突变位点的由来与行为》和《染色体结构和基因表达》为题进行了公开发表。芭芭拉关于"跳跃基因"的研究发表后，学术界一片哗然，当时的人们认为这项研究是不可理喻的。因为当时学术界普遍认为，基因在染色体上是固定不变的，它们有一定的位置、距离和顺序，它们只能通过交换重组改变自己的相对位置，通过突变改变自己的相对性质。芭芭拉关于"基因的表达可以受到调控而改变"及"基因可以在染色体上跳跃"的发现，极大地挑战了当时人们的认知。一时间，各种批评声、质疑声汹涌而来，芭芭拉逐渐成为行走在主流学术界边缘的人。世人的否定甚至敌意逐渐让芭芭拉心灰意冷，在多次试图向学术界介绍自己的研究成果而失败后，她选择了对自己的发现避而不谈。1953 年起，芭芭拉不再在学术刊物上发表任何实验结果。不过，人们的忽视并没有动摇芭芭拉的决心，她仍然默默地坚持，日复一日、年复一年地进行自己的玉米遗传学研究。往昔的荣耀不再有，芭芭拉逐渐成为了"孤家寡人"，学术界也慢慢淡忘了这位曾经红极一时的学术新星。

20世纪60年代初，法国科学家雅各布和莫诺发现了大肠杆菌的"乳糖操纵子模型"，揭示了生物体内基因调控的机制，也从一个侧面印证了转座子调控基因表达的作用。"乳糖操纵子模型"很快受到了学术界的认可，雅各布和莫诺也于1965年获得诺贝尔奖。不过，芭芭拉的"跳跃基因"却一直没有受到人们的重视，学术界仍然视"跳跃基因"为异端邪说。又过了十多年，当多位科学家分别在细菌、酵母和病毒中都发现了转座子的存在时，芭芭拉二十多年前的重要发现才又重新回到主流学术界的视野中。

当人们重新审视芭芭拉在玉米中进行的转座子研究时，不禁惊讶于她超前的科学发现，感叹于她超常的毅力。1983年， 81岁高龄的芭芭拉凭借着对转座子的开创性研究获得了诺贝尔奖，她也是遗传学领域第一位独立获得诺贝尔奖的女性科学家。值得一提的是，芭芭拉终身未婚，她把一生都奉献给了自己钟爱的科学事业。芭芭拉是伟大的，同时，她的一生也是传奇的。在孤立无援的情况下，她仍不忘初心，默默无闻、与世无争地做自己的科学研究，这份坚韧不拔的毅力值得我们每个人学习。在芭芭拉的晚年，她曾说过这么一句话，是她一生最完美的诠释："If you know you are on the right track, if you have this inner knowledge, then nobody can turn you off, no matter what they say.（若知前路正途，心中笃信，任他人舌灿莲花，亦无可撼动。）"。这句话，也值得我们每一个人深思。

PCR 技术：美国科学家凯利·穆利斯（Kary B. Mullis）

PCR 技术的雏形概念类似于基因修复复制（DNA repair replication），1971年，由谢尔·克莱普（Kjell Kleppe）提出并发表了第一个单纯且短暂性基因复制类似 PCR 前两个周期反应的实验。现今发展成熟的 PCR 技术则是由凯利·穆利斯（Kary B. Mullis）于1983年提出的。

1983年4月，在开车去度周末的路上，Kary Mullis 考虑是否可以有一种方法对微量生物样品中的 DNA 结构进行鉴定，因为很多致病基因的鉴定都只能在很少的样品中进行。最初他想利用 Sanger 测序进行 DNA 序列分析，但序列分析时引物的结合并不能保持足够的特异性。于是他想到在目的基因下游再加一条结合在互补链上的引物，因而两次序列分析的结果可以相互验证。然而，DNA 样品中含有的脱氧核苷酸可能会干扰双脱氧核苷酸的掺入。解决的办法是将实验分两步进行：第一步，在反应体系中加入脱氧核苷酸，反应完成后可以获得不同长度的DNA 片段；第二步，加热使不同长度的两条链解链，再加入新的寡核苷酸引物和同位素标记的双脱氧核苷酸得到标记片段进行分析。但是，若脱氧核苷酸的量已经足以合成新链全长，就无法进行上述分析。想到这里，Mullis 突然意识到这样合成的 DNA 链虽然不能用于分析 DNA 的序列，但是如果反复进行这一反应，无疑会扩增得到位于两个引物之间的序列，扩增出来的 DNA 应该是位于两条引物间的特异性序列。

通过 PCR，可在几小时内将一个分子的遗传物质进行上百万乃至上亿倍的复制。PCR 技术的建立在科学史属于一种"postmature"发展方式，即该项发明出现时的一切理论基础都已经具备，只是没有人实现。由此可见，科学家们需要更活跃的思维来充分利用前人的知识和见解。

19 世纪 50 年代，哈尔·葛宾·科拉纳（Har Gobind Khorana）博士合成了寡聚核苷酸，同时，他利用合成的寡聚核苷酸、DNA 合成酶及 DNA，开发出了使 DNA 扩增的方法。这一领域的研究人员通常都使用科拉纳的 DNA 扩增技术。可以说，这是一个司空见惯的基本技术，谁也没有想过这种方法的不便之处，因此，30 年来没有人去改革这个方法。就连科拉纳本人在大学做基础研究时，也没有想到要去开发一种更简便的方法。直到他在生物开发公司工作之后，出于业务上的需要，产生了想要使极微量 DNA 迅速大幅度扩增的想法。一般来说，用科拉纳的方法可以使 DNA 扩增 1 倍，若扩增后仍无法满足需要，便需对扩增后的 DNA 进行热处理，拆开 DNA 的双螺旋链。由于经过热处理后酶会失去活性，此时还要添加新的酶，然后发生反应，这样可使 DNA 再扩增 1 倍。如果扩增前的 DNA 量非常少，那么，用科拉纳的方法扩增会非常不方便。穆利斯感受到了实验中的不便并由此产生了一种想法——为什么不使用一种热处理后不会丧失活性的酶呢？

将 DNA 合成酶变成耐热性合成酶，穆利斯想到了，也做到了。他提出了同时使用两个寡聚核苷酸引物的改良型扩增方法；在以后的实验中，他的改良型简易 DNA 扩增法发挥了威力。如今，在不用重新添加酶的情况下，只要热处理反应和扩增反应各进行一次，就可以使 DNA 再扩增一倍。哪怕初始 DNA 仅为痕量，经几次热处理和扩增反应后，也完全可以扩增到测定 DNA 碱基排列所需用量。

简易扩增法的开发大大拓宽了 DNA 扩增法的使用范围。它不仅可以用于基础研究，还可以用于各种临床诊断，甚至用于犯罪侦查。另外，DNA 扩增法还有其他的用途。例如，大家都知道有一部著名的科幻电影《侏罗纪公园》，电影里有各种各样的恐龙。若用简易扩增法对恐龙化石中的 DNA（如果真的有 DNA 的话）进行扩增，那就可以对其进行测定了。

参 考 文 献

Bian X, Huang F, Stewart F A, et al. 2012. Direct cloning, genetic engineering, and heterologous expression of the syringolin biosynthetic gene cluster in *E. coli* through Red/ET recombineering. Chembiochem: A European Journal of Chemical Biology, 13: 1946-1952.

Boch J, Scholze H, Schornack S, et al. 2009. Breaking the code of DNA binding specificity of TAL-type III effectors. Science, 326: 1509-1512.

Bonas U, Stall R E, Staskawicz B. 1989. Genetic and structural characterization of the avirulence gene avrBs3 from *Xanthomonas campestris* pv. *vesicatoria*. Molecular and General Genetics, 218: 127-136.

Christian M, Cermak T, Doyle E L, et al. 2010. Targeting DNA double-strand breaks with TAL effector nucleases. Genetics, 186: 757-761.

Engler C, Kandzia R, Marillonnet S. 2008. A one pot, one step, precision cloning method with high throughput capability. PLoS One, 3: e3647.

Gibson D G, Young L, Chuang R Y, et al. 2009. Enzymatic assembly of DNA molecules up to several hundred kilobases. Nat Methods, 6: 343-345.

Hoff J, Daniel B, Stukenberg D, et al. 2020. Vibrio natriegens: An ultrafast-growing marine bacterium as emerging synthetic biology chassis. Environ Microbiol, 22: 4394-4408.

Kim Y G, Cha J, Chandrasegaran S. 1996. Hybrid restriction enzymes: Zinc finger fusions to *Fok* I cleavage domain. Proc Natl Acad Sci USA, 93: 1156-1160.

Kouprina N, Larionov V. 2016. Transformation-associated recombination(TAR) cloning for genomics studies and synthetic biology. Chromosoma, 125: 621-632.

Makarova K S, Zhang F, Koonin E V. 2017a. SnapShot: Class 1 CRISPR-Cas Systems. Cell, 168: 946-46. e1.

Makarova K S, Zhang F, Koonin E V. 2017b. SnapShot: Class 2 CRISPR-Cas Systems. Cell, 168: 328-28. e1.

Maxwell P H. 2020. Diverse transposable element landscapes in pathogenic and nonpathogenic yeast models: The value of a comparative perspective. Mob DNA, 11: 16.

Miller J, McLachlan A D, Klug A. 1985. Repetitive zinc-binding domains in the protein transcription factor IIIA from *Xenopus oocytes*. Embo J, 4: 1609-1614.

Moscou M J, Bogdanove A J. 2009. A simple cipher governs DNA recognition by TAL effectors. Science, 326: 1501.

Robertson W E, Funke L F H, de la Torre D, et al. 2021. Sense codon reassignment enables viral resistance and encoded polymer synthesis. Science, 372: 1057-1062.

Stemmer W P. 1994. Rapid evolution of a protein in vitro by DNA shuffling. Nature, 370: 389-391.

Wang J W, Wang A, Li K, et al. 2015. CRISPR/Cas9 nuclease cleavage combined with Gibson assembly for seamless cloning. Biotechniques, 58: 161-170.

Wang X, He Q, Yang Y, et al. 2018. Advances and prospects in metabolic engineering of *Zymomonas mobilis*. Metab Eng, 50: 57-73.

Zhang Y X, Perry K, Vinci Victor A, et al. 2002. Genome shuffling leads to rapid phenotypic improvement in bacteria. Nature, 415: 644-646.

第6章　细胞工厂智能抗逆设计

本章知识信息网络图

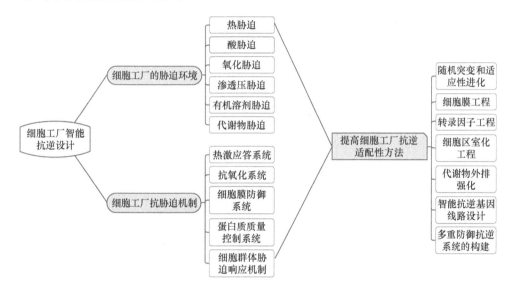

6.1　微生物抗逆性概述

　　随着合成生物学的快速发展，利用微生物细胞工厂合成大宗化学品、天然产物等重要化合物受到了广泛关注，已成为当前研究的热点。但是微生物天然生长环境与工业生产环境之间存在较大差异，从而导致微生物在实际上更为苛刻的生产环境中合成效率低下。例如，利用酿酒酵母合成燃料乙醇是生物能源重要的研究方向之一，酿酒酵母天然拥有合成乙醇的能力，但是当发酵液中的乙醇浓度超过13%时，会对酿酒酵母自身产生毒害作用，难以满足工业化生产要求。除乙醇浓度问题外，酿酒酵母在发酵生产过程中还会受到多种胁迫，如高糖底物导致的渗透压胁迫、温度升高引发的热激作用、目标产物积累的毒害等，导致其无法正常生长及维持代谢活性。因此，如何实现酿酒酵母在逆境中的高效生产是当前的重要瓶颈。工业生产环境中会对微生物造成胁迫的因素主要包括温度、pH、氧化环境、渗透压、有机溶剂、代谢物等，而这些因素对微生物的胁迫机制不尽相同。例如，过高的温度会导致蛋白质变性，高渗透压会改变细胞膜的通透性，某些代谢物会对细胞造成代谢负担甚至产生毒害作用。理解不同因素的胁迫机制，为后续有针对性地设计抗逆改造策略奠定了基础。

提高微生物的抗逆性不但能够提高其在工业环境下的生产效率，还有助于传统工艺的进一步优化升级。例如，工业微生物发酵制造生物制品的过程中，由于发酵罐体积较大，生物代谢热和机械搅拌热致使发酵体系不断升温。常用工业微生物的最适生长范围为25～37℃，而微生物发酵过程是一个净放热的过程，因此需要消耗大量冷却水维持温度恒定，导致能耗的增加，其成本约占到发酵过程总成本的25%～40%。如果能提高发酵菌株的耐热性，将有可能在现有工艺基础上进一步提高发酵温度，其优势主要包括：①大幅度降低成本；②加速代谢，提高细胞合成效率，从而提高生产效率、缩短发酵周期；③从化学反应热力学角度分析，提高温度可以有效地活化反应过程，加速传质过程，提高挥发性产品的分离提取效率；④发酵温度的提高也可降低染菌概率。

提高微生物的抗逆性是当前合成生物学领域的研究重点和难点。生物表型通常是经过长时间进化形成的，该过程包括基因随机突变产生新的表型，并通过自然界的筛选从而保留下来。但基因在正常条件下突变的概率很低，自然界的筛选压力很弱且缺乏定向性，因此通过自然进化产生新性状是一个非常漫长过程。例如，从猿进化成人花了约300万年的时间。按照自然进化的思路，通过人为创造条件加快多样的生物表型获取，再设计定向性高、强度大的筛选压力进行快速筛选，可以大大缩短周期。利用该思路，科学家发展出了随机突变（random mutagenesis）和适应性进化的方法来提高微生物的抗逆性，是目前工业生产中应用最广泛的方法。该方法的优势在于门槛比较低，不需要对抗逆机制有深入了解，就能获得抗逆性提高的菌种；但缺点在于实验周期长、筛选工作量大、需要投入较多人力和物力。

地球上的生命体自身进化出了多种应答逆境胁迫的机制。随着生物化学、细胞生物学等学科的快速发展，人们已经对一些应答机制有了深入研究，包括：热激蛋白、热激转录因子等关键元件参与的热应答机制；抗氧化酶及活性氧清除小分子参与的氧化应答机制；细胞膜稳态机制；蛋白质质量控制系统；细胞群体胁迫响应机制等。这些机制的解析为改进微生物的抗逆性提供了很好的思路，我们可以根据不同逆境胁迫，有针对性地改造或者强化相应的应答过程，做到更加有的放矢，由此发展了转录因子工程、细胞区室化工程、化合物外排强化、智能抗逆基因线路、多重防御抗逆系统等策略。与传统的随机突变和适应性进化相比，其大大提高了微生物抗逆改造的效率、减少了工作量，是当前研究的热点，也是未来重要的发展方向。

6.2　胁迫环境对细胞工厂的影响

生物炼制是指从可再生原料（生物质或食物垃圾）中，通过化学和生物转化技术提炼出燃料及商品化学品，为生产和生活提供必要的能源及化学品。传统的石油精炼厂将化石原油转化为更高价值的产品；生物炼制中使用的细胞工厂以可再生生物质为原料生产多种化合物，可实现多个产业的升级。然而，微生物细胞工厂维持最优发酵条件所需的生产成本较高，工业菌株受不同环境条件的影响导致生产力降低，严重制约了生物炼制行业的发展。例如，工业菌株在发酵过程中会遇到多种胁迫，包括热胁迫、酸胁迫、氧化胁迫、渗透压胁迫、有机溶剂胁迫、代谢物胁迫。

6.2.1　热胁迫

热胁迫也称高温胁迫，是影响微生物生长的最主要因素。工业发酵通常使用中温微生物，如乳酸菌、醋酸菌及多种酵母。这些微生物最适温度在 $25 \sim 37℃$，生长发酵过程总是伴随着热量的产生，由于微生物代谢活动的放热，导致发酵罐内的温度上升。在没有额外冷却措施的情况下，发酵过程中的高温会引起微生物的热应激，从而导致相关微生物的生长和发酵缺陷。当发酵液温度超过一定范围时，菌体即处于热胁迫环境中。从形态学的角度来分析，热胁迫通过高温导致蛋白质变性或错误折叠，破坏其生理功能，并导致天然埋藏在分子内部的疏水残基暴露，从而引发蛋白质聚集。

热胁迫还会引起细胞膜系统的改变，使生物膜流动性增大，增强细胞膜的通透性，从而导致细胞膜内外渗透压及 pH 失衡。例如，酵母通过改变其脂肪酸、磷脂和麦角固醇的组成来适应温度的变化。细胞在不同温度下生长，其磷脂/蛋白质的比率会发生变化。麦角固醇是酵母细胞固醇类中最重要的化合物，能够提高细胞膜的稳定性，提高麦角固醇的含量可提高酵母的耐热能力。随着温度的升高，细胞中麦角固醇的含量也会上升。Shinozaki 和 Yamaguchi-Shinozaki（2000）通过试验证实麦角固醇缺乏的突变株在高温下生长时，生长速率明显比野生株慢。

除此之外，热胁迫的不利影响还表现在对细胞内部结构的破坏。最主要的影响是引起细胞骨架异常，轻度热激即可导致肌动蛋白重组为应力纤维，严重的热激会导致肌动蛋白和微管网络的崩溃。随着细胞骨架被破坏，细胞器的正确定位功能和胞内运输功能遭到破坏，高尔基体和内质网也变得支离破碎，线粒体和溶酶体的数目下降，同时腺嘌呤核苷三磷酸（adenosine triphosphate，ATP）浓度急剧下降。热胁迫还会影响细胞核功能，例如，核糖体装配位点在热激条件下会肿胀，并伴随大量颗粒状 RNA 沉积及大量核糖体蛋白聚集。因此，提高微生物细胞的耐热性对于提高生物催化效率、降低能耗和生产成本具有重要意义。

例如，传统的酿酒酵母进行乙醇发酵的最适温度在28～33℃，一般不会超过36℃，但是很多情况下却无法保证在其适合的温度下生产，很多热带国家（如印度）和我国夏季局部地区，气温常达到40℃以上，这将严重抑制酵母菌的生长、代谢和乙醇生产能力。乙醇发酵过程如果没有冷却系统，代谢反应放热可使温度提高。通常情况下，发酵罐的温度上升到40℃以上时，将导致乙醇产量下降。乙醇发酵的实际生产过程中，人们通过向发酵罐壁上喷洒冷水来达到降温的目的，这势必增加生产的成本。因此，耐热乙醇酵母的选育，对燃料乙醇或乙醇工业具有较大的实用价值。所筛选的这些酵母一般在38～40℃还具有较高的乙醇产率。耐热酵母菌种的分离选育将给工业发酵（如单细胞蛋白质生产、高附加值化合物的生产、药用酵母和乙醇的生产）提供能够在高温下正常生产的优良菌株。同时，耐热酵母菌株在饲料酵母、乙醇和面包酵母的生产中仍有广泛的应用。目前已有多株人工选育的耐热酵母菌株用于生产，获得了良好的经济效益。

6.2.2 酸胁迫

发酵过程中pH的波动通常是一个复杂的现象。环境pH的扰动导致酸胁迫对胞内酶活性有很大影响，最终导致发酵效率降低。酸胁迫对宿主细胞也有负面影响，可能促进钙化和氧化应激，加重炎症反应，引起厌氧代谢。在有机酸发酵过程中，产物的积累对菌株造成了酸胁迫。其主要原因是，大多数有机酸在低pH（$pK_a \leq 4.76$）的条件下以未解离形式存在并显示出增强的抗菌作用。在pH为4.5时，不带电荷的有机酸分子可以通过扩散直接进入细胞，由于细胞质中的pH环境更加接近中性，有机酸分子迅速解离分解为乙酸盐和质子，质子导致细胞质酸化，降低细胞内pH，从而抑制重要的代谢过程。持续酸化的细胞内部环境使一些对酸敏感的DNA遭到破坏，蛋白质发生变性，酶活性丧失，最终影响细胞生长、产物生成等。乙酸是酵母乙醇发酵过程中积累在培养基中的主要副产物之一，虽然酿酒酵母可以利用乙酸作为碳源，但过高浓度的乙酸会诱导细胞死亡（Zhao et al., 2014）。

除了破坏内部pH稳态外，弱酸还会影响细胞膜的脂质形态和功能，这是由于弱有机酸会随着疏水性增加而变得毒性更强。质膜和液泡膜也会因此产生非特异性渗透压差而引起膜损伤，例如，弱酸会使细胞休克、破坏膜融合蛋白的功能。此外，细胞内弱酸阴离子的积累导致胞内膨胀压力增加、氧化应激、蛋白质聚集、脂质过氧化和膜运输的抑制。随着质膜完整性的丧失，细胞膜对离子和其他小分子代谢物的渗透性增加，导致质子从外部到细胞质的被动扩散增强，从而导致内部pH降低，这反过来又会导致跨膜电化学势梯度（二次传输的驱动力）失衡。

弱酸介导的其他影响还包括 DNA/RNA 合成速率降低及代谢活性降低。在乙酸浓度致死的情况下（酿酒酵母为 20～120 mmol/L 乙酸，白酵母为 320～800 mmol/L 乙酸），细胞会经历程序性细胞死亡（Giannattasio et al.，2005；Ludovico et al.，2003；Rego et al.，2014）。

Anderson 等（2010）发现，当以大肠杆菌作为宿主产生丁二酸时，随着细胞内丁二酸的积累，宿主细胞活力和生物量明显下降。为了探究丁二酸对发酵动力学、产量和细胞活力的影响，将发酵一定时间后的菌株在新鲜培养基中重新悬浮后，细胞可在一定程度上恢复丁二酸产量，但在后续发酵过程中，细胞活力持续下降，幅度高达 80%，生产率随之下降。Roa Engel 等（2011）以米根霉作为宿主生产富马酸，研究 pH 和 CO_2 添加量对富马酸生产的影响。以葡萄糖为碳源，在限氮条件下分批发酵生产富马酸，发现当发酵 pH 降低至 5 以下或将进气 CO_2 含量提高至 10%以上，均不利于提高富马酸的细胞特异性产率、产量和滴度。在 pH 为 5 时，产量达到 30.21 g/L；当 pH 降至 3 时，产量仅为 9.36 g/L。

6.2.3　氧化胁迫

在有氧条件下,细胞产生能量时会形成活性氧(reactive oxygen species，ROS)，ROS 主要由过氧化物阴离子（O_2^-）、过氧化氢（H_2O_2）和羟自由基（·OH）等组成，是分子态 O_2 衍生出的含有未成对电子的分子或基团，能在基因复制、蛋白质表达以及更加复杂的代谢反应中对生物大分子造成损伤，进一步影响生产菌株整体性能，最终使细胞死亡（Sekiguchi et al.，2022）。大部分 ROS 的产生发生在线粒体的电子传递链（electron transport chain，ETC）中。在这个过程中，1 个氧分子接收到 4 个电子被还原成水，同时一些电子过早地从电子载体泄漏而产生 ROS。随着电子从复合物Ⅰ或复合物Ⅱ依次转移到复合物Ⅲ，然后再转移到复合物Ⅳ，质子从线粒体基质转移到内膜上，产生电化学梯度，用作 ATP 合酶合成 ATP 的能量。

在以上的传输过程中，电子可以直接转移到氧气上，产生超氧化物（单电子转移）或过氧化氢（对电子转移），主要在复合物Ⅰ、Ⅱ和Ⅲ处，以泛醌作为受体。当氧被一个电子还原时，产生 O_2^-，它是一种相对稳定的中间体，也是大多数 ROS 的前体和氧化链反应的介质。超氧化物无法穿过膜而被保留在产生的隔室内。超氧化物可以自发地产生歧化反应，或通过超氧化物歧化酶（superoxide dismutase，SOD）迅速转化为过氧化氢。与超氧化物相反，过氧化物可以穿过膜并被过氧化氢酶或过氧化物酶完全还原为水；或者，当还原铁或铜存在时，过氧化物可以被部分还原为危险的·OH。此外，当超氧化物与一氧化氮反应时，也会产生羟自由基，产生另一种高反应性和危险的自由基二氧化氮。

增加的 ROS 对细胞产生严重的毒害作用。ROS 导致某些氨基酸的侧链上形成一级或二级羰基蛋白结构,并将甲硫氨酸氧化为甲硫氨酸亚砜,该过程为不可逆过程。同时,ROS 能够破坏细胞的组成部分,如 DNA、脂质和蛋白质,导致膜损伤、细胞器功能丧失、代谢效率降低、染色单体断裂和突变。另外,多种环境胁迫均会导致菌株细胞内涉及电子传递链的功能蛋白大量变性,造成电子泄漏,产生大量的活性氧自由基,从而引起氧化胁迫。

6.2.4 渗透压胁迫

胞内高浓度的大分子是无法渗透通过细胞质膜的,而水可以通过脂质双分子层及其选择性通道水孔蛋白(aquaporin,AQP)渗透质膜。由于这些物理和结构特性,即使在等渗透压的条件下,细胞也经常面临水流入胞内发生胀破的风险。为了防止自身胀破,细胞会调节跨质膜的离子分布。然而,当细胞内和细胞外空间出现渗透梯度时,会发生水流入/流出及由此导致的细胞体积变化,这会影响细胞结构和功能,这些条件被称为"渗透压力"。当微生物暴露在高渗透压环境下,细胞内水分迅速流失,从而导致细胞的膨胀压力减弱而收缩,细胞收缩伴随着细胞内离子浓度的增加,最终导致 DNA 双链断裂,以及胞内各种功能性蛋白质的稳定性和活性的降低。此外,低渗应力会改变染色质结构。

目前,发酵底物中高浓度糖诱导的渗透压胁迫是生产菌株在发酵过程中面临的主要胁迫压力之一。由于发酵液中的糖分子不能通过扩散自由地穿过半透性细胞膜,此类高浓度的胞外溶剂引发细胞质中的水流出。这种脱水会导致细胞体积缩小及细胞膜和嵌入蛋白质的功能障碍,进一步对细胞造成破坏。为了抵消渗透胁迫的有害影响,胞内的溶质(也称为渗透保护剂),如钾离子、甘氨酸-甜菜碱、海藻糖、谷氨酸和脯氨酸等可以通过从头合成或从培养基中转运自发地在细胞中积累。这些保护性的溶质通常不渗透细胞膜,在细胞内部高浓度下毒性较小,并且不易分解代谢,这极大地促进了水留在细胞质内。此外,在生物生产乙醇的过程中,较高的钠盐浓度也会影响发酵速率和产量。Casey 等(2013)研究了 6 种不同盐对酿酒酵母的葡萄糖-木糖共发酵的影响,发现选取的所有盐都不会影响乙醇的最终产量,但会降低糖的消耗速率。当木糖是唯一的碳源时,酵母菌株在盐存在下更容易受到渗透应激的影响。钾盐在测试的盐中具有最小的抑制作用,在乙醇发酵过程中,使用产生钾盐的化学物质代替产生钠盐或铵盐的化学物质,可以减少发酵过程中的盐抑制。

其次,质膜是高渗透性环境损害的主要目标,在高渗透性环境导致的脱水期间可以观察到细胞的体积会在几秒钟内减小,细胞的这种被动渗透反应会导致细胞成分的脱水和质膜的收缩。同样,恢复到初始渗透压时会导致细胞体积增加和细胞成分的再水合。因此，质膜的完整性和功能受到细胞环境中渗透压变化的影响。细胞质膜作为一种化学渗透屏障，提供了生物体与其外部环境之间的界面。

此外，Roth 等（1985）研究表明，外部渗透压也是导致细胞生长减弱的原因之一，因为其抑制了营养的吸收。同位素标记显示，在增加胞外渗透压的情况下，大肠杆菌中几乎所有已知的糖转运系统的活性都受到抑制，包括葡萄糖磷酸转移酶系统（phosphotransferase system，PTS）、结合蛋白介导的麦芽糖转运系统、乳糖-质子共转运系统和蜜二糖-钠协同转运系统。导致糖转运能量不足的原因可解释为在渗透胁迫下抑制 DNA 复制、蛋白质合成和呼吸。但是这种抑制仅使得细胞生长和代谢活动维持在低水平，并没有导致细胞的死亡。除了糖转运受到抑制之外，编码糖转运蛋白的基因的转录受到抑制也可能对糖的摄取造成不利影响。试验表明，半乳糖醇和麦芽糖转运蛋白基因的转录丰度在 NaCl 的渗透胁迫下显著下调。

6.2.5 有机溶剂胁迫

有机溶剂对微生物的胁迫主要表现在醇类化合物的生产和两相发酵方面。例如，在乙醇浓醪发酵过程中，发酵液中积累的乙醇量最高可达 17.5%（V/V），但同时高浓度的乙醇会抑制酵母细胞的生长，进而降低发酵效率（Piper，1995）。另外，某些化合物的生物合成过程中需要加入有机溶剂作为有机相，所以在有机溶剂/水的两相发酵液中，有机溶剂对微生物的毒性是影响发酵效率的主要障碍。通常，溶剂毒性的测量参考 log P 参数，其中 P 是给定溶剂在辛醇和水的等摩尔混合物中的分配系数。log P 在 1～5 之间的溶剂被认为对微生物具有高毒性。

研究表明，有机溶剂对细胞生长的制约主要体现在以下两个方面，即对细胞形态的影响和细胞生理活性的降低。首先，有机溶剂破坏细胞膜的结构，影响细胞的物质运输和能量生产，抑制微生物的生长甚至会导致其死亡。细胞膜是保护微生物的第一道屏障，磷脂双分子层具有维持细胞能量状态、运输胞外物质等功能。有机溶剂会破坏磷脂双分子层，从而抑制微生物的生长。其次，高浓度的有机溶剂能够破坏蛋白质结构，过量的有机溶剂往往会破坏蛋白质表面的水化层，进入蛋白质内部的活性中心而破坏蛋白质的稳定构象，导致细胞蛋白质变性。此外，有机溶剂会抑制细胞对葡萄糖和氨基酸的摄取，降低糖酵解酶活性。因此，研究有机溶剂对微生物的胁迫机制及其抗逆机制，对于突破微生物工业应用的瓶颈是非常必要的。

例如，Dyrda 等（2019）研究了甲醇、乙醇、丙酮、N,N-二甲基甲酰胺（DMF）和二甲基亚砜（DMSO）等有机溶剂对大肠杆菌 DH5α、枯草芽孢杆菌和酿酒酵母 D273 生长的影响。用于测试的细胞在相应的含有机溶剂培养基中都表现出明显的细胞发育迟缓。利用卵磷脂模型脂质体进一步研究表明，在有机溶剂中细胞膜磷脂系统的流动性显著降低或增加，从而造成细胞内营养供应困难。为了缓解微生物在发酵过程中的有机溶剂胁迫作用，Nishida 等（2013）以耐有机溶剂菌株酿酒酵母 KK-211 中 4 个 ABC 转运体和 6 个细胞壁蛋白编码基因为研究对象，筛选出与酵母有机溶剂耐受性相关的基因，并对依赖溶剂特异性的基因进行了分类，区分这些基因对疏水有机溶剂(如正癸烷和正十一烷)和亲水有机溶剂(如 DMSO)的耐受性。Kanda 等（1998）人为实现有机溶剂与活性微生物长期的生物反应，尝试通过固定化来保护微生物免受溶剂的毒性。以不耐受有机溶剂的酵母为模型微生物，考察了固定化活酵母细胞在异辛烷中将 3-氧丁酸乙酯立体选择性还原为 (S)-3-羟基丁酸乙酯的活性，结果显示，双诱捕固定化的活酵母细胞在定期培养的情况下，可以在异辛烷存在下长时间保持立体选择性还原活性（1200 h 以上）。

6.2.6 代谢物胁迫

在工业生产中，细菌和酵母等微生物已被广泛应用于发酵过程，以生产药品、营养食品、酶与食品配料、燃料和生物化学品。为了满足商业需求，工业规模的精细化学品生产需要高滴度的最终产品，微生物细胞通常需要进行工程化设计，以实现特定的指标，如效价、产量和生产率。然而，这些高浓度的化学物质往往对生产宿主细胞有毒害作用。代谢工程对于生产新的化学品或提高产品的效价通常是必要的，但是引入新的途径和调节原有的新陈代谢可能会导致中间体及有毒副产品的积累，这些有毒化合物的存在和积累可能会对细胞生长速度产生不利影响，从而导致生产能力降低。在工程酵母细胞生产乙醇过程中，产生有毒中间体乙醛，其难以通过质膜，因而在细胞内积累，抑制关键反应酶的活性，影响细胞生长和产物合成。尽管优化代谢网络（如引入动态酶调节）可以防止乙醛的积累，但最终有害产物仍会达到较高浓度。多数情况下，可以通过将有害成分分离的方法降低其负面影响（如通过十二烷覆盖层分离脂肪醇），但在工业规模的生产中这种方法是复杂且昂贵的（d'Espaux et al.，2017）。此时，改造宿主生物体以寻找新的代谢物去向就成了一个更好的方法。

此外，一些具有丰富药理活性的天然产物在利用微生物进行合成时，也不可避免地会对宿主产生毒害作用。柠檬烯属于单萜类化合物，因其具有甜味而在食品、香精等领域得到应用，同时具有抑菌、抗氧化、抗炎症、抗肿瘤、祛痰平喘、利胆溶石等药理活性。在微生物合成过程中，柠檬烯在宿主细胞膜表面积累，破坏细胞膜的完整性，降低质子动力，对宿主造成不利影响。实验证明，柠檬烯处理后的大肠杆菌细胞膜中不饱和脂肪酸明显减少，细胞膜结构发生明显变化，侧面证明柠檬烯对微生物细胞工厂的胁迫作用（Di Pasqua et al.，2007）。同样的例子还有青蒿素，这是一种从菊科植物黄花蒿中提取的具有抗疟疾活性的成分，对疟原虫有显著的杀伤作用。研究发现，青蒿素还具有免疫调节、抗病毒作用，能够显著抑制肿瘤细胞的生长。利用细胞工厂生产青蒿素是一种绿色环保且可持续发展的规模化制备方法，但是研究发现青蒿素在酵母细胞中会造成线粒体膜去极化，同时电子传递活性的增加进一步加剧了宿主对青蒿素的敏感性。此外，青蒿素通过一种特殊的氧化剂机制增加 ROS，ROS 过度积累会引发细胞质膜的过氧化进而损伤细胞（Yan et al.，2015）。

6.3　细胞工厂抗胁迫机制

6.3.1　热激应答系统

在生物体正常生长和发挥作用的过程中，维持特定的细胞内部条件至关重要，这有助于蛋白质获得正确的功能构象以维持其稳态。当外部条件突然变化，如温度升高时，蛋白质可能发生错误折叠和聚集，进而导致细胞功能障碍（van Oosten-Hawle and Morimoto，2014）。因此，生物必须感知、快速响应并适应新的环境条件，以确保生存。热激应答系统（heat shock response，HSR）是生物体产生的一种特殊生理效应，可诱导分子伴侣以响应细胞应激，为一种高度保守的细胞通路。HSR 可调控几百个靶标基因，涉及多个重要生物学过程，如蛋白质折叠、抗氧化、能量生成、糖类代谢、细胞壁构成等。其中，最具代表性的一类是具有分子伴侣功能的热激蛋白（Rosenzweig et al.，2019）。当细胞受到外界压力（当细胞暴露于热激或有毒物质等条件下）诱导 HSR 启动后，分子伴侣和其他细胞保护途径会被迅速激活并表达，稳定并重新折叠已变性的蛋白质，防止细胞蛋白的错误折叠和聚集。通过这些途径，细胞可以从应激诱导的损伤中恢复。

（1）热激蛋白

当外界温度升高时，生物体合成一系列的响应蛋白，称为热激蛋白（heat shock protein，HSP）（Kurop et al.，2021）。HSP 在蛋白质的生命周期中发挥着核心作用，能够促进新生多肽折叠成其天然功能构型并防止蛋白质错误折叠和聚集（图 6-1）。HSP 的表达调控与其他细胞保护机制相互协调，如核糖核蛋白（ribonucleoprotein，RNP）凝聚体的形成和综合应激反应（integrated stress response，ISR）的激活抑制翻译的起始。ISR 和 HSR 还与内质网和线粒体中的未折叠蛋白反应（unfolded protein response，UPR）协同作用，以保持细胞间室的蛋白酶稳定。从细菌到植物和哺乳动物，所有生物体内都存在编码 HSP 的基因。HSP 在各种生物体中具有高度保守性，根据表观分子质量可分为 HSP110、HSP90、HSP70、HSP60 和小分子 HSP 等。HSP70 和 HSP90 家族是细胞中具有核心功能的 HSP，它们是 ATP 依赖

型的分子伴侣,可与 sHSP(small HSP)和 HSP110 共同协作。J 结构域蛋白家族
的共同伴侣蛋白也参与调节 HSP70 的活性,通过加速 ATP 水解及参与底物识别、
底物折叠或重折叠等过程来调控 HSP70 的功能(Jayaraj et al.,2020)。HSP 家族
根据其稳态表达水平还可以进一步分为组成型和诱导型的 HSP。非应激条件下,
细胞中诱导型 HSP 的转录保持无活性状态,使得组成型的 HSP 丰度很高,而诱
导型的 HSP 几乎检测不到。通常情况下,细胞中的 HSP 与热激转录因子协同,
共同抵御外界环境对细胞的胁迫作用。

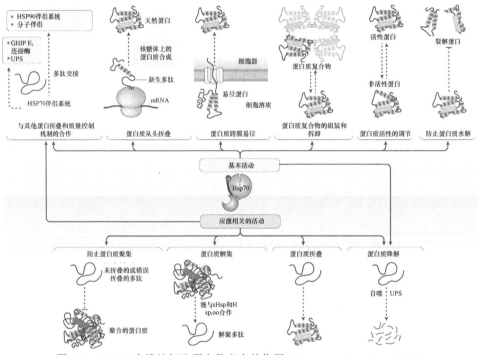

图 6-1 HSP70 在维持细胞蛋白稳定中的作用(Rosenzweig et al.,2019)

(2)热激转录因子

热激转录因子(heat shock transcription factor,HSF)是一个 DNA 结合蛋白
家族,在转录水平上调控基因表达。其结构呈现出复杂的带翼螺旋-环-螺旋结构,
具有 DNA 结合选择性,可以通过翻译后修饰进行调节,并在细胞应激反应中发
挥作用(Gomez-Pastor et al.,2018)。目前,研究最为广泛的两种 HSF 是 HSF-1
和 HSF-2,都在 HSR 中都具有重要的功能性作用。HSF-2 在细胞发育早期表达,
并在高温下作为分子伴侣基因的激活剂;HSF-1 是热激响应的主要调节器,对 HSR
至关重要。研究发现,在缺乏 HSF-1 的情况下,小鼠胚胎成纤维细胞在热激时无
法上调伴侣基因,这表明 HSF-1 对哺乳动物 HSR 的调节具有关键作用(Mahat et

al.，2016）。在正常细胞条件下，无活性的 HSF-1 单体存在于细胞质中，与组成型分子伴侣 HSP40、HSP70、HSP90 和胞质伴侣蛋白 TCP1 环复合物（TRiC）形成复合物（Gomez-Pastor et al.，2018）。同时，胞质中的组成型分子伴侣有助于蛋白质折叠并维持蛋白质稳态。当生物体处于热胁迫状态时，热应激会导致胞内蛋白质错误折叠，造成变性蛋白或折叠错误的蛋白质在短时间内大量积累。此时，HSF 与 HSP 复合物解离，形成三聚体并发生构象变化，原来隐蔽的激活活性结构被释放并转移到细胞核中，与 HSP 启动子中的热激应答元件（heat shock response element，HSE）结合并激活 *hsp* 基因转录，进一步翻译成诱导型 HSP，如图 6-2 所示（Anckar and Sistonen，2011）。

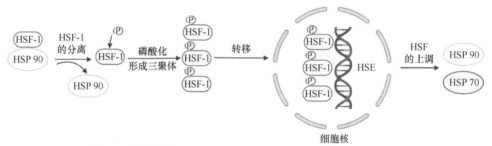

图 6-2　热激转录因子 HSF-1 反应机制（Kurop et al.，2021）

6.3.2　抗氧化系统

氧是生物体内的一种重要活性成分，参与新陈代谢、细胞的氧化和磷酸化及 ATP 生成等过程，是细胞生存的基本条件。然而，氧在参与新陈代谢的过程中，活细胞产生的能量会在多个细胞隔室中形成 ROS（Kurop et al.，2021）。虽然适量的 ROS 可以作为信号通路的信号转导分子，但过量的 ROS 会导致细胞氧化应激。ROS 以极强的氧化性对细胞质膜进行过氧化，导致膜系统损伤，造成代谢功能不可修复的丧失，甚至导致细胞死亡。为了维持正常的代谢机能，细胞具有相应地适应和抵御活性氧氧化伤害的能力，在其体内存在着一套精细且复杂的抗氧化系统以抵御和清除活性氧。在正常的生理条件下，细胞体内的活性氧产生和清除处于动态平衡状态，抗氧化防御机制几乎可以将 ROS 维持在基础、无害的水平，并修复细胞损伤。当 ROS 水平超过细胞的抗氧化能力时，抗氧化系统清除活性氧能力下降，造成活性氧大量积累，从而对细胞造成伤害。

细胞的抗氧化防御系统可分为酶促活性氧解毒系统和非酶活性氧解毒系统（Meng et al.，2017）。

（1）酶促活性氧解毒系统

抗氧化酶包括对活性氧直接起作用的超氧化物歧化酶（superoxide dismutase，

SOD）、过氧化氢酶（catalase，CAT）及作用范围广泛的过氧化物酶（peroxiredoxin，Prx），还包括保持抗氧化物质还原性所必需的酶如谷胱甘肽过氧化物酶（glutathione peroxidase，GPx）等（图6-3）。

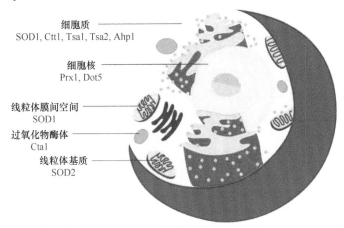

细胞质
SOD1, Ctt1, Tsa1, Tsa2, Ahp1

细胞核
Prx1, Dot5

线粒体膜间空间
SOD1

过氧化物酶体
Cta1

线粒体基质
SOD2

图6-3　酿酒酵母中抗氧化防御系统的关键酶定位（Meng et al.，2017）

　　SOD 是抗氧化防御系统中普遍存在的酶，其活性依赖于所结合的金属辅因子的氧化还原状态。SOD 能够催化超氧阴离子发生歧化反应，生成 H_2O_2，随后 H_2O_2 可转化为水。根据金属辅因子的差异，细胞内的 SOD 可分为两类：SOD1（Cu/Zn-SOD）主要存在于胞质溶胶和线粒体膜间隙；SOD2（Mn-SOD）主要存在于线粒体基质中。线粒体内膜呼吸链是细胞体内产生超氧阴离子的重要来源，线粒体内膜两侧的基质和膜间介质中存在大量 SOD，使内膜产生的超氧阴离子能够及时被清除。在氧化应激中，两种 SOD 发挥着不同的作用。研究发现，失去氧化活性的 $sod1^-$ 突变体会导致酿酒酵母在呼吸条件下表现出生长不良，并且对外部添加的氧化剂具有超敏性（Longo et al.，1996）。含有 $sod2^-$ 突变体的酿酒酵母在以葡萄糖为碳源的空气条件下生长不受影响，但对高氧条件敏感并失去在呼吸条件下生长的能力（Guidot et al.，1993）。

　　CAT 是一种包含血红素的四聚体酶，存在于所有的细胞中，可将 H_2O_2 迅速分解为 H_2O 和 O_2。CAT 在细胞中主要存在于过氧化物酶体（peroxisome）中，负责清除其中产生的 H_2O_2。CAT 的催化机理是酶分子中的血红素铁与 H_2O_2 反应生成铁过氧化物活性体，随后铁过氧化物活性体再氧化 H_2O_2。通常，CAT 与 SOD 协同清除细胞体内具有潜在危害的超氧阴离子和 H_2O_2，从而最大限度地降低氧化应激反应对细胞造成的损害。例如，酿酒酵母中存在两种 CAT：CTT1 和 CTA1（Izawa et al.，1996；2007）。CTT1 位于胞质溶胶中，而 CTA1 位于过氧化物酶体中。氧化应激条件会诱导 *CTT1* 的表达；而脂肪酸作为唯一碳源时，会诱导 *CTA1* 的表达。Izawa 等（1996）研究表明，在非氧化应激条件下，含有失去氧化活性的两种 CAT 的酵母突变株与野生型相比无明显生长缺陷，但在稳定期表现出对过氧化物的超敏反应，表明两种 CAT 可协同作用以保护细胞免受 H_2O_2 损伤。

GPx 利用谷胱甘肽（glutathione，GSH）作为还原剂，为具有活性位点的硫醇提供电子，从而将过氧化物转化为相应的醇。酿酒酵母中存在 3 种 GPx，分别为 Gpx1、Gpx2 和 Gpx3，这些酶具有消除可溶性非磷脂氢过氧化物和脂质氢过氧化物的作用，从而保护和修复由氧化应激引起的膜脂氧化（Avery and Avery，2001）。其中，Gpx3 对过氧化物的消除效果最为显著。Avery 等（2004）证明失活的 *Gpx3* 突变体对过氧化氢和高剂量镉金属表现出超敏反应。在 H_2O_2 胁迫下，Gpx3 还充当 Yap1 转录因子的传感器和转换器，在调节参与氧化应激反应的基因转录中发挥重要作用。

Prx 含有保守的半胱氨酸（Cys）残基，使用硫还氧蛋白（thioredoxin，TRX）为 Cys 残基提供电子，从而减少胞内过氧化物和过氧亚硝酸盐（Sue et al.，2005）。根据活性 Cys 残基的数量，Prx 可分为两类：1-Cys Prx 和 2-Cys Prx。以酿酒酵母为例，它包含 5 种 Prx：Tsa1、Tsa2、Ahp1、Prx1 和 Dot5（Park et al.，2000）。Prx1 属于 1-Cys Prx，而其他 4 种为 2-Cys Prx 的成员。Tsa1、Tsa2 和 Ahp1 位于胞质溶胶中，而 Prx1 和 Dot5 分别位于线粒体和细胞核中。Tsa1 具有抗氧化活性，可抵抗氢过氧化物。Tsa2 的蛋白质表达水平远低于 Tsa1，但在 H_2O_2 和有机氢过氧化物的作用下，Tsa2 的表达会显著上调。与 H_2O_2 相比，Ahp1 表现出更强的抗氧化活性，能抵抗烷基过氧化氢。Dot5 对烷基过氧化氢具有很强的催化效率。研究表明，具有 5 个 Prx 缺陷突变体的酵母对氧化应激非常敏感，表明酵母体内 5 种 Prx 通过协同作用来抵御 H_2O_2 或烷基氢过氧化物带来的负面影响（Wong et al.，2004）。

（2）非酶活性氧解毒系统

非酶活性氧解毒系统主要涉及小分子化合物，如抗坏血酸和一些含巯基的低分子化合物（如 GSH）等，它们在生物体内充当自由基清除剂，通过多条途径直接或间接地猝灭活性氧。

抗坏血酸（ascorbic acid，ASA）是一种水溶性小分子，是超氧阴离子和 · OH 的有效清除剂，同时也是单线态氧（$^1O_2$）的猝灭剂。ASA 通常与 GSH 协同，在真核生物中充当氧化还原对，共同维持细胞内的氧化还原平衡。ASA 可以清除膜脂过氧化过程中产生的多不饱和脂肪酸（polyunsaturated fatty acid，PUFA）自由基。Monteiro 等（2007）报道，ASA 可以作为 1-Cys Prx 的还原剂。此外，添加抗坏血酸盐的培养基可使失去氧化活性的 SOD 突变体的酵母寿命延长。

GSH 是一类重要的抗氧化物质，为富含硫醇基的低分子质量三肽。它与其氧化形式谷胱甘肽二硫醚（glutathione disulfide，GSSG）形成氧化还原对，GSSG/2GSH 的比值可用作细胞氧化还原环境的指示剂。GSH 通常充当氧化应激酶的辅助因子，参与 GPx 和谷胱甘肽-*S*-转移酶（glutathione *S*-transferase，GST）的催化过程,同时也是调节酶活性所需的还原剂(Morano et al.,2012)。在氧化应激下,GSH 可以与过氧化物和其他氧化物质结合,形成 GSSG。随后,GSSG 可以通过谷胱甘肽还原酶(glutathione reductase,GR)的作用被还原成 GSH,从而维持胞内氧化还原平衡。

6.3.3 细胞膜防御系统

微生物细胞膜由比例大致相等的蛋白质和脂质组成,具有许多重要的基本功能。细胞膜作为细胞质的主要边界,控制着小分子和分泌蛋白在细胞内外之间的运输及扩散。跨膜电化学梯度为许多关键的细胞功能提供动力。在真核生物中,亚细胞膜的特定组成成分及比例对于从囊泡运输到细胞器的稳态、线粒体呼吸和受体信号转导等细胞过程至关重要。细胞膜上大量膜蛋白的拓扑结构、定位和活性受到膜环境的影响。因此,细胞膜不仅是被动运输和半透性屏障,还是蛋白质折叠、分泌和细胞信号转导的主动参与者。在环境或代谢应激情况下,维持膜特性需要稳态感知和响应机制。

细胞膜的主要成分是磷脂,这些磷脂由亲水性甘油 3-磷酸衍生的头部基团,以及连接在甘油分子 sn-1 和 sn-2 位置的两个脂肪酸组成(图 6-4)。脂肪酸的长度(主要为 16~25 个 C)和不饱和程度各有差异(de Mendoza and Pilon,2019)。天然磷脂的脂肪酸(fatty acid,FA)分布通常呈不对称结构,sn-1 位置通常由饱和脂肪酸(saturated fatty acid,SFA)占据,而 sn-2 位置通常由不饱和脂肪酸(unsaturated fatty acid,UFA)占据。这种不对称性结构对于平衡囊泡的形成是至关重要的,同时能够保持对膜渗透性的适当控制。除此之外,亲水性头部基团的性质也很重要。例如,磷脂酰胆碱(phosphatidylcholine,PC)由于胆碱头部基团较大,更易形成"圆柱形"磷脂,而磷脂酰乙醇胺(phosphatidylethanolamine,PE)由于乙醇胺头部基团较小可形成"锥形"磷脂。这种形状差异导致 PC 容易发生自然堆积并倾向于形成扁平的膜状结构。PC 在大多数细胞膜中占磷脂的 50%以上;在双层膜中,PE 因具有小的头部基团和庞大的酰基链,会导致间隙填充,产生负曲率应变。因此,调节细胞膜中 PC 和 PE 的相对丰度是影响膜流动性的有效方法(Dawaliby et al.,2016)。此外,甾醇(如胆固醇)也是许多细胞膜的重要成分。甾醇具有疏水性刚性结构,插入富含 SFA 的刚性化磷脂中时可以增加流动性,而插入富含 UFA 的流动化磷脂中时会降低流动性(Subczynski et al.,2017)。

各种应激通常会对细胞膜造成损伤。在胁迫环境下,工业菌株的生存在很大程度上取决于细胞膜内的膜稳态和脂质-蛋白质相互作用。膜稳态与许多重要的生理功能密切相关,如能量代谢、溶质转运、信号转导等。因此,维持膜稳态需要细胞具备复杂且精密的传感机制,以便感知和调整这些膜中的蛋白质与脂质的比例，并在压力或细胞分化过程中保持膜完整性（Besada-Lombana et al.，2017）。

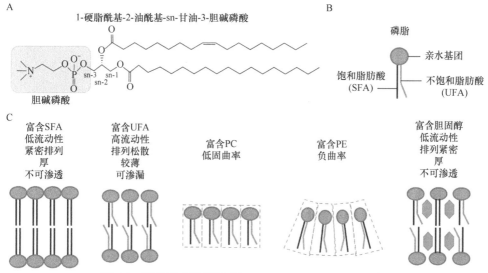

图 6-4　膜的组成和特征（de Mendoza and Pilon，2019）

（1）Opi1 控制膜脂质生物合成

来自酵母的 Opi1 是一种可溶性转录抑制因子，能够控制整个脂质代谢过程，协调细胞膜生物合成基因的表达和脂肪储存，这些基因与磷脂酸衍生的磷脂有关，包括 PC、PE、磷脂酰肌醇（phosphatidylinositol，PI）和磷脂酰丝氨酸（phosphatidylserine，PS）。在失活状态下，Opi1 通过其两亲螺旋（amphipathic helix）与特定的脂质酰基链及磷脂酸（phosphatidic acid，PA）头部基团相互作用从而结合在内质网表面（Hofbauer et al.，2018）。PA 是一种重要的脂质中间体，是甘油磷脂和三酰甘油代谢的中枢。Opi1 的两亲螺旋结构的显著特征是对 PA 具有固有选择性。Opi1 与 PA 的相互作用增强了两亲性螺旋结构的折叠和稳定性，并有利于 Opi1 定位到填充松散、富含 PA 的内质网膜上。当 PA 水平足以满足磷脂生物合成的需要时，Opi1 通过其与 PA 的结合而保留在内质网膜中形成一种特殊的两亲螺旋结构，平铺在内质网膜上并紧紧抓住 PA 头部基团，从而阻止其进入细胞核。在 PA 短缺时，Opi1 可溶并进入细胞核，在细胞核中抑制靶基因，从而使 PA 水平再次上升（Henry et al.，2012）。因此，Opi1 是感知和反映脂质水平的一个主要调控因子，专门监测和调整具有特定头部基团的磷脂的丰度，即 PA 中的磷酸盐头部基团。

（2）OLE1 路径调节不饱和脂肪酸的产生

不饱和脂肪酸对细胞膜的合成至关重要。例如，酿酒酵母的基因组仅编码一个单一且必需的 Δ9-脂肪酸去饱和酶（Ole1）。Ole1 定位于内质网内膜上，这是大部分脂质生物合成的主要场所。*ole1* 基因能够响应各种环境信号而产生有效反馈,如在缺氧条件或冷却时被瞬时激活。同时,*ole1* 的表达水平由内质网膜的脂质酰基链的组成严格控制。当不饱和脂肪酸充足时,其 Ole1 表达量会大量减少(Ballweg and Ernst,2017)。*ole1* 的反馈控制依赖于同源二聚体传感器蛋白 Mga2 和 Spt23。在正常情况下,它们作为无活性的前体通过 C 端跨膜锚定在内质网外膜上。当生物膜需要不饱和脂质时,Mga2 和 Spt23 被激活并通过蛋白水解处理从内质网中释放。该过程涉及 Rsp5 E3 连接酶对膜束缚前体的泛素化、泛素链重塑、ATP 依赖性转录因子动员及蛋白酶体的加工步骤(Ballweg and Ernst,2017)。然而,当不饱和脂质丰富且脂质堆积密度低时,Mga2 和 Spt23 的泛素化停止,转录因子仍然束缚在内质网膜上。

(3)IRE1 感知未折叠蛋白和内质网膜应力

未折叠蛋白反应(unfolded protein response,UPR)是一种内质网应激反应途径,主要作用是维持内质网中的蛋白质稳态,最初是由于内质网内未折叠蛋白的积累而被发现的,这种积累会触发内质网膜上驻留蛋白(resident protein)的多聚化,从而激活 UPR。需肌醇酶 1(inositol-requiring kinase 1,IRE1)是一种 I 型跨膜蛋白,由一个 N 端管腔结构域(N-terminal luminal domain,NLD)、一个跨膜段,以及一个含有激酶和 RNase 活性的细胞质结构域组成。NLD 具有三角形结构,其每边都有 β 折叠,当存在未折叠的蛋白质时,NLD 形成二聚体。二聚体化导致反式自磷酸化,进而促进 IRE1 的进一步寡聚,导致胞质区自组装成具有 RNase 活性的结构,即 IRE1 的活性形式(Zhou et al.,2006)。激活的 IRE1 反过来催化 X 框结合蛋白 1XBP1(X-box-binding protein 1)mRNA 的非常规剪接以产生有活性的 XBP1 转录因子。XBP1 是 ATF/CREB 家族的基本亮氨酸拉链转录因子,可以刺激数百个内质网应激相关基因的转录,包括扩大内质网脂质生物合成的基因转录,从而增加内质网的容量(Sriburi et al.,2007)。

6.3.4 蛋白质质量控制系统

生物在自然界生长过程中,易受温度、pH 和营养成分等多种条件的影响。为了应对这些环境压力,生物体在长期进化过程中,通过改变自身的生理状态和代谢途径逐渐产生多种机制来适应环境条件的改变并保持内环境的稳定。蛋白质质量控制系统(protein quality control system)是一种广泛存在于原核生物和真核生物中的调节机制,该系统通过维持胞内蛋白质平衡以提高细胞的生存能力。在正常的代谢活动中,细胞会产生大量的废弃蛋白质,这些蛋白质可能来源于突变、亚基不平衡合成、正常蛋白质生物合成副产物以及氧化等其他破坏性的条件,对细胞有极大的危害。蛋白质质量控制系统能够有效降解变性蛋白和错误折叠蛋白,保持细胞内环境的稳定，而且在一定条件下对于基因表达也有调控作用。细胞内的蛋白质质量控制系统精细且复杂，主要包括两个部分：①新合成蛋白的正确折叠及组装与错误折叠蛋白重折叠，典型的例子有热激蛋白（见 6.3.1 节）；②错误折叠或聚集蛋白的降解，该过程主要通过泛素-蛋白酶体系统（ubiquitin-proteasome system，UPS）和自噬（autophagy）来实现。这两个策略共同确保细胞内的蛋白质质量得到有效控制，从而维持细胞的正常生理功能。

（1）泛素-蛋白酶体系统

UPS 负责降解细胞中绝大多数蛋白质（70%～80%）。在被降解之前，目标蛋白质需要被"标记"，这个过程被称为泛素化（ubiquitination）（Collins and Goldberg，2017）。泛素（ubiquitin，Ub）是蛋白质量控制系统中最重要的修饰剂之一，它不仅可以靶向数百种蛋白质，使其迅速被蛋白酶体降解，还可以作为一种动态的信号转导剂，调节共价结合蛋白的功能（Liu et al.，2019）。泛素修饰发挥作用的过程如图 6-5 所示：首先，泛素以 ATP 依赖的方式被泛素激活酶（E1）激活；接着，被激活的泛素转移到泛素结合酶（E2），形成 E2-泛素复合物；随后，泛素通过 E2 和泛素连接酶（E3）转移至目标蛋白。被泛素"标记"的目标蛋白可被定位到蛋白酶体上以进行降解。这一过程动态地塑造蛋白质组，使得数百种蛋白质能够快速且有选择性地被降解。

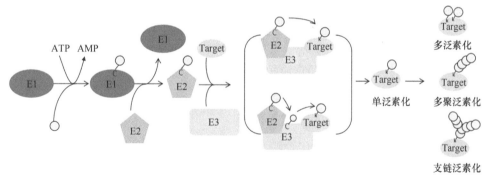

图 6-5　泛素-蛋白酶体系统流程图

E1：泛素激活酶；E2：泛素结合酶；E3：泛素连接酶；Target：目标蛋白

结构方面，泛素通常附着在蛋白质的赖氨酸（Lys）残基上。同时，泛素自身有 7 个赖氨酸（K6、K11、K27、K29、K33、K48 和 K63），这些残基都可以与另一个泛素分子结合，形成拓扑结构不同的泛素链。如果以同一种方式进行连接即为同型泛素链（homotypic ubiquitin chain）；反之，则为异型泛素链（heterotypic ubiquitin chain）。泛素链的不同长度导致了信号转导模式的多样性（Pohl and Dikic，2019）。K48 连接是泛素链中最为常见的类型，约占所有连接的 50%，主要参与蛋白酶体降解，而 K63 连接用于 DNA 修复和膜蛋白的运输。泛素受体对泛素链的连接类型或长度表现出特异性或偏好，这表明泛素链结构中嵌入的信号分子在调控过程中发挥着关键作用（Dikic et al.，2009）。

（2）自噬-溶酶体系统

自噬-溶酶体系统是一种介于蛋白质水平与细胞水平的蛋白质量控制系统（图6-6），其通过形成具有双层膜结构的自噬体包裹胞内物质，然后与溶酶体（或液泡）融合，从而降解细胞中的异常蛋白，避免细胞受到因问题蛋白的聚集而产生的毒害，对维持细胞内不同物质的循环利用及物质平衡起到重要作用（Sun-Wang et al.，2020）。自噬系统主要分为巨自噬（macroautophagy）、微自噬（microautophagy）和伴侣介导的自噬（chaperone-mediated autophagy，CMA）。其中，巨自噬是细胞中利用最广泛的自噬类型。巨自噬是一个严格调控的过程，需要复杂的信号级联启动和ATG蛋白参与（Sun-Wang et al.，2021）。哺乳动物雷帕霉素靶点复合物（mammalian target of rapamycin complex 1，mTORC1）和AMP依赖的蛋白激酶（AMP-activated protein kinase，AMPK）是两个关键的代谢传感器，控制着自噬小体的形成。自噬小体形成后即与溶酶体融合，随后细胞成分和自噬体被分解，释放出的物质被细胞回收。通常情况下，自噬以非选择性方式发生，例如，在营养缺陷时会随机摄取细胞溶质中的物质以进行降解；然而，在选择性自噬过程中，自噬体会特异性去除某些成分，如蛋白质聚集体和受损或多余的细胞器（Gatica et al.，2018）。通过自噬进行选择性降解，根据不同的细胞成分可分为线粒体自噬（mitophagy）、内质网自噬（ER-phagy）、核糖体自噬（ribophagy）和聚集体自噬（aggrephagy）等。自噬对细胞物质的降解是维持体内平衡的质量控制机制，同时有助于维持蛋白质稳态。

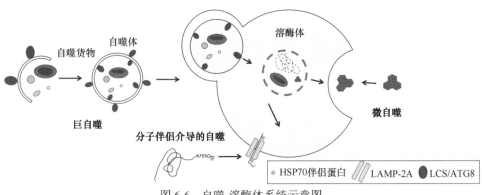

图6-6 自噬-溶酶体系统示意图

6.3.5 细胞群体胁迫响应机制

微生物在生长代谢过程中不断受到外界环境的影响，如酸、碱和有毒代谢物的胁迫及营养的缺乏。为了适应这些外部干扰并保证生存，微生物需要通过特定的应激反应来进行调整。原则上，这些应激反应可以通过细胞结构、新陈代谢和群体行为的变化来应对。在微生物密集的生长环境中，细菌可以通过一种高效且巧妙的通信系统——群体感应（quorum sensing，QS）系统感知细胞密度，协调细胞行为并提高抗胁迫能力（Zhang et al.，2021a）。群体感应是一种细菌细胞间的通信过程，在该过程中，单个细胞处理的细胞外信号能够同步整个群体行为。自诱导物（autoinducer，AI）是细胞在此系统中合成的信号分子，其在环境中的浓度反映了产生 AI 的细胞的种群密度。一旦种群密度达到一定的阈值，细胞会集体改变基因的表达水平，从而产生群体感应。QS 系统通过将单个细胞组装成各种群体活动的聚集单元来促进细菌的适应性（图 6-7）。这些群体活动包括生物发光、毒力因子分泌、抗生素生产、社会运动性、孢子形成和生物膜形成等。此外，QS 系统还可能在不同物种之间发挥作用。例如，在霍乱弧菌中，QS 控制Ⅵ型分泌系统（T6SS）的激活，从而使霍乱弧菌能够消灭其他细菌物种。当细胞密度较低时，群体感应调节因子 LuxO 抑制Ⅵ型分泌基因；当细胞密度较高时，另一个群体感应调节因子 HapR 激活这些基因。这种调控策略有助于霍乱弧菌在竞争中占据优势，创造一个没有非亲属竞争对手的有利生态位（Shao and Bassler，2014）。

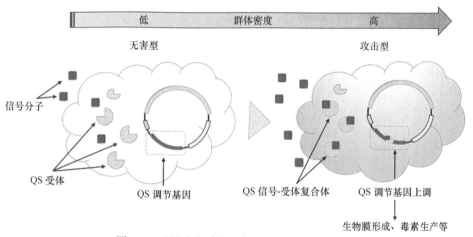

图 6-7 群体响应系统示意图（Lu et al.，2022）

（1）群体响应系统与生物膜

生物膜的形成是许多微生物在不同生境中定居的重要生存策略，尤其是在干旱和存在抗菌药物等极端条件下。QS 系统和生物膜之间的相互作用随着生物膜发展的不同阶段而变化。在生物膜发育的早期阶段，QS 系统能够促进细菌生物膜的发育和稳定性；在中后期阶段，QS 系统能够诱导生物膜分散，使细菌细胞找到更适宜的生态位。此外，QS 系统还可以在生物膜形成过程中，通过促进细菌的周期性群集运动和诱导细菌释放胞外 DNA（extracellular DNA，eDNA）来间接提高生物膜的结构稳定性。

（2）群体响应系统与微生物代谢物

QS 系统可以通过影响微生物代谢物的生产来应对外界的环境压力或营养限制。例如，Davenport 等（2015）通过构建 *lasI* 和 *rhlI* 双基因突变体使铜绿假单胞菌无法在 QS 中生产 AI，该研究证明 QS 系统能够诱导全局代谢变化。此外，某些微生物代谢物只有在高细胞密度条件下才能产生，这些代谢物通常受到 QS 系统的调控。例如，伯克霍尔德菌利用氨基酸作为碳源时，造成环境碱化，影响菌株正常生长，通过 QS 系统的调控可促进伯克霍尔德菌生产草酸盐并排出胞外以中和培养环境中的碱性代谢物，该策略可以抵消碱性带来的细胞毒性（Goo et al.，2012）。

利用微生物合成天然产物是一种绿色、可持续的方法，有望解决当前天然产物获取存在的瓶颈问题。但由于天然产物具有药理活性，往往会对宿主的生长造成不利影响。为了解决这个问题，研究人员采用了多种策略，包括工程化手段调控、细胞密度调控等。Dinh 和 Prather（2019）通过构建一个包含 Lux 和 Esa 双 QS 系统的基因线路，将细胞密度与启动子强度偶联，同时动态上调和下调两组基因的表达，实现了柚皮素和水杨酸合成途径中的动态调控，这种方法在保持细胞生长的同时，实现了天然产物的高效生产，相较于静态调控，动态调控下的柚皮素滴度提升了 10%。多菌种间的协作（模块化共培养工程）也是一种有效的调控策略，可用于解决各种途径之间代谢通量不平衡的难题。Sun 等（2022）通过这种方法减轻了细胞的代谢负担，解决了细胞生长与产物合成之间的冲突，有效提高了产物的产量。

6.4　提高细胞工厂抗逆适配性方法

近年来，随着合成生物学的飞速发展，微生物细胞工厂利用廉价可再生的原料生产精细化工产品得到了更广泛的应用。然而，这些生产过程的效率经常受到多种胁迫条件的制约，包括微生物胞内环境胁迫（如代谢中间产物和终产物累积，酸碱度、氧等）、胞外环境胁迫（如温度、酸碱度、盐、重金属离子等）。在胁迫环境下，微生物生长速度放缓，导致产量下降，严重影响了生物合成的效率。由于发酵产业对工业微生物抗逆性能的实际需求，国内外研究人员针对微生物在不同逆境下的抗胁迫机制，从多角度进行了探索和研究。长期的胁迫环境会使微生物从基因、蛋白质和代谢物等水平发生一系列的动态变化，如高渗透压甘油-丝裂原活化蛋白激酶（high osmolarity glycerol-mitogen-activated protein kinase，HOG-MAPK）途径促进甘油积累及其他相关的生理调节，暂停细胞生长以抵抗环境胁迫。同时，微生物会对这些刺激产生应激反应，细胞内的防御系统发挥重要功能。首先，外源胁迫会破坏细胞壁和细胞膜，壁膜屏障会产生许多生理变化以抵御胁迫压力；其次，一些应激物质会穿透细胞造成细胞损伤，由于内部损伤，细胞会启动损伤修复机制进行修复；最后，细胞为提高对胁迫环境的适应性，不断重塑其基因组。

　　每种生物都是经过长期的进化和选择，形成了一个相对稳定的生物系统，使各个细胞元件能够协同作用，适应胁迫环境并获得竞争优势，使得微生物基因组系统内存在强大的进化能力，可进行自主编辑，优化自身系统。但是目前微生物所处环境相对温和，如果依靠微生物自身的进化能力，获得具有多重耐受的菌株则需要漫长的过程。为了得到具有更强耐受性的菌株，研究者们一直致力于探索快速高效的抗逆适配性方法，增强微生物细胞工厂的抗逆适配性，从而帮助目标产物的高效合成，加快工业化生产进程。

6.4.1　随机突变和适应性进化

　　自然状态下生物自身进化过程十分漫长，外界认为增加胁迫因素使得菌株长期处于不利环境中，可以加速菌株进化的进程。生物的进化追根溯源是由于体内基因的突变导致表型发生变化，因此，借助一些物理或化学因素［如 γ 诱变、常压室温等离子体（atmospheric room temperature plasma，ARTP）、添加化学因子等］诱导生物体内基因发生突变，是常用的菌株改造方法。目前，国内外学者主要从非理性育种和基于胁迫机制进行理性设计两个方面开展工作，以提高微生物的抗逆性能。如图 6-8 所示，常用的非理性育种主要包括随机突变和适应性进化。

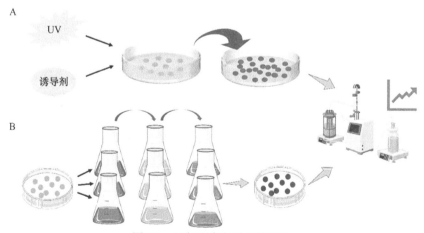

图 6-8　随机突变与适应性进化
A. 随机突变；B. 适应性进化

　　随机突变是指人为地使用物理或化学方法对原始菌株进行处理，对发生突变的菌株进行目的性筛选。紫外（UV）诱变是在实验室广泛使用的提高微生物突变率的方法。Sridhar 等（2002）通过紫外诱变提高了酿酒酵母的温度耐受性，该突变菌株在 30℃和 40℃利用葡萄糖进行发酵时，乙醇产量分别提高至 98 g/L 和 62 g/L。然而，紫外线诱变需要精确调节紫外线剂量，因为细胞死亡量随着紫外线剂量的增加而呈指数级增长。为了提高诱变效率，常将物理与化学方法进行结合，对原始菌株或其原生质体进行诱变处理。Patankar 等（2021）使用乙基-甲基-磺酸酯和 UV 进行随机诱变后，进行原生质体融合以改善酵母菌株对乙醇和乙酸的耐受性。对筛选的较优融合子，通过合成气发酵产生代谢产物，经三轮改组后获得的工程菌株乙醇产量为 14.92 g/L，是原有菌株的 7 倍，并且发现 1-丁醇的产量也有所增加。

微生物适应性进化主要为适应性实验室进化（adaptive laboratory evolution，ALE）。ALE 是代谢工程中用于菌株开发和优化的常用方法，能够快速评估微生物的适应性潜力。微生物细胞在 ALE 研究中展现出显著的优势：①大多数微生物细胞营养需求简单，便于研究者进行实验操作；②在实验室中容易培养，简化了实验流程；③生长速度非常快，可以在几周或几个月内繁殖数百代。通过利用选择压力作为驱动力，ALE 可以筛选出具有良好表型的突变体，同时帮助科研人员深入了解分子进化的基本机制，以及特定生长条件下长期选择期间在微生物种群中积累的适应性变化，有助于理解和探究基本的进化原理。此外，通过全基因组测序可以轻松获得表型与基因型的相关性。ALE 策略已被证明在优化生产菌株方面非常有效，与合理的工程设计策略和特定酶的定向修饰相比，ALE 的优点是可以在许多不同的基因和调节区域中并行发生非直观的有益突变。例如，Caspeta 等（2014）利用温度梯度 ALE 筛选获得了能在高于 40℃的培养条件下生长和生产的酿酒酵母，代谢组和转录组数据分析发现酿酒酵母的耐热性与细胞膜中的甾醇种类息息相关，这一发现也为进一步提高酵母菌株的耐热性提供了重要参考。

随机突变和适应性进化策略通过巧妙地将遗传变异与有益突变选择性结合起来，促进了微生物的代谢工程研究。总的来说，基于环境诱导的传统适应性进化仍然是提高微生物抗逆性的常用方法。但随机突变、适应性进化等非理性育种技术育种周期长、稳定性差、对微生物的改造不可控，在改造的同时很可能会导致菌株其他优良特性丧失。尽管研究人员基于非理性分子育种技术已经获得了具有不同抗逆特征的微生物宿主，但是其在发酵过程中应对环境胁迫变化的能力较弱，如何有效提高工业微生物的智能响应能力以实现高效生产与环境自适应的有机结合是亟待解决的问题。

6.4.2 细胞膜工程

微生物细胞膜作为天然的保护屏障，可以将细胞质与外界环境隔开，形成一个相对稳定的微环境区，以支持细胞内各种生化反应的正常进行。在微生物细胞工厂工业生产过程中，细胞膜（壁）是抵御复杂的发酵环境胁迫的第一道屏障，长期的胁迫条件会引起细胞膜功能紊乱，影响微生物的正常生长和代谢。细胞膜结构的稳定性及细胞膜蛋白的合成是维持细胞工厂耐受性的重要保障。细胞膜的结构完整性在运输、能量交换和抗逆等方面发挥着重要作用。

高温、酸、碱、有机溶剂等对细胞膜会造成严重的影响，例如，热胁迫会改变膜的形态及流动性，增强细胞膜的通透性，从而导致细胞质渗透压及 pH 的改变，引起细胞膜生理功能（完整性、流动性和通透性）紊乱，进而影响工业微生物的存活能力。有机溶剂对细胞的胁迫主要表现在两个方面：影响细胞形态；降低细胞生理活动。高浓度有机溶剂使细胞骨架疏散、细胞膜的结构破坏，大幅降低营养物质吸收，阻碍生物大分子物质合成，并使糖酵解相关酶活性降低。这是因为微生物细胞的存活能力很大程度上依赖于细胞膜稳态和细胞膜中脂质与蛋白质的相互作用。鉴于细胞膜在微生物发酵中的重要作用，细胞膜工程应运而生。如图 6-9 所示，利用基因工程和代谢工程作为辅助工具，通过调节细胞膜的完整性、流动性和选择透过性等方面，可以维持细胞膜环境的稳态。

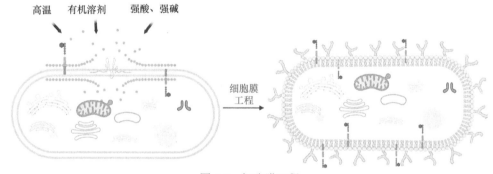

图 6-9　细胞膜工程

醇类、有机酸等有机溶剂可以通过引起细胞膜破裂来抑制细胞生长，导致重要代谢物泄漏，并使细胞膜流态化。提高细胞膜完整性最常见且有效的改造方法是前文中提到的 ALE 与细胞膜工程相结合，例如，Royce 等（2015）应用定向进化（directed evolution）的方法提高大肠杆菌菌株 ML115 对外源辛酸的耐受性，得到了对己酸、癸酸、正丁醇和异丁醇耐受性增强的菌株，对菌株的细胞膜表征结果显示膜的完整性增强，胞内硬脂酸和油酸含量增加，同时增加了脂酰链平均链长。改变磷脂分布也是强化微生物膜的一种方法，此前改造主要集中在脂肪酸尾部，很少对磷脂头进行工程化改造。磷脂酰丝氨酸是细胞膜中的一种活性物质，可以抵御典型的膜损伤溶剂——辛酸的侵蚀。Jarboe 等人在大肠杆菌中过表达磷脂酰丝氨酸合酶 A（phosphatidylserine synthase，PssA）并对其进行表征，发现过表达 PssA 的菌株中磷脂酰丝氨酸的相对丰度增加，细胞膜完整性较出发菌株增加了 78%。同时，突变菌株对外源辛酸的耐受性显著增强，表现为在 20 mmol/L 辛酸存在的条件下，比生长速率增加 29%（Tan et al.，2017）。研究人员将来自铜绿假单胞菌的脂肪酸顺反异构酶（Cti）异源表达到大肠杆菌中，使工程菌株获得反式不饱和脂肪酸的合成能力，从而降低细胞膜在辛酸胁迫条件下的流动性，提高工程菌株对辛酸的耐受性。经改造后，工程菌株的辛酸产量较野生型菌株提高了41%（Tan et al.，2016）。

细胞膜（壁）不仅会受到酸胁迫的损害，而且是醇类作用的关键靶点。高浓度乙醇导致细胞壁的渗透性受损，使其结构和排列变得较为松散，同时还会影响细胞膜的信号转导。酿酒酵母可以通过调节膜脂组成，以及增加卵磷脂、麦角固醇、不饱和脂肪酸的比例等方式来提高细胞对外界高乙醇浓度的耐受性。吴雪昌等人通过强化细胞膜中麦角固醇的合成途径，提高麦角固醇的含量，进而提高了酿酒酵母对乙醇耐受性（Zhang et al.，2015）。Narayanan 等人通过突变与蛋白质（如肌动蛋白、微管蛋白）折叠相关的分子蛋白 CCT，获得了比出发菌株更加敏感且乙醇耐受性下降的突变菌株，间接证实了乙醇耐受与细胞膜的组成及细胞骨架的完整性密切相关（Zhang et al.，2015）。除了改变细胞膜成分和结构外，提高热激蛋白含量和强化 ABC 外排泵等方法也能够提高酿酒酵母的乙醇耐受性。例如，过表达与酿酒酵母多重耐受相关的 ABC 转运蛋白 Pdr18，可以减少胞内乙醇含量，使得乙醇的最终产量达到 17%（V/V）（Teixeira et al.，2012）。

细胞膜工程可提高微生物的耐热性。耐热性是微生物细胞工厂中的理想性状，它可以降低冷却成本、减少污染风险，并且可以提高发酵过程中酶活性。García-Ríos 等（2021）通过 ALE 得到一株突变酿酒酵母菌株，其在 40℃条件下生长速率明显高于野生型菌株，突变菌株的麦角固醇/甾醇比值较野生型菌株更高，说明膜脂质组成是突变株适应更高温度的重要因素（García-Ríos et al.，2021）。Liu 等（2017）通过单/组合敲除 erg2、erg3、erg4、erg5，发现所有突变菌株在 39.5℃时均表现出比野生型更高的生长速率。特别是 erg3Δerg5Δ 菌株，在该温度下，相对于野生型，突变菌株生长速率增加了 2.24 倍，说明甾醇修饰直接影响质膜的流动性和通透性，同时也影响膜蛋白的定位和活性，强调了甾醇组成对酵母耐高温的重要性。这一发现为未来膜工程方法提供了有益的指导。

细胞膜工程还可提高微生物的生产效率。2-苯乙醇（2-PE）是一种重要的香料原料，广泛应用于食品、化妆品、医药等领域。通过埃利希途径（Ehrlich pathway），酿酒酵母具备合成 2-PE 的能力，然而，其滴度比较低，高效从头合成 2-PE 仍然是一个巨大的挑战。研究人员通过在酿酒酵母细胞中过表达氨基酸通透酶，提高细胞内 2-PE 合成的关键前体 L-苯丙氨酸的浓度，使 2-PE 滴度提高至 680 mg/L（Mo et al.，2021）。

6.4.3 转录因子工程

转录因子（transcription factor）是指能够与基因 5′端上游特定序列特异性结合的蛋白质分子，从而保证目的基因以特定的强度在特定的时间与空间表达。转录因子通过与启动子顺式作用元件或与其他转录因子发生特异性相互作用，在一定时间和空间上激活或抑制相关基因的转录，它是复杂信号网络的重要组成部分。利用转录因子进行转录水平的调节，能够对细胞生理代谢进行系统性全局调控，维持胞内环境稳定，提高菌株耐受性。在酵母中，有许多转录因子在胁迫作用下诱导表达相关基因，被认为是关键调节因子，例如，酸响应转录因子 HAA1、渗透压响应转录因子 HOT1、热激转录因子 HSF1 和 MSN2/4、氧化响应类转录因子 YAP1 和 STB5 等。

如图 6-10 所示，转录因子工程在重塑代谢网络以增强微生物抗逆性方面发挥重要作用，通过基因异源表达、全局转录因子工程等方法理性设计重塑代谢网络可以修正代谢流或改变细胞器结构，使得细胞的耐受性加强。微生物转录因子的调节可以提高处于高温或有毒物质环境中的微生物抗逆水平。

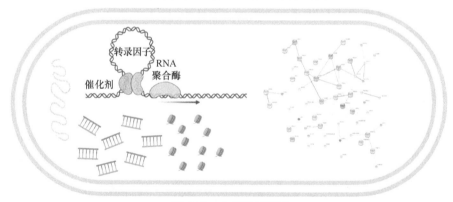

图 6-10 全局转录因子

当微生物处于高温环境时，会出现 DNA 损伤、蛋白质合成和折叠错误、细胞骨架完整性缺失等现象，影响微生物的正常生长，使其发生代谢紊乱；与此同时，细胞会做出一系列自救反应，如纠正错误折叠的蛋白质、增加细胞能量供应、增加海藻糖表达量等。Chowdhary 等（2017）证明了转录因子 Hsf1p 在微生物耐热反应中的重要性。他们指出，Hsf1p 提高了 RNA Pol II 的数量及染色质的分布，这样的激活因子是全局基因组重组的驱动因素，Hsf1p 激活相关的基因可以重新定位到核外围并且发生聚集和相互作用。另外，在酿酒酵母中异源表达来自其他物种的转录因子基因，也可以提高细胞工厂的抗逆性。李十中等人发现来源于耐热马氏镰刀菌的转录因子 KmHsf1 和 KmMsn2 在高温下均能促进酿酒酵母的细胞生长及乙醇发酵，在 43℃、104.8 g/L 葡萄糖发酵条件下，表达两种转录因子菌株的乙醇产量达到了 27.2 g/L 和 27.6 g/L。结合转录组数据分析，研究人员推测 KmHsf1 可能通过调节与转运蛋白活性相关的基因来提高乙醇的产量，从而限制过量的 ATP 消耗并促进葡萄糖的摄取；而 KmMsn2 可能通过调节与葡萄糖代谢过程和糖酵解/糖异生相关的基因来促进乙醇发酵。此外，KmMsn2 还可能通过调节与脂质代谢相关的基因改变膜流动性来帮助应对高温（Li et al.，2017）。

微生物在生长过程中常受到来自内源或外源有毒物质的威胁。其中，乙酸是最为常见的一种有机酸，这种亲脂性弱酸通过自由扩散或主动运输的方式进入细胞，随后解离成质子和乙酸根离子在胞质中积累造成细胞质酸化，改变细胞膜的通透性、流动性及膜蛋白功能，使得众多生化过程受到抑制，给细胞代谢造成负担。Fps1p 是 MIP（major intrinsic protein）通道蛋白家族中的甘油通道蛋白，能够与 Rgc1p 和 Rgc2p 调节蛋白相互作用开放通道，使乙酸分子进入胞质中，然后在胞内解离成质子和乙酸根离子干扰细胞正常代谢活动。当菌株受到乙酸攻击时，激活的 Hog1 转录因子将 Rgc2p 磷酸化，导致 Rgc2p 脱离，通道关闭；甚至 Hog1p 可以直接与 Fps1p 相互作用，使 Fps1p 磷酸化后继续被泛素化，最终通道蛋白被内吞、降解，从而阻止乙酸进入（Piper，2011）。

微生物的正常生长需要充足的营养物质，以及对环境压力信号的捕捉与应对能力。转录因子在这一过程中起到关键作用，不仅可以直接调节相关蛋白质实现抗逆效果，还可以通过优化营养代谢网络进行间接调节。Rim15p 蛋白是一种在酵母中发挥重要作用的转录因子，可调节参与糖酵解、糖异生和甘油生物合成的基因表达，酵母中的甘油生产可以保护酵母细胞免受氧化应激并产生渗透调节。Gis1p 是 Rim15p 激酶及其下游调控的转录因子，通过与启动子 PDS（post diauxic shift）元件发生作用，可以提高胞内甘油的含量，从而使细胞抵御渗透胁迫（Zhang et al.，2009）。

转录因子在生物体内的调控是复杂的、全局性的，并由特定环境和条件决定。在特定胁迫环境下，仅通过转录因子确定耐受基因并过表达以提高菌株耐受性的效果可能比较有限。为了更全面地理解生物体在不同环境条件下的适应机制，研究人员正努力采用多水平、多角度、多维度的方法进行研究，包括利用转录组学、蛋白质组学、代谢产物 GC-MS 分析、数量性状基因座（quantitative trait locus，QTL）定位等技术。

随着生物信息学的发展，组学方法被广泛用来理解和预测细菌对不同环境反应的分子机制。这些组学通过研究细菌在特定环境下的适应性，利用基因组混编技术（genome shuffling）、全局转录因子工程（global transcription machinery engineering，gTME）及多元自动化基因组工程（multiplex automated genome engineering，

MAGE）等一些先进育种技术来提高微生物的抗逆性（Isaacs et al.，2011）。然而这方面的技术主要是针对转录因子或启动子区域等基因组上具有同源性的靶向序列，但往往菌株多样性的表型并不局限在体内某些功能蛋白表达水平的变化，更多是功能蛋白或调控区域的突变。

6.4.4　细胞区室化工程

细胞区室是所有真核细胞细胞质中封闭的部分，它们多被单层或双层的磷脂膜所包围。绝大多数的细胞器均被视为细胞区室，如线粒体、叶绿体、过氧化物酶体、溶酶体、内质网、细胞核及高尔基体。此外，较小结构的囊泡、微管等也被认为是细胞区室。细胞区室化大多存在于真核生物细胞中，随着羧酶体及对细菌微区室的研究，发现原核生物也具有对细胞器进行区室化的能力。

细胞区室化主要有三个功能。第一，为生物过程建立物理隔离，创造特定的微环境，使细胞能够同时进行不同的代谢活动，将某些生物因子保留在特定区域内或者将其他分子隔离在外。例如，线粒体的胞质溶胶具有氧化环境，可以将 NADH 转换为 NAD^+。第二，在空间或者时间上调节生物过程。例如，酵母液泡通常被膜上的质子转运蛋白酸化。第三，对物质的运输和分布进行精确调控。例如，在蛋白质合成过程中，重要的细胞器之间距离通常很近；粗面内质网与细胞核膜相连，在细胞核中新合成的核糖体亚基转移至粗面内质网膜上并与特定蛋白质结合，有助于核糖体的正确折叠和成熟。高尔基体也在粗面内质网附近，参与核糖体合成的蛋白质装配和重新分配。如图 6-11 所示，胞内区室化允许从众多过程中分离出真核细胞功能相关的特定位点，从而使细胞更高效。

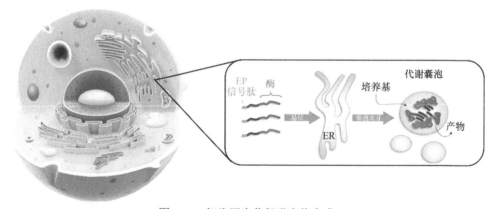

图 6-11　细胞区室化促进产物合成

张先恩等人利用蓝藻来源的羧酶体编码基因与分子伴侣Gro EL/S和Rbc X在大肠杆菌 BL21（DE3）中进行协同表达，构建功能完整的羧基体（carboxysome）。

试验结果表明，构建合成的羧基体结构完善，具备高效同化 CO_2 的能力，并可积累一些重要的代谢中间体，如乙酰辅酶 A、苹果酸盐、富马酸盐、酪氨酸等（Zhang et al.，2021b）。甲羟戊酸（mevalonic acid，MVA）途径中的磷酸化中间体（如甲羟戊酸-5-磷酸）对线粒体具有毒性，严重抑制角鲨烯合成效率，并且难以通过常规途径优化改善。Zhu 等（2021）采用细胞质与线粒体工程相结合的策略，减轻线粒体区室化 MVA 途径引起的代谢负担，改善细胞生长，细胞质工程和线粒体工程对角鲨烯合成产生了叠加效应。通过两阶段发酵过程，角鲨烯滴度达到 21.1 g/L，为酵母中角鲨烯和其他萜烯的合成提供了新思路。

膜包围细胞器中的区室化可以克服与代谢途径工程相关的障碍，例如，减少副反应的发生、有毒中间体的积累、中间体排出及长扩散距离。然而，利用天然细胞器会受到内源性途径的影响。为了解决这一问题，Reifenrath 等（2020）提出了一种新的方法，即利用内质网衍生的囊泡为单一区室，将代谢途径中的酶装载在其中，从而形成"代谢囊泡"。在植物种子中，植物储存蛋白被隔离在由膜包围的储存器官中，这些器官被称为蛋白体（protein body）。Zera 是由 γ-玉米醇溶蛋白衍生而来的 N 端自组装结构域，能够在不同植物组织和外源系统中诱导蛋白体的形成。通过将 Zera 蛋白与生产顺，顺-黏康酸的途径酶共整合在酿酒酵母的囊泡中，可以形成"代谢囊泡"，创建一个完全正交、膜包围、内质网衍生的合成细胞器。

建立细胞区室化空间具有多种优势，如防止异源蛋白的降解、减少有毒代谢物的积累，以及避免与宿主细胞代谢物产生的不良相互作用等。此外，酶的密集堆积使得酶活性位点聚集，从而加速中间体的周转，实现底物的高效利用。然而，利用细胞本身的膜细胞器会受到其自身的代谢影响，而利用人工合成细胞器会出现酶活性低、不易控制等问题，这也是细胞区室化需要解决的关键问题。

6.4.5 代谢物外排强化

在微生物细胞工厂合成的高附加值产品中，许多是亲脂性化合物，由于其疏水特性，使得跨膜运输困难，难以分泌到胞外，所以这些化合物倾向于分布在细胞内。然而，这些产物的累积可能对酵母细胞产生毒性作用，并对细胞代谢造成负担，严重限制了产量的提升。为了解决该问题，研究人员尝试将产物排出到培养基中，以降低对微生物的毒性并促进生产，一些化学工艺应运而生。例如，使用有机溶剂作为萃取剂的两相萃取发酵提高了维生素 A 和巴曲洛尔的产量（Liu et al.，2021；Sun et al.，2019），但是有机溶剂的环境危害性和较差的经济性使得人们开始探索环境友好且经济性高的策略。

外排转运蛋白介导是一种重要的化合物外排方式（图 6-12），常见的转运蛋白如 ABC 家族、MFS 家族、RND 家族和 MATE 家族等（Mousa and Bruner，2016）。转运蛋白具有特定底物，微生物大多不具备针对外源化合物的转运蛋白，往往需要异源表达其他物种来源的转运蛋白来实现转运功能。例如，谢希贤课题组在大肠杆菌中过表达来源于谷氨酸棒杆菌的 L-缬氨酸转运蛋白 BrnFE，有效缓解了对细胞的代谢负担和反馈抑制，将 L-缬氨酸的产量提高了 62%（Hao et al.，2020）。Siewers 课题组在酿酒酵母中过表达人源的脂肪酸转运蛋白 FATP1，有效地促进了脂肪醇向胞外的排放，将脂肪醇的产量提高 2 倍，缓解了细胞代谢负担，生物量也提高了 2 倍（Hu et al.，2018）。在酿酒酵母中，人脂肪酸转运蛋白 FATP1 可用于提高与脂肪酸底物相似的 1-烯烃和脂肪醇的产量。FATP1 的表达使细胞外脂肪醇滴度从 15 mg/L 提高到 70 mg/L，并且减少了脂肪醇在胞内的积累，从而增加酵母细胞的适应性，使菌株的生物量提高了 2.5 倍（van der Hoek and Borodina，2020）。

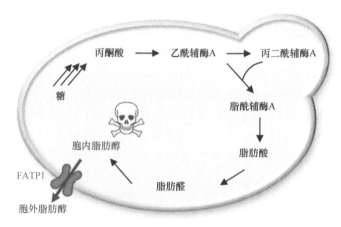

图 6-12　转运蛋白工程降低细胞毒性、促进细胞生长实例
（van der Hoek and Borodina，2020）

　　很多底物无对应转运蛋白的报道，为此，有学者将思路转移到了自由扩散的外排方式，即不通过外源转运蛋白的介导，小分子直接通过与细胞膜相互作用排放到胞外。Goossens 课题组通过添加甲基-β-环糊精，有效地提高了酿酒酵母细胞膜的通透性，促进了五环三萜化合物 β-香树脂醇的外排，使产量提高 1.6 倍（Moses et al.，2014）。另一个思路是改变细胞膜脂质比例，调节其流动性，也有望提高小分子的跨膜效率。例如，通过敲除酿酒酵母 C-8 甾醇异构酶基因，可以降低麦角固醇的含量，从而提高细胞膜的通透性。

6.4.6　智能抗逆基因线路设计

　　随着合成生物学的飞速发展，研究者通过在宿主微生物中引入工程化的功能性基因线路来操纵生物体执行特定的功能。一般而言，工程改造的基因线路对于宿主细胞的存活并非必需，并且它们的表达增加了额外的代谢负荷；另外，某些蛋白质的过表达还可能会引起细胞的应激反应，甚至产生细胞毒性。与占用底盘细胞的基础资源不同，细胞毒性是由于脱靶效应对底盘细胞正常生理活性的干扰造成的。因此，在没有任何正选择压力的情况下，合成生物体将在群体中被生长更快的非功能性突变体所取代，这些突变体异源基因的表达和功能随之失活。提高鲁棒性和智能抗逆基因线路的设计可以很大程度上避免以上问题，在代谢工程、医药等领域有着极大的应用潜力。

在工业发酵过程中，微生物的生长受到 pH 的影响，往往导致目标产品的产量降低。李春课题组论述了大量 pH 响应元件，包括启动子、核糖开关和一些膜蛋白的使用，并用其构建智能 pH 响应微生物菌株。这些菌株具备高度的耐受性，能够通过自我调节 pH 来优化生长环境，从而有效地获得目标产品（Gao et al.，2021）。研究人员构建了"GPS（Genetic pH Shooting）"智能 pH 传感和控制遗传基因线路，以实现微生物对 pH 的自我调节，GPS 中设计的 pH 传感启动子可以响应高/低 pH 并产生酸性或碱性物质，从而实现内源性自响应 pH 调节；还构建了碱响应线路（base shooting circuit，BSC）和酸响应线路（acid shooting circuit，ASC），在碱性或酸性条件下使细胞更好地生长。将 GPS、BSC 和 ASC 等遗传回路应用于番茄红素生产，与 pH 5.0～9.0 的环境条件相比，在没有人工 pH 调节下，构建 GPS 线路的工程菌株的番茄红素滴度增加了 137.3%，氨的使用量减少了 35.6%（Li et al.，2020）。

构建智能抗逆基因线路可提高微生物对高温的耐受性。李春课题组开发并构建了一种智能微生物热调节引擎（intelligent microbial heat regulating engine，IMHeRE），通过集成耐热系统和群体调节系统（嗜热微生物耐热元件的挖掘）来提高大肠杆菌的耐热性。IMHeRE 的基因线路由 HPS 作为耐热元件和调控元件组成，通过设置不同的温度梯度人为改变温度模拟热应力，利用对不同温度响应的人工设计 RNA 温度响应开关作为调控元件，研究对 HPS 的最佳适配性，并将其应用于微生物细胞工厂中，实现了菌体耐热与细胞数量调控的智能化，最终获得了最高温度分别在 40℃和 43℃都可以正常生长的大肠杆菌和酿酒酵母，将工业菌株应用于发酵生产，使得在 40℃下的大肠杆菌培养 48 h 后，赖氨酸的最终产量较对照组提高了 5 倍（Jia et al.，2016）。通过构建智能抗逆基因线路，该课题组又开发了一种耐高温的人工蛋白质质量控制（artificial protein quality control，APQC）系统，适用于工业生物乙醇发酵生产的工程酿酒酵母菌株。通过对多种微生物耐热元件的挖掘，将其组合为多功能基因线路，获得的工程菌株在 37℃下都表现出显著的生长速度和细胞活力，从而提高了菌株耐热性和葡萄糖转化率，使得乙醇的最终产量提高了 2.4 倍（Xu et al.，2018）。相较于单功能基因线路菌株，多功能智能化基因线路的菌株在耐热性、细胞活力及保持细胞壁完整性等方面有明显优势。

构建智能抗逆基因线路可减少产物毒性对微生物的危害。β-胡萝卜素作为一种异戊二烯类化合物，是有潜力的生物燃料化合物，也是未来补充或替代石油衍生燃料有吸引力的选择。利用微生物生产 β-胡萝卜素时，积累的 β-胡萝卜素会影响细胞生理，包括能量代谢、线粒体翻译、脂质代谢、麦角甾醇生物合成过程和细胞壁合成等。燕国梁课题组通过过表达 ABC 转运蛋白（包括 Pdr5p、Pdr10p、Snq2p、Yor1p 和 Yol075cp）、增加 ATP 供应和提高膜流动性等策略提升工程菌株生产及分泌 β-胡萝卜素的能力，导致分泌量提升了 5.8 倍，细胞内产量增加了 1.71 倍（Bu et al.，2020）。

如图 6-13 所示，复杂的基因线路设计往往难以实现对微生物生长和代谢的精准控制，将复杂的基因线路分成若干个小块分别表征，再组建成一个完整的基因系统，这就是模块化基因线路的设计。模块化定义单个模块的输入和输出在组建成完整的基因系统时不发生改变，用数学语言描述为：$Y_1=F_1(U_1)$、$Y_2=F_2(U_2)$、$Y_2=F_2[F_1(U_1)]$（$Y_1=U_2$）。然而，在实际的生物系统中，每个模块都可能受到其上游和下游 DNA 序列的影响，模块之间、模块与宿主系统之间也可能发生相互作用，使得基因线路的输出值难以预测，这是模块化设计所面临的一大难题。

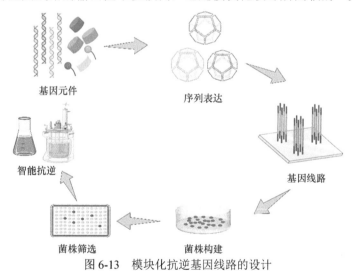

图 6-13　模块化抗逆基因线路的设计

6.4.7　多重防御抗逆系统的构建

合理地设计基因线路调节微生物内源性转录水平或引入外源耐受基因是提高微生物抗逆性的常用方法，但是以上诸多策略通常适用于实验室菌株培养。工业微生物在工业培养基和发酵过程中会受到多重压力，可能引起细胞内应力，使得最终产量降低。考虑到多重压力的影响，一个更系统、更全面的多重防御抗逆系统可以极大地提高酿酒酵母在多种应激下的稳定性。

生物燃料作为化石燃料的替代品引起了全世界的关注。生物燃料约占世界能源总需求的 10%，其中生物乙醇是使用最广泛的可再生能源。全球乙醇产量每年已超过 1000 亿升。单应激防御系统（HSP、泛素或抗氧化基因线路）的工程酵母，在实验室中表现出优异的耐受性，但在乙醇浓度高、温度高、渗透压高的工业生产中没有显著改善。因此，提高酿酒酵母对多重应激的防御，对于提高生产效率和降低经济成本至关重要。李春课题组开发了一种多重防御抗逆系统，挖掘了不同来源的抗胁迫基因元件并将其整合到酵母基因组中，再通过 ARTP 进化与高通量筛选结合的方法，获得具有更高鲁棒性和生产率的工业酵母。此菌株在乙醇产率、糖醇转化率、耐高温、耐高浓度乙醇方面均优于现有工业菌株，37℃高温发酵产乙醇各项指标达到甚至优于菌株 32℃发酵结果。这一创新成果为企业带来了显著的经济效益，现有规模生产乙醇年增产值 1200 多万元，同时生产过程降耗节能 300 万元（Xu et al.，2020）。

角黄素（canthaxanthin）作为一种类胡萝卜素，广泛应用于动物饲料。2017年，角黄素市场规模已达到 7500 万美元（Rebelo et al.，2020）。利用微生物细胞工厂生产角黄素是一种绿色、可持续的合成方法。于洪巍课题组在酿酒酵母细胞中过表达 β-胡萝卜素酮化酶 OBKTM29 构建角黄素合成途径，同时过表达多向耐药性（pleiotropic drug resistance，PDR）相关的转录因子 Pdr1p 和 Pdr3p，提高酵母菌株的抗逆性，最后通过空间和时间进一步调节提高了角黄素产量，达到 1.44 g/L（Chen et al.，2022）。

6.5 小结与展望

工业环境对细胞工厂的胁迫是导致其生产效率低的重要原因，而如何提高细胞工厂的抗逆性是当前合成生物学领域的研究热点和难点。本章将工业生产中典型的胁迫环境分为六大类，包括热胁迫、酸碱胁迫、氧化胁迫、渗透压胁迫、有机溶剂胁迫及代谢物胁迫，分别阐述了每种环境对细胞的胁迫机制。本章还对细胞工厂的抗胁迫机制进行了梳理，包括热激应答系统、抗氧化系统、细胞膜防御系统、蛋白质质量控制系统以及细胞群体胁迫响应机制等五类，分别阐述了每类机制的当前研究进展。在此基础上研究人员总结了提高细胞工厂抗逆性的七种主要策略，包括随机突变和适应性进化、细胞膜工程、转录因子工程、细胞区室化工程、代谢物外排强化、智能抗逆基因线路设计、多重防御抗逆系统的构建。当前对细胞抗逆应答过程的认识还较浅，相关机制还需要更深入的认识，这对于后续设计更加高效的抗逆改造策略具有重要指导意义。而对细胞进行抗逆改造是一个系统工程，越来越多的研究表明不同胁迫环境之间有着紧密的联系，因此，多重防御抗逆系统及智能抗逆基因线路设计是未来的重要发展方向。随着合成生物学的发展，基于分子层面的人工合成体系的构建得到广泛关注，这使得对具有鲁棒性及智能性的微生物宿主的需求更为广阔和迫切，重编程工业微生物时代正在到来。通过系统设计和改造，以生物质、二氧化碳等为原料，生产清洁、高效、可持续生产的化学品和生物能源产品，实现生物质资源对化石资源的逐步替代、生物路线对化学路线的逐步替代，对于破解经济发展的资源环境瓶颈、构建新型可持续发展工业具有重大战略意义。

经典轶闻趣事

低氧感应

2019 年，来自哈佛医学院的 William G. Kaelin Jr、牛津大学的 Sir Peter J. Ratcliffe 和约翰霍普金斯大学的 Gregg L. Semenza 教授由于在低氧感应方面做出的卓越贡献获得了诺贝尔生理学或医学奖。他们的研究解释了氧气对人类及绝大多数动物的生存来说不可或缺的原因。

众所周知，氧气可以结合血红蛋白，为有机体的氧化还原反应提供支持，但机体感知氧气的机制并未被阐明。20 世纪 90 年代，Ratcliffe 教授和 Semenza 教授的研究发现了一段特殊的 DNA 序列，如果把这段 DNA 序列安插在其他基因附近，那么在低氧的环境下，这些基因也能被诱导激活，也就是说，这段 DNA 序列起到了在低氧环境下进行调控的作用。然而，一旦这段序列出现突变，相关基因就无法启动。

随后，研究发现这段序列在细胞内调控了一种叫做 HIF-1 的蛋白质，该蛋白质由两个亚基（HIF-α 和 HIF-1β）组成。到目前为止共发现了三种 HIF-α，分别是 HIF-1α、HIF-2α 和 HIF-3α。在缺氧的环境下，HIF-1 能够结合并激活特定基因。HIF 具有转录因子活性，即具有控制基因表达的能力，而控制 HIF 的开关就是氧气浓度。

时间追溯到 1992 年，牛津大学年轻的教授 Ratcliffe 将自己研究 3 年之久的"低氧状态下的基因反应机制"投稿给 *Nature* 期刊，却遭到无情的拒稿，编辑建议投稿人去找 "a more specialized journal"。最终文章改投到 *PNAS*（*Proceedings of the National Academy of Sciences of the United States of America*）上。此后，Ratcliffe 教授继续在 *PNAS* 期刊上发表相关论文，这两篇论文正是诺贝尔奖的重要评选依据，*Nature* 期刊也因当年的拒稿而错失 2019 年诺贝尔生理学或医学奖的光环。

极端微生物

在地球上的极端环境（如深海、火山泉和厚冰层）中，科学家们都发现了生命的踪迹。这些生物在极端条件下生存的方式为我们提供了宝贵的启示，教会了我们如何更好地保护身体、复制 DNA 以便更准确地诊断疾病，并让我们了解了生命如何在长达 1 亿年的全球冰河时期顽强生存。

当微生物暴露在高渗透压环境下，细胞内水分迅速流失，导致细胞收缩和离子浓度增加，最终导致 DNA 双链断裂，以及胞内各种功能性蛋白质的稳定性和活性降低。但盐生杜氏藻是喜欢极端条件的"极端微生物"，能在高盐条件下茁壮成长。其属于单细胞藻类，生活在盐分浓度极高的盐田中。为了应对盐胁迫，盐生杜氏藻在其细胞内携带了高水平的甘油，平衡水分流动并防止水分通过渗透作用流失。同时，它还需要抵抗干燥盐田中高强度的紫外线辐射。正因如此，盐生杜氏藻含有高浓度的 β-胡萝卜素（维生素 A 前体），以保护自身免受紫外线伤害。作为历史上最成功的生物技术案例之一，盐生杜氏藻现在已被商业培植用于生产膳食补充剂和护肤产品，尤其用于生产保护皮肤免受紫外线辐射的粉底和面霜。

更重要的发现来自"嗜热微生物"，即那些喜欢在高温环境中生存的生物。科学家们从这些嗜热微生物中提取出了能够在 60℃以上保持分子形态的热稳定蛋白质，而 60℃是将 DNA 解旋和复制以进行检查所需的温度。1973 年，钱嘉韵从黄石公园的水生栖热菌中分离出了 *Taq* DNA 聚合酶。这种耐高温的 *Taq* DNA 聚合酶给了 Kary Mullis 博士灵感，在公司科研团队的帮助下，*Taq* 酶于 1985 年秋天被成功提取，并马上应用到了 PCR（聚合酶链反应）中。这种将 DNA 复制或"扩增"到可以检测水平的能力彻底改变了生物学和医学研究，Kary Mullis 也因 1983 年发明 PCR 技术而获得 1993 年诺贝尔化学奖。

参 考 文 献

Alagar Boopathy L R, Jacob-Tomas S, Alecki C, et al. 2022. Mechanisms tailoring the expression of heat shock proteins to proteostasis challenges. J Biol Chem, 298(5): 101796.

Alper H, Moxley J, Nevoigt E, et al. 2006. Engineering yeast transcription machinery for improved ethanol tolerance and production. Science, 314(5805): 1565-1568.

Anckar J, Sistonen L. 2011. Regulation of HSF1 function in the heat stress response: Implications in aging and disease. Annu Rev Biochem, 80: 1089-1115.

Andersson C, Petrova E, Berglund K, et al. 2010. Maintaining high anaerobic succinic acid productivity by product removal. Bioprocess Biosyst Eng, 33(6): 711-718.

Avery A M, Avery S V. 2001. *Saccharomyces cerevisiae* expresses three phospholipid hydroperoxide glutathione peroxidases. J Biol Chem, 276(36): 33730-33735.

Avery A M, Willetts S A, Avery S V. 2004. Genetic dissection of the phospholipid hydroperoxidase activity of yeast Gpx3 reveals its functional importance. J Biol Chem, 279(45): 46652-46658.

Ballweg S, Ernst R. 2017. Control of membrane fluidity: The OLE pathway in focus. Biol Chem, 398(2): 215-228.

Besada-Lombana P B, Fernandez-Moya R, Fenster J, et al. 2017. Engineering *Saccharomyces cerevisiae* fatty acid composition for increased tolerance to octanoic acid. Biotechnology and Bioengineering, 114: 1531-1538.

Bu X, Lin J Y, Cheng J, et al. 2020. Engineering endogenous ABC transporter with improving ATP supply and membrane flexibility enhances the secretion of β-carotene in *Saccharomyces cerevisiae*. Biotechnol Biofuels, 13(1): 1-14.

Casey E, Mosier N S, Adamec J, et al. 2013. Effect of salts on the co-fermentation of glucose and xylose by a genetically engineered strain of *Saccharomyces cerevisiae*. Biotechnol Biofuels, 6(1): 1-10.

Caspeta L, Chen Y, Ghiaci P, et al. 2014. Altered sterol composition renders yeast thermotolerant. Science, 346(6205): 75-78.

Chen M, Li M, Ye L, et al. 2022. Construction of canthaxanthin-producing yeast by combining spatiotemporal regulation and pleiotropic drug resistance engineering. ACS Synth Biol, 11(1): 325-333.

Chowdhary S, Kainth A S, Gross D S. 2017. Heat shock protein genes undergo dynamic alteration in their three-dimensional structure and genome organization in response to thermal stress. Mol Cell Biol, 37(24): e00292.

Collins G A, Goldberg A L. 2017. The logic of the 26S proteasome. Cell, 169(5): 792-806.

Daugaard M, Rohde M, Jäättelä M. 2007. The heat shock protein 70 family: Highly homologous proteins with overlapping and distinct functions. FEBS Lett, 581(19): 3702-3710.

Davenport P W, Griffin J L, Welch M. 2015. Quorum sensing is accompanied by global metabolic changes in the opportunistic human pathogen *Pseudomonas aeruginosa*. J Bacteriol, 197(12): 2072-2082.

Dawaliby R, Trubbia C, Delporte C, et al. 2016. Phosphatidylethanolamine is a key regulator of membrane fluidity in eukaryotic cells. J Biol Chem, 291(7): 3658-3667.

de Mendoza D, Pilon M. 2019. Control of membrane lipid homeostasis by lipid-bilayer associated sensors: A mechanism conserved from bacteria to humans. Prog Lipid Res, 76(4): 100996.

d'Espaux L, Ghosh A, Runguphan W, et al. 2017. Engineering high-level production of fatty alcohols by *Saccharomyces cerevisiae* from lignocellulosic feedstocks. Metab Eng, 42: 115-125.

Di Pasqua R, Betts G, Hoskins N, et al. 2007. Membrane toxicity of antimicrobial compounds from essential oils. Journal of Agricultural and Food Chemistry, 55: 4863-4870.

Dikic I, Wakatsuki S, Walters K J. 2009. Ubiquitin-binding domains from structures to functions. Nat Rev Mol Cell Biol, 10(10): 659-671.

Dinh C V, Prather K L J. 2019. Development of an autonomous and bifunctional quorum-sensing circuit for metabolic flux control in engineered *Escherichia coli*. Proc Natl Acad Sci, 116(51): 25562-25568.

Dymond J S. 2013. *Saccharomyces cerevisiae* growth media. Methods Enzymol, 533(7): 191-204.

Dyrda G, Boniewska-Bernacka E, Man D, et al. 2019. The effect of organic solvents on selected microorganisms and model liposome membrane. Mol Biol Rep, 46(3): 3225-3232.

Finkel T. 2011. Signal transduction by reactive oxygen species. J Cell Biol, 194(1): 7-15.

Gao X, Xu K, Ahmad N, et al. 2021. Recent advances in engineering of microbial cell factories for intelligent pH regulation and tolerance. Biotechnol J, 16(9): 1-13.

García-Ríos E, Lairón-Peris M, Muñiz-Calvo S, et al. 2021. Thermo-adaptive evolution to generate improved Saccharomyces cerevisiae strains for cocoa pulp fermentations. Int J Food Microbiol, 342(1): 109077.

Gatica D, Lahiri V, Klionsky D J. 2018. Cargo recognition and degradation by selective autophagy. Nat Cell Biol, 20(3): 233-242.

Giannattasio S, Guaragnella N, Corte-Real M, et al. 2005. Acid stress adaptation protects Saccharomyces cerevisiae from acetic acid-induced programmed cell death. Gene, 354(1): 93-98.

Gomez-Pastor R, Burchfiel E T, Thiele D J. 2018. Regulation of heat shock transcription factors and their roles in physiology and disease. Nat Rev Mol Cell Biol, 19(1): 4-19.

Goo E, Majerczyk C D, An J H, et al. 2012. Bacterial quorum sensing, cooperativity, and anticipation of stationary-phase stress. Proc Natl Acad Sci, 109(48): 19775-19780.

Grunberg T W, Del Vecchio D. 2020. Modular analysis and design of biological circuits. Curr Opin Biotech, 63: 41-47

Guidot D M, McCord J M, Wright R M, et al. 1993. Absence of electron transport(Rho0 state) restores growth of a manganese-superoxide dismutase-deficient Saccharomyces cerevisiae in hyperoxia. Evidence for electron transport as a major source of superoxide generation in vivo. J Biol Chem, 268(35): 26699-26703.

Hao Y, Ma Q, Liu X, et al. 2020. High-yield production of L-valine in engineered Escherichia coli by a novel two-stage fermentation. Metab Eng, 62(8): 198-206.

Henry S A, Kohlwein S D, Carman G M. 2012. Metabolism and regulation of glycerolipids in the yeast Saccharomyces cerevisiae. Genetics, 190(2): 317-349.

Hofbauer HF, Gecht M, Fischer, SC, et al. 2018. The molecular recognition of phosphatidic acid by an amphipathic helix in Opi1. Journal of Cell Biology, 217: 3109-3126.

Hu Y, Zhu Z, Nielsen J, et al. 2018. Heterologous transporter expression for improved fatty alcohol secretion in yeast. Metab Eng, 45(11): 51-58.

Isaacs F J, Carr P A, Wang H H, et al. 2011. Precise manipulation of chromosomes in vivo enables genome-wide codon replacement. Science, 333(6040): 348-353.

Izawa S, Ikeda K, Ohdate T, et al. 2007. Msn2p/Msn4p-activation is essential for the recovery from freezing stress in yeast. Biochem Biophys Res Commun, 352(3): 750-755.

Izawa S, Inoue Y, Kimura A. 1996. Importance of catalase in the adaptive response to hydrogen peroxide: Analysis of acatalasaemic Saccharomyces cerevisiae. Biochem J, 320(1): 61-67.

Jayaraj G G, Hipp M S, Hartl FU. 2020. Functional modules of the proteostasis network. Cold Spring Harb Perspect Biol, 12(1): a033951.

Jia H, Sun X, Sun H, et al. 2016. Intelligent microbial heat-regulating engine(IMHeRE) for Improved thermo-robustness and efficiency of bioconversion. ACS Synth Biol, 5: 312-320.

Kanda T, Miyata N, Fukui T, et al. 1998. Doubly entrapped baker's yeast survives during the long-term stereoselective reduction of ethyl 3-oxobutanoate in an organic solvent. Appl Microbiol Biotechnol, 49(4): 377-381.

Kurop M K, Huyen C M, Kelly J H, et al. 2021. The heat shock response and small molecule regulators. Eur J Med Chem, 226: 113846.

Lee Y B, Baek H, Kim S K, et al. 2011. Deoxycytidine production by metabolically engineered *Corynebacterium ammoniagenes*. J Microbiol, 49(1): 53-57.

Li C, Gao X, Peng X, et al. 2020. Intelligent microbial cell factory with genetic pH shooting(GPS) for cell self-responsive base/acid regulation. Microb Cell Fact, 19(1): 1-13.

Li P, Fu X, Zhang L, et al. 2017. The transcription factors Hsf1 and Msn2 of thermotolerant *Kluyveromyces marxianus* promote cell growth and ethanol fermentation of *Saccharomyces cerevisiae* at high temperatures. Biotechnol Biofuels, 10(1): 1-13.

Li W, Mo W, Shen D, et al. 2005. Yeast model uncovers dual of mitochondria in the action of artemisinin. PLoS Genet, 1(3): 329-334.

Liu G, Chen Y, Faergeman N J, et al. 2017. Elimination of the last reactions in ergosterol biosynthesis alters the resistance of *Saccharomyces cerevisiae* to multiple stresses. FEMS Yeast Res, 17(6): fox063.

Liu L, Damerell D R, Koukouflis L, et al. 2019. UbiHub: A data hub for the explorers of ubiquitination pathways. Bioinformatics, 35(16): 2882-2884.

Liu M, Lin Y C, Guo J J, et al. 2021. High-level production of sesquiterpene patchoulol in *Saccharomyces cerevisiae*. ACS Synth Biol, 10(1): 158-172.

Liu P, Sun L, Sun Y, et al. 2016. Decreased fluidity of cell membranes causes a metal ion deficiency in recombinant *Saccharomyces cerevisiae* producing carotenoids. J Ind Microbiol Biotechnol, 43(4): 525-535.

Liu Q, Liang C, Zhou L. 2020. Structural and functional analysis of the Hsp70/Hsp40 chaperone system. Protein Sci, 29(2): 378-390.

Longo V D, Gralla E B, Valentine J S. 1996. Superoxide dismutase activity is essential for stationary phase survival in *Saccharomyces cerevisiae*: Mitochondrial production of toxic oxygen species *in vivo*. J Biol Chem, 271(21): 12275-12280.

Lu L, Li M, Yi G, et al. 2022. Screening strategies for quorum sensing inhibitors in combating bacterial infections. J Pharm Anal, 12(1): 1-14.

Ludovico P, Sansonetty F, Silva M T, et al. 2003. Acetic acid induces a programmed cell death process in the food spoilage yeast *Zygosaccharomyces bailii*. FEMS Yeast Res, 3(1): 91-96.

Mahat D B, Salamanca H H, Duarte F M, et al. 2016. Mammalian Heat shock response and mechanisms underlying its genome-wide transcriptional regulation. Mol Cell, 62(1): 63-78.

Meng D, Zhang P, Li S, et al. 2017. Antioxidant activity evaluation of dietary phytochemicals using *Saccharomyces cerevisiae* as a model. J Funct Foods, 38: 36-44.

Mo Q, Chen H, Fan C, et al. 2021. Utilization of a styrene-derived pathway for 2-phenylethanol production in budding yeast. Appl Microbiol Biotechnol, 105(6): 2333-2340.

Monteiro G, Horta B B, Pimenta D C, et al. 2007. Reduction of 1-Cys peroxiredoxins by ascorbate changes the thiol-specific antioxidant paradigm, revealing another function of vitamin C. Proc Natl Acad Sci USA, 104(12): 4886-4891.

Morano K A, Grant C M, Moye-Rowley W S. 2012. The response to heat shock and oxidative stress in *Saccharomyces cerevisiae*. Genetics, 190(4): 1157-1195.

Moses T, Pollier J, Almagro L, et al. 2014. Combinatorial biosynthesis of sapogenins and saponins in *Saccharomyces cerevisiae* using a C-16α hydroxylase from *Bupleurum falcatum*. Proc Natl Acad

Sci USA, 111(4): 1634-1639.

Mousa J J, Bruner S D. 2016. Structural and mechanistic diversity of multidrug transporters. Nat Prod Rep, 33(11): 1255-1267.

Nishida N, Ozato N, Matsui K, et al. 2013. ABC transporters and cell wall proteins involved in organic solvent tolerance in *Saccharomyces cerevisiae*. J Biotechnol, 165(2): 145-152.

Park S G, Cha M K, Jeong W, et al. 2000. Distinct physiological functions of thiol peroxidase isoenzymes in *Saccharomyces cerevisiae*. J Biol Chem, 275(8): 5723-5732.

Patankar S, Dudhane A, Paradh A D, et al. 2021. Improved bioethanol production using genome-shuffled *Clostridium ragsdalei*(DSM 15248) strains through syngas fermentation. Biofuels, 12(1): 81-89.

Piper P W. 1995. The heat shock and ethanol stress responses of yeast exhibit extensive similarity and functional overlap. FEMS Microbiol Lett, 134(2): 121-127.

Piper P W. 2011. Resistance of yeasts to weak organic acid food preservatives. Adv Appl Microbiol, 1(77): 97-113.

Pohl C, Dikic I. 2019. Cellular quality control by the ubiquitin-proteasome system and autophagy. Science, 366(6467): 818-822.

Rebelo B A, Farrona S, Ventura M R, et al. 2020. Canthaxanthin, a red-hot carotenoid: Applications, synthesis, and biosynthetic evolution. Plants(Basel), 9(8): 1039.

Rego A, Duarte A M, Azevedo F, et al. 2014. Cell wall dynamics modulate acetic acid-induced apoptotic cell death of *Saccharomyces cerevisiae*. Microb Cell, 1(9): 303-314.

Reifenrath M, Oreb M, Boles E, et al. 2020. Artificial ER-derived vesicles as synthetic organelles for *in vivo* compartmentalization of biochemical pathways. ACS Synth Biol, 9(11): 2909-2916.

Roa Engel C A, Van Gulik W M, Marang L, et al. 2011. Development of a low pH fermentation strategy for fumaric acid production by *Rhizopus oryzae*. Enzyme Microb Technol, 48(1): 39-47.

Rosenzweig R, Nillegoda N B, Mayer M P, et al. 2019. The Hsp70 chaperone network. Nat Rev Mol Cell Biol, 20(11): 665-680.

Roth W G, Leckie M P, Dietzler D N. 1985. Osmotic stress drastically inhibits active transport of carbohydrates by *Escherichia coli*. Biochem Biophys Res Commun, 126(1): 434-441.

Royce L A, Yoon J M, Chen Y, et al. 2015. Evolution for exogenous octanoic acid tolerance improves carboxylic acid production and membrane integrity. Metab Eng, 29: 180-188.

Sekiguchi T, Ishii T, Kamada Y, et al. 2022. Involvement of Gtr1p in the oxidative stress response in yeast *Saccharomyces cerevisiae*. Biochem Biophys Res Commun, 598: 107-112.

Shao Y, Bassler B L. 2014. Quorum regulatory small RNAs repress type VI secretion in vibrio cholerae. Mol Microbiol, 92(5): 921-930.

Shinozaki K, Yamaguchi-Shinozaki K. 2000. Molecular responses to dehydration and low temperature: Differences and cross-talk between two stress signaling pathways. Curr Opin Plant Biol, 3(3): 217-223.

Sriburi R, Bommiasamy H, Buldak G L, et al. 2007. Coordinate regulation of phospholipid biosynthesis and secretory pathway gene expression in XBP-1(S)-induced endoplasmic reticulum biogenesis. J Biol Chem, 282(10): 7024-7034.

Sridhar M, Kiran S N, Venkateswar R L. 2002. Effect of UV radiation on thermotolerance, ethanol tolerance and osmotolerance of *Saccharomyces cerevisiae* VS1 and VS3 strains. Bioresour

Technol, 83(3): 199-202.

Stukey J E, McDonough V M, Martin C E. 1989. Isolation and characterization of OLE1, a gene affecting fatty acid desaturation from *Saccharomyces cerevisiae*. J Biol Chem, 264(28): 16537-16544.

Subczynski W K, Pasenkiewicz-Gierula M, Widomska J, et al. 2017. High cholesterol/low cholesterol: Effects in biological membranes: A review. Cell Biochem Biophys, 75(3): 369-385.

Sue G R, Ho Z C, Kim K. 2005. Peroxiredoxins: A historical overview and speculative preview of novel mechanisms and emerging concepts in cell signaling. Free Radic Biol Med, 38(12): 1543-1552.

Sun J, Sun W, Zhang G, et al. 2022. High efficient production of plant flavonoids by microbial cell factories: Challenges and opportunities. Metab Eng, 70(8): 143-154.

Sun L, Kwak S, Jin Y S. 2019. Vitamin A production by engineered *Saccharomyces cerevisiae* from xylose via two-phase *in situ* extraction. ACS Synth Biol, 8(9): 2131-2140.

Sun-Wang J L, Ivanova S, Zorzano A. 2020. The dialogue between the ubiquitin-proteasome system and autophagy: Implications in ageing. Ageing Res Rev, 64(10): 101203.

Sun-Wang J L, Yarritu-Gallego A, Ivanova S, et al. 2021. The ubiquitin-proteasome system and autophagy: Self-digestion for metabolic health. Trends Endocrinol Metab, 32(8): 594-608.

Tan Z, Khakbaz P, Chen Y, et al. 2017. Engineering *Escherichia coli* membrane phospholipid head distribution improves tolerance and production of biorenewables. Metab Eng, 44(9): 1-12.

Tan Z, Yoon J M, Nielsen D R, et al. 2016. Membrane engineering via trans unsaturated fatty acids production improves *Escherichia coli* robustness and production of biorenewables. Metab Eng, 35: 105-113.

Teixeira M C, Godinho C P, Cabrito T R, et al. 2012. Increased expression of the yeast multidrug resistance ABC transporter Pdr18 leads to increased ethanol tolerance and ethanol production in high gravity alcoholic fermentation. Microb Cell Fact, 11: 1-9.

van der Hoek S A, Borodina I. 2020. Transporter engineering in microbial cell factories: The ins, the outs, and the in-betweens. Curr Opin Biotechnol, 66: 186-194.

van Oosten-Hawle P, Morimoto R I. 2014. Organismal proteostasis: Role of cell-nonautonomous regulation and transcellular chaperone signaling. Genes Dev, 28(14): 1533-1543.

Viuda-Martos M, Ruiz-Navajas Y, Fernández-López J, et al. 2008. Antifungal activity of lemon(*Citrus lemon* L.), mandarin(*Citrus reticulata* L.), grapefruit(*Citrus paradisi* L.) and orange(*Citrus sinensis* L.) essential oils. Food Control, 19(12): 1130-1138.

Wassermann E M. 1998. Risk and safety of repetitive transcranial magnetic stimulation: Report and suggested guidelines from the International Workshop on the Safety of Repetitive Transcranial Magnetic Stimulation, June 5-7, 1996. Electroencephalogr Clin Neurophysiol, 108(1): 1-16.

Wong C M, Siu K L, Jin D Y. 2004. Peroxiredoxin-null yeast cells are hypersensitive to oxidative stress and are genomically unstable. J Biol Chem, 279(22): 23207-23213.

Xu K, Qin L, Bai W, et al. 2020. Multilevel defense system(MDS) relieves multiple stresses for economically boosting ethanol production of industrial *Saccharomyces cerevisiae*. ACS Energy Lett, 5: 572-582.

Xu K, Yu L, Bai W, et al. 2018. Construction of thermo-tolerant yeast based on an artificial protein quality control system(APQC) to improve the production of bio-ethanol. Chem Eng Sci, 177:

410-416.

Yan Z Q, Wang D D, Ding L, et al. 2015. Mechanism of artemisinin phytotoxicity action: Induction of reactive oxygen species and cell death in lettuce seedlings. Plant Physiol Biochem, 88: 53-59.

Zhang K, Tong M, Gao K, et al. 2015. Genomic reconstruction to improve bioethanol and ergosterol production of industrial yeast *Saccharomyces cerevisiae*. J Ind Microbiol Biotechnol, 42(2): 207-218.

Zhang N, Wu J, Oliver S G, 2009. Gis1 is required for transcriptional reprogramming of carbon metabolism and the stress response during transition into stationary phase in yeast. Microbiol-SGM, 155: 1690-1698.

Zhang X, Li Z, Pang S, et al. 2021a. The impact of cell structure, metabolism and group behavior for the survival of bacteria under stress conditions. Arch Microbiol, 203(2): 431-441.

Zhang Y, Zhou J, Zhang Y, et al. 2021b. Auxiliary module promotes the synthesis of carboxysomes in *E. coli* to achieve high-efficiency CO_2 assimilation. ACS Synth Biol, 10(4): 707-715.

Zhao X, Zhang M, Xu G, et al. 2014. Advances in functional genomics studies underlying acetic acid tolerance of *Saccharomyces cerevisiae*. Shengwu Gongcheng Xuebao/Chinese J Biotechnol, 30(3): 368-380.

Zhou J, Liu C Y, Back S H, et al. 2006. The crystal structure of human IRE1 luminal domain reveals a conserved dimerization interface required for activation of the unfolded protein response. Proc Natl Acad Sci USA, 103(39): 14343-14348.

Zhu Z T, Du M M, Gao B, et al. 2021. Metabolic compartmentalization in yeast mitochondria: Burden and solution for squalene overproduction. Metab Eng, 68(10): 232-245.

第7章 生物逆合成与细胞途径设计

本章知识信息网络图

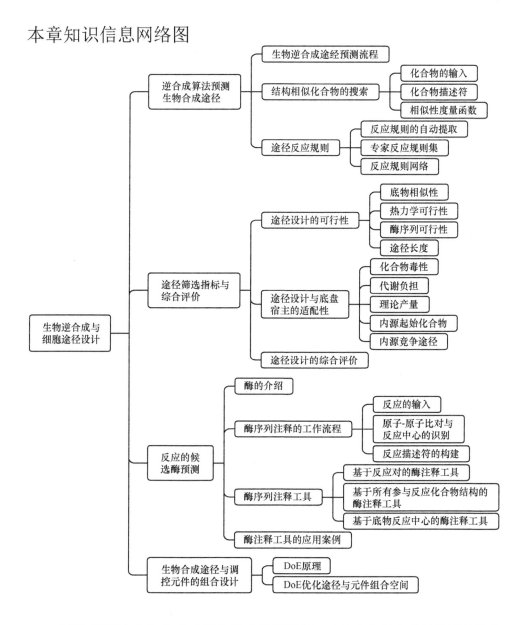

"碳达峰碳中和"作为我国的战略发展规划，对社会各行各业的发展都将产

生深远影响，其中，对于制造业而言，生物制造基于生物催化过程可生产各种高附加值产品，且以可再生的生物质为原料，是未来制造业可持续发展的重要方向。微生物细胞工厂通过在微生物底盘细胞中表达异源生物合成途径来生产目标化合物，是绿色生物制造的重要实现形式。目前，结构已报道的天然产物超过了30万种，利用微生物细胞工厂实现了异源生物从头合成青蒿酸（Paddon et al.，2013）、1,3-丙二醇（Chen et al.，2015）、法尼烯（Liu et al.，2020）、甘草次酸（Sun et al.，2020）、PHA（Chen and Jiang，2017）、1,3-丁二醇（Gulevich et al.，2020）等多种高附加值化合物的生产，产品广泛应用于化工、医药、能源、食品等领域。然而，生物合成途径完全解析的天然产物只有不到3万种，尚有大量天然产物的生物合成途径未解析，严重阻碍了微生物细胞工厂的发展（Zheng et al.，2021）。传统微生物细胞工厂的设计和构建方式通量小、效率低，亟须自动化的设计工具代替传统依赖经验和试错的设计构建方式，以加速未知途径化合物生物合成途径的解析及其微生物细胞工厂的合成设计。

设计-构建-测试-学习（design-build-test-learn，DBTL）循环是开发微生物细胞工厂的基本研究思路，使用递归循环的方式使设计的微生物细胞工厂的生产得率、速率及产量等逐渐提高。设计（design）是DBTL循环的第一步，对细胞工厂能否成功构建具有重要影响。基于有机化学和生物化学的专业知识、文献报道及自身实践经验绘制潜在的生物合成途径的设计方法，通常仅适用于化学结构简单的目标化合物。此外，当前微生物细胞工厂中设计途径与合成调控元件的组合较为盲目或随机，只能逐次对元件进行优化，而且设计出的途径不能很好地与底盘细胞适配。这些因素导致传统微生物细胞工厂的设计和构建通量小、效率低，且验证过程周期长，例如，阿米瑞斯生物技术公司（Amyris Biotechnologies）构建微生物细胞工厂生产抗疟疾前体青蒿酸花费了10年时间、150人年的工作量，实现微生物细胞工厂生产法尼烯花费了4年时间、130～575人年；杜邦公司（DuPont）和杰能科公司（Genencor）分别花费大约15人年和575人年来实现微生物细胞工厂生产1,3-丙二醇（Hodgman and Jewett，2012）。然而，组学时代的到来和生物数据资源的爆炸式增长已经改变了生物制造领域的研究模式，为生物制造和微生物细胞工厂设计提供了新的发展机遇。因此，在大数据基础上的智能化微生物细胞工厂设计方法成为加速微生物细胞工厂设计构建的关键。

借鉴电子设计自动化（electronic design automation，EDA）（利用计算机辅助设计软件来完成超大规模集成电路芯片的功能设计、验证、物理设计等流程的设计方式）的概念，微生物细胞工厂的智能设计可采用生物设计自动化（biological design of automation，BDA）的形式，立足于生物数据库中的丰富资源，通过一系列算法完成细胞工厂的自动化设计，实现生物合成途径的预测与筛选、调控元件的设计、途径与元件组装设计、设计途径与底盘代谢网络适配等功能。通过生物合成途径的预测与筛选，为途径未知化合物提供可靠性较强、效率较高的候选途径方案，辅助途径设计；此外，从全局出发预测潜在的分支途径，以实现对实验中可能出现的副产物进行快速定位，进而指导细胞工厂的构建。通过调控元件的设计及元件与途径的组合设计，可进一步提高预测途径与底盘菌株的适配性及可靠性，为细胞工厂后续的构建、测试和学习指明方向。

7.1　逆合成算法预测生物合成途径

化合物生物合成途径的设计主要采用生物逆合成算法，其思想来源于化学逆合成，分为生物逆合成途径预测和途径筛选两个环节。在逆合成途径预测阶段，通过使用一组在原子水平上描述底物和产物分子之间化学转化模式的生化反应规则，推测合成目标化合物的反应及催化该步反应的酶，实现将输入化合物（即目标化合物）转化为一系列中间化合物，并最终转化为前体化合物的过程。生物逆合成算法按预测中间化合物的方式不同可分为两大类：一是在数据库中检索已知代谢反应并预测反应和中间化合物，所预测的中间化合物种类受到化合物数据库规模的限制，如 FMM、DESHARKY 和 Metabolic tinker 等工具；二是基于泛化的生化反应规则来预测新反应且可产生数据库中不存在的新化合物，如 XTMS（Carbonell et al.，2014）、RetroPath（Feher et al.，2014）、RetroPATH2.0（Delépine et al.，2018）、RetroPATH RL（Koch et al.，2020）、novoPathFinder（Ding et al.，2020）等工具（表 7-1），这一类基于反应规则的算法在生物逆合成预测中具有更大的应用潜力，因此下述生物逆合成预测流程主要介绍基于反应规则的预测算法。

表 7-1　生物逆合成工具

工具	开发年份	基础数据库	反应规则工具	途径搜索算法	评价指标	参考文献
XTMS	2014	MetaCyc、KEGG	SMARTS	枚举	热力学可行性、酶序列可行性、途径长度、化合物毒性	Carbonell et al.，2014
enviPath	2016	EAWAG-BBD	SMILES	EAWAG-PPS	基于机器学习的相对推理方法估计每个转换的概率	Wicker et al.，2016
ReactPred	2016	MetaCyc	用户提供的SMARTS	枚举	热力学可行性	Sivakumar et al.，2016
ReactionMiner	2017	KEGG	反应规则（基于图）	子图挖掘	途径长度、理论产量	Sankar et al.，2017
EcoSynther	2017	Rhea、KEGG	Graph	基于概率方法	途径长度、理论产量	Ding et al.，2017
novoStoic	2018	MetRxn	分子指纹	混合整数线性规划	热力学可行性、化合物毒性、理论产量、市场利润	Kumar et al.，2018

续表

工具	开发年份	基础数据库	反应规则工具	途径搜索算法	评价指标	参考文献
RetroPath 2.0	2018	MetaNetX	数据驱动的 SMARTS（RetroRules）	枚举	酶序列可行性、理论产量	Delépine et al.，2018
Transform-MinER	2019	KEGG	数据驱动的 SMARTS	最短路径	底物相似性	Tyzack et al.，2019
PrecursorFinder	2019	Literature	分子指纹	最大公共子结构	底物相似性	Yuan et al.，2019
RetSynth	2019	Multiple	Stoichiometry matrix	混合整数线性规划	途径长度、理论产量	Whitmore et al.，2019
novoPathFinder	2020	Rhea，KEGG	SMIRKS	启发式搜索	热力学可行性、酶序列可行性、途径长度、化合物毒性、理论产量	Ding et al.，2020
RetroPathRL	2020	MetaNetX	RetroRules	枚举	底物相似性、酶序列可行性、化合物毒性	Koch et al.，2020
BioNavi-NP	2021	MetaCyc，KEGG	AND-OR Tree	Transformer 神经网络	底物相似性、途径长度	Zheng et al.，2021
ATLASx	2021	bioDB	BNICE.ch	最短路径	热力学可行性、酶序列可行性、途径长度、化合物毒性	Mohammadi-Peyhani et al.，2021

7.1.1 生物逆合成途径预测流程

生物合成途径由多步生化反应级联组合而成，后一步反应的前体化合物作为前一步反应的目标产物，相当于多个特殊的单步反应的组合，因此生物合成途径的预测关键在于对某一指定化合物的单步生物合成反应的预测。单步生物合成反应的预测以酶普遍具有底物杂泛性的假设条件为前提，即认为酶可以催化与底物具有相似化学结构的化合物，因此可借鉴已报道生化反应的转化模式及相应的酶序列来预测与底物具有相似结构的化合物发生的新生化反应。同时，存在一些计算工具可对酶的底物杂泛性进行预测，如 EPP-HMCNF 可根据 BRENDA 数据库中酶-底物的互作预测可催化给定查询化合物的不同种类的酶（Visani et al.，2020）。基于上述假设，单步反应的预测流程可以概括为：对于目标化合物 Q（Query），在化合物数据库中检索与之结构相似的化合物 M^1、M^2（Match），在生化反应数据库中检索 M^1、M^2 的相关反应 R^1、R^2（Reaction），提取相应的反应规则及酶序列，将其应用在目标化合物 Q 上，从而得到目标化合物 Q 的生成反应、催化该步反应的酶序列及直接前体化合物 Q^1_1、Q^2_1（图 7-1，步骤 1～5）。

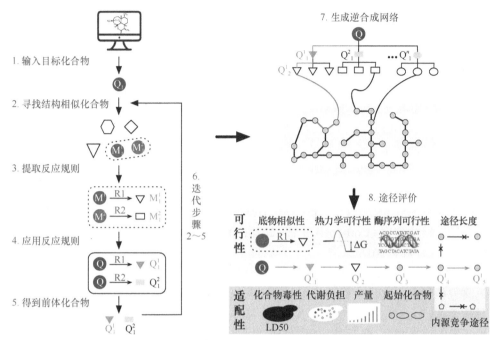

图 7-1　生物逆合成途径预测流程图

　　通过对预测前体迭代应用单步预测反应，可逐步延伸预测途径的长度，直至达到规定的终止条件。通常以预测途径达到规定步长、预测的前体化合物为指定化合物或指定底盘宿主内源化合物等易于计算的指标作为终止条件。由于化合物相关合成反应并不单一，因此预测出的合成反应通常具有许多分支，从而使得最终的逆合成途径通常以树的形式呈现，被称为逆合成网络（图 7-1，步骤 6、7），其中目标化合物为根节点、中间化合物为子节点、指定起始化合物或底盘宿主可内源合成的化合物为叶片节点，生化反应及催化该步反应的酶序列为连接节点的边。基于逆合成网络的树形特点，一些同样呈现为树形的人工智能算法被应用到逆合成网络的生成中，如 RetroPath RL 利用蒙特卡罗树搜索（Monte Carlo tree search）算法的选择-扩展-随机模拟-反向传播四个过程对预测途径进行延伸，最终生成逆合成网络（Koch et al.，2020）。

7.1.2　结构相似化合物的搜索

　　生物合成途径由一系列基于可进行酶催化转化的化合物组成，化学结构式是这些化合物的基础表示方式，可表示所有原子通过化学键与其相邻原子连接的原子键合环境信息。

7.1.2.1　化合物的输入

在生物逆合成途径预测中通常采用化学模式语言和 MDL molfile 文件两种方式编码化合物结构，作为算法的输入。

在化学信息学中，SMILES（simplified molecular-input line-entry system）和 SMARTS（SMILES arbitrary target specification）是两种已有明确定义的化学模式语言，其中 SMILES 可以将化合物的二维结构式表示为 ASCII 字符串，主要由原子和化学键两种基本符号组成；SMARTS 是 SMILES 的延伸，允许使用通配符表示原子和化学键，如 SMARTS 中符号[C，N]表示该原子是碳（C）或氮（N），符号～可匹配任何化学键（Weininger，1988；Hanson，2016；Ehrt et al.，2020）（图 7-2A），这两种化学模式语言在生物逆合成算法中常被用于表示化学反应中反应物和产物的结构变化（Carbonell et al.，2014；Delépine et al.，2018；Ding et al.，2020；Sivakumar et al.，2016）。

MDL molfile 是一种被大多数化学信息学软件普遍使用的文件格式，以 "mol" 为文件扩展名，文件中保存了有关分子的原子、化学键、连通性和坐标的信息。具体而言，molfile 包括三个行头信息：首先是包含原子信息的连接表（CT），然后是键的连接类型，最后是更复杂的信息。目前存在 molfile V2000 和 molfile V3000 两个版本，其中 V2000 版本支持至多 999 个原子或化学键，而 V3000 版本可支持 999 个以上的原子或化学键，适合描述蛋白质和聚合物。

7.1.2.2　化合物描述符

通过预定义一系列子结构将化合物结构分解为一个个子结构的累积，并将化合物中子结构的数量和各种物理化学特性编码为二进制变量或布尔数组，形成化合物描述符，用于后续提取反应规则及搜索结构相似性化合物。化合物描述符通常采用位图（bitmap）的形式，每一个位（bit）表示一种化合物子结构，根据化合物子结构的获取方式不同，可分为预定义结构模式和分子指纹两种类型。

预定义结构模式（predefined structural pattern）是第一种类型的化合物描述符，整个结构模式构成一个布尔数组，数组中每个元素值为 1 或 0，表示存在（值为 1）或不存在（值为 0）预定义的某种化学子结构。预定义的子结构可以有多种类型，如定义某个元素是否存在，或原子中是否包含 "至少 3 个氮原子"，或是否存在 sp3 杂化的碳原子，或是否存在环结构，或是否存在醇、胺、烃等常见的官能团，等等。可根据目标化合物的特征，预定义特殊且重要的子结构。预定义结构模式的优势在于两个分子之间的子结构比较非常快，因为布尔运算在计算机上可被高效执行。但预定义结构模式也存在一些问题。首先，构建布尔数组的过程中，需要在目标化合物上搜索预定义的每个子结构模式，而预定义的子结构模式数量可达几百至数千个，当利用预定义结构模式在数据库中进行相似化合物检索时，需要对数据库中的每个分子重复此操作，因此生成布尔数组的过程非常耗时。此外，结构模式的选择对不同类型化合物的区分具有至关重要的影响，进而对搜索的效率影响很大，但结构模式通常需要人工选择，且因化合物类型而异，泛化性较差。

MACCS（molecular access system）指纹是一类经典的预定义结构模式，可表示为长度 166 位的布尔向量，每一位对应一个分子特征。当化合物中存在此类特征时，该位数值为 1，否则为 0（图 7-2B）。然而，MACCS 指纹无法记录多次出现的子结构模式的数量，这限制了描述分子的能力。

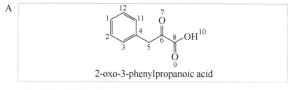

A

2-oxo-3-phenylpropanoic acid

SMILES：	O=C(C(O)=O)CC1=CC=CC=C1
SMARTS：	[#8]=[#6](-[#6](-[#8])=[#8])-[#6]-[#6]1:[#6]:[#6]:[#6]:[#6]:[#6]:1

B

166位MACCS指纹		
位数	分子特征	数值
1	存在同分异构体	0
2	存在原子序号在103～256之间的元素	0
…	…	…
157	存在C-O单键	1
158	存在C-N单键	0
159	氧元素数量大于1	1
160	存在甲基	0
161	存在N元素	0
162	存在芳香族	1
163	存在6元环	1
164	存在氧元素	1
165	存在环	1
166	非标准的SMARTS格式	1

图 7-2   化学模式语言与分子指纹

KCF-S（KEGG chemical function and substructure）描述符通过将布尔向量替换为可计数的整数值向量来解决上述问题。KCF-S 描述符采用了图论的思想，化合物的 2D 化学结构可表示为图形，其中原子比对为节点、化学键映射为边。为了更好地区分原子的官能团和化学结构环境，引入了 KEGG 原子类型来代替通常的原子类型。KEGG 原子类型分为 68 种，通常由三个字符组成：第一个字符采用字母，表示原子类型；第二个字符是数字，第三个字符是小写字母，两者都用于化合物的分类。随后，KCF-S 描述符基于 KEGG 原子类型三个字符，在三个层次上构造出子结构，用于描述目标化合物的原子、化学键、邻近情况、环、骨架等化学结构属性。最后，化合物数据库中具有不同属性的所有亚结构被用于生成 KCF-S 指纹。

分子指纹（molecular fingerprint）是另一种描述化合物结构式的分子描述符。为了解决预定义结构模式带来的问题，分子不采用预定义子结构的方式，化合物子结构通过一个化合物分子生成，由此可同样得到一个位图，但每个位都没有固定的子结构模式。扩展连接指纹（extended connectivity fingerprint，ECFP）是计算化学领域常用的指纹，被称为圆形指纹（Circular 指纹）或摩根指纹（Morgan 指纹）。ECFP 通过将给定原子半径内每个原子的圆形邻域形成的子结构模式编码为 1024 长度的布尔向量来描述分子的化学结构。根据给定原子半径不同，ECFP 在缩写上有所不同，例如，当原子半径设置为 2 时，ECFP 被称为 ECFP4。功能级指纹（functional-class fingerprint，FCFP）是 ECFP 的扩展指纹，原子的药效团效应被添加到指纹中，以编码原子环境以外的功能性亚结构特征。

目前，RDkit（Landrum，2016）和 PaDEL-descriptor（Yap，2011）等软件包可用于生成分子描述符。RDkit 是一个用于化学信息学的开源工具包，可以生成 MACCS 指纹、Morgan 指纹、Avalon 指纹和 RDKit 指纹四种分子指纹。PaDEL-descriptor 可生成 PubChem 指纹、CDK 指纹、CDKextend 指纹、子结构指纹和 GraphOnly 指纹五种分子指纹。

7.1.2.3 相似性度量函数

将化合物描述符作为输入，可利用相似性度量函数从化合物数据库中快速搜索与查询化合物具有相似结构的化合物。

杰卡德相似系数（Jaccard similarity coefficient）是一种常用于比较两个具有布尔值属性的对象之间距离的相似性度量函数（图 7-3）。考虑两个化合物描述符 Q 和 M 均由 n 个长度的布尔向量组成，每个布尔向量取值为 {0,1}。此时定义 J_{00} 为 Q 和 M 值同时为 0 的子结构的个数，即 Q 和 M 中均不存在该子结构；J_{01} 为 Q 中值为 0、同时 M 中值为 1 的子结构的个数；J_{10} 为 Q 中值为 1，同时 M 中值为 0 的子结构的个数；J_{11} 为 Q 和 M 值同时为 1 的子结构的个数，因此 $J_{00}+J_{01}+J_{10}+J_{11}=n$，此时 Jaccard 相似性系数可表示为

$$J(Q,M) = \frac{J_{11}}{J_{01}+J_{10}+J_{11}} = \frac{Q和M共有的子结构}{Q和M占有的子结构的总和}$$

式中，系数值越大说明相似度越高，值越小说明相似度越低（图 7-3）。谷本系数（Tanimoto coefficient）是广义 Jaccard 相似度，用于衡量数值型向量间的相似性，因而可用于计算上述 KCF-S 指纹的相似性系数，谷本系数越高意味着相似度越高。当输入布尔向量时，谷本系数等同于 Jaccard 相似性系数。

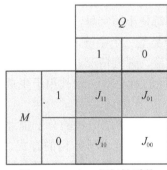

图 7-3　Jaccard 相似性系数

7.1.3　途径反应规则

通过计算查询化合物与数据库中已知化合物的

结构相似性，可获得结构相似的已知化合物。考虑到结构相似化合物具有相似转化模式的潜力，因而可以将已知化合物相关联的反应规则应用于获取查询化合物，获得潜在的反应产物。其中，反应规则（也称为反应描述符）为产物描述符与底物描述符之间的净差，通过底物结构式与产物结构式间的原子-原子比对而得到，描述了底物向产物转化时反应中心原子的键合环境变化。反应规则可作为一种模块化操作，适用于与底物结构相似的化合物，可预测目标产物的合成反应及相应前体化合物。反应规则可以从已知反应的数据库中自动提取（Duigou et al., 2019; Plehiers et al., 2018），也可以通过手动输入生产精简的专家反应规则集（Grzybowski et al., 2018）。

7.1.3.1　反应规则的自动提取

反应规则的自动提取需要经历四个过程：①反应物-产物对的识别；②原子-原子比对（atom-atom mapping，AAM）；③反应中心的识别；④反应规则的提取。

（1）引入反应物-产物对概念

为了消除辅因子对反应相似性评价的负面影响，使化学结构的转化情况更清晰，反应方程表示为反应物-产物对的组合，即反应对，每个反应对至少包括一个除氢原子以外的共同原子。一般来说，一个反应可由多个反应对组成，所有反应物可分为 5 种类型：①"主要"对（main pair），描述主要化合物的变化；②"辅因子"对（cofactor pair），描述氧化还原酶辅因子的变化；③"反式"对（*trans* pair），侧重于转移酶的转移基团；④"连接酶"对（ligase pair），描述连接酶的核苷三磷酸盐消耗量；⑤"离去"对（leave pair），描述裂解酶和水解酶催化的反应中无机化合物的离去或添加。其中，"主要"对是描述主要化合物变化的最重要反应对。以醇脱氢酶反应为例，"主要"对是伯醇向醛的转化，辅因子 NAD^+ 向 NADH 的转化属于"辅因子"对类型（图 7-4）。此外，还引入了上面提到的 KEGG 原子类型代替原子符号，以增强对化合物结构的描述能力。

（2）AAM

提取反应规则中最重要的一步是确定产物分子中每一个原子是由底物分子中哪一个原子转化而来的，该操作被称为原子-原子比对。AAM 将反应物中的原子逐个映射到产物中的相同原子，并由此进一步确定反应中原子和键的变化。此时，将直接在反应中经历电子重排的原子和周围发生变化的键定义为反应中心，反应中心为与酶分子发生直接接触的化学子结构，蕴含着反应转化的机理。

AAM 和反应中心的识别基于图比对（graph mapping）算法，将化合物结构看成是图，其中，顶点表示原子，边缘表示键。反应物和产物中存在一些公共的子结构，这些公共子结构即反应过程中未发生变化的原子和化学键，其中最大的公共子结构称为最大公共子结构（MCS），而反应物和产物中最大公共子结构之外的结构即为参与反应并发生改变的结构，即反应中心，因此可以通过在反应对中搜索最大公共子结构来确定反应中心，该类算法也被称为 MCS 算法。

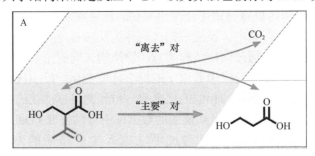

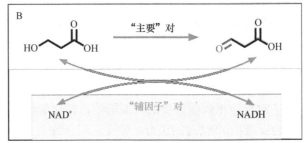

图 7-4　反应对

A. 醇脱羧酶催化反应中的"主要"对与"离去"对；B. 醇脱氢酶催化反应中的"主要"对与"辅因子"对

1977 年，Vleduts 首次提出了将 MCS 算法应用于反应中心自动检测，首先根据图匹配算法获得最大公共子结构，然后识别出与最大公共子结构存在交集但未被最大公共子结构完全包含在内的一些特殊键，这些键及相关联的原子构成了反应中心（Vleduts，1977）。

然而，值得注意的是，MCS 算法存在许多缺点，如 MCS 问题是 NP-hard 问题，无法在多项式时间复杂度内完成计算，因而处理大型复杂反应对可能需要很长时间；此外，即使发现了反应和产物反应对之间的 MCS，基于 MCS 的方法仍然不能保证找到化学上正确的反应映射，因为反应式可能是多个基元反应的集成，但每个基元反应具有独立的反应中心。

为提高 MCS 算法的计算效率，研究人员开发了一系列 MCS 的衍生算法。1977年，Lynch 和 Willett 报道了一种基于摩根算法（Morgan algorithm）中的扩展连通值（extened connectivity，EC）自动检测反应中心的算法，可识别一个或多个反应两侧共有的大型子结构（Lynch and Willett，1978）。摩根算法基于扩展连通值检测单分子结构内的等效原子，其计算过程如下（图 7-5）：

①为每个原子 i 分配一个初始 EC 值（EC_i^0），该值等于连接到该原子的非氢原子数量。

②计算已分配的非重复 EC 值的数量（k）。

③迭代地为每个原子 i 计算一个新的 EC 值（ EC_i^n ）：在第 n 次迭代中，原子 i 的第 n 阶 EC 值（ EC_i^n ）通过在第（ $n-1$ ）次迭代中对第 i 个原子的所有相邻原子的 EC 值求和（ $\sum EC_i^{n-1}$ ）而得到。

④计算新 EC 值集合中非重复数值的个数（ k' ）。

⑤如果 $k'>1$ ，则将新的 EC 值分配给相应的原子，设置 k 等于 k' ，并转到步骤③重复求和过程；否则终止进程。

⑥使用分配给原子的最后一组 EC 值在原子之间进行偏序排序。

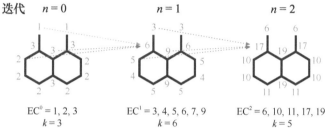

图 7-5　摩根算法中 EC 值的计算

上述标准摩根算法只能衡量分子内等价的原子，Lynch 和 Willett 对摩根算法进行了修改，使之可计算两个分子之间的等价原子，结合 MCS 算法实现反应中心的识别。在修改的摩根算法中，每个原子 i 的初始 EC 值 EC_i^0 是根据原子类型和相关联化学键的类型而确定的整数，中心原子 i 的第 n 次迭代 EC 值 EC_i^n 使用以下公式获得：

$$EC_i^n = 2EC_i^{n-1} + \sum_i EC_{n-1},$$

式中，求和操作作用于原子 i 的所有相邻原子，此时 EC 值 EC_i^n 可表示以原子 i 为中心、半径为 n 个化学键的圆形子结构，如果 $EC_{r_i}^n = EC_{p_j}^n$ ，则分别以反应物 r_i 和产物原子 p_j 为中心的两个子结构可被认为是相同的，即为公共子图，由此迭代计算可找出最大公共子图。确定最大公共子图及反应中心的过程如下（图 7-6）：

①迭代计算所有反应物 r 和产物 p 中所有原子 r_i 和 p_j 的 EC 值，直到第 n 次迭代中不存在 $EC_{r_i}^n = EC_{p_j}^n$ 的原子对。

②于存在最大公共子结构的 $n-1$ 次迭代中，标记出 $EC_{r_i}^{n-1} = EC_{p_j}^{n-1}$ 的反应物-产物原子对，这些原子对分别位于以反应物原子 r_i 或产物原子 p_j 为中心、原子半径为（ $n-1$ ）个化学键的圆形子结构中且相互对映，由此得到最大公共子结构。这种基于反应物和产物的 EC 的最大公共子结构的算法被称为 EC-MCS 算法。

③从反应物和产物中删除 EC-MCS 中包含的所有原子，即删去最大公共子结构。

④重复上述过程，删去次大的公共子结构，直到消除反应物和产物共有的所有子结构。其余的原子和键构成反应中心。

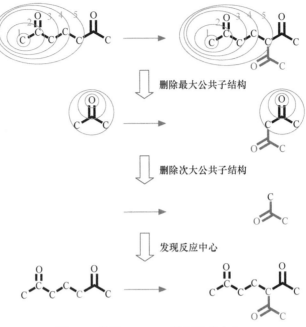

图 7-6   基于 EC-MCS 识别反应中心

引入 KEGG 原子类型后,可通过 AAM 获取原子类型在反应两侧之间的化学转化模式,即"RDM"模式。RDM 模式由化学转化中的反应中心原子(reaction center atom,R 原子)、差异区域原子(mismatched region atom,D 原子)和匹配区域原子(matched region atom,M 原子)三种原子构成。R 原子代表原子经历的化学键变化、氧化态变化或异构化变化。在 AAM 产生的对齐的公共子结构中,R 原子周围的邻居原子被定义为 M 原子,而对齐结构之外的非公共子结构中其他相邻原子被定义为 D 原子(图 7-7)。PathPred 工具采用了 RDM 模式作为反应规则;此外,KEGG 为反应对提供了基于原子比对的结构对齐信息,并构建了 KEGG RPAIRS 数据库,但该数据库在 2016 年 10 月 1 日起停止了 RPAIRS 数据库的手动更新,反应物对可以在 KEGG RCLASS 数据库中找到,同时 RCLASS 数据库可自动更新。

上述反应规则表示了反应物-产物间的最大结构差异,但 XTMS 采用了反应直径可调的反应规则,以更好地增加反应规则的泛化能力(Carbonell et al.,2014)。XTMS 基于 SMILES 化学模式语言描述化学反应作为输入,采用 AAM 将原子比对编号附加到反应物和产物侧的相应原子上,以反映原子身份并跟踪反应中原子的转移,通过调整反应中心原子周围环境的大小(即直径 d)可获得不同泛化水平的反应规则,当 $d=0$ 时仅包括反应中心原子,$d=1$ 时包括反应中心原子及与之直接相邻的化学键及原子,依此类推,可见随着直径 d 的增加,反应规则变得更加具体(图 7-8),与此前介绍的摩根指纹原理相似。该方法中反应规则的泛化水

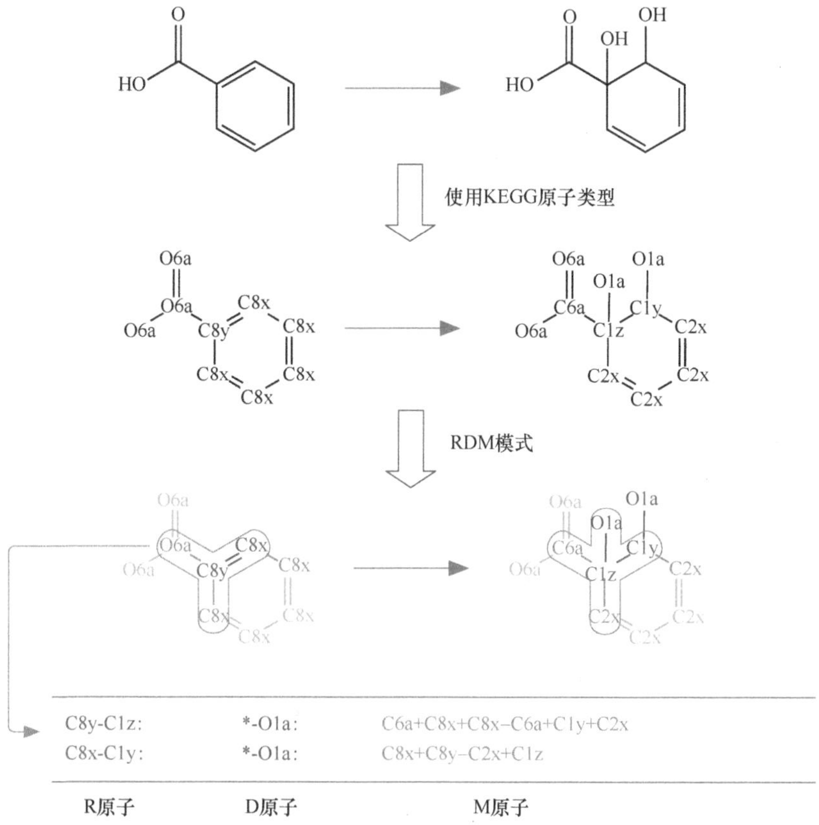

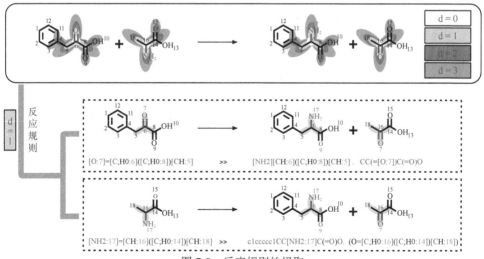

使用KEGG原子类型

RDM模式

| C8y-C1z: | *-O1a: | C6a+C8x+C8x-C6a+C1y+C2x |
| C8x-C1y: | *-O1a: | C8x+C8y-C2x+C1z |

R原子　　　　　　D原子　　　　　　　　M原子

图 7-7　RDM 模式

d = 0
d = 1
d = 2
d = 3

反应规则

d = 1

[O:7]=[C;H0:6]([C;H0:8])[CH:5] >> [NH2][CH:6]([C;H0:8])[CH:5] . CC(=[O:7])C(=O)O

[NH2:17]=[CH:16]([C;H0:14])[CH:18] >> c1ccccc1CC[NH2:17]C(=O)O. (O=[C;H0:16]([C;H0:14])[CH:18])

图 7-8　反应规则的提取

平是逆合成途径预测的关键技术之一，过于具体的规则会限制预测新路线的潜力，而过于笼统的规则可能会使预测偏离实际（Finnigan et al.，2021）。RetroRules 反应规则数据库按照 SMARTS 标准格式收录了超过 40 万条包含立体化学信息的反应规则，且每条反应规则均可以不同反应直径的杂泛水平呈现（Duigou et al.，2019）。

7.1.3.2　专家反应规则集

自动提取的反应规则通常存在大量冗余，将降低途径延伸时的预测计算效率，且使产生的化合物和反应的数量呈现指数增长，造成组合爆炸问题。此时，可通过人工精简产生规模较小但更精确的专家反应规则集，以限制途径延伸时反应的数量且减少网络规模，有利于提高途径延伸的计算效率及反应规则覆盖所有可能转换的全面性。RetroBioCat 人工构建了由 83 个反应组成的反应规则集（Finnigan et al.，2021），使用 107 个反应的 SMARTS 编码进行描述。Broadbelt 从基于原子比对的 MetaCyc 反应中自动提取反应规则，并通过人工精简获得最小但全面的 1224 条通用反应规则（Ni et al.，2021），经验证可唯一地覆盖所有常见的酶促转化，且能够重现 KEGG 和 BRENDA 数据库中超过 85% 的所有反应，有利于探索已知酶促转化的更大空间，加速生物合成途径的设计。

7.1.3.3　反应规则网络

代谢途径是生物体内的级联反应，基于代谢途径数据库可以将从数据库中学习到的所有反应规则按照反应规则网络（reaction rule network，RRN）的形式进行整合（Sankar et al.，2017）。将各个反应规则均视为节点，若两个规则在已知途径上呈级联状态或具有形成级联反应的潜力，则在两个规则间添加边来连接，最终形成反应规则网络并将其应用在长途径化合物的预测上。例如，ReactionMiner 基于反应规则网络对衣康酸酯、柚皮素、1,3-丙二醇、木糖醇等高附加值化合物的生物逆合成途径进行了预测，发现可复原这些化合物的已知途径，或预测出更短且生物学上更合理的逆合成途径（Sankar et al.，2017）。

7.2　途径筛选指标与综合评价

逆合成网络中包含了大量预测途径，但并非所有预测途径都能够实现目标催化功能，目前已开发的工具所预测的途径假阳性过高，使得生物逆合成工具的应用仍不够普及，因此提高生物逆合成途径预测的准确率和可靠性是促进逆合成算法广泛应用的关键。从大量预测途径中推荐最佳候选途径，需要基于一些评价指标对预测途径进行评价、排序及筛选。目前已经报道的一些途径评价指标，主要从途径设计的可行性、途径设计与底盘宿主的适配性两个方面对途径进行评价（图 7-1，步骤 8）。

7.2.1　途径设计的可行性

在途径筛选中，首先需要采用底物相似性、热力学可行性、酶序列可行性、途径长度等定量指标，对一些理论上不可行的途径进行排除。

7.2.1.1　底物相似性

考虑到生物逆合成算法采用酶-底物杂泛性假设，选择与已知底物结构相似性较高的输入化合物将更有可能被相应的已知酶催化；相反，若输入的查询化合物与化合物数据库中已知化合物的结构相似度较低，则相关联的已知酶对该查询化合物成功催化的可能性同样较低。基于化合物描述符，可以通过 Tanimoto 相似性等算法对预测的中间化合物与数据库中已知化合物间的结构相似性系数进行计算，从而在化合物数据库中检索结构相似化合物（Zheng et al., 2021；Koch et al., 2020）。

7.2.1.2　热力学可行性

吉布斯自由能变化 ΔG 可表示反应的热力学势能变化，决定了酶促反应的方向性和效率，是检测和选择预测途径热力学可行性及评估生物合成途径热力学驱动力的重要手段。一些生物逆合成预测工具基于数据库中的反应吉布斯自由能数据或热力学计算工具检测途径的热力学可行性并对途径进行筛选，例如，Metabolic tinker 基于 CHEBi 和 RHEA 数据库，使用此前报道的基于基团贡献（group contribution，GC）的热力学计算工具计算并评估途径的可行性（McClymont and Soyer，2013）；XTMS 基于 MetaCyc database 数据库提供的反应吉布斯自由能数据来评价途径可行性（Carbonell et al.，2014）。此外，OptMDFpathway 利用基于约束的模型，以途径的最大最小驱动力（max-min driving force）为优化目标，通过混合整数线性规划来识别具有最高热力学驱动力的途径，这类途径具有较高的代谢通量且对酶的表达强度要求较小（Hadicke et al.，2018）。eQuilibrator 3.0 可利用组分贡献（component contribution，CC）工具计算反应的生化平衡常数和 ΔG，同时给出预测不确定性的协方差矩阵计算基于约束的热力学模型（Beber et al.，2021）。dGPredictor 基于 KEGG 数据库可利用基团贡献工具计算不同 pH 和离子强度下代谢途径中酶催化反应的 ΔG，且考虑了化合物结构中的立体化学信息，增加了热力学预测的精准度（Wang et al.，2021）。

7.2.1.3　酶序列可行性

有无催化目标反应的酶序列对于预测途径的实现十分重要，尤其是对于基于反应规则预测的新反应。在延伸预测途径时，一些反应规则可能不存在相关联的酶序列，此时预测出的新反应需要依靠人工查询文献以寻找酶序列，降低了设计的效率，因此在选择反应规则时应当增加与酶序列相关联的反应规则的权重，提高酶催化反应的可行性。

7.2.1.4 途径长度

途径长度是最直接的筛选指标，长途径意味着在底盘宿主中引入了更多的酶，从而使代谢负担增加，而结构复杂化合物需要经历多种后修饰过程，需要较长的生物合成途径才能完成修饰作用，因此需要对途径长度进行合理筛选。目前一些算法直接利用途径长度对预测途径进行打分和排序，而基于图论的生物逆合成预测工具通常采用混合整数线性规划等基于约束的计算方法寻找底物到目标产物的前 k 条最短基元模式（elementary flux mode，EFM）分析（Chou et al.，2009）、最短碳流量途径（shortest carbon flux path）（Pey et al.，2011）及最短活性途径（shortest active pathway）（Tervo and Reed，2016）。例如，NICEpath 将反应物-产物对中保守的原子数量作为反应权重，结合 k-最短图搜索（k-shortest graph search）算法可实现 KEGG 中途径的筛选（Hafner and Hatzimanikatis，2021）。PATHcre8 构建了包含可逆反应的双向图，采用 Yen 算法与 PathLinker 算法相结合的前 k 条无环最短路径算法筛选目标途径（Motwalli et al.，2020）。

7.2.2 途径设计与底盘宿主的适配性

由于预测途径在底盘宿主中的实现会受到内源化合物及调控网络影响，从而呈现出偏离预测的现象，因此，为了合理设计一个高效的异源生物合成细胞工厂，必须考虑外源反应在底盘宿主中特定内源性代谢网络影响下的稳定性，需要对预测途径与底盘宿主的适配性进行评估，以增加预测途径的可行性。OptStrain（Pharkya et al.，2004）、DESHARKY（Rodrigo et al.，2008）、FMM（Chou et al.，2009）、Metabolic tinker（McClymont and Soyer，2013）、 GEMPath（Campodonico et al.，2014）、XTMS（Carbonell et al.，2014）、MRE（Kuwahara et al.，2016）、RetroPath2.0（Delépine et al.，2018）等生物逆合成预测工具均对途径与大肠杆菌、酵母、蓝细菌等底盘宿主的适配性进行了探讨。

7.2.2.1 化合物毒性

中间化合物对细胞的毒性将妨碍途径中的酶在底盘宿主中正常表达，因此需要对化合物毒性进行预测，避免预测途径中包含高毒性中间化合物。通常采用化合物的半数抑制浓度（the half inhibitory concentration，IC_{50}）作为化合物毒性的评价指标，表示一半细胞种群的生长受到抑制时的化合物浓度（Ewald et al.，2017）。目前有一些收录了化合物毒性的数据库，如 TOXNET（Liverman，1998）、DSSTox

（Richard and Williams，2002）、T3DB（Wishart et al.，2015）及 RTECS（Sosnin et al.，2019）等，但其中的毒性数据多以动物细胞为对象，缺少对微生物细胞的毒性数据。目前已报道可预测化合物对微生物底盘宿主毒性的软件较少，其中 EcoliTox（Planson et al.，2012）可基于化学结构与活性的定量关系预测中间化合物在大肠杆菌中的毒性，在多种逆合成工具中均有应用（Carbonell et al.，2014；Delépine et al.，2018；Koch et al.，2020；Fernandez-Castane et al.，2014；Lin et al.，2019）。此外，TEST（Toxicity Estimation Software Tool）也可实现对化合物毒性的预测。

7.2.2.2　代谢负担

代谢途径中引入的异源途径将增加细胞的代谢负担，从而妨碍细胞的生长和生产。DESHARKY 使用蒙特卡罗启发式算法对生物合成途径进行预测，同时对大肠杆菌中细胞资源和内源代谢情况进行建模，基于对核糖体和 RNA 聚合酶的消耗量计算异源代谢途径对底盘宿主的负担，从而可选取对宿主产生较小代谢负担的途径（Rodrigo et al.，2008）。

7.2.2.3　理论产量

通过构建包含底盘菌株内源化合物及预测途径相关化合物相对应的化学计量矩阵来构建 GEM 模型，随后利用通量平衡分析（flux balance analysis，FBA）和基于约束的混合整数线性规划算法来计算途径在目标底盘宿主中化合物的理论产量，且常以产量最大化为优化目标来选择途径，这类生物逆合成预测工具包括 OptStrain（Pharkya et al.，2004）、DESHARKY（Rodrigo et al.，2008）、FMM（Chou et al.，2009）、GEMPath（Campodonico et al.，2014）及 XTMS（Carbonell et al.，2014）等。需要注意的是，基于 FBA 的工具在评估途径时需要提供丰富的信息来为给定的底盘细胞模型设定严格的反应通量边界，因而仅适用于大肠杆菌、酿酒酵母等经过充分研究的模式微生物。

7.2.2.4　内源起始化合物

底盘宿主内结构更简单的起始化合物通常具有更大的代谢通量，有利于增加目标产物的产量。SC-Score 是一项衡量分子复杂性的指标，基于大量合成化学反应训练的神经网络对化合物分子的结构复杂性进行评分，从而有利于指导生物逆合成途径选择更简单的起始化合物。此外，化合物官能团与反应中心碳原子之间的相对位置，将影响官能团的电子构型变化以及酶活性位点与底物的结合，进而影响化学反应的可行性（Coley et al.，2018）。Lee 等基于 ChemAxon Reactor 工具，通过比较所选氨基酸前体中官能团（氨基和羧基）与 L-缬氨酸、L-亮氨酸和 L-异亮氨酸的相对位置，为短链伯胺生物合成途径选择了最佳的氨基酸前体（Kim et al.，2021）。

7.2.2.5 内源竞争途径

底盘宿主内源代谢网络可能会对异源生物合成途径产生竞争作用，进而影响目标化合物的生产。MRE 将预测出的异源生物合成途径整合到底盘宿主内源代谢网络中，并基于热力学可行性确定代谢网络中反应的方向，形成有向图，基于标准化的 Boltzmann 因子计算可对内源前体化合物（节点）进行转化的内源和异源竞争反应（边）的概率分布并由此进行赋权，以考虑特定底盘宿主中内源代谢反应对异源途径的竞争作用（Kuwahara et al.，2016）。

7.2.3 途径设计的综合评价

在实际情况中，常使用不同指标的加权组合来对途径进行综合评价，且一些基于综合评价获得的预测途径已被实验验证并用于微生物细胞工厂的构建。

XTMS 对食品工业中使用的昂贵风味成分树莓酮的生物合成途径进行了预测，并利用通量平衡分析（FBA），根据热力学可行性（吉布斯自由能）、酶性能（基因评分）、途径可行性（反应步骤的数量）、中间化合物的毒性及目标化合物产量等指标对预测途径进行了综合评价和排序，恢复了以香豆酰辅酶 A 为底物合成树莓酮的两步天然合成途径，同时考虑到作为底盘宿主的大肠杆菌中不存在香豆酰辅酶 A，XTMS 给出了从内源性化合物到树莓酮的生物合成途径（Carbonell et al.，2014）。

PATHcre8 可选择蓝藻为底盘宿主，预测从乙酰乙酰辅酶 A 到 IPP、从甲羟戊酸到异戊二烯的生物合成途径，以及从可卡因到伪雌二醇辅酶 A（pseudoecgonyl-CoA）的生物降解途径，并根据反应热力学可行性、途径中的潜在毒性产物（化合物毒性）、竞争反应消耗途径中的中间产物（产物消耗）及拷贝数等指标对途径进行综合评价，结果显示，从乙酰乙酰辅酶 A 到 IPP 的天然途径在预测的前 15 条候选途径之中，经试验验证的基于磷酸异戊烯酯的（R）-甲羟戊酸到异戊二烯途径在候选途径中排名靠前，所预测的可卡因生物降解途径为尚未经过试验测试的潜在异源降解途径（Motwalli et al.，2020）。

Islam 等利用 ReactPRED 和 RetroPath2.0 两种工具对苯、苯酚和 1,2-丙二醇的生物途径进行预测，结合底物可行性和热力学可行性两个筛选指标，最终共获得 49 条生产苯、苯酚和 1,2-丙二醇的预测途径，包含了从乙酸盐、葡萄糖和丙酮酸盐起始到苯、苯酚和 1,2-丙二醇的 106 个反应，且 25 条预测途径完全由新反应组成，表明生物逆合成预测加速了潜在新反应的发现（Vigrass and Islam，2021）。

BioNavi-NP 对倍半萜类衍生物 Sterhirsutin 和戊二酸的生物合成途径进行了预

测（Zheng et al.，2021），并结合底物相似性和途径长度两个指标对候选途径进行筛选，所得戊二酸的新生物合成途径已被试验验证（Wang　et al.，2017）。Lee 等利用 Park 等报道的工具（Cho et al.，2010）对短链伯胺的生物合成途径进行了预测（Kim et al.，2021），结合底物相似性、反应位点相似性、热力学可行性、路径距离及酶与底盘的适配性五个评价指标对预测途径进行排序，所预测异丁胺生物合成途径在大肠杆菌中产量最高达到 10.67 g/L。Smolke 等利用 BNICE.ch 对那可丁衍生物的生物合成途径进行了预测（Hafner and Hatzimanikatis，2021），通过化合物引用次数、相关专利数对候选衍生物进行筛选，并结合热力学可行性、底物相似性、候选衍生物的生理功能对候选产物的预测途径进行评价，最终得到了（S）-rotundine、（S）-armepavine、（S）-laudanine 和（S）-nandinine 四种衍生物的候选途径，并在酿酒酵母中成功地进行了途径构建。

7.3　反应的候选酶预测

化学催化和生物催化的主要区别在于后者采用酶作为催化剂，同样的，生物逆合成区别于化学逆合成的关键在于，生物逆合成需要为预测的反应提供催化该步反应可能的酶序列。然而，在目标化合物上应用反应规则所产生的许多预测的新反应没有相关酶序列报道，预测与反应规则相关联、可催化新反应且与底盘宿主进化亲缘较近的酶的计算方法可大大加快生物合成途径的开发。

7.3.1　酶的介绍

酶是一类可催化生物反应的蛋白质或 RNA 分子，被称为生物催化剂，通过降低其活化能来提高反应速率。酶催化反应过程中，通过将具有互补形状、电荷和亲水/疏水特性的酶口袋与底物结合，实现特异性结合某类底物分子，因此酶可以区分结构非常相似的底物分子，具有化学选择性、区域选择性和立体特异性。为了解释观察到的酶的特异性现象，1894 年 Emil Fischer 提出"锁钥"模型，即酶和底物都具有特定的互补几何形状，它们完全适合彼此，像是"一把钥匙开一把锁"（Fischer，1894）。该模型解释了酶的特异性，但未能解释酶催化过程中过渡态的稳定性。随后，1958 年，Daniel Koshland 对"锁钥"模型进行修正，提出了"诱导契合学说"（Koshland，1958）。该学说认为，由于酶是灵活可变的结构，当底物与酶相互作用时，活性位点通过与底物的相互作用不断变形、重塑，因此底物不会简单地与活性位点刚性结合，构成活性位点的氨基酸侧链残基不断地精确调整位置，直到底物完全结合，此时酶的形状和电荷分布才被最终确定。

需要强调的是，尽管酶催化具有特异性，但酶通常也会显示出底物杂泛性（substrate promiscuity），即酶可催化不同底物进行化学转化，如谷胱甘肽-S-转移酶和细胞色素 P450 等解毒酶通常具有广泛的底物特异性,以保护宿主免受可能接触到的未知毒素的侵害,可见底物特异性对增强生物的生存适应性很重要。底物杂泛性可以分为两种情况:一种情况是酶催化与原始底物结构类似的化合物,因为相似的结构有较大概率按原路径进入酶活性位点接受酶的催化;另一种情况是酶的活性位点充满了功能基团,这些基团在腔内为底物、过渡态和中间体提供有利的化学键和疏水相互作用并定位底物,因此活性位点通常可以排除结构太大而无法容纳的底物,此时小型底物与酶的结合亲和力尽管不如最佳底物,但有可能进入这些宽敞的活性位点并被催化。在生物逆合成的研究中,根据前一情况,采用酶可以催化结构相似化合物的假设;同样的道理,若将底物和产物结构均相似的两个反应定义为结构相似反应,则结构相似反应有较大概率可被同一种酶催化,因此可利用已知酶信息的结构相似反应为预测出生物合成途径中的未知新反应注释酶信息。

酶的表示形式有多种,如使用氨基酸序列或碱基序列来表示具体的某一个酶,一些酶具有相似的功能,在分类上可分为一类,此时可用 EC 号表示这一类酶。EC 号是普遍采用的酶分类系统,由国际生物化学与分子生物学联盟(International Union of Biochemistry and Molecular Biology,IUBMB)中酶学委员会(Enzyme Commission,EC)在 20 世纪 60 年代定义,根据每种酶所催化的化学反应为分类基础制定的一套编号分类系统,该系统由 4 个数字组成,由点分隔(x.x.x.x)。分层分类系统中第一个数字定义了酶所属的 6 种主要反应类型之一,在此基础上,第二个数字和第三个数字用于描述所涉及的底物的键类型和性质,第四个数字描述底物特异性,但该位数字是一个序列号,与底物的化学结构无关,由酶学委员会按顺序分配,由此可见 EC 号可描述酶序列的催化功能。值得注意的是,反应规则同样体现了酶催化的功能,因此反应规则可注释 EC 编号来为新反应提供酶信息,并通过查询 EC 号对应的酶序列,将反应规则与酶序列相关联,为预测出的新反应提供酶催化序列。大部分生物逆合成算法中,由于生物逆合成网络的数据爆炸问题,会先预测出未注释酶信息的生物合成途径,随后再为经过途径筛选后所保留的生物合成途径单独注释酶信息。

7.3.2 酶序列注释的工作流程

酶序列注释本质上是通过计算目标反应与已知酶促反应之间的反应相似性,选择结构最相似的已知反应相关联酶作为目标反应的候选酶序列。为了快速计算两个反应的相似性,反应描述符被引入,以抽提出反应过程中底物和产物之间的结构差异。基于反应描述符的反应相似性评价及酶注释工具的基本工作流程如下所述。

7.3.2.1　反应的输入

我们需要将目标反应输入工具，目前反应的输入有三种常用的格式。第一种方式中，目标反应的底物和产物分别编码为相应的 MOL 文件，然后用字符串描述化学反应方程式，其中底物和产物替换为对应的 MOL 文件的名称，并用特定符号分隔，例如，在 BridgIT 中使用 "<=>"符号连接底物名称和产物名称（Hadadi et al.，2019）。第二种方式中，反应方程式可以在 RXN、RDF 或 MRV 文件格式的反应文件中指定，EC-BLAST 和 Selenzyme 采用了该类方法。第三种方式中，反应方程式可以用 SMARTS 字符串（或派生的 SMIRKS 字符串）来指定，底物的 SMARTS 字符串与产物的 SMARTS 字符串之间使用 "." 作为连接符。

7.3.2.2　原子-原子比对与反应中心的识别

考虑到只有部分原子和键对反应的发生贡献最大，因此在准确寻找类似反应时，识别这些原子及其周围环境是有意义的。如上文所述，该类技术被称为原子-原子比对（atom-atom mapping，AAM），可找出产物中原子与底物中原子的一一对映关系，并对底物和产物中的原子进行次序标注，用于反应规则的自动提取。此外，AAM 中最大公共子图的识别为反应中心的确定提供了条件，由此也可用于反应相似性的计算。

7.3.2.3　反应描述符的构建

基于输入反应结构或进一步得到的反应中心可抽取反应特征，构建反应描述符，以快速量化两个反应的相似性。前文讲述了化合物描述符，反应描述符可由反应物和产物的化合物描述符经过加和、或、异或等操作得到。Daylight 指纹是一种最常用的化学指纹（Cereto-Massagué et al.，2015），可用于描述在不同反应半径下的结构子特征。Daylight 系统为处理反应提供了结构反应指纹和反应差异指纹两种类型的指纹，结构反应指纹是由反应物和产物指纹通过按位 OR 操作组合而成，反映了反应物和产物之间的差异；在化学计量平衡的反应中，指纹的差异可以反映出反应过程中键的变化，反应差异指纹以化学计量平衡反应为输入，然后在反应物和产物指纹之间执行 "异或" 操作以捕获差异，使用各反应半径下计量数不为 0 的子结构构建指纹，以此反映反应中整体键的变化。

构建好的反应描述符采用谷本系数（Tanimoto coefficient）进行反应相似性打分，随后通过谷本系数降序排列来对反应进行排名，并将与排名靠前的反应相关的注释酶序列分配给输入反应。

7.3.3　酶序列注释工具

对于基于反应相似性注释酶序列的工具而言，其核心问题是采用反应物和底物的哪部分结构构建反应描述符并参与相似性评价可以最好地反映酶促反应的机理，因此可以根据反应描述符构建过程中所涉及的化合物结构范围将这些酶注释工具分为基于反应对、基于所有参与反应化合物结构及基于底物反应中心三种类型。

7.3.3.1 基于反应对的酶注释工具

在介绍 1.3.1 节"植物细胞培养与细胞工厂开发"中提到了反应对的概念，一些酶注释工具也基于反应对构建酶注释算法，其参与反应指纹构建的结构仅为单个反应物和单个产物构成的反应对，如此处理是因为一些大体积次要化合物（如辅因子）在反应描述符构建中占有过大比重，将影响结构相似反应的搜索，但对一些小分子化合物及在反应机理中起关键作用的辅因子的忽略使这种类型的工具预测具有局限性。

Kanehisa 等构建了 E-zyme 工具，以 Web 服务器的形式提供服务（http://www.genome.jp/tools/e-zyme/）（Yoshihiro et al.，2009）。E-zyme 工具采用 KEGG 化合物 ID 作为输入内容，通过比较化合物间的 RDM 转化模式，来预测催化给定反应物对的酶的 EC 号前三位数字，其预测过程包括三个步骤：首先，在查询反应物对上进行全结构比对（即原子-原子比对操作），实现底物和产物的结构对齐，由此获得查询反应物对的 RDM 模式；其次，将查询 RDM 模式与 KEGG RPAIRS 数据库中用 EC 编号注释的已知反应对的 RDM 模式进行比较，以在数据库中找到类似的反应；最后，为了选择合适的 EC 编号，引入了加权投票方案。

Goto 等对 E-zyme 工具进行了拓展并设计了 E-zyme2 工具，以 Web 服务器的形式提供服务（http://www.genome.jp/tools/e-zyme2/）（Moriya et al.，2016）。与 E-zyme 相比，E-zyme2 同样经历了对底物-产物对的全结构比对操作以生成 RDM 模式，但随后基于 RDM 模式生成了子结构图谱，根据子结构图谱的相似性在数据库中查询相似反应而非根据 RDM 模式，这是与 E-zyme 不同的地方。具体而言，E-zyme2 将反应中主要的底物和产物的 MOL 文件作为输入，称之为查询反应对。随后的预测方法由以下三个步骤组成。

首先，通过 AAM 构造查询反应对的 RDM 模式。随后，为了定义反应对之间的相似性，参考化学描述符的构造思路（如 KCF-S 和 Daylight 指纹）设计了子结构图谱。子结构图谱是一个整数型向量，描述了对齐的子结构和相应的频率，其中每个子结构都包含底物和产物的公共原子，且反应中心的相邻原子被赋予更高的优先级，以此将反应对及 RDM 模式均转化为描述公共子结构及其频率的子结构谱图，反应对对映的子结构图谱代表反应物与产物全部的公共子结构，而 RDM 模式对映的子结构图谱代表反应中心周围的公共子结构。利用谷本系数即可衡量反应对子结构图谱或 RDM 子结构图谱间的相似性。

E-zyme2 首先使用 RDM 子结构图谱在 KEGG RCLASS 数据库中检索与查询

反应物具有相似反应中心的已知反应，挑选出超过给定阈值的相似已知反应对。计算查询反应物子结构图谱与所选相似已知反应对的子结构图谱之间的相似性，进一步筛选出整体结构相似的反应对，选择预测得分最高的反应对，并将相关联的 KO 条目及条目中所包含的酶序列分配给查询反应对（Moriya et al.，2016）。

7.3.3.2　基于所有参与反应化合物结构的酶注释工具

基于所有参与反应化合物结构的酶注释工具将所有参与反应的化合物的结构均用于反应描述符的构建，这是更为通用的一种做法。

Thornton 等开发了名为 EC-BLAST 的酶注释工具（Rahman et al.，2014），采用 RXN 格式的反应文件作为输入内容，随后对反应进行加入显式氢原子、增加立体构型表示等标准化操作，使反应达到平衡状态。利用最大公共子图（maximal common subgraph，MCS）算法对平衡的反应进行原子-原子比对，以匹配反应物中的原子与产物中的原子，这里采用了 Dugundji-Ugi（DU）矩阵模型，可从反应中自动分配化学键和反应中心。原子-原子比对中的化学信息被用于指纹的构建，在 EC-BLAST 中采用了三种指纹，分别为：从 DU 模型派生的 R 矩阵生成的键改变指纹（bond changes fingerprint，BCfp）；代表每个反应中心的局部原子环境的反应中心指纹（reaction center fingerprint，RCfp），使用摩根指纹进行计算；由所有分子的复合分子指纹组成的反应结构指纹（reaction structure fingerprint，RSfp）。随后使用 Jaccard 相似性系数计算反应指纹的相似性，以此衡量反应相似性，从 KEGG REACTION 数据库中查询相似反应，为新反应分配前三位 EC 号，但 EC-BLAST 不能输出酶序列。相比只包含主要反应物的反应对而言，大结构辅因子在反应指纹中贡献较大，会影响相似反应的搜索，因此具有相似辅因子的反应易被错误地分类为相似反应。

作为相似性比较的多酶注释工具，RxmSim 工具同样考虑了所有参与反应化合物结构，针对 EC-BLAST 工具未解决的大结构辅因子影响相似性搜索这一问题，RxmSim 允许用户输入自定义的大结构辅因子等化学结构，可以通过降低其权重来降低其对相似性计算的影响，具体算法流程如下。首先，RxnSim 以 SMILES 字符串或 RXN 格式文件的形式输入反应。随后，导入 rcdk 和 fingerprint 等化学信息学相关 R 语言程序包，基于 Fingerprint 包可提供上文所述的 MACCS 指纹、ECFP 指纹及 pubchem 指纹等多种指纹，RxmSim 由此从输入反应中构建了原子指纹、反应物-产物指纹、反应指纹三种布尔型反应指纹向量，以捕获不同粒度水平分子特征。原子指纹 F_M 为一组指纹的集合，包括反应中所有分子的指纹，$F_M = \{ f_a, \forall a \in S; f_b, \forall b \in P, f_a \}$，其中，$f_a$ 其中表示化合物 a 的指纹；S 和 P 分别表示底物集和产物集。反应物-产物指纹 $F_{S,P}$ 包含分别由底物和产物集成两个指纹向量，$F_{S,P} = \{ \sum f_a, \forall a \in S; \sum f_b, \forall b \in P \}$，其中，$\sum$ 表示指纹向量的加法，即二进制中的"或"操作。反应指纹 F_R 中仅包含一个由所有化合物指纹集成的指纹向量，$F_R = \sum f_a, \forall a \in S, P$。RxnSim 基于三种反应指纹向量构建了 msim、msim_max、rsim 和 rsim2 四种反应相似性算法，然后使用三组指纹向量来计算基于四种算法的反应相似性，其中，msim 和 msim_max 基于 F_M 计算反应相似性，反应中每个分子单独作为比较对象；rsim 基于 $F_{S,P}$ 计算，底物分子整体结构和产物分子整体结构作为比较对象；rsim2 基于 F_R 将反应视为一个整体进行相似性评估。

Faulon 等开发了 Selenzyme 工具，可采用 SMARTS 化学模式语言、SMIRKS 化学模式语言、rxn 格式反应文件等多种方式描述反应，作为工具的输入，同时需要给定目标宿主生物，用于后续候选酶的筛选（Carbonell et al.，2018）。Selenzyme 工具使用了 rdkit（http://www.rdkit.org）中预定义的指纹，如 Morgan 指纹、RDKit 指纹等从输入的反应转化为反应指纹。随后，Selenzyme 工具使用曼彻斯特精细和特种化学品合成生物学研究中心（SYNBIOCHEM）维护的 biochem4j 图数据库（2017 年 6 月）作为其主要数据源，该数据库包含有关反应（36 765 条）、化合物（19 735 个）、酶（245 704 个）和宿主（8431 个）之间关系的相关信息，而 Selenzyme 工具可访问其中的序列、反应和物种进化分类信息。比较输入反应的反应指纹和数据库中反应的反应指纹，计算谷本系数，以在数据库中寻找相似反应，即已知的相似化学转化。用户可以选择设置反应类型为可逆反应，此时对两个反应方向的相似性均进行排名，或者基于 MetaCyc 中精确的反应信息仅对某一反应方向进行排名，生成候选反应列表，并收集与反应相关的注释序列。对于每个序列，Selenzyme 工具收集了一些有用的属性，如有关酶的关键信息序列和反应相似度，用户输入目标宿主和候选酶序列来源物种之间的系统发育距离、序列和催化反应之间的相似性；使用 T-Coffee 工具生成多序列比对（MSA）以搜索保守结构域，并使用 MSAviewer 进行可视化；通过 EMBOSS 工具预测酶序列的物理化学属性；利用其他工具预测催化位点、活性区域、溶解性及跨膜域等信息。最终，Selenzyme 工具综合考虑多个指标来选择最优的候选酶序列，输出生成一个包含候选序列列表的 .csv 文件。但 Selenzyme 工具仅能输入单个目标宿主，不利于对比多个目标宿主的优势和劣势。为此，2021 年作者对 Selenzyme 工具进行了更新，提出了 Selenzyme 2.0（2021）（Camarena and Carbonell，2021），Selenzyme 2.0 可输入多个目标宿主，以便将候选酶来源生物和每个目标宿主之间进行亲和力比较，选出最佳的目标宿主和候选酶序列。

7.3.3.3 基于底物反应中心的酶注释工具

基于底物反应中心的酶注释工具对比参与反应的化合物的结构并从中提取反应中心，基于反应中心构建反应描述符。

BridgIT 采用 SMILES 表示的化学反应及 BNICE.ch 泛化反应规则作为输入内

容，泛化反应规则用三级 EC 标识符注释，并包含有关底物中反应位点的原子、原子的连通性和反应过程中键的变化等信息，这些信息被用于目标反应中反应位点的识别（Hadadi et al.，2019）。识别反应位点需要经过三个步骤：首先，利用泛化反应规则识别底物中潜在反应位点，具体而言，筛选可应用于输入化学反应底物的泛化反应规则，此时在底物的化学结构中包含了这些反应规则中的底物相关反应位点，保留这些规则和相关的反应位点用于下一步筛选；随后，检查底物潜在反应位点的原子之间的原子-键-原子连通性，以进一步过滤反应规则；最后，使用将保留的反应规则应用于输入反应的底物，对比反应规则得到的产物与实际输入反应的产物，由此进一步筛选反应规则。最终筛选得到的反应规则对应的反应位点用于构建 BridgIT 反应指纹。

BridgIT 对 Daylight 反应差异指纹进行修改得到自定义的 BridgIT 反应指纹，基于反应位点及其周围结构可构建输入反应的 BridgIT 反应指纹，该反应指纹可反映催化输入反应的酶相关联生化反应机制的特异性。其中，BridgIT 假设相似的反应位点和周围结构（即酶结合口袋的近似 2D 结构）是酶催化的必要条件，不要求数据库中的反应和输入反应在整体化学结构上相似。

KEGG 数据库是最全面的酶反应数据库，提供有关生化反应及其相应酶和基因的信息，BridgIT 筛选了基于 KEGG2016 反应数据库中可应用 BNICE.ch 泛化反应规则重现、反应两侧元素守恒且非孤儿反应的 5049 个反应来构建参考反应数据库，筛选条件的设立是为了消除缺少特征底物反应位点的反应，便于反应相似性的比较。随后，BridgIT 采用谷本系数作为两个输入反应与参考反应数据库中某个反应相应的 BridgIT 反应指纹的相似性评价指标，计算指定的指纹尺寸下的反应相似性并进行相似性排名，选择排名最高的已知相似反应，将相关的 KEGG 中注释的酶 EC 编号分配给输入反应。

与其他酶注释工具不同的是，由于 BNICE.ch 泛化反应规则经历了 AAM，输入反应不再需要经历费时的 AAM；此外，在构建 BridgIT 指纹的过程中，根据反应规则在底物上的应用情况识别出反应位点结构，而非基于底物与产物的 AAM。这些差异也带来了一些问题，如 BridgIT 需要额外的 BNICE.ch 泛化反应规则，并且识别反应中心位点的能力仅限于提供的规则；此外，BridgIT 不能注释酶的序列信息，只能推荐催化输入反应的 EC 号，且由于 BNICE.ch 泛化反应规则仅关注反应的前三位 EC 号，BridgIT 对前三位 EC 号的注释效果好于四位 EC 号。

7.3.4 酶注释工具的应用案例

Smolke 等人使用 BridgIT 来识别可催化莨菪碱（hyoscyamine）和东莨菪碱（scopolamine）转化为同源 N-氧化物的候选酶序列（Srinivasan and Smolke，2021），

发现催化该类反应的酶中预测得分最高的是千里光碱 *N*-氧合酶（senecionine *N*-oxygenase，SNO，[KEGG] R07373，[EC]1.14.13.101）。千里光碱 *N*-氧合酶是一种依赖 NADPH 和黄素的单氧合酶，负责一些食草昆虫植物吡咯里西啶生物碱的解毒。千里光碱 *N*-氧合酶和相关联的吡咯里西啶 *N*-氧合酶（pyrrolizidine *N*-oxygenase，PNO）的催化底物为千里光碱的吡咯里西啶部分，该部分的化学结构与托品烷中的官能团和原子连通性非常相似，表明这些酶很可能也能够进行托品烷生物碱的 *N*-氧化。由于吡咯里西啶 *N*-氧合酶的底物范围似乎与其宿主昆虫的膳食生物碱多样性存在共进化现象，选择了来自红棒球灯蛾（*Tyria jacobaeae*）的 *Tj*SNO、来自白脉灯蛾（*Grammia geneura*）的 *Gg*PNO，以及来自臭腹腺蝗（*Zonocerus variegatus*）的 *Zv*PNO 三个候选酶，在可生产托品烷生物碱的酵母平台菌株上测试候选酶对吡咯里西啶 *N*-氧合酶同源物的催化效果，观察到表达 *Zv*PNO 的菌株在缓冲介质中产生莨菪碱 *N*-氧化物（缓冲介质为 71μg/L，pH 为 5.8）和东莨菪碱 *N*-氧化物（非缓冲介质为 14μg/L），证实了 BridgIT 的预测，即 SNO/PNO 酶可以 *N*-氧合 TA。由此可见，臭腹腺蝗相对于食草动物而言对膳食性植物生物碱有更广泛的排毒能力。

此外，Smolke 等人使用 BNICE.ch 拓展那可丁生物合成途径的化学空间，创建可通过已知或预测的生化反应转化合成途径中包含的化合物而生成的所有潜在产物的图谱，然后使用 BridgIT 预测了每个新反应步骤所需的酶（Schmidt and Smolke，2021）。这里选取两个案例展示 BridgIT 在实际应用中的流程。

案例一：(*S*)-延胡索乙素[(*S*)-tetrahydropalmatine]可通过那可丁（noscapine）途径中间体(*S*)-四氢钴胺[(*S*)-tetrahydrocolumbamine]2-羟基甲基化一步生成，同时伴随着 *S*-腺苷甲硫氨酸（*S*-adenosylmethionine）转化为 *S*-腺苷高半胱氨酸（*S*-adenosylhomocysteine）。由于 KEGG 中该反应缺乏序列注释，使用上述 BridgIT 来识别候选酶。将(*S*)-四氢钴胺甲基化反应输入 BridgIT，可检索与(*S*)-四氢钴胺甲基化反应结构相似的已知反应，并产生按 BridgIT 评分排列的酶类别表，去除其中没有蛋白质序列注释的酶，选取排名靠前的候选酶用于体内验证。排名第 1 的酶是网状番荔枝碱 7-*O*-甲基转移酶（reticuline 7-*O*-methyltransferase）（EC 2.1.1.291），BridgIT 评分为 0.98；排名第二的酶是来自日本黄连（*Coptis japonica*）的非洲防己碱 *O*-甲基转移酶（columbamine *O*-methyltransferase，EC 2.1.1.118），在此称为 *Cj*ColOMT，BridgIT 得分为 0.76，将(*S*)-非洲防己碱转化为(*S*)-棕榈碱。文献检索表明，*Cj*ColOMT 先前已被发现在体外可对(*S*)-四氢钴胺表现出底物杂泛性，但在 KEGG 未注释该功能。此外还发现那可丁途径中已知的一些 *O*-甲基转移酶（OMT）也是催化输入反应的排名靠前的候选酶，其中排名第三的 6OMT（EC 2.1.1.128）和排名第四的 4'OMT（EC 2.1.1.116）分别使那可丁途径中间体(*S*)-去甲乌药碱(*S*)-norcoclaurine）和 (*S*)-3'-羟基-*N*-甲基乌药碱

[(S)-3′-hydroxy-N-methylcoclaurine]的 O-甲基化，BridgIT 得分均为 0.75；排名第十的 S9OMT（EC 2.1.1.117）的 BridgIT 得分为 0.64。需注意的是，Ps6OMT、Ps4′OMT 和 PsS9OMT 这三种酶已经存在于那可丁途径中（S）-四氢钴胺合成反应上游途径中，因此必须在体内评估这些酶生产（S）-延胡索乙素的潜力。

从 BridgIT 中选择了排名在前 18 位中的 7 个候选酶进行试验验证，除了那可丁途径上游已存在的 Ps6OMT、Ps4′OMT 和 PsS9OMT 三种酶之外，其他四种候选酶的选择基于其天然底物的多样性，其范围从小于 300 Da（2,4′,7-三羟基异黄酮）到大于 900 Da（咖啡酰辅酶 A），分别为来自黄连的 columbamine OMT（CjColOMT，排名第 2）、白黑链霉菌（Streptomyces alboniger）的 O-去甲基嘌呤霉素 OMT（SaPurOMT，排名第 9）、日本百脉根（Lotus japonica）的 2,4′,7-三羟基异黄酮 OMT（LjFlaOMT，排名第 11）、拟南芥（Arabidopsis thaliana）的咖啡酰辅酶 A OMT（AtCafOMT，排名第 17）。为在酿酒酵母中表达，将四种候选酶进行密码子优化，然后克隆到高拷贝质粒中，并转化到从头合成（S）-四氢钴胺的酿酒酵母菌株中，发现在每个转入某类候选酶的测试菌株中均能检测到（S）-延胡索乙素，其中排名最高的候选菌株 CjColOMT 表现最佳，产生的（S）-延胡索乙素是空质粒对照的 8 倍。此现象也说明底盘菌株中存在一种或多种其他甲基转移酶，考虑到途径中其他 4 种甲基转移酶 S9OMT[天然底物为（S）-scoulerine]、CNMT（天然底物为 coclaurine）、6OMT（天然底物为 norcoclaurine）和 4′OMT[天然底物为6-甲基-（S）-laudanosoline]均在 BridgIT 中排名靠前，因而进一步支持了这一假设。

案例二：为了验证方法的普遍性，选取那可丁生物合成途径的部分中间体，对其中三种衍生物的一步酶促生化反应进行预测和体内试验验证。根据引用和专利统计情况选择了（S）-杏黄罂粟碱[（S）-armepavine]、（S）-劳丹碱[（S）-laudanine]和（S）-南天竹碱[（S）-nandinine]三种产物进行实验验证，其中（S）-杏黄罂粟碱和（S）-劳丹碱可以分别通过（S）-N-甲基乌药碱[（S）-N-methylcoclaurine]和（S）-网状番荔枝碱[（S）-reticuline]的 7-羟基的区域选择性 O-甲基化产生，而（S）-南天竹碱可以由（S）-金黄紫堇碱[（S）-scoulerine]通过由细胞色素 P450 催化的邻羟基和甲氧基成亚甲二氧基环而产生。通过 BridgIT 确定了执行这三个反应的前五种候选酶，发现可能因为（S）-杏黄罂粟碱和（S）-劳丹碱为结构相似底物 N-甲基化产生的结构相似产物，催化这两个 N-甲基化反应的候选酶中，BridgIT 排名前五的候选酶相同，均为 CjColOMT、CjN6OMT、Ps7OMT、PsHNC4′OMT 和 Ps6OMT，且其中 Ps6OMT 如前所述已经整合到亲本菌株中，此次也在高拷贝质粒上进行了测试；对于（S）-南天竹碱生物合成，BridgIT 排名前 5 的候选酶是 AmCYP719A13、EcCYP719A3、NnSCNS、CYP719A21 和 ShCYP719A23。每个基因都针对在酿酒酵母中的表达进行了密码子优化，克隆到高拷贝质粒中，并转化到可从头合成三种底物的菌株中，培养每个候选菌株，然后通过 LC-MS/MS 分析预测产物的产生。研究发现，对于每种产品，均有两种测试的酶可以产生所需的衍生物。

7.4　生物合成途径与调控元件的组合设计

在微生物细胞工厂的设计阶段需要确定所构建基因线路中启动子、终止子、标签、整合位点、载体等元件的组合方式，使目标途径能够发挥正常功能。在传统实验设计中，由于不同特性的元件使得元件-途径的组合空间变得巨大，组合优化将使得实验量呈现指数级增加，在缺乏高通量构建平台的情况下难以实现，因此通常一次只能对某一类元件进行优化（one factor/one variable at a time，OFAT or OVAT），但元件间的内在联系和约束使所获取的组合方式只能达到局部最优。实验设计（design of experiment，DoE）是在生物工艺工程中广泛应用的高效探索大规模设计空间的系统方法，可以对组合空间进行优化、压缩，得到精简的组合空间，进而为获取全局组合优化提供了可能。在代谢工程及生物制造领域，DoE 被用于优化实验条件以提高目标化合物产量（图 7-9）。

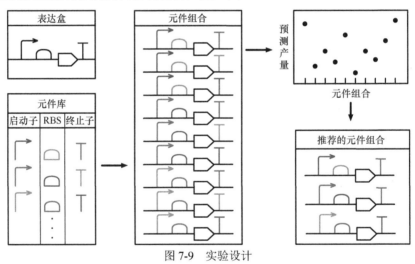

图 7-9　实验设计

7.4.1　DoE 原理

DoE 可以对有不同取值（level）的因子（factor）的组合空间进行评价，并通过一些代表性实验来高效探索设计空间。DoE 包括识别相关因子和对相关因子的取值组合优化两个过程。在微生物细胞工厂构建过程中，启动子、拷贝数、抗生素抗性等遗传相关变量，以及碳源、氮源、添加物等培养基相关变量均可以作为具有不同取值的因子。而与预测途径及底盘宿主相关因子的识别和选择依赖于先验知识，其中在 DBTL 循环的早期阶段，先验知识较为匮乏，需要考虑较多的因子，并通过尽量少的 DBTL 循环对设计空间进行精简。不同因子组合要实现的典型优化目标包括目标化合物产量的最大化（如增加得率、速率和产量）、使中间化合物毒性最小化等。

7.4.2　DoE 优化途径与元件组合空间

Carbonell 等基于 R 程序包 *planor* 和 *DoE.base* 先后采用了以启动子强度、途径中基因位置次序及质粒拷贝数为因子，以及以底盘菌株和培养基组成为因子的方式对大肠杆菌中黄酮化合物(*2S*)-乔松素的产量进行优化，将（*2S*)-乔松素的产量提高了 500 倍（Delépine et al.，2018；Kobilinsky et al.，2017）。Singleton 等（2019）结合 DoE 软件 JMP Pro（SAS Institute Inc. USA）和人工神经网络（artificial neural network，ANN），在摇瓶和 96 孔板两种生长环境条件下，将碳源、氮源、磷酸、维生素、氨基酸浓度等培养基相关变量作为因子，对热葡糖苷酶地衣芽孢杆菌（*Geobacillus thermoglucosidans*）的发酵培养基组分进行优化，实现热葡糖苷酶地衣芽孢杆菌利用己糖单糖和二糖进行生长，并可产生乳酸或乙酸盐。Radivojevic 等（2020）结合机器学习和贝叶斯概率模型建立了自动推荐工具（automated recommendation tool，ART），输入组学数据或启动子的组合可预测最终产量可能值的概率分布情况，同时基于逆向设计可提供使得目标化合物产量最高的候选组学数据或启动子组合，从而指导下一轮 DBTL 循环的实验设计，但 ART 目前仅支持单目标优化。Jensen 等（2020）将上述 ART 算法与酿酒酵母 GEM、机器学习算法相结合，以启动子为因子，对色氨酸（tryptophan）的生产进行优化，最终滴度和产量分别提高 74% 和 43%。

7.5　小结与展望

生物制造作为制造业可持续发展的重要方向受到人们越来越多的关注，而微生物细胞工厂是生物制造的有力手段。当前持续积累的生物大数据极大地促进了计算机辅助设计工具的发展，对微生物细胞工厂的智能化设计将起到革命性的作用。本文依据细胞工厂在实际构建中的先后次序，对细胞工厂中生物逆合成途径的预测与筛选、转录水平和翻译水平上遗传调控元件的设计、途径与元件的组合优化三个环节相关的智能设计工具进行了综述。

在生物合成途径的预测与筛选环节，生物逆合成算法基于泛化的反应规则扩展逆合成网络，并利用多种指标对预测途径的可行性和底盘适配性进行综合评价，给出最具实际可行性的推荐途径，帮助人们进行已知途径化合物的途径优化和提产，以及未知途径化合物的途径预测和设计。此外，蒙特卡罗树等人工智能算法的引入为生物逆合成算法的发展提供了新的思路。值得注意的是，当前生物逆合成工具预测途径的假阳性率仍然较高，其主要原因在于途径评价算法不能充分模拟底盘宿主对途径的选择，如不能精确计算化合物对指定微生物宿主的毒性、未考虑化合物及酶的区室化对途径表达的影响、缺乏酶催化底物杂泛性数据等。目前，AlphaFold2（Jumper et al.，2021）和 RoseTTAFold（Pennisi，2021）的出现可实现基于序列预测蛋白质晶体结构，为酶与底物的适配性问题提供了解决思路。

在途径与元件组合优化环节，DoE 方法简化了遗传元件与途径的组合空间，可以在多轮迭代设计中优化途径表达及目标产物的产量，但 DoE 方法难以充分考虑途径设计及构建中的相关因子，如底盘宿主中可能影响途径表达的干扰因子，使得 DoE 推荐的组合方案具有一定的局限性。

此外，目前微生物细胞工厂相关的设计工具只能相对独立地进行特定环节的设计，不能实现微生物细胞工厂的一站式自动化设计"流水线"，需要靠人力来完成各部分设计工具间的连接，因而不能有效地提高细胞工厂的设计效率。未来，整合现有工具资源或创制新的工具、统一接口、建立标准化的自动化设计工作站，将是微生物细胞工厂智能设计的重要发展方向。

经典轶闻趣事

2020 年 10 月 7 日，美国加利福尼亚大学伯克利分校的 Jennifer Doudna 与德国马克斯·普朗克病原科学研究所的 Emmanuelle Charpentier 因发明了基因编辑技术 CRISPR/Cas9 获得 2020 年诺贝尔化学奖，而在 2018 年 9 月，站在卡弗里纳米科学奖领奖台上的除了未来的两位诺奖得主 Doudna 和 Charpentier 外，还有一位来自立陶宛的科学家 Virginijus Šikšnys，Šikšnys 教授和 CRISPR 之间有着怎样的故事呢？为什么他没能获得诺奖呢？

Šikšnys 教授在立陶宛维尔纽斯大学工作，其带领的课题组长期研究细菌的抗病毒免疫系统领域。细菌之所以要进行抗病毒免疫，是因为细菌有个天敌——噬菌体。噬菌体像是细菌的寄生虫，自身不能复制，需要进入细菌内借助细菌的核苷酸和氨基酸才能复制，且完成复制后噬菌体通常会杀死细菌。为了生存，细菌会构建多层防御，干扰噬菌体感染，其中被称为限制性修饰系统的防御系统即是 Šikšnys 教授的研究主题，这些限制性修饰系统通常作为细菌的第一道防线，它们由两种酶组成，即限制性内切核酸酶和甲基化酶。限制性内切核酸酶识别入侵噬菌体 DNA 中的短核苷酸序列并切割 DNA。而宿主 DNA 受甲基化酶保护，甲基化酶识别的序列被甲基化，从而使宿主 DNA 不被限制性内切核酸酶切割。

2007 年，*Science* 杂志发表了一篇文章，报道了一种叫做 CRISPR 的新的抗病毒免疫系统，由于 CRISPR 抵御噬菌体的机制和 Šikšnys 教授现在正在研究的限制性内切酶系统很相似，但其分子机制还不清楚，因此 Šikšnys 教授立刻对 CRISPR 分子机制的细节产生了兴趣。文章中描述的抗病毒免疫系统来自于一种叫做嗜热链球菌（*Streptococcus thermophilus*）的细菌，这种细菌通常用来生产奶酪和酸奶，Šikšnys 教授联系了文章的作者，问他们是否可以提供菌株，他们很慷慨地寄给了 Šikšnys 教授菌株。但是就像 Šikšnys 教授之前说的，这种细菌通常用来生产奶酪和酸奶，而 Šikšnys 教授的实验室并不懂如何生产奶酪和酸奶，所以他们考虑把嗜热链球菌中的 CRISPR 系统转移到大肠杆菌中。每个人都熟悉大肠杆菌，而且大肠杆菌也是 Šikšnys 教授实验室"干活的主力"。但由于嗜热链球菌中有 4 种不同的 CRISPR 系统，一个显而易见的问题是他们的研究中该选择哪一种。最后，他们决定选择其中一个被称为 CRISPR3 的基因座进行研究，原因有二：一个原因是这个基因座只有 4 个基因，是个很小的系统；另一个原因是他们能够识别出其中一个基因的特征，他们相信这是限制性内切核酸酶活性位点的特征。Šikšnys 教授把这个 CRISPR 系统转移到了大肠杆菌中。让他们惊奇的是，当这种噬菌体的基因序列在 CRISPR 区域有匹配时，这个系统在大肠杆菌中也能保护大肠杆菌免受噬菌体的攻击。这第一次证明了 CRISPR 系统是可以转移的，可以把 CRISPR 系统从一种生物里转移到另一种生物里。这是个重要的发现，因为这证明 CRISPR 系统是有功能的，而且可以在物种间转移。所以下一步的工作就是把这个系统转移到真核生物中。

接下来的研究就是要理解这个系统在大肠杆菌中是如何工作的。在大肠杆菌中，有很多种遗传学工具可以使用，可以在 CRISPR 位点上一个一个地敲除基因，这样就能理解哪个基因对 DNA 干扰功能是重要的。他们发现只有 Cas9 对于 DNA 干扰是重要的，所以他们尝试从大肠杆菌中纯化 Cas9 蛋白。纯化以后他们发现了两种 RNA 分子，其中一种就叫做 CRISPR RNA。事实上，Šikšnys 教授展示了 Cas9 在这两种 RNA 分子的引导下可以定位到入侵的 DNA，并且 Cas9 可以产生导致 DNA 切割的双键断裂。所以，到头来，Cas9 和限制性内切核酸酶一样，也是识别一个靶标 DNA 然后切割 DNA。但一个重要的不同是，限制性内切核酸酶识别 DNA 是使用蛋白质-DNA 相互作用，而在 CRISPR 系统中，Cas9 使用 CRISPR RNA 来识别靶标 DNA，显然这让重新编辑配对的序列变得异常容易。只需要改变 CRISPR RNA，就可以把 Cas9 带到基因组上任何将要靶向的序列。这种易编辑的特性打开了基因编辑试验的大门，因为现在每个人都能编辑，然后 Cas9 靶向基因组中任何序列。

当然，Šikšnys 教授可能不是世界上唯一对 CRISPR 和 Cas9 感兴趣的课题组。事实上，确实有其他课题组也专注研究 CRISPR 和 Cas9 的分子机制。所以，这个领域就有了一定的竞争，不过这种竞争在科学界永远存在。Šikšnys 教授研究了 Cas9 工作的分子机制，然后决定把成果发表出去。Šikšnys 教授首先把文章送到了 *Cell* 杂志，三天后就收到了回信，说他们不感兴趣，他们甚至都没有送审。这个回应确实有点让人沮丧，因为 Šikšnys 教授相信这真的是一个重要发现，所以

他又把文章投到了 *Cell Reports* 杂志。*Cell Reports* 杂志也不喜欢这篇文章，也没有送审，所以 Šikšnys 教授只好做一些额外的工作把文章改成其他杂志的格式，最后决定把文章投到 *PNAS* 杂志。过了一段时间，*PNAS* 杂志把文章送审了，但评审花了很久很久的时间。到了 6 月份，Jennifer 课题组在 *Science* 杂志上发表了那篇 CRISPR 的论文，结果她们成了最先发表这个成果的课题组。虽然 Šikšnys 教授是最先投稿的实验室，但是投稿的过程十分漫长，Jennifer 课题组的文章发表非常快，投到 *Science* 杂志以后两个星期文章就被接受了，受此影响，Šikšnys 教授与诺贝尔化学奖失之交臂。

（资料来源：https://mp.weixin.qq.com/s/jANbmELBngkG2h9vAwhzZA）

参 考 文 献

Beber M E, Gollub M G, Mozaffari D, et al. 2022. eQuilibrator 3.0—A platform for the estimation of thermodynamic constants. Nucleic Acids Res, 50(D1): D603-D609.

Camarena M, Carbonell P. 2021. Developing an enzyme selection tool supporting multiple hosts contexts. bioRxiv. DOI: 10. 1101/2021. 09. 09. 459461.

Campodonico M A, Andrews B A, Asenjo J A, et al. 2014. Generation of an atlas for commodity chemical production in *Escherichia coli* and a novel pathway prediction algorithm, GEM-Path. Metab Eng, 25: 140-158.

Carbonell P, Jervis A J, Robinson C J, et al. 2018. An automated Design-Build-Test-Learn pipeline for enhanced microbial production of fine chemicals. Commun Biol, 1: 66.

Carbonell P, Parutto P, Herisson J, et al. 2014. XTMS: Pathway design in an eXTended metabolic space. Nucleic Acids Res, 42(W1): W389-394.

Carbonell P, Wong J, Swainston N, et al. 2018. Selenzyme: Enzyme selection tool for pathway design. Bioinformatics, 34(12): 2153-2154.

Cereto-Massagué A, Ojeda M J, Valls C, et al. 2015. Molecular fingerprint similarity search in virtual screening. Methods, 71: 58-63.

Chen G Q, Jiang X R. 2017. Engineering bacteria for enhanced polyhydroxyal-kanoates (PHA) biosynthesis. Synth Syst Biotechnol, 2(3): 192-197.

Chen Z, Geng F, Zeng A P. 2015. Protein design and engineering of a de novo pathway for microbial production of 1,3-propanediol from glucose. Biotechnol J, 10(2): 284-289.

Cho A, Yun H, Park J H, et al. 2010. Prediction of novel synthetic pathways for the production of desired chemicals. BMC Syst Biol, 4(1): 35.

Chou C H, Chang W C, Chiu C M, et al. 2009. FMM: A web server for metabolic pathway reconstruction and comparative analysis. Nucleic Acids Research, 37: W129-W134.

Coley C W, Rogers L, Green W H, et al. 2018. SCScore: Synthetic complexity learned from a reaction corpus. J Chem Inf Model, 58(2): 252-261.

Delépine B, Duigou T, Carbonell P, et al. 2018. RetroPath2.0: A retrosynthesis workflow for metabolic engineers. Metab Eng, 45: 158-170.

Ding S, Liao X, Tu W, et al. 2017. EcoSynther: A customized platform to explore the biosynthetic potential in *E. coli*. ACS Chem Biol, 12(11): 2823-2829.

Ding S, Tian Y, Cai P, et al. 2020. novoPathFinder: A webserver of designing novel-pathway with integrating GEM-model. Nucleic Acids Res, 48(W1): W477-W487.

Duigou T, Du Lac M, Carbonell P, et al. 2019. RetroRules: A database of reaction rules for engineering biology. Nucleic Acids Res, 47(D1): D1229-D1235.

Ehrt C, Krause B, Schmidt R, et al. 2020. SMARTS plus—A toolbox for chemical pattern design. Mol Inform, 39(12): e2000216.

Ewald J, Bartl M, Dandekar T, et al. 2017. Optimality principles reveal a complex interplay of intermediate toxicity and kinetic efficiency in the regulation of prokaryotic metabolism. PLoS Comput Biol, 13(2): e1005371.

Feher T, Planson A G, Carbonell P, et al. 2014. Validation of RetroPath, a computer-aided design tool for metabolic pathway engineering. Biotechnol J, 9(11): 1446-1457.

Fernandez-Castane A, Feher T, Carbonell P, et al. 2014. Computer-aided design for metabolic engineering. J Biotechnol, 192 Pt B: 302-313.

Finnigan W, Hepworth L J, Flitsch S L, et al. 2021. RetroBioCat as a computer-aided synthesis planning tool for biocatalytic reactions and cascades. Nat Catal, 4(2): 98-104.

Fischer E. 1894. Einfluss der configuration auf die wirkung der enzyme. Berichte der Deutschen Chemischen Gesellschaft, 27(3): 2985-2993.

Grzybowski B A, Szymkuć S, Gajewska E P, et al. 2018. Chematica: A story of computer code that started to think like a chemist. Chem, 4(3): 390-398.

Gulevich A Y, Skorokhodova A Y, Debabov V G. 2020. Study of the potential of the reversal of the fatty-acid beta-oxidation pathway for stereoselective biosynthesis of (*S*)-1,3-butanediol from glucose by recombinant *Escherichia coli* strains. Applied Biochemistry and Microbiology, 56(8): 822-827.

Hadadi N, Mohammadipeyhani H, Miskovic L, et al. 2019. Enzyme annotation for orphan and novel reactions using knowledge of substrate reactive sites. Proc Natl Acad Sci USA, 116(15): 7298-7307.

Hadicke O, Von Kamp A, Aydogan T, et al. 2018. OptMDFpathway: Identification of metabolic pathways with maximal thermodynamic driving force and its application for analyzing the endogenous CO_2 fixation potential of *Escherichia coli*. PLoS Comput Biol, 14(9): e1006492.

Hafner J, Hatzimanikatis V. 2021. Finding metabolic pathways in large networks through atom-conserving substrate-product pairs. Bioinformatics, 37(20): 3560-3568.

Hafner J, Payne J, Mohammadipeyhani H, et al. 2021. A computational workflow for the expansion of heterologous biosynthetic pathways to natural product derivatives. Nat Commun, 12(1): 1760.

Hanson R M. 2016. Jmol SMILES and Jmol SMARTS: Specifications and applications. J Cheminform, 8(1): 50.

Hodgman C E, Jewett M C. 2012. Cell-free synthetic biology: Thinking outside the cell. Metab Eng, 14(3): 261-269.

Jumper J, Evans R, Pritzel A, et al. 2021. Highly accurate protein structure prediction with AlphaFold. Nature, 596(7873): 583-589.

Kim D I, Chae T U, Kim H U, et al. 2021. Microbial production of multiple short-chain primary amines via retrobiosynthesis. Nat Commun, 12(1): 173.

Kobilinsky A, Monod H, Bailey R A. 2017. Automatic generation of generalised regular factorial designs. Computational Statistics & Data Analysis, 113: 311-329.

Koch M, Duigou T, Faulon J L. 2020. Reinforcement learning for bioretrosynthesis. ACS Synth Biol, 9(1): 157-168.

Koshland D E. 1958. Application of a theory of enzyme specificity to protein synthesis. Proceedings of the National Academy of Sciences, 44(2): 98-104.

Kumar A, Wang L, Ng C Y, et al. 2018. Pathway design using de novo steps through uncharted biochemical spaces. Nat Commun, 9(1): 184.

Kuwahara H, Alazmi M, Cui X, et al. 2016. MRE: A web tool to suggest foreign enzymes for the biosynthesis pathway design with competing endogenous reactions in mind. Nucleic Acids Res, 44(W1): W217-W225.

Lin G M, Warden-Rothman R, Voigt C A. 2019. Retrosynthetic design of metabolic pathways to chemicals not found in nature. Current Opinion in Systems Biology, 14: 82-107.

Liu S C, Liu Z, Wei L J, et al. 2020. Pathway engineering and medium optimization for alpha-farnesene biosynthesis in oleaginous yeast *Yarrowia lipolytica*. J Biotechnol, 319: 74-81.

Liverman C T. 1998. Internet Access to the National Library of Medicine's Toxicology and Environmental Health Databases. Washington: National Academies Press.

Lynch M F, Willett P. 1978. The automatic detection of chemical reaction sites. Journal of Chemical Information and Computer Sciences, 18(3): 154-159.

McClymont K, Soyer O S. 2013. Metabolic tinker: An online tool for guiding the design of synthetic metabolic pathways. Nucleic Acids Res, 41(11): e113.

Mohammadi-Peyhani H, Hafner J, Sveshnikova A, et al. 2021. ATLASx: A computational map for the exploration of biochemical space . Cold Spring Harbor Laboratory . DOI: 10. 1101/2021. 02. 17. 431583.

Moriya Y, Yamada T, Okuda S, et al. 2016. Identification of enzyme genes using chemical structure alignments of substrate-product pairs. Journal of Chemical Information And Modeling, 56(3): 510-516.

Motwalli O, Uludag M, Mijakovic I, et al. 2020. PATH(cre8): A tool that facilitates the searching for heterologous biosynthetic routes. ACS Synth Biol, 9(12): 3217-3227.

Ni Z, Stine A E, Tyo K E J, et al. 2021. Curating a comprehensive set of enzymatic reaction rules for efficient novel biosynthetic pathway design. Metab Eng, 65: 79-87.

Paddon C J, Westfall P J, Pitera D J, et al. 2013. High-level semi-synthetic production of the potent antimalarial artemisinin. Nature, 496(7446): 528-532.

Pennisi E. 2021. Protein structure prediction now easier, faster. Science, 373(6552): 262-263.

Pey J, Prada J, Beasley J E, et al. 2011. Path finding methods accounting for stoichiometry in metabolic networks. Genome Biology, 12(5): R49.

Pharkya P, Burgard A P, Maranas C D. 2004. OptStrain: A computational framework for redesign of microbial production systems. Genome Res, 14(11): 2367-2376.

Planson A-G, Carbonell P, Paillard E, et al. 2012. Compound toxicity screening and structure-activity relationship modeling in *Escherichia coli*. Biotechnology and Bioengineering, 109(3): 846-850.

Plehiers P, Marin G B, Stevens C V, et al. 2018. Automated reaction database and reaction network analysis: extraction of reaction templates using cheminformatics. J Cheminform, 10(1): 11.

Radivojevic T, Costello Z, Workman K, et al. 2020. A machine learning automated recommendation tool for synthetic biology. Nat Commun, 11(1): 4879.

Rahman S A, Cuesta S M, Furnham N, et al. 2014. EC-BLAST: A tool to automatically search and compare enzyme reactions. Nat Methods, 11(2): 171-174.

Richard A M, Williams C R. 2002. Distributed structure-searchable toxicity(DSSTox) public database network: A proposal. Mutat Res, 499(1): 27-52.

Rodrigo G, Carrera J, Prather K J, et al. 2008. DESHARKY: Automatic design of metabolic pathways for optimal cell growth. Bioinformatics, 24(21): 2554-2556.

Sankar A, Ranu S, Raman K. 2017. Predicting novel metabolic pathways through subgraph mining. Bioinformatics, 33(24): 3955-3963.

Schmidt C M, Smolke C D. 2021. A convolutional neural network for the prediction and forward design of ribozyme-based gene-control elements. Elife, 10: e59697.

Singleton C, Gilman J, Rollit J, et al. 2019. A design of experiments approach for the rapid formulation of a chemically defined medium for metabolic profiling of industrially important microbes. PLoS One, 14(6): e0218208.

Sivakumar T V, Giri V, Park J H, et al. 2016. ReactPRED: A tool to predict and analyze biochemical reactions. Bioinformatics, 32(22): 3522-3524.

Sosnin S, Karlov D, Tetko I V, et al. 2019. Comparative study of multitask toxicity modeling on a broad chemical space. J Chem Inf Model, 59(3): 1062-1072.

Srinivasan P, Smolke C D. 2021. Engineering cellular metabolite transport for biosynthesis of computationally predicted tropane alkaloid derivatives in yeast. Proceedings of the National Academy of Sciences, 118(25): e2104460118.

Sun W, Xue H, Liu H, et al. 2020. Controlling chemo-and regioselectivity of a plant P450 in yeast cell toward rare licorice triterpenoid biosynthesis. ACS Catalysis, 10(7): 4253-4260.

Tervo C J, Reed J L. 2016. MapMaker and pathtracer for tracking carbon in genome-scale metabolic models. Biotechnology Journal, 11(5): 648-661.

Tyzack J D, Ribeiro A J M, Borkakoti N, et al. 2019. Exploring chemical biosynthetic design space with transform-MinER. ACS Synth Biol, 8(11): 2494-2506.

Vigrass E, Islam M A. 2021. Designing novel biochemical pathways to commodity chemicals using ReactPRED and RetroPath2.0. DOI: 10. 1101/2020. 12. 31. 425007.

Visani G M, Hughes M C, Hassoun S. 2021. Enzyme promiscuity prediction using hierarchy-informed multi-label classification. Bioinformatics, 37(14): 2017-2024.

Wang J, Wu Y, Sun X, et al. 2017. De novo biosynthesis of glutarate via α-Keto acid carbon chain extension and decarboxylation pathway in *Escherichia coli*. Acs Synthetic Biology, 6(10): 1922-1930.

Wang L, Upadhyay V, Maranas C D. 2021. dGPredictor: Automated fragmentation method for metabolic reaction free energy prediction and de novo pathway design. PLoS Comput Biol, 17(9): e1009448.

Weininger D. 1988. Smiles, a chemical language and information-System . 1. Introduction to methodology and encoding rules. Journal of Chemical Information and Computer Sciences, 28(1): 31-36.

Whitmore L S, Nguyen B, Pinar A, et al. 2019. RetSynth: Determining all optimal and sub-optimal synthetic pathways that facilitate synthesis of target compounds in chassis organisms. BMC Bioinformatics, 20(1): 461.

Wicker J, Lorsbach T, Gutlein M, et al. 2016. enviPath — The environmental contaminant biotransformation pathway resource. Nucleic Acids Res, 44(D1): D502-508.

Wishart D, Arndt D, Pon A, et al. 2015. T3DB: The toxic exposome database. Nucleic Acids Res, 43(Database issue): D928-934.

Yap C W. 2011. PaDEL-descriptor: An open source software to calculate molecular descriptors and fingerprints. J Comput Chem, 32(7): 1466-1474.

Yoshihiro Y, Masahiro H, Masaaki K, et al. 2009. E-zyme: Predicting potential EC numbers from the chemical transformation pattern of substrate-product pairs. Bioinformatics, (12): 179-186.

Yuan L, Tian Y, Ding S, et al. 2019. PrecursorFinder: A customized biosynthetic precursor explorer. Bioinformatics, 35(9): 1603-1604.

Zhang J, Petersen S D, Radivojevic T, et al. 2020. Combining mechanistic and machine learning models for predictive engineering and optimization of tryptophan metabolism. Nat Commun, 11(1): 4880.

Zheng S, Zeng T, Li C, et al. 2022. Deep learning driven biosynthetic pathways navigation for natural products with BioNavi-NP. Nat Commun, 13(1): 3342.

第8章 细胞工厂设计软件与数据库

本章知识信息网络图

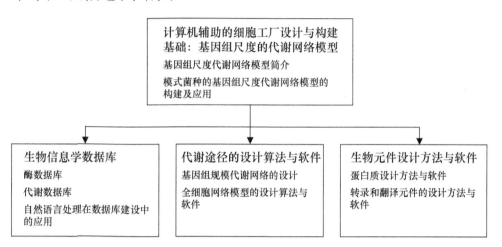

本章将通过知识点梳理与前沿进展研究实例穿插的方式，对基因组尺度代谢网络模型进行系统性介绍。本章内容主要包括：如何构建基因组尺度代谢网络模型；可利用哪些数据库信息优化这种模型；有哪些适配于基因组尺度代谢网络模型的代谢流优化算法可用；基于基因组尺度的代谢网络模型模拟计算后获得的优化策略可利用哪些元件设计方法进行实际操作；同时，就上述模型在生物化工和生物医学领域的应用、大数据时代下基因组尺度代谢网络模型研究发展的瓶颈及未来发展方向进行探讨。

8.1 计算机辅助的细胞工厂设计与构建基础：基因组尺度的代谢网络模型

1991 年，James E. Bailey 提出了代谢工程的概念。此后，人们不断探索理性获取代谢工程改造靶点的方法。随着生物学、工程学技术的快速发展与交叉融通，人们已经能够通过各种高通量测序方法、基因编辑技术、光电工程设备，逐步解读各种细胞、组织器官、生物个体的表观遗传特征及背后的代谢或调控机理。同时，合成生物学领域科研人员已基于上述机理，有针对性地改造特定遗传元件，实现了"有用"代谢途径的强化或"无用"代谢途径的削弱,从而将细胞或个体改造为合格的产品"制造工厂"。但是,与真正的制造业工厂相比,生物系统复杂度相对较高,其基因型与产生的表型不是简单的一对一关系。一个细胞中往往包含上千种 DNA、RNA、蛋白质、代谢物,它们相互之间存在着复杂而多变的互作关系,具有"牵一发而动全身"的特点。所幸,人们逐渐意识到了爆炸式增长的生物学数据中富含的海量信息点不应通过传统的生物学分析方法处理、撷取。由此,生物学家、数学家、计算化学领域专家、计算机科学家逐步通过生物学、数学、信息科学技术的交叉融合,衍生出了生物信息学、计算生物学、系统生物学三大学科,使得生物学研究进入了数智时代。

细胞工厂是富含多种功能基因、由一个复杂代谢网络组成的生物单元,对外源途径代谢流的操控需要通过全网布局来实现。20 世纪末,随着信息技术、数学生物学、测序技术的进步,以及各种网络数据库的开发,基因组规模代谢网络模型(genome-scale metabolic model,GEM)构建与各类全局代谢流分析算法应运而生(Edwards and Palsson,1999;Otero-Muras and Carbonell,2021)。基于生物信息学与计算生物学的 GEM 是根据动物、植物、微生物细胞的基因组信息,立足计算机模拟环境,把生物细胞内外所有生化反应、转运反应、交换反应构建成一个网络模型,反映了所有参与该生物代谢过程的化合物之间及所有催化酶之间的相互作用。我们可以通过对该模型的模拟计算,从代谢流分布的情况了解目标生物对环境变化的代谢途径或通量的调节,从而探索生物系统的代谢机理和物种间相互关系,或指导代谢工程以降低基因改造的盲目性。

GEM 分析是一种相对成熟、有效,从系统角度将生物体内的代谢网络用数学方式表达并进行模拟计算的方法,搭建了生物体生长表型与生物体内各种组分之间的桥梁。目前,基因组尺度代谢网络模型及其算法正成为细胞代谢特征研究的重要工具。

8.1.1 基因组尺度代谢网络模型简介

8.1.1.1 模型的存在价值及构建原理

如图 8-1 所示,GEM 是立足计算机模拟环境,把基因组对应的生物细胞内外所有生化反应、转运反应、交换反应构建成一个网络模型,反映了所有参与该生物代谢过程的化合物之间及所有催化酶之间的相互作用。在基因组代谢反应信息汇总的基础上,人们基于反应系统处于代谢稳态或拟稳态的物理假设,利用代谢网络中各反应的化学计量关系式,形成包含一定约束的线性或非线性规划数学模型。然后,通过各种不定矩阵计算,从代谢流分布的情况了解各功能基因对全局代谢途径或通量的调节,从而指导代谢工程。

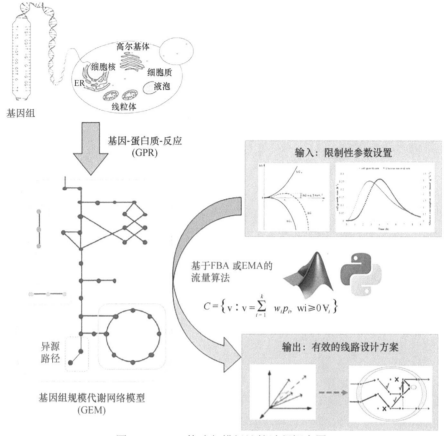

图 8-1　GEM 构建与模拟计算过程概念图

　　简言之，GEM 为一个细胞中所有代谢反应的数据矩阵，GEM 中应该存在哪些化学反应，取决于中心法则和基因组注释定义的基因、酶及其催化反应的对应关系，即 GPR（gene-protein-reaction）。如图 8-2 所示，如果某生物体基因组中存在注释为酶 R 的基因 r，则理论上该基因可以转录、翻译后形成 R，从而催化对应的生化反应 A+B→C+D，因此，该反应可以被列入该生物的 GEM 中，其 GPR 列只需填写基因 r 即可；如果该生物体基因组中存在催化 C 和 D 转化为 E 的复合酶 ST 对应的基因 s 和 t，则 C+D→E 的化学反应可被列入该生物的 GEM 中，其 GPR 列需通过输入"(s and t)"的方式让模型呈现出基因 s 和 t 共存后才能实现上述反应的逻辑关系；如果该生物体基因组中存在可催化 E 变构为 F 的同工酶基因 α 和 β，则 E→F 的化学反应可被列入该生物的 GEM 中，其 GPR 列需通过输入"(α or β)"的方式让模型呈现出基因 α 或 β 存在即可实现上述反应的逻辑关系。理论上，若某生物体基因组中同时存在基因 r、s、t、α 或 r、s、t、β，则该生物细胞即具备将化合物 A 和 B 经三步代谢反应转化为 F 的能力。但实际上，生物体代谢反应有上千种，且远比图中的直线式代谢途径复杂，为异常复杂的代谢网络；同时，细胞中存在的基因可能在特定条件下无法表达，使得复杂代谢网络中一些途径"不通"，由此出现一个基因型对应多种表型的情况。所幸，GEM 构建与代谢流矩阵计算解析可以模拟计算出不同营养条件下的全局代谢流分布情况。

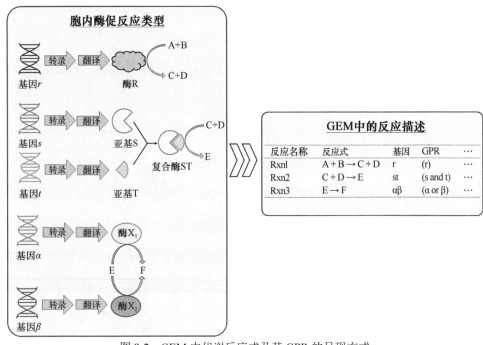

图 8-2　GEM 中代谢反应式及其 GPR 的呈现方式

　　早期的 GEM 主要用于帮助人们研究一些特殊而重要的微生物的基因型与表型的关系，即预测细胞对于特定环境的生理代谢响应。例如，流感嗜血杆菌（*Haemophilus influenzae*）为较早分离自患有流感或其他上呼吸道感染性疾病的患者体内的、可纯培养、全基因组测序与基因注释结果已完成并公布的致病细菌（Fleischmann et al.，1995）。1999 年，美国生物化学家 Bernhard O. Palsson 基于 *H. influenzae* Rd 全基因组的 GPR 构建了全球首个 GEM，然后对 GEM 进行基于线性规划的通量平衡分析（flux balance analysis，FBA，算法原理详见 8.1.1.3 节），模拟了菌株对两种关键碳源（果糖和谷氨酸）吸收速率变动前后的全局代谢分布情况，并利用算法分析出各种表型下的冗余基因和必需基因（Edwards and Palsson，1999）。

　　由于 GEM 对细胞内全局代谢流分布情况有较好的模拟计算效果，Palsson 团队开始将其引入代谢工程领域，先后独立或与他人合作完成了大肠杆菌

（*Escherichia coli*）（Edwards and Palsson，2000）、酿酒酵母（*Saccharomyces cerevisiae*）（Förster et al.，2003）、枯草芽孢杆菌（*Bacillus subtilis*）（Oh et al.，2007）等模式工程菌的 GEM 构建，用于基因操控有效靶点的预测。同时，在指导工业生产方面，GEM 也为不同环境条件下细胞代谢的生理状态变化提供了有用参考，如揭示脂质代谢过程的条件依赖性等（Österlund et al.，2013）。

8.1.1.2　建模方法介绍

生物体 GEM 的构建过程就是对于特定物种建立一套较为准确的 GPR 的过程。如图 8-3 所示，该过程主要包括三个步骤：①基于基因组注释的初模型构建；②基于手工修正的模型精细化；③利用模拟计算和线下实验评估模型是否准确。下面我们对每个步骤进行简要介绍。

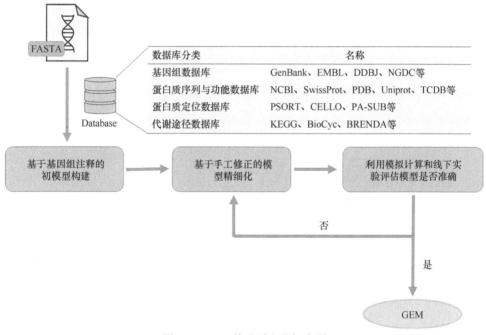

数据库分类	名称
基因组数据库	GenBank、EMBL、DDBJ、NGDC等
蛋白质序列与功能数据库	NCBI、SwissProt、PDB、Uniprot、TCDB等
蛋白质定位数据库	PSORT、CELLO、PA-SUB等
代谢途径数据库	KEGG、BioCyc、BRENDA等

图 8-3　GEM 构建过程的概念图

（1）基于基因组注释的初模型构建：人们主要通过本地测序或基因组数据库（例如，美国国家生物技术信息中心管理的 GenBank、欧洲生物信息学研究所管理的 EMBL、日本三岛信息生物学中心管理的 DDBJ、中国国家生物信息中心管理的 NGDC 等）获得目标生物的全基因组序列，再通过 Glimmer（Delcher et al.，1999）、GeneMarkS（Borodovsky and Lomsadze，2014）、Braker（Hoff et al.，2019）等软件对基因组中编码序列（coding sequence，CDS）进行预测。最后，如图 8-4 所示，利用 BLASTp（Hung and Hua，2014）、KAAS（Moriya et al.，2007）等方

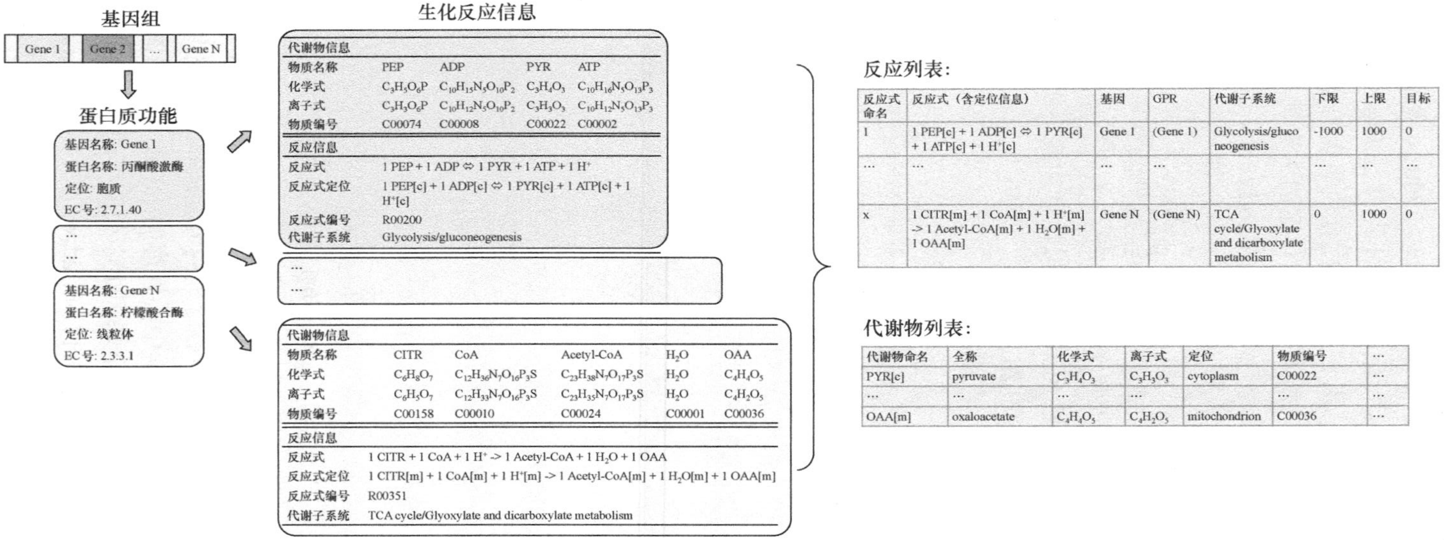

反应列表：

含定位信息

反应式命名	反应式（含定位信息）	基因	GPR	代谢子系统	下限	上限	目标
1	1 PEP[c] + 1 ADP[c] ⇔ 1 PYR[c] + 1 ATP[c] + 1 H⁺[c]	Gene 1	(Gene 1)	Glycolysis/gluconeogenesis	-1000	1000	0
...	...	...	...	...	...	...	...
x	1 CITR[m] + 1 CoA[m] + 1 H⁺[m] -> 1 Acetyl-CoA[m] + 1 H₂O[m] + 1 OAA[m]	Gene N	(Gene N)	TCA cycle/Glyoxylate and dicarboxylate metabolism	0	1000	0

代谢物列表：

代谢物命名	全称	化学式	离子式	定位	物质编号
PYR[c]	pyruvate	$C_3H_4O_3$	$C_3H_3O_3$	cytoplasm	C00022
...	...	...	...	...	...
OAA[m]	oxalacetate	$C_4H_4O_5$	$C_4H_2O_5$	mitochondrion	C00036

生化反应信息

代谢物信息				
物质名称	PEP	ADP	PYR	ATP
化学式	$C_3H_5O_6P$	$C_{10}H_{15}N_5O_{10}P_2$	$C_3H_4O_3$	$C_{10}H_{16}N_5O_{13}P_3$
离子式	$C_3H_5O_6P$	$C_{10}H_{15}N_5O_{10}P_3$	$C_3H_3O_3$	$C_{10}H_{16}N_5O_{13}P_3$
物质编号	C00074	C00008	C00022	C00002

反应信息	
反应式	1 PEP + 1 ADP ⇔ 1 PYR + 1 ATP + 1 H⁺
反应式定位	1 PEP[c] + 1 ADP[c] ⇔ 1 PYR[c] + 1 ATP[c] + 1 H⁺[c]
反应式编号	R00200
代谢子系统	Glycolysis/gluconeogenesis

代谢物信息				
物质名称	CITR	CoA	Acetyl-CoA	H₂O	OAA
化学式	$C_6H_8O_7$	$C_{21}H_{36}N_7O_{16}P_3S$	$C_{23}H_{38}N_7O_{17}P_3S$	H_2O	$C_4H_4O_5$
离子式	$C_6H_5O_7$	$C_{21}H_{33}N_7O_{16}P_3S$		H_2O	$C_4H_4O_5$
物质编号	C00158	C00010	C00024	C00001	C00036

反应信息	
反应式	1 CITR + 1 CoA + 1 H⁺ -> 1 Acetyl-CoA + 1 H₂O + 1 OAA
反应式定位	1 CITR[m] + 1 CoA[m] + 1 H⁺[m] -> 1 Acetyl-CoA[m] + 1 H₂O[m] + 1 OAA[m]
反应式编号	R00351
代谢子系统	TCA cycle/Glyoxylate and dicarboxylate metabolism

基因组

Gene 1 | Gene 2 | ... | Gene N

蛋白质功能

基因名称：Gene 1
蛋白名称：丙酮酸激酶
定位：胞质
EC号：2.7.1.40

...

基因名称：Gene N
蛋白名称：柠檬酸裂合酶
定位：线粒体
EC号：2.3.3.1

图 8-4　基于基因组注释的初模型构建过程

法确定各 CDS 的蛋白质功能（酶的名称、EC 号、空间定位），再参考 KEGG、BioCyc、BRENDA 等代谢反应数据库和文献，进行催化反应、转运反应的复盘和相关代谢物数据信息的收集。近些年，鉴于手动建模耗时较长，人们利用信息科学技术开发了多款自动建模软件或工具，大大缩短了初模型建模周期（Faria et al.，2018）。第一代自动建模工具主要包括从头建模软件 GEM System（Arakawa et al.，2006）、依附于已有模型的建模软件 AUTOGRAPH（Notebaart et al.，2006）、利用 Python 程序语言完成的 ScrumPy（Poolman，2006）；之后，涌现了精准程度更高的自动建模方法和平台，例如，有网络界面的 ModelSEED（Henry et al.，2010；Seaver et al.，2021）、擅长区室化预测的 merlin（Dias et al.，2015），以及依托于 MATLAB 平台的 AutoKEGGRec（Karlsen et al.，2018）、REVEN（Zorrilla and Kerkhoven，2022）、SuBliMinaL（Swainston et al.，2011）等。目前，研究人员已通过人工构建或自动化建模工具对不同生物建立了超过 6239 个 GEM（Gu et al.，2019；Passi et al.，2022）。

（2）基于手工修正的模型精细化：通过基因组注释得到的初模型需要添加一系列基因组注释过程中无法提供的生化反应，以提高模型完整度，如自发反应（spontaneous reaction）、因化合物自由扩散产生的跨膜运输反应（transport reaction）、交换反应（exchange reaction）、需求反应（demand reaction）、下陷反应（sink reaction）、生物质合成反应（biomass reaction）等（图 8-5）。上述反应需根据实际情况添加，遵循文献或线下实验数据添加确实需要的生化反应（刘立明和陈坚，2010）。其中，生物质合成反应为必须添加的反应，将用于模型精准度评判。因此，每个 GEM 的生物质合成反应应尽量准确。建议条件允许的情况下，研究人员可以对研究对象进行线下培养，待对数中期收集细胞，测定其蛋白质、脂类、核苷酸类、糖类组分的组成与绝对含量；然后，通过各组分与细胞干重摩尔比（mol/mol）的手动计算（Thiele and Palsson，2010）或者基于 Python 平台的软件包 BOFdat（Lachance et al.，2019），完成生物质合成反应中化学计量系数的确定。若精细化后的模型经下一步检验评估确定准确度尚低，则可以通过代谢流模拟平台的 biomassPrecursorCheck 和 GapAnalysis 计算指令，进一步排查模型中尚需弥补的 dead-ends，然后根据实验数据或文献报道添加需要的生化反应（Navid，2022）。

（3）利用模拟计算和线下实验评估模型是否准确：精细化模型将通过 Python 或 MATLAB 中基于约束的重构与分析（constraint-based reconstruction and analysis，COBAR）工具箱转换为数学矩阵模型，以供验证和模拟使用。具体来说，COBRA 工具箱包含了多种矩阵计算函数（包括 FBA 在内），允许用户输入以系统生物学标记语言（systems biology makeup language，SBML）格式分布的 GEM 进行模拟计算，例如，模拟代谢系统处于稳态和拟稳态时的最佳生长量、基因缺失的影响、鲁棒性全局分析、可能的细胞代谢状态范围及网络模块的确定等（Becker et al.，2007）。

由此，人们即可在较短时间内执行对细胞行为的有效预测。对于微生物的精细化模型准确度的评估，人们主要通过以下两组数据进行评判：第一，对精细化模型进行FBA运行，判断已知碳源谱中各营养源的流量输入是否能引起模型中生物质合成反应的流量输出（图8-6A）；第二，判断在特定碳源吸收速率下，模型运行FBA后获得的最大比生长速率输出值f与线下实验结果是否一致（图8-6B）。目前，COBRA工具箱已更新至V3.0，在V1.0和V2.0基础上，增加了拓扑结构分析、菌体或实验设计、网络可视化、多组学数据整合等功能（Heirendt et al.，2019）。

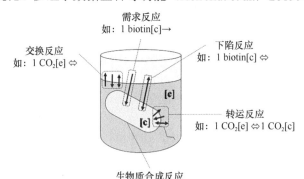

图 8-5 模型精细化操作时需要添加的反应与示例

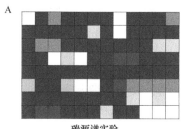

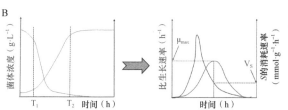

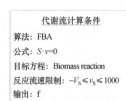

图 8-6 利用线下实验数据评估模型是否准确

A. 基于碳源谱实验的评估；B. 基于细胞生长与特定碳源消耗监测实验的评估。图中所呈现的数据结为示例，不具备代表性

8.1.1.3　基于模型的代谢流量模拟计算方法介绍

代谢途径是一连串可进行的、可观测的生物化学反应步骤，这些反应步骤被指定的一组输入和输出的代谢物所连接。每一步反应的比速率即为该反应的代谢通量或流量（flux），对各种代谢途径组合成的细胞反应网络（如 GEM）中代谢通量进行确定的操作，称为代谢通量分析（metabolic flux analysis，MFA）。通常，对反应网络进行 MFA 时，会作如下假设：当细胞处在（拟）稳态培养状态时，其胞内代谢物的总消耗速率与总生成速率相等。细胞内绝大多数的代谢物有着非常高的周转速率，因此，在细胞培养环境受到扰动后，细胞内的各种代谢物浓度会迅速调整到新的水平，甚至在扰动非常剧烈的情况下，胞内代谢物也能快速达到新的平衡状态。由此可见，胞内代谢物处于浓度恒定或净积累速率为 0 的假定是合理的。下面，我们基于上述假设，以图 8-7 中的代谢网络为例，讲解 MFA 计算过程。

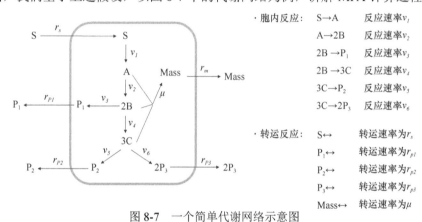

图 8-7　一个简单代谢网络示意图

如图 8-7 所示，在菌体生长的情况下，我们可以把生物质（biomass）当成一种特殊的产物，该产物存在于合成与转运反应中，可根据公式（8-1）写出其质量平衡方程，即公式（8-2）。

$$r_m = \mathrm{d(biomass)} / \mathrm{d}t = \sum_{i=1}^{j} \beta_i m_i \qquad (j=1，2，\cdots) \qquad (8\text{-}1)$$

式中，r_m 代表生物质转运至胞外的速率；j 代表化合物；i 代表反应；β_i 代表胞内代谢反应 i 中生物质的化学计量系数；m_i 代表反应 i 的代谢流量。

$$r_m = 0 \cdot v_1 + 0 \cdot v_2 + 0 \cdot v_3 + 0 \cdot v_4 + 0 \cdot v_5 + 0 \cdot v_6 + 1 \cdot \mu \qquad (8\text{-}2)$$

如图 8-7 所示，对于具有转运通量的胞内代谢物，即底物 S 和产物 P1、P2、P3，可根据公式（8-3）写出 4 个质量平衡方程，即公式（8-4）～公式（8-7）。

$$r_{j,\mathrm{trans}} = \sum_{i=1}^{j} \alpha_{j,i} v_i \qquad (j=1，2，\cdots) \qquad (8\text{-}3)$$

式中，$r_{j,\,\mathrm{trans}}$ 代表含有 j 的转运反应的代谢流量；$\alpha_{j,\,i}$ 代表胞内代谢反应 i 中 j 的化

学计量系数；v_i 代表反应 i 的代谢流量。

底物 S：$r_S = -1 \cdot v_1 + 0 \cdot v_2 + 0 \cdot v_3 + 0 \cdot v_4 + 0 \cdot v_5 + 0 \cdot v_6 + 0 \cdot \mu$ (8-4)

产物 P_1：$r_{P1} = 0 \cdot v_1 + 0 \cdot v_2 + 1 \cdot v_3 + 0 \cdot v_4 + 0 \cdot v_5 + 0 \cdot v_6 + 0 \cdot \mu$ (8-5)

产物 P_2：$r_{P2} = 0 \cdot v_1 + 0 \cdot v_2 + 0 \cdot v_3 + 0 \cdot v_4 + 1 \cdot v_5 + 0 \cdot v_6 + 0 \cdot \mu$ (8-6)

产物 P_3：$r_{P3} = 0 \cdot v_1 + 0 \cdot v_2 + 0 \cdot v_3 + 0 \cdot v_4 + 0 \cdot v_5 + 1 \cdot v_6 + 0 \cdot \mu$ (8-7)

如图 8-7 所示，对于无运输通量的胞内代谢物，即中间代谢物 A、B、C，可根据公式（8-8）写出 3 个质量平衡方程，即公式（8-9）～公式（8-11）。

$$0 = \sum_{i=1}^{j} \alpha_{j,i} v_i \qquad (j=1, 2, \ldots) \tag{8-8}$$

产物 A：$0 = 1 \cdot v_1 + (-0.5) \cdot v_2 + 0 \cdot v_3 + 0 \cdot v_4 + 0 \cdot v_5 + 0 \cdot v_6 + (-1) \cdot \mu$ (8-9)

产物 B：$0 = 0 \cdot v_1 + 1 \cdot v_2 + (-2) \cdot v_3 + (-0.667) \cdot v_4 + 0 \cdot v_5 + 0 \cdot v_6 + (-2) \cdot \mu$

(8-10)

产物 C：$0 = 0 \cdot v_1 + 0 \cdot v_2 + 0 \cdot v_3 + 1 \cdot v_4 + (-3) \cdot v_5 + (-1.5) \cdot v_6 + (-3) \cdot \mu$

(8-11)

综上，质量平衡方程（8-2）、（8-4）～（8-7）、（8-9）～（8-11）即代表了图 8-7 代谢网络中所有代谢物与反应的通量分布情况。该系统包含 8 个平衡方程和 12 个流量参数，系统自由度（freedom，F）= 未知数个数−平衡方程数量 = 4。因此，需要在 12 个流量参数中至少有 4 个确定值，才能算出系统中所有流量参数的解。所幸，本系统中含有 4 个可通过实验测定的流量参数，即转运反应通量 r_S、r_{P1}、r_{P2}、r_{P3}，因此，该代谢网络中各步反应的流量均可算出。

为方便读取，我们可将由这 8 个平衡方程组成的方程式组转换为如下矩阵方程式，其中 **S** 代表系统中所有反应的化学计量系数矩阵，向量 **v** 代表系统中各反应的代谢流量矩阵。**S** · **v** = 0 即表示该代谢系统处于瞬时稳态或拟稳态条件下。

$$
\begin{pmatrix}
-1 & 0 & 0 & 0 & 0 & 0 & -1 & 0 & 0 & 0 & 0 & 0 \\
0 & 0 & 1 & 0 & 0 & 0 & 0 & -1 & 0 & 0 & 0 & 0 \\
0 & 0 & 0 & 0 & 1 & 0 & 0 & 0 & -1 & 0 & 0 & 0 \\
0 & 0 & 0 & 0 & 0 & 1 & 0 & 0 & 0 & -1 & 0 & 0 \\
1 & -0.5 & 0 & 0 & 0 & 0 & 0 & 0 & 0 & 0 & 0 & -1 \\
0 & 1 & -2 & -0.667 & 0 & 0 & 0 & 0 & 0 & 0 & 0 & -2 \\
0 & 0 & 0 & 1 & -3 & -1.5 & 0 & 0 & 0 & 0 & 0 & -3 \\
0 & 0 & 0 & 0 & 0 & 0 & 0 & 0 & 0 & 0 & -1 & 1
\end{pmatrix}
\begin{pmatrix}
v_1 \\ v_2 \\ v_3 \\ v_4 \\ v_5 \\ v_6 \\ r_s \\ r_{p1} \\ r_{p2} \\ r_{p3} \\ r_m \\ \mu
\end{pmatrix}
= \mathbf{S} \cdot \mathbf{v} = 0
$$

对于规模较小的代谢网络，在很多情况下，可测量通量的数据不低于系统的自由度 F，因此可基于测量数据和解方程组进行代谢通量分析。如果刚好有 F 个流量参数可测，则称为正定系统（determined system）。如果测量的转运反应通量的个数大于系统自由度 F，则称为超定系统（overdetermined system），此时可以对测量通量和计算所得出的通量进行比较，完成数据一致性检验。

对于较大的代谢网络，特别是基因组尺度的代谢网络，通常无法获得足够的平衡方程，即平衡方程的数目远少于未知通量的数目，系统自由度 F 远高于可测定的转运通量的个数，则系统为不定系统（underdetermined system），无法通过简单的线性代数计算方法得到全局代谢通量的解。对于这类系统，一般采用基于约束的优化模拟方法求系统的最优解，这类模拟方法中以线性规划（linear programming，LP）为主，其最基本的组成部分为约束条件、决策变量、目标函数。

解 GEM 全局代谢流量时，基于 LP 的最经典算法即为 FBA（Schilling et al., 2000；Antoniewicz, 2021）。如图 8-8 所示，该算法遵从 $\mathbf{S} \cdot \mathbf{v} = 0$ 的基本原则，以生物量方程为目标函数，并对 GEM 中各反应的流量上下限进行约束，模拟计算出的全局代谢流量解集为锥形解集，将其中可获得细胞比生长速率最大的全局流量分布情况视为"最优解"，进行数据输出。

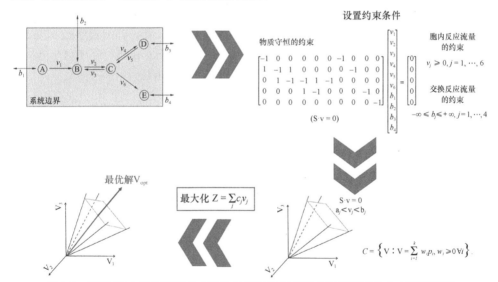

图 8-8　利用 FBA 进行细胞最大比生长速率及对应的全局代谢流量分布情况模拟

v_j 代表生物质合成反应的通量；V_{opt} 代表细胞最大比生长速率时的全局代谢流量组成的向量

在对 GEM 进行通量平衡分析时，可能存在许多通量被各种不等式约束而使传统的线性代数不能用，不得不用凸分析去解空间特性。基于凸分析的代谢途径分析方法中较为重要的是基元模式分析（elementary mode analysis，EMA）和极端途径分析（extreme pathway analysis，EPA）。这些方法从代谢网络的拓扑结构入手，分析时不需要反应的动力学信息、拟稳态数据和设定目标函数，分析得到的结果是代谢网络中所包含的所有路径信息，这些路径信息可以反映拟稳态条件下该细胞所包含的所有代谢途径信息。

下面以 EMA 为例，简单介绍一下基于非线性规划的通量平衡分析方法。基元模式（elementary mode，EM）可定义为一个可独立完成某项功能的酶的最小集合，这个酶的集合使得代谢网络能够稳定运行，稳态下的代谢通量分布式网络是基元模式经加权之后的线性组合。EMA 即是寻找代谢网络中所有基元模式的算法，该方法由柏林洪堡大学 Stefan Schuster 和 Claus Hilgetag 发表于 1994 年，比全球首个 GEM 的发布早了 5 年（Schuster and Hilgetag，1994）。该算法依然遵循 $\mathbf{S} \cdot \mathbf{v} = 0$，通过 C 语言或 MATLAB 设定了如下获取 EM 的筛选条件：在对模型进行了基于普通约束的 FBA 计算获得 GEM 各反应的流量解集后，将 GEM 中反应的存在转换为数值变量 0（$v_i=0$）或 1（$v_i \neq 0$），然后将非零反应随机组合，通过设定非零反应数 N 最小化获得 EM，即锥形解集中如果出现某个向量 $\mathbf{v}^*$ 无法满足 C（v）$\subset$ C（$\mathbf{v}^*$）时，则认为 $\mathbf{v}^*$ 所涵盖的非零流量途径为 EM。通过 EMA，人们可在 GEM 中找到实现目标化合物合成的最短途径，并有针对性地强化途径中功能基因的表达。2010 年，清华大学张建安团队利用 EMA 分析 E.coli 的 GEM，预测可通过过表达磷酸烯醇式丙酮酸羧化酶或异源丙酮酸羧化酶基因，实现菌株高效利用甘油合成琥珀酸的目标（Chen et al.，2010）。2017 年，韩国科学技术院 San Yup Lee 团队对一种曼氏杆菌 Mannheimia succiniciproducens 进行了 EMA 分析，获得了能高产琥珀酸的途径设计方案（Kim et al.，2017b）。

8.1.2 模式菌种的基因组尺度代谢网络模型的构建及应用

8.1.2.1 大肠杆菌 GEM

大肠杆菌（Escherichia coli）为自然界普遍存在的一种细菌，是人和许多动物肠道中最主要、数量最多的细菌，也是人们常用的工业模式微生物物种之一。2000 年，第一个大肠杆菌 GEM 发表，命名为 iJE660（i 代表 in silico，JE 代表模型第一构建者 Jeremy S. Edwards 的名与姓的首字母，660 代表模型中的基因数量），用于研究敲除一个或两个基因的 E.coli 突变菌株如何保持正常代谢与生长（Edwards and Palsson，2000）。考虑到 iJE660 仅包含了 E.coli 细胞中 15% 的基因信息，很多研究团队进行了大肠杆菌 GEM 的多代完善（表 8-1），尤以 Bernhard O. Palsson 团队贡献突出，先后完成了 iJE660、iJR904、iAF1260、iJO1366、iML1515 的构建。其中，iAF1260 及其之后的大肠杆菌 GEM 所含基因数均超过 1000，且 iAF1260 中的细胞生物质合成反应和生长必需能量值均来源于构建者的实际测定，同时模型中化学反应方程式的反应方向也经过了热力学一致性分析法（thermodynamic consistency analysis）的校正，使得模型准确度大大提升（Feist et al.，2007）。有研究比较了 iAF1260 与继续完善后的 iJO1366，发现两者在中心碳代谢流的预测、基因敲除策略的输出上相差不大，再次证明了 iAF1260 已达到较高的预测水平（Costa and Vinga，2018）。

表 8-1 已发表的大肠杆菌基因组规模代谢网络模型列表

年份	模型名称	基因数目	反应数目	代谢物数目	参考文献
2000	iJE660	660	627	438	Edwards and Palsson，2000
2003	iJR904	904	931	625	Reed et al.，2003
2007	iAF1260	1260	1721	1039	Feist et al.，2007
2011	iJO1366	1366	2251	1136	Orth et al.，2011
2014	EcoCyc-18.0-GSM	1445	2286	1453	Weaver et al.，2014
2017	iML1515	1515	2719	1192	Monk et al.，2017
2021	iDK1463	1463	2984	1313	Kim et al.，2021

目前，E. coli 遗传信息覆盖度最高的 GEM 是 iML1515。江南大学 Ye 等（2020）以该模型为基础，加入各酶的催化常数 K_{cat} 值形成了 ec_iML1515，模拟计算后发现代谢所需蛋白质的合成速率是影响赖氨酸产生的关键因素；据此，作者有针对性地优化了前 20 种代谢所需蛋白质的表达，使大肠杆菌的赖氨酸产量和葡萄糖转化率显著提升。2021 年，中国科学院天津工业生物技术研究所马红武团队在 iML1515 中加入了酶动力学和热力学约束条件，构建出的新模型 EcoETM 可较好地预测 E. coli 产氨基甲酰磷酸等 22 种代谢物的最优途径（Yang et al.，2021）。同年，伊朗德黑兰大学 Nazarshodeh 等（2021）利用 iML1515 预测了 E. coli 生长必需基因，然后对其中参与脂多糖（往往会引起人体免疫反应）合成与转运的必需基因进行了靶向药物虚拟筛选，从而快速找到针对 E. coli 的抗菌药物。

综上，由于 E. coli 与人类生产生活息息相关，人们一直在通过 GPR 信息的添加、转录和代谢层面约束条件的添加等方式，不断改进其 GEM 的精准度，使之更好地服务于制造业、医药领域的科研与应用。但是，已有的 GEM 仅包含了 E. coli 全基因组 15%~30% 的遗传信息，因此，E. coli 模型还有很大的开发空间。

8.1.2.2 酿酒酵母 GEM

酿酒酵母（Saccharomyces cerevisiae）广泛应用于食品、医药、能源等领域，是第一个完成基因组测序的真核微生物（Goffeau et al.，1996）。同时，S. cerevisiae 也是第一个建立起 GEM 的真核微生物物种，由丹麦科技大学 Jens Nielsen 教授团队在 Bernhard O. Palsson 团队协助下于 2003 年首次发表（Förster et al.，2003）。该模型被命名为 iFF708，其中包含 3 个反应区室（胞外、胞质、线粒体）、708 个基因、1175 个代谢反应、584 种代谢物。自此，*S. cerevisiae* 的 GEM 开始了不断重建与完善的过程（表 8-2；图 8-9）。最初，在 *i*FF708 的基础上，人们建立了区室化精度更高的 *i*ND750（Duarte et al.，2004）、基因必需性预测效果更佳的 *i*LL672（Kuepfer et al.，2005）、脂肪代谢相关信息更精细的 *i*IN800（Nookaew et al.，2008）。之后，在 *i*ND750 的基础上，Mo 等（2009）将代谢组学数据与致死相关文献数据整合到模型中，形成了 *i*MM904。同时，英国和美国的多个团队以 *i*LL672 和 *i*MM904 为操作对象，通过远程共识基因组规模网络模型构建方式，实现了一个更为完善的 Yeast1 模型的建立（Herrgård et al.，2008）。后来，为提高模型中脂肪代谢部分的信息完整性，人们将 Yeast1 和 *i*IN800 进行了系统整合，形成了能够更精准地应对约束条件的 Yeast4（Dobson et al.，2010）。在此之后的十年间，Yeast4 又经历了四次更新与完善，先后获得了鞘脂代谢信息愈加完善的 Yeast5（Heavner et al.，2012）、遗传信息覆盖度和对厌氧代谢预测效果提升的 Yeast6（Heavner et al.，2013）、脂肪酸等脂类代谢信息进一步丰富的 Yeast7（Aung et al.，2013）、基因注释信息与 GPR 更新的 Yeast8（Lu et al.，2019）、基因注释信息和大部分代谢反应的吉布斯自由能差信息被补充的 Yeast9（Zhang et al.，2024）。在多团队协同构建的 Yeast 系列模型相继发表的同时，还有一些个体团队也在进行模型完善。例如，2010 年，美国宾夕法尼亚州立大学 Costas D. Maranas 团队通过改造 *i*MM904，获得了在各种营养源下对生长的预测效果均更佳的 *i*AZ900（Zomorrodi and Maranas，2010）；2013 年，瑞典查尔姆斯理工大学 Jens Nielsen 团队选择将 *i*IN800 与 Yeast1 进行整合与重组，构建了区室量简化、单一反应增多的新模型 *i*TO977（Österlund et al.，2013）。在近二十年中，*S. cerevisiae* 的 GEM 不断重建与完善，促进了从系统水平理解并实现代谢工程改造的技术进步。值得注意的是，Yeast8 的创建者 Lu 等（2019）还打造了基于酶量和酶动力学约束的 ecYeast8，以及针对 Yeast8 的酵母代谢蛋白 3D 结构数据库 proYeast8^{DB}。此外，Lu 等（2022）还建立了酵母菌株特异性 GEM 的自动化生成算法和流程，结合已报道的常规和非常规酵母菌株的基因组深度测序数据，完成了 1011 个 *S. cerevisiae* 菌株和 332 个非常规酵母物种的特异性 GEM 的构建。多组学数据的介入和建模方法的自动化将大大提升酵母 GEM 的准确度，促进模型在酵母相关产业中的应用。

表 8-2　已发表的酿酒酵母菌全基因组代谢网络模型列表

年份	模型名称	区室分类	基因数目	反应数目	代谢物数目	参考文献
2003	*i*FF708	c[1], m[2], e[3]	708	1175	584	Förster et al.，2003
2004	*i*ND750	c, m, e, pr[4], n[5], g[6], er[7], v[8]	750	1489	646	Duarte et al.，2004
2005	*i*LL672	同 *i*FF708	672	1038	636	Kuepfer et al.，2005
2008	*i*IN800	同 *i*FF708	800	1446	1013	Nookaew et al.，2008

续表

年份	模型名称	区室分类	基因数目	反应数目	代谢物数目	参考文献
2008	Yeast1	c, m, e, pr, n, g, er, v, mm[9], pm[10], prm[11], erm[12], vm[13], gm[14], nm[15]	832	1857	1168	Herrgård et al.，2008
2009	iMM904	同 iND750	904	1412	～700	Mo et al.，2009
2010	iAZ900	同 iND750	900	～1580	～1400	Zomorrodi and Maranas，2010
2010	Yeast4	同 Yeast1	924	2030	1481	Dobson et al.，2010
2012	Yeast5	同 Yeast1	918	2110	1655	Heavner et al.，2012
2013	iTO977	c, m, pr, e	977	1566	1353	Österlund et al.，2013
2013	Yeast6	同 Yeast1	900	1888	1458	Heavner et al.，2013
2013	Yeast7	同 Yeast1	910	3493	2218	Aung et al.，2013
2019	Yeast8	同 Yeast1	1133	3949	2680	Lu et al.，2019
2024	Yeast9	同 Yeast1	1162	4130	2805	Zhang et al.，2024

①胞质；②线粒体；③胞外；④过氧化物酶体；⑤细胞核；⑥高尔基体；⑦内质网；⑧液泡；⑨线粒体膜；⑩细胞膜；⑪过氧化物酶体；⑫内质网膜；⑬液泡膜；⑭高尔基体膜；⑮细胞核膜。

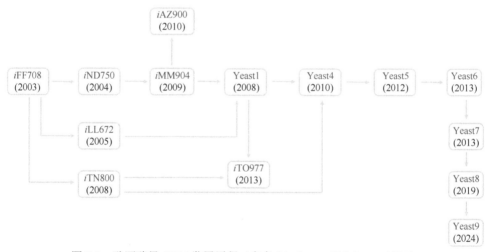

图 8-9　酿酒酵母 GEM 发展历程（参考 Sánchez and Nielsen，2015）

　　研究人员还构建了动植物细胞 GEM，用于其代谢特征研究和药物靶点预测。自 2007 年起，人们已开始利用多细胞水平的 GEM 阐释细胞间的相互关系（Stolyar et al.，2007；Dal'Molin et al.，2010；Lewis et al.，2010）。近年来，随着组学技术的发展，人们开始将组学分析与数学模型构建相结合，进行更加深入而全面的生物互作研究。Zimmermann 等（2017）测定了结核分枝杆菌（*Mycobacterium tuberculosis*）感染初期的人体巨噬细胞的代谢组与转录组，然后结合上述组学信息构建了巨噬细胞与结核分枝杆菌的代谢网络模型，并模拟了感染初期结核分枝杆菌从宿主摄取营养的过程；Magnúsdóttir 等（2017）参考美国国立卫生研究院组织的人类微生物组计划（Human Microbiome Project，HMP）中健康人群的肠道微生物宏基因组数据，通过半自动建模的方式构建了由 773 株人体肠道菌的 GEM 构建的资源库 AGORA，然后将该资源库中的微生物 GEM 随机配对，模拟它们在不同营养源、有氧或无氧状态下的代谢流分布，提高人们对肠道微生物菌群中微生物互作的认知。北京理工大学 Hu 等（2020）首次实现了油藏微生物的多菌 GEM 构建，对我国油藏中分离到的两株可协同降解石油烃的烷烃降解菌迪茨氏菌（*Dietzia* sp.）DQ12-45-1b 和不能利用烷烃的施氏假单胞菌（*Pseudomonas stutzeri*）SLG210A3-8 构建了双组分 GEM，通过代谢模拟计算，结合预测出的中间代谢物线下添加验证与转录组学分析，成功解析了两株菌协同降解烷烃的分子机理，并利用上述机理，理性强化了菌群协同降解石油烃的作用。未来，借助机器学习算法和自动建模工具，将有更多生物体 GEM 被构建成功，这将大大提高人们研究自然界中微生物群体生理特性、代谢机理等问题的效率。

8.2 生物信息学数据库

代谢途径是在细胞中发生的一系列连锁的酶促化学反应，是细胞工厂最重要的组成部分。现有代谢数据库提供了代谢网络中包括生化反应、催化反应的酶、途径和代谢化合物四个方面的基本信息（表 8-3）。近年来，可以通过互联网访问的生物知识库/数据库中存储代谢途径信息的数量正在迅速增长。日本京都大学开发的 KEGG 是最常用的代谢数据库，旨在从分子水平上了解生物系统的功能。美国斯坦福研究所开发的 MetaCyc 是一个高度精选的数据库，其中包含了实验验证过的各物种的代谢途径和大量来源于原始文献的途径。斯坦福大学的酵母基因组数据库 SGD 可提供来自酵母基因组的基因信息。国际广泛使用的酶反应数据库包括 BRENDA、PDB 和 UniProt 等。上述数据库均采用人工录入的方式进行数据更新，需耗费大量人力资源，因此，亟须开发人工智能的代谢数据库更新方法。

表 8-3 主要的代谢数据库和酶催化数据库

数据库名称	开发者	公布时间	单位	国家	网址	参考文献
BRENDA	Schomburg 等	1987	德国布伦瑞克工业大学	德国	www.brenda-enzymes.org/	Chang et al.，2021
KEGG	Minoru 等	1995	日本京都大学	日本	www.genome.jp/kegg/	Kanehisa et al.，2023
BioCyc MetaCyc	Caspi 等	1997	国际斯坦福研究所	美国	www.metacyc.org/	Caspi et al.，2020
ENZYME	Bridge 等	2000	瑞士生物信息研究院	瑞士	www.enzyme.expasy.org/	Bairoch et al.，2000
BiGG	Lewis 等	2010	加州大学圣地亚哥分校	美国	www.bigg.ucsd.edu/	King et al.，2016

8.2.1　酶数据库

BRENDA 是一个全面的酶信息数据库。这个数据库提供了一个用户友好的界面，允许研究人员和学者通过多种方式进行搜索，包括酶的名称、EC 编号或基因序列。每个酶的详细资料页包含了广泛的信息，如底物特异性、可能的抑制剂、pH 和温度依赖性、动力学参数等，这些都是研究酶作用机制不可或缺的数据。除了这些基础信息，BRENDA 还提供了对应每项数据的详细文献引用，使用户能够轻松追溯信息来源并进一步深入研究。对于需要进行更复杂或特定条件下的搜索，该数据库提供了高级搜索工具，用户可以根据自己的需求定制搜索条件，如结合特定的底物、反应类型或生物物种（图 8-10）。BRENDA 还支持数据的导出功能，便于用户将信息整合到自己的研究中。对于某些酶，数据库中还包含了三维结构模型和活性图表，这些直观的工具可帮助用户更好地理解酶的结构和功能。最后，为了保持信息的时效性和准确性，BRENDA 定期更新其数据库内容，包括添加新的研究成果和新鉴定的酶类，确保其作为研究和教育资源的价值。

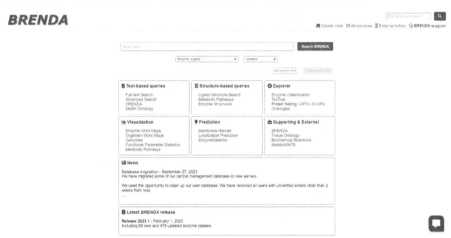

图 8-10　BRENDA 数据库界面

8.2.2　代谢数据库

KEGG（Kyoto Encyclopedia of Genes and Genomes）是一个综合性代谢数据库，用于理解生物系统的高级功能和效用，包括细胞、生物体和生态系统等层面。它特别针对由基因测序和其他高通量实验技术生成的大规模分子数据集。KEGG 数据库页面主要分为三个区域：左侧栏、中间的主要内容区域和右侧的快速链接栏。左侧栏提供了关于 KEGG 的基本信息和资源链接，如首页、发布说明、当前统计数据、数据库概览、搜索和视图等，还有对 KEGG 对象、软件、FTP 等的链接。

中间的主要内容区域提供了 KEGG 数据库的详细介绍，说明了它是一个用于理解分子层面和生物系统的高级功能的数据库，并提到了数据库的更新日期和新特性。对 KEGG 主要内容的直接链接包括 KEGG 新文章和 KEGG 工具、用于分类和分析的病毒蛋白等。右侧的快速链接栏包含了多个链接，分为几个部分，包括各种 KEGG 路径图、BRITE 层次结构和表、KO 功能分类和 KEGG 模块。此外，还有针对特定生物的 KEGG 基因组、KEGG 疾病、KEGG 药物等内容，以及分析工具和组织特异性入口点的链接。页面底部有关于 KEGG 的版权请求、反馈以及关于 Kanehisa 实验室的信息（图 8-11）。

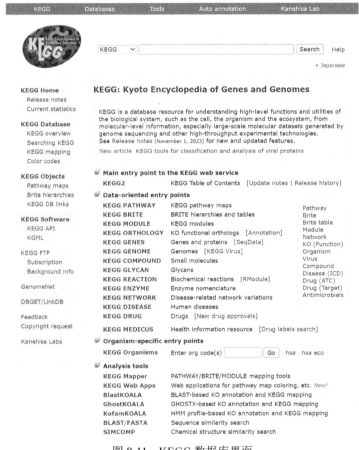

图 8-11　KEGG 数据库界面

　　总体来说，KEGG 数据库是一个多功能的生物信息资源，它集成了基因组、生物化学路径、疾病、药物和化学数据，支持生物学数据的综合分析和系统生物学研究。它提供了代谢网络图、基因-疾病关联信息、药物目标详情，以及跨物种的遗传信息比较工具，是生物学研究不可或缺的平台。

8.2.3　自然语言处理在数据库建设中的应用

8.2.3.1　自然语言处理在生物科学数据分析中的应用：加速发现的效率

据统计，网络上的学术文章数量超过 1 亿篇。从如此庞大的语料库中进行特定的科学查询并提取有意义的信息是一项艰巨的任务。自然语言处理（NLP）是人工智能和语言学的一个分支，它可以让计算机理解用人类语言编写的语句或单词，并执行有用的任务。NLP 可以应用于学术文章，如文本摘要、主题建模、机器翻译、词注、文本到文本和文本到图像的生成等。现在存在一些网络工具，如 Web of Science、Scopus、谷歌 Scholar、Microsoft Academic、Crossref 和 PubMed 等，都在使用 NLP 从学术文章中提取和分析信息。

8.2.3.2　利用自然语言处理提升生物数据库建设：效率与准确性的提升

自然语言模型在生物数据库建设中的应用已经成为一个重要的研究领域，尤其是在处理生物学文献和报告中的复杂数据方面，对于数据提取与整合、语句理解与数据标准化、自动化数据注释、知识发现与关联分析、增强搜索功能、数据质量监控与优化等具有显著的作用（Choudhary and Kelley，2023）。例如，自然语言处理技术已被用于生物多样性科学中，以处理和分析大量的生物学数据。这些应用包括从生物学文本中提取关键信息、识别和分类生物学实体（如基因、蛋白质、细胞类型），以及实现实体之间关系的自动化提取和映射。

研究者通过使用文档聚类方法，实现了对新基因的高通量功能注释（Renner and Aszódi，2000）。Raychaudhuri 等（2002）通过分析生物学文献，利用最大熵分析方法将基因与基因本体代码相关联。目前，NLP 在拓展知识图谱中发挥了重要作用（Hu et al.，2021），通过深度学习，研究者建立了分子结构的内部信息与生物医学文本的外部信息之间的联系，来处理分子结构和生物医学文本，以实现知识性和多功能性的机器阅读（Zeng et al.，2022）。这些研究展示了自然语言处理技术在理解和解析生物学领域文本数据方面的潜力，以及它在生物数据库构建中的应用价值。

8.3　代谢途径的设计算法与软件

8.3.1　基因组规模代谢网络的设计

现有的基于基因组规模代谢网络模型的线路设计方法分为两大类：一是基于 FBA 和混合整数两级线性规划器（mixed integer bi-level linear programming，MIBLP）或随机元启发策略的计算方法，如 OptKnock、ReacKnock、OptGene；二是基于 EMA 的计算方法，如最小切割集（minimal cut set，MCS）算法。基于代谢流模拟的算法是通过对方程组求解的方式获得能完成设定目标的最优解，而基于基元模型分析法的算法则不设定目标函数，而是利用混合整数线性规划器（mixed integer linear programming，MILP）分析得到代谢网络中包含的路径子集信息，从中选出能达到代谢改造目标的子集组合，后者比前者的计算量大很多，但通常获得的策略方案更丰富。下面将对两类线路设计方法进行详细介绍。

8.3.1.1 基于线性规划的途径设计算法

基于 FBA 和 MIBLP 或随机元启发策略的算法均可归为基于线性规划的途径设计算法，其中 OptKnock 为开发较早、应用最多的途径设计算法之一，该算法是在生长代谢流量尽量大的前提下，用 MIBLP 求出使目标产物的合成流量最大化的基因敲除策略，这也是第一个基于基因组尺度代谢网络模型进行敲除靶点预测的双层优化方法（Burgard et al.，2003）。如图 8-12 所示，该方法利用双层 MILP 进行优化计算，其中，M 表示 GEM 中总反应数目，K 表示允许淘汰的反应数目。该双层结构内部是一个简单的 FBA 过程，是生物量最大化时的约束线性规划问题，包括化学计量学、反应通量上下限、热力学、反应限制（基因敲除）等约束条件；而外层是使目标化合物的合成成为最大目标的优化问题。整体而言，该算法就是确定哪些反应通量的限制（反应敲除）可以同时满足内层优化条件及外层目标，以实现目标产物合成的最大化。为了节省计算时间及提高预测淘汰反应靶点的效率，OptKnock 方法中所设定的 K 值一般限制在 5 个以内，并且在计算之前需减小候选敲除靶点的范围，即在待选反应集中去掉以下 4 类反应：①对于生物量生长必需的反应；②非基因相关联反应、自发反应、扩散反应（因为这些反应在实际操作中无法通过基因敲除淘汰）；③特定子系统的反应，如细胞膜生物合成、膜脂质代谢、无机离子运输等；④对于偶联反应子集，只对其中一个反应进行分析。

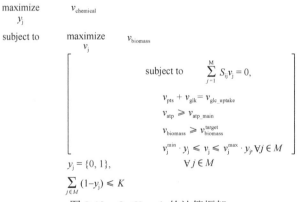

$$
\begin{aligned}
&\text{maximize}\ \ v_{\text{chemical}}\\
&\quad y_j\\
&\text{subject to}\quad \text{maximize}\ \ v_{\text{biomass}}\\
&\qquad\qquad\qquad v_j\\
&\qquad\left[\begin{array}{l}
\text{subject to}\quad \displaystyle\sum_{j=1}^{M} S_{ij}v_j = 0,\\[2mm]
\qquad v_{\text{pts}} + v_{\text{glk}} = v_{\text{glc\_uptake}}\\[1mm]
\qquad v_{\text{atp}} \geqslant v_{\text{atp\_main}}\\[1mm]
\qquad v_{\text{biomass}} \geqslant v_{\text{biomass}}^{\text{target}}\\[1mm]
\qquad v_j^{\min}\cdot y_j \leqslant v_j \leqslant v_j^{\max}\cdot y_j,\ \forall j\in M\\[1mm]
\qquad\qquad\qquad \forall j\in M
\end{array}\right]\\[2mm]
&\quad y_j = \{0,\,1\},\\
&\quad \displaystyle\sum_{j\in M}(1-y_j)\leqslant K
\end{aligned}
$$

图 8-12　OptKnock 的计算框架

j 代表反应；v_j 代表反应 j 的流量；$v_{\text{glc\_uptake}}$ 代表葡萄糖的吸收速率；$v_{\text{atp\_main}}$ 代表非生长相关的 ATP 维持量；$v_{\text{biomass}}^{\text{target}}$ 代表设定的生长最小生物量；v_{pts} 和 v_{glk} 分别表示磷酸转移系统和葡萄糖激酶；向量 v 包含内部反应以及转运反应的流量，$v_j^{\min}$ 和 $v_j^{\max}$ 分别表示每个反应流量的上下限开发至今，OptKnock 在越来越多研究中被证实是有效的。例如，Hua 等（2006）利用该算法预测了 *E.coli* 高产琥珀酸、乳酸、1,3-丙二醇的基因敲除策略，并通过实验验证其策略能够显著提高目标化合物的产量。Ng 等（2012）利用该算法对生产 2,3-丁二醇的酿酒酵母菌株进行了设计，预测出需要破坏乙醇脱氢酶（ADH）途径，然后通过构建不同的基因缺失菌株并进行分批培养，发现在微氧条件下敲除 *adh1*、*adh3* 和 *adh5* 基因的菌株中 2,3-丁二醇产量增加了 55 倍（图 8-13A）。Xu 等（2022）构建了含有甜茶苷合成途径的酵母 GEM，并应用 OptKnock 预测底盘细胞中可促进甜茶苷生产的 5 个基因敲除靶点 *gal7*、*abz2*、*alt1*、*alt2* 和 *aro8*（图 8-13B），然后通过分子实验发现敲除 *gal7* 的突变株中甜茶苷产量增加了约 20%；继续深入分析其代谢流量分布情况后，发现限制甜茶苷高效合成的一个关

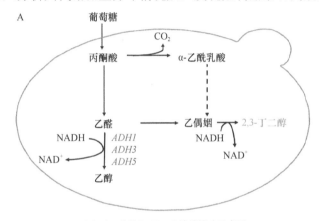

2,3-丁二醇的OptKnock计算策略示意图

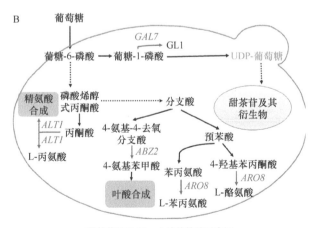

甜茶苷的OptKnock计算策略示意图

图 8-13 基于 OptKnock 的酵母代谢改造策略应用示例

键因素是 UDP-葡萄糖供给不足。此外，人们还以 OptKnock 为基础开发了多种衍生算法。例如，Xu 等（2013）利用 Karush-Kuhn-Tucker 方法将 OptKnock 简化为单级规划的途径设计算法 ReacKnock。

除 OptKnock 系列算法外，还有科学家开发了基于随机元启发策略的线性规划算法 OptGene，该算法可利用随机元启发多目标进化算法 SPEA2，求出同时满足生物质合成与目标化合物合成流量最大化的基因敲除策略（Patil et al.，2005）。如图 8-14A 所示，在 OptGene 模拟计算时，GEM 中基因的存在被转换为数值变量 0（无）或 1（有），使得每一个出发菌株和模拟突变菌株的 GEM 都对应一套由 0 和 1 组成的数据组（称之为 individual）。然后对每一个随机产生的 individual

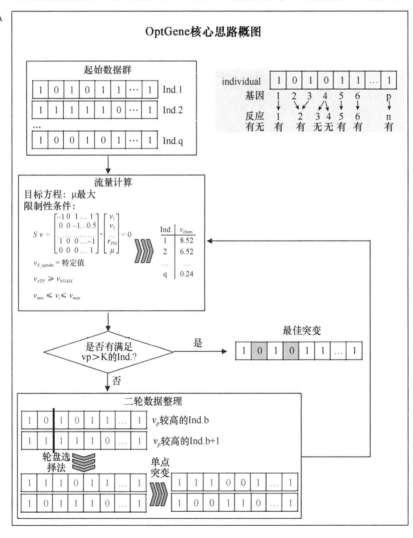

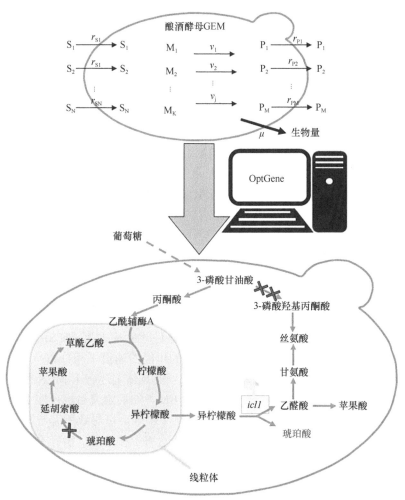

图 8-14　OptGene 及其应用示例图

对应的 GEM，用基于约束的 FBA 进行流量计算获得目标产物的生产强度（V_P），根据是否有满足 V_P 高于特定值的 individual，决定模拟计算是否进入二轮筛选。如果进入二轮筛选，需要对 V_P 较高的 individual 数据组进行随机杂交重组及单点突变，再开始对获得的新数据组进行计算。经过多次迭代计算后，即可筛选出同时满足生物质合成与目标化合物合成流量最大化的基因敲除策略。基于以上计算方法，瑞典查尔姆斯理工大学 Jens Nielsen 团队利用 OptGene 理性设计了酵母细胞积累琥珀酸的基因敲除策略，即敲除 *sdh3*、*ser3* 和 *ser33*，让乙醛酸成为细胞生长必需氨基酸甘氨酸与丝氨酸的合成前体物，而产生乙醛酸的反应为 "支柱反应", 该反应的另一产物即为琥珀酸, 通过上述敲除策略构建起的酵母突变株 8D 生长过程必然积累琥珀酸 (图 8-14B); 之后, 作者对 8D 进行了定向进化、关键功能基因 *icl1* 过表达, 最终形成了琥珀酸积累量可达 0.9 g/L 的 Evolved 8D 菌株 (Otero et al., 2013)。

8.3.1.2 基于凸分析的途径设计算法

在对 GEM 进行通量平衡与线路优化分析时, 可能存在许多通量被各种不等式约束而使传统的线性代数不能用, 不得不用凸分析去解空间特性。基于凸分析的代谢途径分析方法中较为常用的是 EMA (原理详见 8.1.1.3 节), 利用这种方法可以模拟出目标代谢物合成所需的最精悍的代谢途径 EM, 从而确定基因组中哪些基因需要过表达。2004 年, 由 EMA 衍生出了可用于基因敲除策略开发的 MCS 算法 (Klamt and Gilles, 2004)。与 EM 恰恰相反, MCS 描述的是代谢网络中最小的 "失效反应集", 这些反应的基因沉默或催化用酶的失活会导致某些代谢功能的失效。该算法的核心是基于 MILP 对代谢网络的拓扑结构进行凸分析, 以获得为实现特定目标功能需要敲除基因的最小集合, 因此, 可以将代谢功能设定为目标化合物代谢通量满足某个阈值范围, 然后用 MCS 算法对模型进行运算, 获取无法满足该设定范围的 MCS, 其中高于阈值范围的 MCS 即为能使目标代谢物高产的途径优化策略。

MCS 算法中获得的切割集需满足如下条件才能称之为 MCS: ①切割集破坏所有包含目标反应 R 非零流量 v_r 的 EM 中的可能的通量平衡分布; ②不存在比之更小的切割集; ③所有 MCS 都已被发现。下面具体阐述一下 MCS 算法的计算过程 (图 8-15): 首先, 计算给定 GEM 中的 EM, 然后定义目标反应 R, 选择 $v_i \neq 0$ 的 EM 进行存储, 初始化数组后搜索从网络中删除后可导致所有数组中 EM 消失的反应 X, 将其列入预切割集; 待反应 X 从网络中移除后, 所有不涉及该反应的 EM 将在新的 (更小的) 网络中建立完整的 EM 集, 运行切割反应搜索并更新至预切割集中; 上述操作循环迭代后, 即可获得 MCS。

当 MCS 算法运用到复杂代谢网络中时, 因需要先计算 EM 再计算 MCS, 往往会产生计算量过大导致的组合爆炸问题。针对这一问题, 德国马普复杂技术系统动力学研究所 Steffen Klamt 团队继续开发了一种有效枚举 GEM 中 MCS 的新算法 MCSEnumerator (von Kamp and Klamt, 2014)。该算法首先在对偶网络中将 MCS 映射到 EM, 同时改进算法, 使其可以通过计算对偶网络中最短的 EM 来识别 MCS, 以便有效地加快计算和筛选速度。下面对 MCSEnumerator 算法的计算过程及公式进行简单介绍。

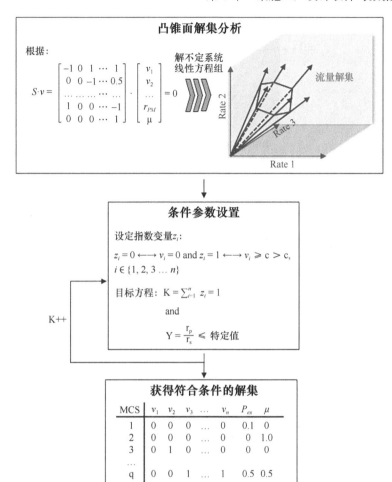

图 8-15　MCS 算法核心思路概图

计算的基本约束条件和目标函数如下：

$$N \cdot r = 0 \tag{8-12}$$

$$r_i \geqslant 0 (\forall i \in \mathrm{Irrev}) \tag{8-13}$$

$$\underset{r}{\mathrm{maxmize}} \quad c^T r \tag{8-14}$$

$$\alpha_i \leqslant r_i \leqslant \beta_i, i \in \{1 \cdots n\} \tag{8-15}$$

公式（8-12）表示代谢网络处于稳态，代谢物浓度不随时间发生变化，等同于 8.1.1.3 节中的 $S \cdot v = 0$；公式（8-13）定义了不可逆反应 i 的通量非负，公式（8-14）为目标函数的表示形式，意为某一反应的通量（r）最大化；公式（8-15）表示所有反应通量的上下限，在一定程度上体现了热力学和动力学等约束。以上方程为 MCSEnumerator 计算的基础。

算法中引入指标变量，将问题变成了 MILP 问题进行计算：

$$z_i = 0 \leftrightarrow r_i = 0 \text{ and } z_i = 1 \leftrightarrow r_i \geqslant c > 0, i \in \{1 \cdots n\} \tag{8-16}$$

$$z_s + z_t \leqslant 1 \tag{8-17}$$

$$\sum_{i=1}^{n} z_i \geqslant 1 \tag{8-18}$$

$$\text{minimize?} \sum_{i=1}^{n} z_i \tag{8-19}$$

变量 z 用来指示反应的活跃与否，公式（8-16）表示指示情况，当反应 i 的代谢流量 $r_i=0$ 时，$z_i=0$，而当 $r_i \neq 0$ 时，$z_i=1$；公式（8-17）表示可逆反应拆成的两个反应只有一个是活跃的；公式（8-18）表示结果中至少有一个反应是活跃的，公式（8-19）表示结果中所包含的反应个数最少。

以上 8 个公式为计算目标模型中 EM 所需要的方程，为避免重复等情况，加入公式（8-20），保证计算结果中的反应不会全部出现在之后的计算结果中：

$$\sum_{i=1}^{n} \left(\overline{z_i} \cdot z_i \right) \leqslant \sum_{i=1}^{n} \left(\overline{z_i} \right) - 1 \tag{8-20}$$

式中，$\overline{z_i}$ 为当前解的指标变量；z_i 为下一个解的指标变量。

然后，利用公式（8-21）～公式（8-23）将原始网络转换为对偶网络，通过对偶网络计算出的 EM 即为原始网络的 MCS。

$$Tr \leqslant b \tag{8-21}$$

$$Ir = 0 \tag{8-22}$$

$$\mathbf{N}_{\text{dual}} \mathbf{r}_{\text{dual}} = (\mathbf{N}^T \quad \mathbf{I} - \mathbf{I}_{\text{Irrev}}^T \quad \mathbf{T}^T) \begin{pmatrix} \mathbf{u} \\ \mathbf{v} \\ \mathbf{h} \\ \mathbf{w} \end{pmatrix} = 0$$

$$\mathbf{b}^T \mathbf{w} \leqslant -c \tag{8-23}$$

$$\mathbf{u} \in R^m, \mathbf{v} \in R^n, \mathbf{h} \in R^{|\text{Irrev}|}, \mathbf{w} \in R^t, \mathbf{h} \geqslant 0, \mathbf{w} \geqslant 0, c > 0$$

其中，公式（8-21）是对目标反应的通量进行约束；公式（8-22）与公式（8-23）不兼容，可以看成是包含 MCS 的最大切割集；公式（8-23）是对公式（8-12）、公式（8-13）、公式（8-21）、公式（8-22）的整合与转化，即为原始网络的对偶网络，再结合上述其他约束条件进行计算，就可以得到对某一反应通量约束后的原始网络的 MCS。

MCSEnumerator 算法有较好的途径设计效果。2019 年，葡萄牙米尼奥大学 Miguel Rocha 团队对比了 OptGene 与基于 EMA 的 MCSEnumerator 算法在指导酵母基因组规模代谢通量布局调整以提高琥珀酸产量这一案例上的效果，以 *S.*

cerevisiae *i*MM904 为操作对象，将两种方法各自设定了几种要求后展开运算，获取的最优代谢网络再进行 pFBA 运算，获得细胞比生长速率 μ、琥珀酸产率 v_P、葡萄糖到琥珀酸的转化率 $Y_{P/S}$、基因敲除体系大小。经过比较，作者发现 OptGene 的敲除策略得到更高的 μ 和 $Y_{P/S}$，但需要敲除的基因数量多，而 MCSEnumerator 获得的敲除策略可以得到更高的 v_P，且敲除基因数量最少，整体而言，MCSEnumerator 算法更适合用于工程菌产目标产物的线路优化，但需要确保细胞浓度较高以保证物质产量（Vieira et al.，2019）。2020 年，美国劳伦斯伯克利国家实验室 Aindrila Mukhopadhyay 团队利用 MCSEnumerator（又称为 cMCS 算法）对引入天然蓝色素合成基因的恶臭假单胞菌 KT2440 的 GEM *i*JN1462 进行基因敲除最小单元预测，并通过转录组与蛋白质组数据，结合湿实验，从预测出的 64 个单元中排查出一个含有 14 个基因的切割集，将其删除可以保证碳代谢流只能途经 2-酮-3-脱氧-6-磷酸葡糖酸（KDPG）裂解、异柠檬酸裂解两个“支柱反应”才能进入生长必需氨基酸合成途径，伴随而生的即为天然蓝色素的积累（图 8-16），作者用上述理性设计方案指导了后续分子操作，通过 Multi-CRISPRi 抑制了目标割集中所有基因的转录，获得的工程菌在 2L 发酵系统中产天然蓝色素的生产强度、$Y_{P/S}$、产量均比未改造前有显著提升，具有量化生产的潜力（Banerjee et al.，2020）。

8.3.2 全细胞网络模型的设计算法与软件

8.3.2.1 全细胞网络模型简介

目前，虽然常规的模式菌株已普遍具有高质量的 GEM，但这些 GEM 大多只涵盖了菌株 20%～30% 的遗传信息。较常规 GEM 相比，全细胞网络模型可用于整合细胞内大部分基因和分子的功能，在基因组规模和多尺度水平对细胞代谢活动进行定量表征，并能预测不同时空条件下细胞表型变化（图 8-17），因此，全细胞模型是多组学数据系统整合分析的利器，其强大的预测能力有望推动合成生物学研究从人工试错走向精准设计，进而缩短生物制品从实验室小试到工业化生产的漫长研发阶段，并减少投入。目前，全细胞网络模型已在异源数据整合分析、生物学假说提出、基因型和表型关联分析、细胞工厂理性设计等多个重要领域展现出巨大应用潜力（Das and Mitra，2021；Elsemman et al.，2022；Thornburg et al.，2022）。为推动全细胞模型的加速发展和应用，以美国斯坦福大学 Markus W. Covert 团队为代表的研究组正发起组建全细胞网络模型的国际研究联盟，拟对常见的原核和真核生物如 *E. coli* 和人类细胞开展高质量的全细胞网络模型构建，并着力促进全细胞模型在生物大数据分析、先进制造、医药开发和疾病治疗等关键领域的应用（Carrera and Covert，2015；Sun et al.，2021）。

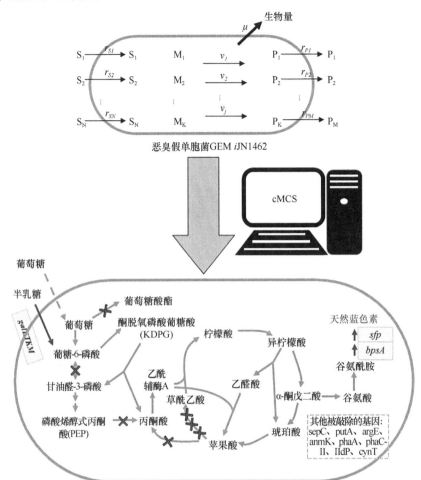

图 8-16　MCS 算法应用于恶臭假单胞菌 KT2440 高产天然蓝色素的基因敲除策略设计

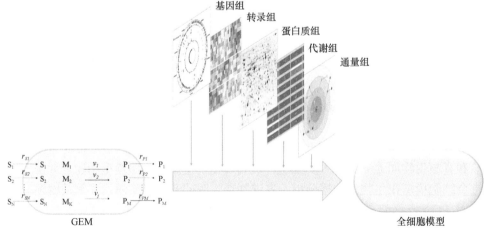

图 8-17　全细胞网络模型概念图

8.3.2.2　模拟全局转录调控代谢网络的设计算法与软件

因细胞中各基因的表达并非长期开启，仅通过代谢途径层面的化学计量矩阵分析与计算无法反映真实的细胞生理代谢。已有大量研究通过经典的分子生物学或高通量测序技术手段，发现功能基因的表达"开启"或"关闭"受到营养源、温度、pH、基因与蛋白质、蛋白质与蛋白质等的相互作用影响，是细胞适应内外部环境变化的表现，存在复杂的转录调控逻辑关系（Zhu and Thompson，2019）。由于大部分已阐明的转录调控关系都较为局限，存在零散、不全面的问题，无法直接应用于全细胞网络模型，因此，亟待开发可用于梳理大数据、构建调控层面网络模型的数理算法。对此，纽约大学基因组与系统生物学中心 Bonneau 等（2007）以嗜盐古菌 *Halobacterium salinarum* NRC-1 为操作对象，建立了第一个针对转录调控的全局模拟算法——环境-基因调控网络算法（environment and gene regulatory influence network，EGRIN），其计算过程如下：

（1）进行 *Halobacterium salinarum* NRC-1 基因组测序与功能注释；

（2）改变培养条件和（或）进行转录因子基因敲除，测定不同培养状态下各菌株的转录组；

（3）利用 cMonkey 算法对多组学信息进行降维整合；

（4）利用机器学习算法 Inferelator 读取降维后的数据，构建环境因子、转录因子与功能基因的关联关系；

（5）利用 Gaggle 平台进行调控关系数据集成，形成转录调控网络初模型，为实验验证提供参考；

（6）如模拟与实际结果不匹配，重复步骤（2）～（5），对模型进行迭代修正。

通过利用 EGRIN 分析改变了 72 个转录因子基因和 9 个环境因子的 *H. salinarum* NRC-1 基因组和转录组数据，该菌株基因组中约 80%基因的转录调控关系被阐明和证实，有效缩短了分析全局转录调控网络的时间周期。

近年来，已有部分研究者建立了转录调控网络与 GEM 整合分析的方法（Chung et al.，2021），如威斯康星大学麦迪逊分校 Jennifer L. Reed 团队开发的 OptORF（Kim and Reed，2010）、首尔大学 Byung-Gee Kim 团队开发的 tSOT（Kim et al.，2016）与 BeReTa（Kim et al.，2017a）、伊朗塔比阿特莫达勒斯大学 Ehsan Motamedian 团队开发的 TRFBA（Motamedian et al.，2017）、上海交通大学王卓团队开发的 OptRAM（Shen et al.，2019）。这类方法数量较少，但各有优势。

下面以 2017 年开发的 BeReTa 为例，介绍其计算过程与实际应用。BeReTa（beneficial regulator targeting），是一种以转录调节因子为操纵目标的优先级化算法，它利用未集成的网络模型，可预测已知的和新的转录调控因子操纵靶点，并通过评估转录调节因子与调控对象的相互作用调节强度，为转录调节因子分配有益分值，用于途径设计。如图 8-18A 所示，可利用 EGRIN 建立目标生物体的转录调控网络（transcriptional regulation network，TRN），并获得调控强度（regulation strength，RS）矩阵，然后对目标生物体的 GEM 计算全局代谢流向量，根据调控强度矩阵 RS 与流量斜率向量 q_{slope} 计算有益分值，基于分值即可确定调控因子对目标化合物产量变化的影响程度，指导人们完成转录调控层面分子操作靶点的发现。其中，RS 是反映 TRN 中 w 个转录调控因子和 GEM 中 n 个反应的调控强度系数的 $w \times n$ 矩阵。为了构建 RS，需要 TRN 和 GEM 的结构，以及全基因表达水平数据。首先，将 TRN 中每个转录因子与功能基因相互作用的调控强度 RS_{ij} 定义如下：

$$RS_{ij} = \beta_{ij} \cdot |r_{ij}| \qquad (8\text{-}24)$$

式中，RS_{ij} 表示转录调控因子 i 和功能基因 j 之间的相互作用；r_{ij} 为 i 与 j 的 Pearson 相关性系数；β_{ij} 为激活和抑制相互作用的调控标志，分别设置为 +1 和 -1。

然后，如图 8-18B 所示，利用 GEM 中的 GPR 信息，基于转录因子与功能基因配对的矩阵（RS_{ij}）得到转录因子——与代谢反应配对的调控强度矩阵（RS_{ik}）（其中 i 代表转录因子 i、k 代表代谢反应 k），即 RS。值得注意的是，该算法中自动忽略了转录调控因子间的相互作用和层次结构，而这种影响可通过基因表达强度部分地反映在调控强度矩阵 RS 中。

通量斜率向量 q_{slope} 指的是 GEM 中各化学反应对目标方程的有益影响程度，其计算依赖于 FVSEOF 算法（Park et al.，2012），具体过程如下：

$$\max_v \mu \qquad (8\text{-}25)$$
$$\text{subject to} \qquad N \cdot v = 0 \qquad (8\text{-}26)$$
$$a \leqslant v_i \leqslant b \qquad (8\text{-}27)$$
$$v_{product} = \left(1 - \frac{l}{L}\right) \cdot v_{product}^{min} + \frac{l}{L} \cdot v_{product}^{max} \qquad (8\text{-}28)$$

式中，N 为 GEM 导出的化学计量矩阵；v 为反应流量向量；v_i 为化学反应 i 的流量；a、b 分别为流量下限与上限。与 FBA 的运算相似，FVSEOF 也是以比生长速率 μ 最大化为目标函数，但约束条件除了公式（8-26）和公式（8-27）外，还增加了一个关于产物比合成速率 $v_{product}$ 的约束，即公式（8-28）。计算时，$v_{product}$ 在最小值（l=0）与最大值（l=L）之间浮动变化，因此有 L+1 个线性规划问题需要迭代解决。通过具有不同程度乘积通量的 L+1 个 v 中代谢反应 k 的绝对反应流量 v_{Rk} 与产物比合成速率 $v_{product}$ 之间的线性回归，得到反应 k 与产物合成反应之间的流量斜率 $q_{slope,k}$（图 8-18C）。因此，若反应 k 的 $q_{slope,k}$ 较大，则表示该反应对产物合成较有利；反之，则代表该反应对产物合成速率影响较小。最后，将 GEM 中所有代谢反应与产物合成反应的流量斜率构成流量斜率向量 q_{slope}，其中 $q_{slope,k}$ 为负值的替换为零。

转录调控因子 i 对目标产物的有益分值 S_i 的定义如下：

$$S_i = \sum_k RS_{ik} \cdot q_{slope,k} = [RS \cdot q_{slope}]_i \qquad (8\text{-}29)$$

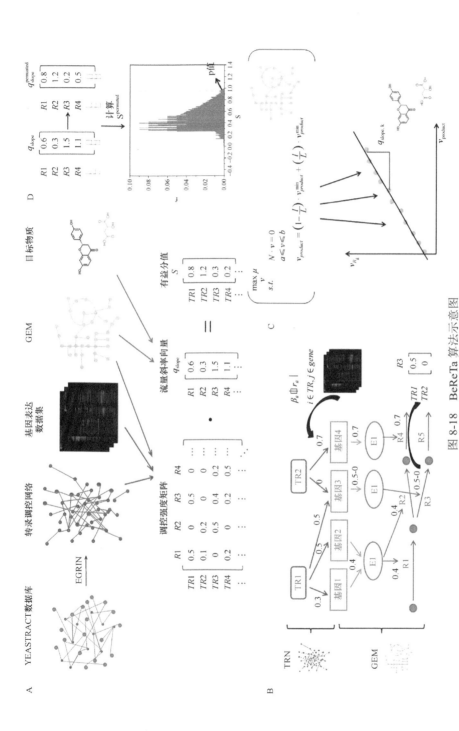

图 8-18　BeReTa 算法示意图

A. 算法中各转录调控因子有益分值的计算原理；B. 算法中反应调控强度系数矩阵 RS 的计算过程；C. 代谢反应 k 与产物合成反应之间的流量斜率 $q_{slope,k}$ 的获得过程；D. 转录调控因子有益分值的计算与筛选利用公式（8-29），即可获悉转录因子 i 通过影响化学反应 k，最终正调控或负调控目标产物的合成。受益评分的符号只依赖于调节强度的符号，而转录激活因子（抑制因子）都是正的（负的）。因此，转录激活因子（抑制因子）应该有正的（负的）受益评分。对于一个同时具有激活和抑制相互作用的双重调节因子，如果它的激活（抑制）作用大于抑制（激活）作用，则有益分值为正（负）。因此，有益分值的绝对值最大的转录调控因子是可通过过表达或敲除/下调实现目标化合物高产的潜在基因靶点（图 8-18D）。

该方法是首个专门用于预测转录调控因子操纵目标的应变设计算法，可通过对转录因子进行分子操作完成目标化合物的高产。例如，Kim 等（2017a）对天蓝色链霉菌（*Streptomyces coelicolor*）的 GEM *i*MK1208 进行了 BeReTa 计算，以强化菌株中三种天然抗生素（放线菌素、十一烷基灵菌红素、钙依赖型抗生素）合成代谢为目标，利用该算法预测了包括 SCO3756 等在内的 9 个转录因子基因为过表达靶点、SCO3907 和 SCO0132 两个转录因子基因为敲除靶点，部分预测结果与文献报道一致，另有少量调控因子为首次报道，展现出了该算法的应用潜力。随后，Koduru 等（2018）优化了 BeReTa 算法，加入了级联调控的约束，形成了 h-BeReTa 算法，对 *E. coli* 的 GEM *i*JO1366 和 *i*AF1260 进行模拟计算，找到了多个可调节细胞内源代谢产物（乙酸、酪氨酸、脂肪酸）和异源途径产生的代谢产物（番茄红素、甲萘醌）的转录激活与抑制因子，预测结果与分子生物学研究文献较为一致。上述结果再次表明模拟全局转录调控代谢网络及其算法较为有效地拓展了 GEM 的输出策略范围，对于细胞代谢改造具有重要应用价值。

8.4 生物元件的设计方法与软件

生物元件（biological part）是具有特定功能的蛋白质或者核苷酸序列，是遗传系统中最简单、最基本的生物积块（biobrick），包括基因编码序列、启动子、核糖体结合位点（RBS）、终止子、转录调控蛋白因子、调控小 RNA 分子等。其中，蛋白质的设计尚处在快速发展阶段，目前已能够实现在一定程度上对蛋白质"序列—结构—功能"三者关系的设计与预测。无论是蛋白质序列还是核酸序列，依靠经典的分子物理模型计算都难以实现其功能或结构的准确预测，运用人工智能对生物序列大数据进行学习则可以避免巨大的运算量，并且提高预测精度和速度。

8.4.1 蛋白质设计方法与软件

8.4.1.1 Rosetta

用于大分子建模、对接和设计的 Rosetta 软件在全世界的实验室中得到了广泛的应用。在 20 年的发展中，Rosetta 已经不断地重构和扩展。它的优点是其运算性能和广泛的建模能力之间的互操作性。Rosetta 可以在 https://www.rosettacommons.org 上找到。Rosetta 提供了跨越许多生物信息学和结构-生物信息学任务的功能。Rosetta 的发展始于 20 世纪 90 年代中期，它最初的目标是蛋白质结构预测和蛋白质折叠。随着时间的推移，应用程序的数量不断增加，可解决不同的建模任务，从蛋白质-蛋白质或蛋白质-小分子对接到合并核磁共振（NMR）数据、蛋白质设计、多肽和核酸的相互作用（Das and Baker，2008；Leman et al., 2020）。Rosetta 提供一个灵活的功能库来完成各种生物分子建模任务。这些库定义的基本任务和操作均作为算法被组合在一起，称之为 "Protocols"，每种 Protocols 都使用 Rosetta 的灵活分子建模库来完成特定的建模任务。这些协议可以用作独立单元，也可以将它们链接在一起以完成更复杂的任务，方法是连续使用不同的应用程序，或者在通用框架内组合 Protocols（图 8-19）。

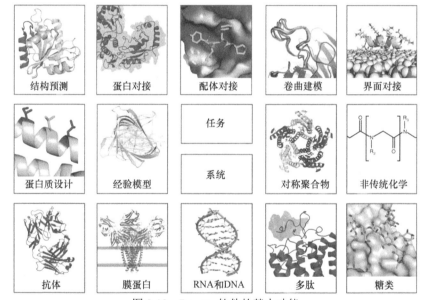

图 8-19　Rosetta 软件的基本功能

在 Rosetta 中，Pose 指的是生物分子（蛋白质、DNA、RNA、小分子、多糖）的特定构象。对于每个 Protocol，Rosetta 必须做两件事：探索和采样构象空间；评估构象的能量。为此，Rosetta 实现了知识导向的蒙特卡罗抽样算法和基于知识的能量函数。典型的 Rosetta 流程包括：选择构象中需要改变的关键残基，根据任务目标设置进行残基侧链优化或突变，随后通过能量函数（E）对新构象进行评估（图 8-20）。

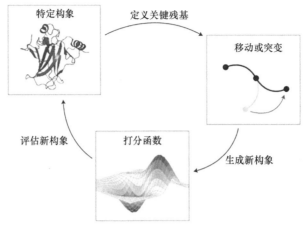

图 8-20　Rosetta 的工作流程

Rosetta 成功的核心是能量函数，用于近似估计与每个生物分子构象相关的能量，其是一个根据小分子和 X 射线晶体结构数据参数化的模型。根据构象间的能量差，使用 Metropolis 判据来判断采样（sampling）时是否接受构象改变：

如果 $E_{new} < E_{orig}$，接受新构象；

如果 $E_{new} \geq E_{orig}$，根据概率 $P_{accept} = e^{-\left(\left(E_{new}-E_{orig}\right)/T\right)}$ 判断是否接受构象。

最终生成多条独立的采样轨迹。许多实验操作手册都涉及采样不足的问题，尤其是在设计灵活性的情况下，采样对于结构预测、蛋白质设计和不受约束的蛋白质对接都是一个问题。

最初版本的 Rosetta 只是使用统计式描述单个残基环境，以及来自蛋白质数据库（PDB）的频繁残基对的相互作用。后来，经过持续不断地改善，Rosetta 能量函数发展成全原子能量函数，通过传统分子动力学能量项和统计能量势相结合的方式，描述了多种相互作用。目前，Rosetta 的能量函数是一系列得分项的加权线性组合，分别描述了范德华相互作用 E_{vdW}、氢键 E_{hbond}、静电相互作用 E_{elec}、二硫键 E_{disulf}、残基溶剂化能 E_{solv}、骨架扭转能 $E_{BBtorsion}$、侧链旋转能 $E_{rotamer}$、未折叠态参考能量 E_{ref}，其中部分能量项由多个分项组成（图 8-21）。Rosetta 中最新的能量函数为 REF2015，可计算气液自由能差等热力学性质，并在结构预测测试中取得了良好的效果。但 REF2015 仍然存在一些缺点：没有直接估计熵；大部分分数项来自高分辨晶体结构，代表了能量上的单一状态，不能很好地表达灵活性；基于统计学知识的能量项可解释性和可转移性较差；一些特定应用的能量函数（RNA、膜蛋白、碳水化合物、非经典氨基酸）仍在开发中（Leman et al.，2020）。

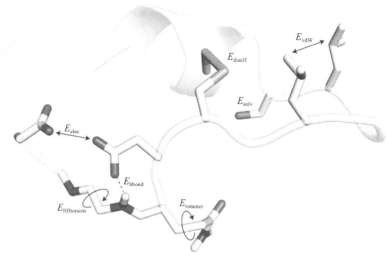

图 8-21　Rosetta 的能量函数项

Rosetta 最初是作为蛋白质结构预测工具而开发的，通过蒙特卡罗过程组装来预测结构的片段，对模型进行评估。2013 年开发的同源建模工具 RosettaCM 利用多个模板中最同源的部分进行融合，实现同源性建模，同时对丢失的残基进行从头建模（Song et al.，2013）。2021 年，受到 AlphaFold 的启发，trRosetta 工具通过将基于深度学习的预测扩展到除距离外的残基间方向，以及开发基于 Rosetta 的能量最小化方法，以用 Rosetta 能量函数的分量补充预测约束，得到了更准确的模型（Du et al.，2021）。2021 年，RosettaFold 设计了一个"三轨"神经网络，同时考虑蛋白质序列中的模式、蛋白质的氨基酸如何相互作用以及蛋白质可能的三维结构。在这种结构中，一维、二维和三维信息来回流动，使网络能够共同推理蛋白质的化学部分与其折叠结构之间的关系（Wang et al.，2022）。

蛋白质以高度特异和受调控的方式相互结合。通常，从非结合状态到结合状态的构象变化构成了蛋白质在其相互作用中的特异性和功能的基础。但蛋白质聚合引起的蛋白质构象变化极大地增加了采样的自由度，使得蛋白质对接极为困难。RosettaDock 是计算蛋白质-蛋白质对接性能最好的方法之一，结合粗粒度构象选择和全原子诱导匹配，RosettaDock 3.2 在大多数刚性复合物（58%）上实现了成功的对接预测（Chaudhury et al.，2011）。在 RosettaDock4.0 中，结合自适应构象选择（adaptive conformer selection），根据系综的大小和多样性来调节每个配体构象选择的频率，并使用一种快速准确的评分方法（motif dock score），通过六维转换来评估残基对，明显改善了柔性对接的精确度（Marze，2018）。对于对称同源多聚体，Rosetta SymDock 使用与 RosettaDock 相同的六维评分方案，通过全原子诱导匹配缓解紧密结合复合体之间的冲突，对称性信息可以从同源复合物中提取，也可以从对称性框架的全局对接搜索中提取(André et al.，2007；Roy Burman et al.，2019)。

RosettaLigand 用于预测蛋白质和小分子如何相互作用(Lemmon and Meiler，2012)。RosettaLigand 使用蒙特卡罗方法对配体位置和取向及侧链构象进行采样。配基构象和蛋白质骨架的系综被用来采样构象灵活性。用评分函数对RosettaLigand 构象采样产生的模型进行了评估。结果表明，70%得分最高的RosettaLigand 预测结果与晶体结构的 RMSD 在 2Å 以内。RosettaLigandEnsemble通过利用配体的相似性，同时对接同源系列的配体，改善了配体对接过程中的取样，允许对所有考虑的配体进行防治，同时优化每个配体的结合界面(Fu and Meiler，2018)。

蛋白质设计与蛋白质结构预测所需的核心功能相同。蛋白质结构预测寻求识别序列空间中的低能结构，而蛋白质设计寻求识别序列空间中的氨基酸同一性。蛋白质设计既可用于研究序列如何赋予结构(即预测给定折叠的氨基酸序列)，也可用于研究结构如何赋予功能(即预测给定功能的氨基酸序列)。由于这些挑战的广度,协议要么是特定的,要么是使用 Rosetta 脚本接口之一定制生成的。SEWING通过重新组合随机选择的螺旋结构块的部分蛋白质结构来创造新的设计(Guffy et al.，2018)。类似的算法也被用于抗体设计和酶设计。一个更普遍的方法是RosettaRemodel，通过从已知的蛋白质结构片段中重建部分或全部结构来进行蛋白质设计(Huang et al.，2011)。RosettaRemodel 使用一个蓝图文件，用户在其中定义了所需折叠的二级和超二级结构。Remodel 与各种 Rosetta 协议交互，允许从头建模、固定骨架设计序列、细化、Loop 插入/删除和重塑、二硫键设计、结构域组装、Motif 嫁接。

Rosetta 同样在预测抗体结构、提高抗体亲和力和广度、设计抗体结合新靶点方面取得了成功。由于抗体的治疗意义,Rosetta 针对免疫球蛋白 G 和 T 细胞受体、主要组织相容性复合体(MHC)的显示抗原以及其他可溶性抗原和免疫原，开发了几种抗体特异性和免疫特异性的结构预测、对接、设计方案。RosettaAbbody是一种用于抗体建模的协议，通过鉴定同源模板，将它们组装成单一结构，然后对互补决定区(CDR)H3 环从头建模，同时精炼重链和轻链的可变域的取向。RosettaAbbodyDesign 以 RosettaAbbody 为基础，允许设计不同簇和长度的特定CDR，使用基于簇的 CDR 图谱或保守突变进行序列设计，或对整个抗体进行从头设计(Sircar et al.，2009)。

8.4.1.2 SCUBA 和 ABACUS

近年来，中国科学技术大学刘海燕课题组以大量已知蛋白质序列结构数据为基础，针对蛋白质设计开发了给定主链结构设计氨基酸序列的统计能量函数

ABACUS，以及利用神经网络能量函数从头设计主链结构的 SCUBA 两种工具。

ABACUS（a backbone based amino acid usage survey）统计能量模型用有效自由能的形式概括氨基酸残基的局部构象和空间相互作用，有了准确的能量模型，就可以通过优化序列能量进行蛋白质设计。ABACUS 是从天然蛋白质序列和结构数据中抽提、总结得出的普适性模型，是为了解决针对给定主链结构设计氨基酸序列的问题而设计。实验表明，对多个不同折叠类型的目标主链结构，用 ABACUS 设计的氨基酸序列能稳定地折叠成预期结构（Xiong et al.，2014；2020）。

ABACUS-R 是最新开发的基于深度学习的方法，用其进行序列设计的方法由两部分组成。第一部分为预训练的编码器-解码器网络，该网络通过 Transformer 把中心氨基酸残基的化学和空间结构环境映射为隐空间表示向量，再用多层感知机网络将该向量解码为包括中心残基氨基酸类型在内的多种真实特征。该方法的第二部分，用非冗余天然蛋白序列结构数据训练后，ABACUS-R 编码器-解码器被用于给定主链结构的全部或部分氨基酸序列从头设计，具体为：从任意初始序列出发，对各个类型待定残基分别应用 ABACUS-R 编码器-解码器，得到环境依赖的最适宜残基类型，并反复迭代至不同位点的残基类型最大程度自洽。相较于 ABACUS 模型，ABACUS-R 序列设计具有更高的成功率和结构精度，进一步增强了数据驱动蛋白质从头设计方法的实用性。ABACUS-R 还提供了一种对蛋白质局部结构信息的预训练表示方式，可用于序列设计以外的其他任务（Liu et al.，2022）。

SCUBA（side chain-unspecialized backbone arrangement）统计能量模型针对蛋白质主链结构设计问题，可以在序列待定的情况下，用分子模拟对主链构象进行完全柔性的采样和优化。SCUBA 采用了一种新的统计学习策略，基于核密度估计（或近邻计数，NC）和神经网络拟合（NN）方法，从原始结构数据中得到神经网络形式的解析能量函数，能够高保真地反映实际蛋白质结构中不同结构变量间的高维相关关系，在不确定序列的前提下，连续、广泛地搜索主链结构空间，自动产生"高可设计性"主链。理论计算和实验证明，用 SCUBA 设计主链结构，突破了只能用天然片段来拼接产生新主链结构的限制，显著扩展了从头设计蛋白的结构多样性，进而设计出不同于已知天然蛋白的新颖结构（Huang et al.，2022）。

用"SCUBA+ABACUS"进行蛋白质从头设计的基本流程包括：首先根据需求提出设计目标（如要求蛋白质结构的整体或局部满足特定条件），根据设计目标搭建近似的初始主链结构（可基于简单的几何规则计算搭建或在计算机图像系统帮助下人工搭建，也可以随机产生）；从初始结构出发，用 SCUBA 方法对主链结构进行连续自动优化，获得真正能通过选择氨基酸序列来实现的主链结构（即"可设计性"高的主链结构）进行自动优化；基于优化后的主链，用 ABACUS 选择合适的氨基酸序列，并根据该序列对主链结构进行进一步修正；对经过多轮结构优化-序列选择迭代后的最终序列进行评估筛选后，用实验方法获得并表征人工蛋白。天然蛋白的主链结构在该能量模型下是稳定的，对人工搭建的初始主链结构进行模拟退火优化后的结果能够真实再现天然蛋白质中的主链结构。

"SCUBA+ABACUS"模型构成了能够从头设计具有全新结构和序列的人工蛋白完整工具链，是除 RosettaDesign 之外目前唯一经充分实验验证的蛋白质从头设计方法，并与之互为补充。

8.4.1.3 AlphaFold

蛋白质对生命至关重要，了解它们的结构有助于理解其功能机制。近年来，随着实验技术的进步，通过新一代测序技术、蛋白质晶体学及冷冻电镜等结构生物学方法，积累了大量的蛋白质序列和结构信息，但这只代表了数十亿个已知蛋白质序列中的一小部分。

2018 年，Google DeepMind 团队开发出的 AlphaFold 在 CASP13 上首次亮相，预测出了 43 种蛋白质中 25 种的最精确结构。AlphaFold 主要是通过预测蛋白质中每对氨基酸之间的距离分布，以及连接它们的化学键之间的角度，然后将所有氨基酸对的测量结果汇总成 2D 的距离直方图，再让卷积神经网络对这些图片进行学习，从而构建出蛋白质的 3D 结构。2020 年，AlphaFold2 在 CASP14 大赛再次夺魁，震惊了世界，对竞赛的目标蛋白的预测精度 GDT_TS 分数超过了 90%，意味着对其中很多蛋白质所预测的结构与实验结果非常接近，RMSD 在 1~2Å 以内。2021 年，AlphaFold2 团队将算法公开在 *Nature* 杂志上（Jumper et al.，2021），并将代码在 Github 上开源。

AlphaFold2 主要包括两个部分：进化网络（EvoFormer）和结构模块（structure module）。EvoFormer 使用的是多序列比对（multiple sequence alignment，MSA）和 Pariwise Distance 的方法，从多序列比对中学习丰富的结构信息。在这里，它可以将蛋白质的相关信息构建出一个图表，以此表示不同氨基酸之间的距离。研究人员用 Attention 机制构建出一个特殊的"三重自注意力（triangular self-attention）"机制，来处理计算氨基酸之间的关系图。

结构模块的主要功能是根据 EvoFormer 得到的信息构建蛋白质的三维结构。在这里，同样使用了 Attention 神经网络。它可以单独计算蛋白质的各个部分，称为"不变点注意力（invariant point attention）"机制。它以某个原子为原点，构建出一个三维参考场，根据预测信息进行旋转和平移，得到一个结构框架。然后，Attention 机制会对所有原子都进行预测，最终汇总得出一个高度准确的蛋白质结构。

2022 年 7 月 28 日，AlphaFold 蛋白质结构数据库中已经囊括了 2.14 亿多个蛋白质的预测结构，几乎涵盖了地球上所有已进行过基因组测序的生物体。其中大约 35% 的结构具有高精度，并且已达到了实验手段获取的结构精度（Varadi et al.，2021）。

8.4.2　转录和翻译元件的设计方法与软件

微生物细胞工厂的设计不仅包括生物合成途径的设计，途径中所需的编码基因在底盘宿主中表达时也需要一系列必要的转录和翻译调节元件。这些核酸元件将在一定程度上决定途径中酶的表达活性，并进一步影响菌株的生长和目标化合物的产量。因此，需要对调节元件进行设计和优化，以精确控制酶活性且提供途径与底盘宿主的适配性，而人工智能的出现加速了元件从头设计的研究，并使人工定制遗传元件成为可能。由于真核生物转录和翻译调控十分复杂，对调控元件的研究目前集中在原核生物，尤其是大肠杆菌表达体系。

8.4.2.1　转录元件

启动子是在转录水平调控基因表达的关键元件，可驱动对基因表达的调控。先前寻找新启动子的研究主要集中在通过诱变或调控元件组合对已知启动子进行改造并形成启动子文库，结合人工智能手段对启动子的强度进行预测，以实现为细胞工厂提供不同转录强度的启动子元件（图 8-22）。

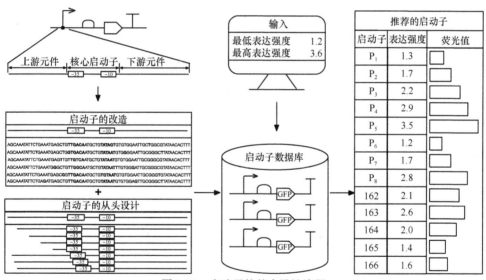

图 8-22　启动子的基本设计流程

在大肠杆菌的启动子设计研究中，SelProm 将拥有 120 个质粒的 BglBrick 文库中的诱导型启动子替换为组成型启动子，构建了 10 种不同表达强度水平的组成型表达质粒，覆盖的表达强度水平中，最弱水平为未诱导的 P_{lacUV5} 强度的 21%，最强水平比诱导的 P_{trc} 高 4.3 倍，以良好的分辨率提供了广泛的表达水平（Jervis et al.，2019）。基于该数据，SelProm 利用偏最小二乘回归（partial least squares regression）算法建立了预测选择模型，可对不同的质粒成分参数（启动子、抗性基因）下诱导型和组成型质粒的表达强度水平进行预测，并推荐目标表达强度水平相应的诱导型和组成型启动子，实验结果验证了启动子推荐工具的有效性。此外，Zhao 等（2022）基于易错 PCR 技术对 pTrc99a 质粒上的 P_{trc} 启动子进行诱变，产生了由 3665 个突变体组成的大肠杆菌人工启动子文库，所跨越的表达强度水平超过两个数量级，最强的启动子强度是 1 mmol/L IPTG 诱导 PT7 启动子的 1.52 倍。使用该合成启动子库作为输入数据集，构建并优化了基于 XGBOOST 机器学习算法的启动子强度预测模型，可对所设计的人工启动子的转录强度水平进行预测，且经比较发现，理性设计的 100 个人工启动子的预测强度和实际强度十分接近（R^2 = 0.88），从而验证了 XgBoost 模型在启动子表达强度预测上的可靠性。

随着启动子突变体文库的增多，越来越多的启动子序列及其表达强度数据被公开报道，同时结合合成生物学及生物信息学领域的快速发展，启动子的从头设计成为可能。Wang 等（2020）基于生成对抗网络（generative adversarial network，GAN）从大肠杆菌天然启动子中学习关键特征（k-mer 频率、-10 和-35 基序及其间距限制），以捕获不同位置的核苷酸之间的相互作用，从而建立了大肠杆菌启动子的从头设计方法。人工启动子可基于大肠杆菌中的启动子活性和预测模型进行优化，两轮优化后，高达 70.8%的人工启动子被实验验证了其调控转录水平的功能，且多数人工启动子与大肠杆菌基因组在序列上具有正交性。此外，其中一些人工启动子显示出与大多数天然启动子及其最强突变体相当甚至更高的活性，表明深度学习的方法可以为细胞工厂的设计提供更广泛的遗传元件来源。

真核生物的启动子设计研究报道较少，且集中于酿酒酵母表达体系，主要通过从酿酒酵母内源启动子中获取保守的模体（motif），并对模体之间的间隔序列进行设计，得到大型人工启动子文库，然后结合人工智能算法建立启动子的预测模型。例如，Kotopka 和 Smolke（2020）以酵母内源 *TDH3* 启动子为研究对象，获取了 *TDH3* 启动子中转录因子结合位点、TATA 框、转录起始位点等保守序列，对保守序列之间的间隔序列进行随机设计，得到超过 675 000 条基于 *TDH3* 启动子的酵母人工启动子文库，测量了其中 327 000 条序列的基因表达活性，并利用卷积神经网络算法建立了具有较高预测准确性的人工启动子表达强度预测模型。

8.4.2.2　翻译元件

对于原核生物而言，在翻译水平上的调控主要通过核糖体结合位点（ribosome binding site，RBS）的设计来实现。RBS Calculator（Salis et al.，2009）、RBS Designer（Na and Lee，2010）、RedLibs（Jeschek et al.，2016）、PartsGenie（Swainston et al.，2018）等工具可预测 RBS 序列的翻译起始速率以估计给定 mRNA 序列的蛋白质表达水平，并被用于设计符合所需翻译起始速率的 RBS 序列。

例如，RBS Calculator 基于翻译启动阶段关键分子相互作用的吉布斯自由能建立了平衡统计热力学模型，通过将热力学模型与随机优化方法相结合，可设计具有特定的翻译起始速率或使得编码序列具有尽可能高的翻译起始速率的 RBS 序列；此外，RBS Calculator 还可以通过手动设计或复制强大的自然序列来设计比以前更强大的人工 RBS 序列。RedLibs 基于 RBS Calculator 可生成全局优化的简并 RBS 文库，以减少 RBS 文库中的冗余元件，且在文库规模尽量小的情况下包括更多中等或高强度的 RBS 序列，所得的兼并 RedLibs 文库中的核糖体结合位点样本能够以线性方式均匀覆盖整个翻译起始区（translation initiation region，TIR）空间，充分满足不同强度 RBS 序列的选择需求。

此外，Ding 等（2020）将 RBS 的设计与生物传感器相结合，利用 DNA 微阵列构建了包含 12 000 个 RBS 的葡萄糖酸生物传感器，通过荧光激活细胞分选（FACS）检测了生物传感器中绿色荧光蛋白的荧光强度，利用卷积神经网络（convolutional neural network，CNN）对其中 7053 个 RBS 的部分特征（RBS 的 GC 频率，碱基 A、T、C、G 的频率，SDn 的 GC 频率，SDm 的 GC 频率）进行训练，建立了可预测 RBS 序列表达强度的神经网络模型 CLM-RDR，能够快速确定与 RBS 序列对应的生物传感器的平均动态表达范围及其序列特征（图 8-23）。

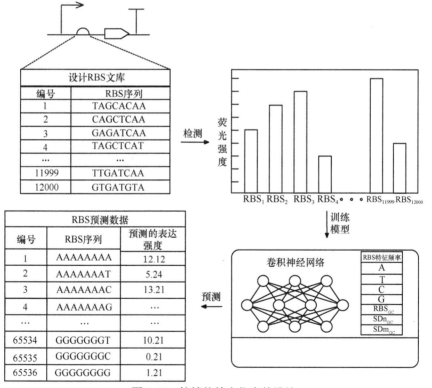

图 8-23　核糖体结合位点的设计

8.5 小结与展望

（1）基因组尺度代谢网络模型（GEM）立足计算机模拟环境，利用基因与功能蛋白的关联关系（GPR）把全基因组对应的生物细胞内外所有生化反应、转运反应、交换反应构建成一个网络模型，目前，已有来自于动物、植物、微生物物种的超过 6000 个 GEM 被发表，GEM 的构建主要包括以下步骤：

①基于基因组注释的初模型构建；

②基于手工修正的模型精细化；

③利用模拟计算和线下实验评估模型是否准确。

构建完备的 GEM 可用于模拟细胞全局代谢流分布情况，代谢通量的分析遵从细胞处于（拟）稳态的假设，然后通过导出化学计量系数矩阵 $\mathbf{S}$，并运用 $\mathbf{S} \cdot \mathbf{v} = 0$ 的原则，结合研究对象实际的约束条件，进行全局各反应流量的模拟计算。

（2）生物信息学数据库是细胞工厂设计的数据来源和基础，主要分为酶数据库和代谢数据库，数据库的数据自动更新功能将是未来的研究方向。

（3）可利用 GEM 进行代谢途径设计。人们主要通过以下两类计算方法进行全局代谢网络的途径改造设计：

①基于线性规划的算法获得敲除靶点，如 OptKnock、OptGene 等；

②基于凸分析的算法获得过表达或需要敲除的靶点，如 EMA、MCS 等。

另外，现有的 GEM 仅能覆盖全基因组 20%～30%的遗传信息，人们能够以中心法则和 GPR 为原则，利用整合算法（如 EGRIN）将多组学数据整合至 GEM 中，建立全细胞网络模型，以反映更加真实的活细胞生理状态，并用于途径设计。目前，全细胞网络模型的构建方法以及针对全细胞模型的代谢途径设计算法（如 BeReTa）尚处于研发初期，该方向属于生物学、数学、化学、计算机科学等多学科交叉领域，亟待科研力量的加入，促进该研究方向快速发展。

（4）生物元件的设计可以基于理论模型和人工智能两种方法。在蛋白质设计方面，Rosetta 和 SCUBA 是蛋白质从头设计的最主要工具，实现从蛋白质序列到功能的设计；基于人工智能的 AlphaFold 提供了一种强大的由蛋白质序列生成结构的方法。在核酸元件设计方面，人工智能为预测核酸序列和功能的关系提供了有力方法，能够实现转录和翻译元件的预测与设计。

经典轶闻趣事

利用公共数据库以避免"出版偏见"

科学家常常被认为是客观、无私的观察者。但近年来，所谓的出版偏见带来的影响正在受到自然科学界的关注。研究人员和期刊都经常对那些不支持他们假设的实验不以为意，所以这些发现被"留在了研究人员的文件抽屉里"。这种偏见背后可能没有恶意，但这些被认为"无聊"的结果无法发表，确实导致了论文发表偏见现象的产生。具有讽刺意味的是，对某领域研究得越深入，这种发表偏见的影响就越大。

广岛大学的研究人员注意到，*Science* 期刊上发表了大约 60 万篇论文，描述了大约 2 万个人类基因。在这些研究中，有多达 9000 篇文章讨论了 *p53* 基因，但大约有 600 个基因根本没有被提及。

他们发现这种发表偏见导致人们对那些众所周知的、在缺氧或低氧条件下被激活的基因产生极大关注。在缺氧条件下，细胞会产生缺氧诱导的转录因子，如 HIF。HIF 可以通过阻止细胞分化和促进血管的形成来改善缺氧的影响，而已知的 HIF 则可以被某些基因激活。

"但是，到目前为止，是否还有其他在缺氧时被激活的基因，这些基因由于这种发表偏见而被遗漏了？"广岛大学生命综合科学研究生院的希德玛萨·波诺教授提出疑问。

作为转录组研究人员，波诺和他的团队知道，与期刊上的科学文章不同，所有的转录组数据都必须放在公共数据库中存档，而不仅仅是被关注的那一部分的转录组数据。

波诺补充说："所以我们认为，如果我们对这些转录组数据进行汇总分析，我们可能能够识别出被发表偏见所掩盖的新的缺氧诱导基因。"

他们搜索了公开可用的转录组数据库，选择了所有在缺氧刺激中表达的基因，并通过基因富集分析来评估它们在缺氧刺激中的相关性。除此之外，研究人员还进行了文献统计分析，这是一种分析图书馆和信息科学中常用的特定单词或短语出现情况的统计方法。本案例中的文献计量分析基于一个基因文献数据库 Gene2PubMed。

通过结合转录组汇总分析和文献统计，研究人员能够找到 4 个以前不知道的与缺氧相关的基因。研究结果激励了研究人员继续使用他们的数据分析技术。他们计划继续使用公共数据库来挖掘类似的新发现。

参 考 文 献

刘立明, 陈坚. 2010. 基因组规模代谢网络模型构建及其应用. 生物工程学报, 26(9): 1176-1186.

André I, Bradley P, Wang C, et al. 2007. Prediction of the structure of symmetrical protein assemblies. Proc Natl Acad Sci USA, 104(45): 17656-17661.

Antoniewicz M R. 2021. A guide to metabolic flux analysis in metabolic engineering: methods, tools and applications. Metab Eng, 63: 2-12.

Arakawa K, Yamada Y, Shinoda K, et al. 2006. GEM System: Automatic prototyping of cell-wide metabolic pathway models from genomes. BMC Bioinform, 7: 168.

Aung H W, Henry S A, Walker L P. 2013. Revising the representation of fatty acid, glycerolipid and glycerophospholipid metabolism in the consensus model of yeast metabolism. Ind Biotechnol, 9: 215-228.

Baek M, DiMaio F, Anishchenko I, et al. 2021. Accurate prediction of protein structures and interactions using a three-track neural network. Science, 373(6557): 871-876.

Bailey J E. 1991. Toward a science of metabolic engineering. Science, 152(5013): 1668-1675.

Bairoch A. 2000. The ENZYME database in 2000. Nucleic Acids Res, 28(1): 304-305.

Banerjee D, Eng T, Lau A K, et al. 2020. Genome-scale metabolic rewriting improves titers rates and yield of the non-native product indigoidine at scale. Nat Commun, 11: 5385.

Becker S A, Feist A M, Mo M L, et al. 2011. Quantitative prediction of cellular metabolism with constraint-based models: The COBRA Toolbox. Nat Protoc, 2(3): 727-738.

Bonneau R, Facciotti M T, Reiss D J, et al. 2007. A predictive model for transcriptional control of physiology in a free living cell. Cell, 131: 1354-1365.

Borodovsky M, Lomsadze A. 2014. Gene identification in prokaryotic genomes, phages, metagenomes, and EST sequences with GeneMarkS. Curr Protoc Microbiol, 32: 1-17.

Burgard A P, Pharkya P, Maranas C D. 2003. OptKnock: A bilevel programming framework for identifying gene knockout strategies for microbial strain optimization. Biotechnol Bioeng, 84(6): 647-657.

Carrera J, Covert M W. 2015. Why build whole-cell models? Trends Cell Biol, 25(12): 719-722.

Caspi R, Billington R, Keseler IM, et al. 2020. The MetaCyc database of metabolic pathways and enzymes - a 2019 update. Nucleic Acids Res, 48: 445-453.

Chang A, Jeske L, Ulbrich S, et al. 2021. BRENDA, the ELIXIR core data resource in 2021: new developments and updates. Nucleic Acids Res, 49: 498-508.

Chaudhury S, Berrondo M, Weitzner B D, et al. 2011. Benchmarking and analysis of protein docking performance in Rosetta v3. 2. PLoS One, 6(8): e22477.

Chen Z, Liu H, Zhang J, et al. 2010. Elementary mode analysis for the rational design of efficient succinate conversion from glycerol by *Escherichia coli*. Journal of Biomed Biotechnol, 2010: 518743.

Choudhary K, Kelley M L. 2023. ChemNLP: A natural language processing based library for materials chemistry text data. J Phys Chem C, 127(35): 17545-17555.

Chung C H, Lin D, Eames A, et al. 2021. Next-generation genome-scale metabolic modeling through integration of regulatory mechanisms. Metabolites, 11(9): 606.

Costa R S, Vinga S. 2018. Assessing *Escherichia coli* metabolism models and simulation approaches in phenotype predictions: validation against experimental data. Biotechnol Prog, 34(6): 1344-1354.

Dal'Molin C G, Quek L, Palfreyman R W, et al. 2010. C4GEM, a genome-scale metabolic model to study C4 plant metabolism. Plant Physiol, 154(4): 1871-1885.

Das B, Mitra P. 2021. High-performance whole-cell simulation exploiting modular cell biology principles. J Chem Inf Model, 61: 1481-1492.

Das R, Baker D. 2008. Macromolecular modeling with rosetta. Annu Rev Biochem, 77: 363-382.

Delcher A L, Harmon D, Kasif S, et al. 1999. Improved microbial gene identification with

GILMMER. Nucleic Acids Res, 27(23): 4636-4641.

Dias O, Rocha M, Ferreira E C, et al. 2015. Reconstructing genome-scale metabolic models with merlin. Nucleic Acids Res, 43: 3899-3910.

Ding N, Yuan Z, Zhang X, et al. 2020, Programmable cross-ribosome-binding sites to fine-tune the dynamic range of transcription factor-based biosensor. Nucleic Acids Res, 48(18): 10602-10613.

Dobson P D, Smallbone K, Jameson D, et al. 2010. Further developments towards a genome-scale metabolic model of yeast. BMC Syst Biol, 4: 145.

Du Z, Su H, Wang W, et al. 2021. The trRosetta server for fast and accurate protein structure prediction. Nat Protoc, 16: 5634-5651.

Duarte N C, Herrgard M J, Plasson B O. 2004. Reconstruction and validation of *Saccharomyces cerevisiae* iND750, a fully compartmentalized genome-scale metabolic model. Genome Res, 14: 1298-1309.

Edwards J S, Palsson B O. 1999. Systems properties of the *Haemophilus influenczae* Rd metabolic genotype. J Biol Chem, 274(25): 17410-17416.

Edwards J S, Palsson B O. 2000. The *Escherichia coli* MG1655 *in silico* metabolic genotype: its definition, characteristics, and capabilities. Proc Nat Acad Sci USA, 97(10): 5528-5533.

Elsemman I E, Prado A R, Grigaitis P, et al. 2022. Whole cell modeling in yeast predicts compartment-specific proteome constraints that drive metabolic strategies. Nat Commun, 13: 801.

Faria J P, Rocha M, Rocha I, et al. 2018. Methods for automated genome-scale metabolic model reconstruction. Biochem Soc, 46: 931-936.

Feist A M, Henry C S, Reed J L, et al. 2007. A genome-scale metabolic reconstruction for *Escherichia coli* K-12 MG1655 that accounts for 1260 ORFs and thermodynamic information. Comparative Study, 3: 121.

Fleischmann R D, Adams M D, White O, et al. 1995. Whole-genome random sequencing and assembly of *Haemophilus influenzae* Rd. Science, 269(5223): 496-512.

Förster J, Famili I, Fu P, et al. 2003. Genome-scale reconstruction of the *Saccharomyces cerevisiae* metabolic network. Genome Res, 13(2): 244-253.

Fu D Y, Meiler J. 2018. RosettaLigandEnsemble: A small-molecule ensemble-driven docking approach. ACS Omega, 3(4): 3655-3664.

Goffeau A, Barrell B G, Bussey H, et al. 1996. Life with 6000 genes. Science, 274(5287): 563-567.

Gu C, Kim G B, Kim W J, et al. 2019. Current status and applications of genome-scale metabolic models. Genome Biol, 20: 121.

Guffy S L, Teets F D, Langlois M I, et al. 2018. Protocols for requirement-driven protein design in the Rosetta modeling program. J Chem Inf Model, 58(5): 895-901.

Heavner B D, Smallbone K, Barker B, et al. 2012. Yeast 5-an expanded reconstruction of the *Saccharomyces cerevisiae* metabolic network. BMC Syst Biol, 6: 55.

Heavner B D, Smallbone K, Price N D, et al. 2013. Version 6 of the consensus yeast metabolic network refines biochemical coverage and improves model performance. Database, 2013: bat059.

Heirendt L, Arreckx S, Pfau T, et al. 2019. Creation and analysis of biochemical constraint-based models using the COBRA Toolbox v. 3. 0. Nat Protoc, 14(3): 639-702.

Henry C S, DeJongh M, Best A A, et al. 2010. High-throughput generation, optimization and analysis of genome-scale metabolic models. Nat Biotechnol, 28: 977-982.

Herrgård M J, Swainston N, Dobson P, et al. 2008. A consensus yeast metabolic network reconstruction obtained from a community approach to systems biology. Nat Biotechnol, 26(10): 1155-1160.

Hoff K J, Lomsadze A, Borodovsky M, et al. 2019. Whole-genome annotation with BRAKER. Methods Mol Biol, 1962: 65-95.

Hu B, Wang M, Geng S, et al. 2020. Metabolic exchange with non-alkane-consuming *Pseudomonas stutzeri* SLG510A3-8 improves n-alkane biodegradation by the alkane degrader *Dietzia* sp. strain DQ12-45-1b. Appl Environ Microbiol, 86(8): e02931-19.

Hu L, Zhang M, Li S, et al. 2021. Text-graph enhanced knowledge graph representation learning. Front Artif Intell, 4: 697856.

Hua Q, Joyce A R, Fong S S, et al. 2006. Metabolic analysis of adaptive evolution for *in silico*-designed lactate-producing strains. Biotechnol Bioeng, 95(5): 992-1002.

Huang B, Xu Y, Hu X, et al. 2022. A backbone-centred energy function of neural networks for protein design. Nature, 602(7897): 523-528.

Huang P S, Ban Y E, Richter F, et al. 2011. RosettaRemodel: A generalized framework for flexible backbone protein design. PLoS One, 6(8): e24109.

Hung C, Hua G. 2014. Local alignment tool based on Hadhoop framework and GPU architecture. BioMed Res Int, 2014: 541490.

Jervis A, Carbonell P, Taylor S, et al. 2019. SelProm: A queryable and predictive expression vector selection tool for *Escherichia coli*. ACS Synth Biol, 8(7): 1478-1483.

Jeschek M, Gerngross D, Panke S. 2016. Rationally reduced libraries for combinatorial pathway optimization minimizing experimental effort. Nat Commun, 7: 11163.

Jumper J, Evans R, Pritzel A, et al. 2021. Highly accurate protein structure prediction with AlphaFold. Nature, 596(7873): 583-589.

Kanehisa M, Furumichi M, Sato Y, et al. 2023. KEGG for taxonomy-based analysis of pathways and genomes. Nucleic Acids Res, 51: 587-592.

Karlsen E, Schulz C, Almaas E. 2018. Automated generation of genome-scale metabolic draft reconstructions based on KEGG. BMC Informat, 19(1): 467.

Kim D, Kim Y, Yoon S H. 2021. Development of a genome-scale metabolic model and phenome analysis of the probiotic *Escherichia coli* strain Nissle 1917. Int J Mol Sci, 22(4): 2122.

Kim J, Reed J L. 2010. OptORF: Optimal metabolic and regulatory perturbations for metabolic engineering of microbial strains. BMC Syst Biol, 4: 53.

Kim M, Sun G, Lee D, et al. 2017a. BeReTa: A systematic method for identifying target transcriptional regulators to enhance microbial production of chemicals. Bioinformatics, 33(1): 87-94.

Kim M, Yi J S, Lakshmanan M, et al. 2016. Transcriptomics-based strain optimization tool for designing secondary metabolite overproducing strains of *Streptomyces coelicolor*. Biotechnol Bioeng, 113(3): 651-660.

Kim W J, Ahn J H, Kim H U, et al. 2017b. Metabolic engineering of *Mannheimia succiniciproducens* for succinic acid production based on elementary mode analysis with clustering. Biotechnol J, 12(2): 1600701.

King Z A, Lu JS, Dräger A, et al. 2016. BiGG models: A platform for integrating, standardizing, and sharing genome-scale models. Nucleic Acids Res, 44: 515-522.

Klamt S, Gilles E D. 2004. Minimal cut sets in biochemical reaction networks. Bioinformatics, 20(2): 226-234.

Koduru L, Lakshmanan M, Lee D. 2018. *In silico* model-guided identification of transcriptional regulator targets for efficient strain design. Microb Cell Fact, 17: 167.

Kotopka B J, Smolke C D. 2020. Model-driven generation of artificial yeast promoters. Nat Commun, 11: 2113.

Kuepfer L, Sauer U, Blank L M. 2005. Metabolic functions of duplicate genes in *Saccharomyces cerevisiae*. Genome Res, 15(10): 1421-1430.

Lachance J, Lloyd C J, Monk J M, et al. 2019. BOFdat: Generating biomass objective functions for genome-scale metabolic models from experimental data. PLoS Comput Biol, 15(4): e1006971.

Leman J K, Weitzner B D, Lewis S M, et al. 2020. Macromolecular modeling and design in Rosetta: Recent methods and frameworks. Nat Methods, 17: 665-680.

Lemmon G, Meiler J. 2012. Rosetta ligand docking with flexible XML protocols. Methods Mol Biol, 819: 143-155.

Lewis N E, Schramm G, Bordbar A, et al. 2010. Large-scale *in silico* modeling of metabolic interactions between cell types in the human brain. Nat Biotechnol, 28(12): 1279-1285.

Liu Y, Zhang L, Wang W, et al. 2022. Rotamer-free protein sequence design based on deep learning and self-consistency. Nat Comput Sci, 2: 451-462.

Lu H, Kerhoven E J, Nielsen J. 2022. Multiscale models quantifying yeast physiology: Towards a whole-cell model. Trends Biotechnol, 40(3): 291-305.

Lu H, Li F, Sánchez B J, et al. 2019. A consensus *S. cerevisiae* metabolic model Yeast8 and its ecosystem for comprehensively probing cellular metabolism. Nat Commun, 10: 3586.

Magnúsdóttir S, Heinken A, Kutt L, et al. 2017. Generation of genome-scale metabolic reconstructions for 773 members of the human gut microbiota. Nat Biotechnol, 35(1): 81-89.

Marze N A, Roy Burman S S, Sheffler W, et al. 2018. Efficient flexible backbone protein-protein docking for challenging targets. Bioinformatics, 34(20): 3461-3469.

Mo M L, Palsson B O, Herrgård M J. 2009. Connecting extracellular metabolomic measurements to intracellular flux states in yeast. BMC Syst Biol, 3: 37.

Monk J M, Lloyd C J, Brunk E, et al. 2017. *i*ML1515, a knowledgebase that computes *Escherichia coli* traits. NatBiotechnol, 35(10): 904-908.

Moriya Y, Itoh M, Okuda S, et al. 2007. KAAS: An automatic genome annotation and pathway reconstruction server. Nucleic Acids Res, 35: W182-185.

Motamedian E, Mohammadi M, Shojaosadati S A, et al. 2017. TRFBA: An algorithm to integrate genome-scale metabolic and transcriptional regulatory networks with incorporation of expression data. Bioinformatics, 33(7): 1057-1063.

Na D, Lee D. 2010. RBSDesigner: Software for designing synthetic ribosome binding sites that yields a desired level of protein expression. Bioinformatics, 26(20): 2633-2634.

Navid A. 2022. A beginner's guide to the COBRA toolbox. Methods Mol Biol, 2349: 339-365.

Nazarshodeh E, Marashi S, Gharaghani S. 2021. Structural systems pharmacology: A framework for integrating metabolic network and structure-based virtual screening for drug discovery against bacteria. PLoS One, 16(21): e0261267.

Ng C Y, Jung M, Lee J, et al. 2012. Production of 2, 3-butanediol in *Saccharomyces cerevisiae* by *in silico* aided metabolic engineering. Microb Cell Fact, 11: 68.

Nookaew I, Jewett M C, Meechai A, et al. 2008. The genome-scale metabolic model *i*IN800 of *Saccharomyces cerevisiae* and its validation: A scaffold to query lipid metabolism. BMC Syst Biol, 2: 71.

Notebaart R A, van Enckevort F H, Francke C, et al. 2006. Accelerating the reconstruction of genome-scale metabolic networks. BMC Bioinformat, 7: 296.

Oh Y, Palsson B, Park S M, et al. 2007. Genome-scale reconstruction of metabolic networks in *Bacillus subtilis* based on high-throughput phenotyping and gene essentiality data. J Biol Chem, 282(39): 28791-28799.

Orth J D, Conrad T M, Na J, et al. 2011. A comprehensive genome-scale reconstruction of *Escherichia coli* metabolism. Mol Syst Biol, 7: 535.

Österlund T, Nookaew I, Bordel S. 2013. Mapping condition-dependent regulation of metabolism in yeast through genome-scale modeling. BMC Syst Biol. 7: 36.

Otero J, Cimini D, Patil K, et al. 2013. Industrial systems biology of *Saccharomyces cerevisiae* enables novel succinic acid cell factory. PLoS One, 8(1): e54144.

Otero-Muras I, Carbonell P. 2021. Automated engineering of synthetic metabolic pathways for efficient biomanufacturing. Metab Eng, 63: 61-80.

Park J M, Park H M, Kim W J, et al. 2012. Flux variability scanning based on enforced objective flux for identifying gene amplification targets. BMC Syst Biol, 6: 106.

Passi A, Tibocha-Bonilla J D, Kumar M, et al. 2022. Genome-scale metabolic modeling enables in-depth understanding of big data. Metabolites, 12(1): 14.

Patil K R, Rocha I, Förster J, et al. 2005. Evolutionary programming as a platform for *in silico* metabolic engineering. BMC Bioinformat, 6: 308.

Poolman M G. 2006. ScrumPy: Metabolic modelling with Python. Syst Biol, 153: 375-378.

Raychaudhuri S, Chang J T, Sutphin P D, et al. 2002. Associating genes with gene ontology codes using a maximum entropy analysis of biomedical literature. Genome Res, 12(1): 203-214.

Reed J L, Vo T D, Schilling C H, et al. 2003. An expanded genome-scale model of *Escherichia coli* K-12(iJR904 GSM/GPR). Genome Biol, 4(9): R54.

Renner A, Aszódi A. 2000. High-throughput functional annotation of novel gene products using document clustering. Biocomputing, 5: 54-68.

Roy Burman S S, Nance M L, Jeliazkov J R, et al. 2020. Novel sampling strategies and a coarse-grained score function for docking homomers, flexible heteromers, and oligosaccharides using Rosetta in CAPRI rounds 37-45. Proteins, 88(8): 973-985.

Roy Burman S S, Yovanno R A, Gray J J. 2019. Flexible backbone assembly and refinement of symmetrical homomeric complexes. Structure, 27(6): 1041-1051.

Salis H M, Mirsky E A, Voigt C A. 2009. Automated design of synthetic ribosome binding sites to control protein expression. Nat Biotechnol, 27(10): 946-950.

Sánchez B J, Nielsen J. 2015. Genome-scale models of yeast: towards standardized evaluation and consistent omics integration. Integr Biol, 7(8): 846-858.

Schilling C H, Edwards J S, Letscher D, et al. 2000. Combining pathway analysis with flux balance analysis for the comprehensive study of metabolic systems. Biotechnol Bioeng, 71(4): 286-306.

Schuster S, Hilgetag C. 1994. On elementary flux modes in biochemical reaction systems at steady state. J Biol Syst, 2(2): 165-182.

Seaver S M D, Liu F, Zhang Q, et al. 2021. The ModelSEED biochemistry database for the integration of metabolic annotations and the reconstruction, comparison and analysis of metabolic models for plants, fungi and microbes. Nucleic Acids Res, 49(D1): 575-588.

Shen F, Sun R, Yao J, et al. 2019. OptRAM: *In silico* strain design via integrative regulatory-metabolic network modeling. PLoS Comput Biol, 15(3): e1006835.

Sircar A, Kim E T, Gray J J. 2009. RosettaAntibody: Antibody variable region homology modeling server. Nucleic Acids Res, 37: W474-W479.

Song Y, DiMaio F, Wang R Y, et al. 2013. High-resolution comparative modeling with RosettaCM. Structure, 21(10): 1735-1742.

Stolyar S, van Dien S, Hillesland K L, et al. 2007. Metabolic modeling of a mutualistic microbial community. Mol Syst Biol, 3: 92.

Sun G, Ahn-Horst T A, Covert M W. 2021. The *E. coli* whole-cell modeling project. EcoSal Plus, 9(2): eESP00012020.

Swainston N, Dunstan M, Jervis A J, et al. 2018. PartsGenie: An integrated tool for optimizing and sharing synthetic biology parts. Bioinformatics, 34(13): 2327-2329.

Swainston N, Smallbone K, Mendes P, et al. 2011. The SuBliMinaL toolbox: Automating steps in the reconstruction of metabolic networks. J Integr Bioinf, 8(2): 186.

Thiele I, Plasson B O. 2010. A protocol for generating a high-quality genome-scale metabolic reconstruction. Nat Protoc, 5(1): 93-121.

Thornburg Z R, Bianchi D M, Brier T A, et al. 2022. Fundamental behaviors emerge from simulations of a living minimal cell. Cell, 185: 345-360.

Varadi M, Anyango S, Deshpande M, et al. 2021. AlphaFold protein structure database: Massively expanding the structural coverage of protein-sequence space with high-accuracy models. Nucleic Acids Res, 50(D1): D439-D444.

Vieira V, Maia P, Rocha M, et al. 2019. Comparison of pathway analysis and constraint-based methods for cell factory design. BMC Bioinformatics, 20: 350.

von Kamp A, Klamt S. 2014. Enumeration of smallest intervention strategies in genome-scale metabolic network. PLoS Comput Biol, 10(1): e1003378.

Wang J, Lisanza S, Juergens D, et al. 2022. Scaffolding protein functional sites using deep learning. Science, 377(6604): 387-394.

Wang Y, Wang H, Wei L, et al. 2020. Synthetic promoter design in *Escherichia coli* based on a deep generative network. Nucleic Acids Res, 48(12): 6403-6412.

Weaver D S, Keseler I M, Mackie A, et al. 2014. A genome-scale metabolic flux model of *Escherichia coli* K-12 derived from the EcoCyc database. BMC Syst Biol, 8: 79.

Xiong P, Hu X, Huang B, et al. 2020. Increasing the efficiency and accuracy of the ABACUS protein sequence design method. Bioinformatics, 36(1): 136-144.

Xiong P, Wang M, Zhou X, et al. 2014. Protein design with a comprehensive statistical energy function and boosted by experimental selection for foldability. Nat Commun, 5: 5330.

Xu Y, Wang X, Zhang C, et al. 2022. *De novo* biosynthesis of rubusoside and rebaudiosides in engineered yeasts. Nat Commun, 13(1): 3040.

Xu Z, Zheng P, Sun J, et al. 2013. ReacKnock: Identifying reaction deletion strategies for microbial strain optimization based on genome-scale metabolic network. PLoS One, 8(12): e72150.

Yang X, Mao Z, Zhao X, et al. 2021. Integrating thermodynamic and enzymatic constraints into genome-scale metabolic models. Metab Eng, 67: 133-144.

Ye C, Luo Q, Guo L, et al. 2020. Improving lysine production through construction of an *Escherichia coli* enzyme-constrained model. Biotechnol Bioeng, 117(11): 3533-3544.

Zhang C, Sanchez B J, Li F, et al. 2024. Yeast9: a consensus genome-scale metabolic model for *S. cerevisiae* curated by the community. Mol Syst Biol, 20(10): 1134-1150.

Zeng Z, Yao Y, Liu Z, et al. 2022. A deep-learning system bridging molecule structure and biomedical text with comprehension comparable to human professionals. Nat Commun, 13(1): 862.

Zhao M, Yuan Z, Wu L, et al. 2022. Precise prediction of promoter strength based on a *de novo* synthetic promoter library coupled with machine learning. ACS Synth Biol, 11(1): 92-102.

Zhu J, Thompson C B. 2019. Metabolic regulation of cell growth and proliferation. Nat Rev Mol Cell Biol, 20(7): 436-450.

Zimmermann M, Kogadeeva M, Gengenbacher M, et al. 2017. Integration of metabolomics and transcriptomics reveals a complex diet of mycobacterium tuberculosis during early macrophage infection. mSystems, 2(4): e00057-17.

Zomorrodi A R, Maranas C D. 2010. Improving the *i*MM904 *S. cerevisiae* metabolic model using essentiality and synthetic lethality data. BMC Syst Biol, 4: 178.

Zorrilla F, Kerkhoven E J. 2022. Reconstruction of genome-scale metabolic model for Hansenula polymorpha using RAVEN. //Mapelli V, Bettiga M. Yeast Metabolic Engineering. New York: Humana: 271-290.

第9章 细胞工厂的快速构建原理

本章知识信息网络图

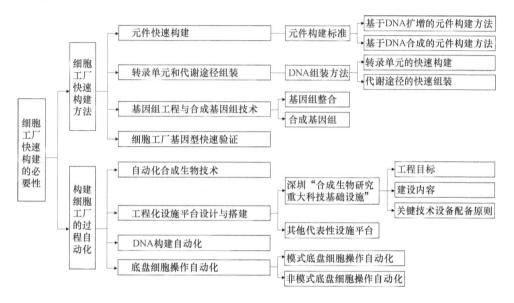

9.1 细胞工厂快速构建的必要性

微生物细胞工厂是现代工业生物技术的核心。天然微生物产生的分子种类有限或者产量较低,不能直接满足能源、化工、材料、药物和食品等领域各种化学品的生产需求。传统微生物育种主要基于天然微生物筛选和非理性诱变育种技术,筛选、突变过程具有随机性,是一种以时间和人力换取生产水平提高的策略,具有操作简单、适用范围广、非转基因等特点,目前在科学研究和工业生产领域仍有广泛应用。随着分子生物学、代谢工程等学科发展,20 世纪 90 年代以来,研究者利用基因工程技术对细胞代谢途径开展定向设计和改造,构建异源分子的生物合成途径,提高目标产品的发酵生产水平,但工程改造规模较为有限。同时,由于细胞网络复杂、非线性等特点,人工引入的外源通路及底盘基因组突变等,通常很难完全实现其预定功能,需要对大量基因元件、线路、系统进行反复合成与调试,即缺乏对细胞工厂的理性设计能力。例如,构建人工酵母用于发酵生产青蒿素前体青蒿酸的研究耗时 10 年,投入经费数千万美元。

21 世纪兴起的合成生物学，采用工程学理念，开发标准化生物元件库和模块化 DNA 组装、精准基因编辑等使能技术和方法，面向细胞工厂应用，可以实现基因线路、代谢途径、底盘基因组的规模化设计、组装和改造。更进一步，自动化合成生物研究设施通过引入机器人平台和人工智能算法，大幅提升研究过程中实验对象、方法、技术的标准化和模块化水平，不但可以快速积累大批优质生物元件，还可以产生高质量、大规模的实验数据，实现数据驱动的"设计-构建-测试-学习"自动化闭环，不断提升细胞工厂的构建速度、研发效率和理性设计水平。

本章围绕细胞工厂快速构建这一主题，首先讨论可以用于生物元件、转录单元、代谢通路、底盘基因组等不同层次高通量构建的合成生物使能技术，接着介绍如何面向细胞工厂研究需求，设计、建设及应用自动化合成生物研究设施。

9.2 细胞工厂快速构建方法

9.2.1 元件快速构建

从合成生物层级化构建的角度而言，元件作为最基本单元，其快速构建是规模化组装转录单元、代谢途径和细胞工厂的基础。常用调控元件包括启动子（promoter）、编码基因（coding sequence，CDS）、核糖体结合位点（ribosome binding site，RBS）、终止子（terminator）等，结构与功能元件包括报告基因、生物合成酶、转录因子、信号转导蛋白、支架蛋白、蛋白结构域等。其 DNA 序列信息既可来自于天然存在的或功能改造的功能元件，也可以是人工从头设计的序列。元件构建的目标可以是具有明确序列的单一元件，也可以是用于高通量筛选的突变文库。根据后续转录单元和代谢途径组装方法的不同，生物元件构建的存在形式可以是利于长期保存的质粒，也可以是具有适当侧翼序列的双链 DNA 片段。在本节中，我们首先基于不同的 DNA 组装方法对元件构建的相关标准进行简要介绍，然后从 DNA 扩增和 DNA 从头合成两个方面对元件快速构建方法进行阐述。

1. 元件构建标准

标准化是合成生物工程学思想的重要概念。元件构建标准对元件序列设计、元件间组装的规范进行规定，以实现元件的"即插即用"性能，用于复杂模块和系统的快速构建，并且有利于元件的重复利用和共享。例如，在合成生物学发展的早期，麻省理工学院 Knight 团队基于限制性内切核酸酶和连接酶的组装方法建立了生物积块（BioBrick）标准；之后，研究人员针对不同 DNA 组装方法建立了对应的标准，如 MoClo（modular cloning）、BASIC（biopart assembly standard for idempotent cloning）、GoldenBraid 等。DNA 组装方法按照原理不同主要分为三类：

基于限制酶酶切/连接的方法、基于序列同源性的体内或体外同源重组方法，以及基于桥接寡核苷酸的方法（表 9-1）。在进行元件构建时，除了面向功能性的序列设计外，还应基于理性选择的 DNA 组装方法和流程，在待组装片段两端添加适当的酶切位点或同源片段序列、在片段序列内部移除特定酶切位点等。

表 9-1　DNA 组装主要方法和标准

组装机制		组装方法及标准
基于限制性酶酶切/连接		BioBrick（*Eco*RI，*Xba*I，*Spe*I，*Pst*I）
		BglBrick（*Eco*RI，*Bgl*II，*Bam*HI，*Xho*I）
		ePath Brick（*Spe*I，*Xba*I，*Nhe*I，*Avr*II）
		Golden Gate（*Bsa*I，*Bbs*I 等）
		MASTER（methylation-assisted tailorable ends rational）（*Msp*JI）
基于序列同源性	体外	OE-PCR（overlap extension polymerase chain reaction）
		CPEC（circular polymerase extension cloning）
		SLIC（sequence and ligation-independent cloning）
		Gibson Assembly
		NE-LIC（nicking endonucleases for ligation-independent cloning）
		USER（uracil-specific excision reagent cloning）
	体内	DNA assembly
		Bacillus subtilis DNA assembly
		E. coli RecET expression
基于桥接寡核苷酸		LCR（ligase cycling reaction）

2. 基于 DNA 扩增的元件构建方法

基于生物实体模板进行 PCR 扩增是元件构建的重要方法，具有快速、简单、低成本等优点。例如，通过引物设计，可利用 PCR 反应在目的序列两端方便地添加酶切位点或同源臂序列，用于后续 DNA 组装。同时，PCR 扩增也是 DNA 合成的重要补充，例如，目标片段可能存在难以化学合成的序列，通过下一代测序（next-generation sequencing，NGS）与生物信息学拼接得到的序列信息可能存在错误等。自 1976 年 Chien 发现 *Taq* DNA 聚合酶和 1985 年 Mullis 发明 PCR 技术以来，DNA 聚合酶的工程化改造和 PCR 衍生技术的发展也为具有挑战性的元件或元件库构建提供了有效方案。

为了确保 PCR 扩增的准确性，通常需要使用具有强校正活性的高保真聚合酶。除 5′→3′聚合酶活性外，高保真聚合酶还具有 3′→5′核酸外切酶活性，可校正错误插入的核苷酸。而且，对高保真聚合酶 DNA 结合结构域的改造提高了其合成速率和长度，有利于长片段 DNA 元件的 PCR 构建。此外，长片段元件的构建还可以通过重叠延伸 PCR（overlap extension PCR，OE-PCR）获得。具体而言，OE-PCR 采用具有互补末端的引物，使待进一步组装的 PCR 小片段产物具有重叠侧翼序列，从而在随后的 PCR 反应中通过重叠链的延伸将小片段拼接起来。此外，还可以利用 OE-PCR 引入定点突变，移除元件序列内部的特定酶切识别位点等。

PCR 扩增还可以用于元件文库的高通量构建。例如，通过在 cDNA 文库两侧添加通用的接头（adaptor）序列，可以利用 PCR 扩增在基因组水平上快速构建基因调控元件文库（见 9.2.3 节及 9.3.4 节）。另外，通过替换低保真度 *Taq* DNA 聚合酶、改变 PCR 反应条件（加入 Mn^{2+}）等方法，可以降低 PCR 扩增的序列保真度。这一技术即易错 PCR（error prone PCR，epPCR），可以用于目标元件突变文库的快速构建，在蛋白质定向进化等研究中广泛应用。

3. 基于 DNA 合成的元件构建方法

针对长片段或复杂模板，如高 GC 含量基因组、高度重复序列或宏基因组样本，基于 PCR 扩增的元件构建方法面临困难。DNA 合成方法允许以高度灵活的方式对大量元件进行改造或从头设计，如密码子优化、启动子/RBS 文库合成等。随着 DNA 合成技术的发展和成本的下降，DNA 合成正逐渐成为主流的元件构建方法。根据合成原理，目前 DNA 寡核苷酸（DNA oligonucleotide，Oligo）的合成方法可分为已经成熟并商业化的化学法和正在研发中的酶促合成法。然而，寡核苷酸合成无法保证每一步 100%的反应效率，导致合成长度一般不超过 200 个核苷酸。因此，需要开发不同的拼接方法，将寡核苷酸组装为更长的双链 DNA 分子，且在拼装过程中进行纠错与筛选。

1）寡核苷酸的化学合成

20 世纪 50 年代，Michelson 和 Todd 首次采用磷酸二酯法实现了寡聚二核苷酸的合成。20 世纪 80 年代，Beaucage 和 Caruthers 开发了基于亚磷酰胺的 DNA 合成法，也是目前自动化柱式寡核苷酸合成所采用的主要方法。为了提高合成通量和降低成本，20 世纪 90 年代以来发展了大量基于微阵列芯片的 DNA 合成方法，进一步结合多重 PCR 等策略，可实现更大规模和更高精度的寡核苷酸合成。

（1）柱式寡核苷酸合成

基于亚磷酰胺的寡核苷酸合成由包含 4 个步骤的循环反应组成，每个循环将一个碱基添加到连接在固体支持物[如可控孔径玻璃（controlled pore glass，CPG）]上的寡核苷酸链中（图 9-1）。①去保护：使用三氯乙酸去除二甲氧基三苯甲基（dimethoxytrityl，DMT），使附着在固体支持物上被 DMT 保护的核苷亚磷酰胺脱保护，激活亚磷酰胺。②碱基偶联：一种新的 DMT 保护的亚磷酰胺单体，与寡核苷酸链的 5'羟基偶联形成亚磷酸三酯。③加帽：乙酰化任何未反应的 5'羟基，使未反应的寡核苷酸链对进一步的核苷添加产生惰性，有助于减少缺失错误。
④氧化：通过碘溶液将亚磷酰胺单体之间的亚磷酸三酯键氧化为磷酸酯键，产生
氰乙基保护的磷酸酯骨架。之后，去除 5′端的 DMT 保护基进入下一轮循环。自
动化的寡核苷酸合成通常可同时合成 96～1536 个寡核苷酸，浓度范围为 10～
1000 nmol（图 9-2A）（Hughes and Ellington，2017）。经过在原材料、自动化、加
工和纯化方面的工艺改进，目前常规合成长度达 100 nt，每个核苷酸的成本为
0.05～0.15 美元，错误率约为 0.5%或更低。寡核苷酸合成的成本、长度和错误率
的限制主要有以下几个原因。首先，合成循环中每个步骤的产量必须非常高，尤
其是针对长寡核苷酸的合成。例如，对于 200 nt 寡核苷酸合成，即使每轮循环达
到 99%的偶联率，也将导致最终产率仅为 13%。其次，在酸性脱 DMT 过程中
可能发生脱嘌呤，特别是腺苷的脱嘌呤。在从碱基和磷酸骨架上最终去除保护基
团的过程中，这些脱嘌呤位点会发生切割，从而降低长链寡核苷酸的产量。最后，
由于未能去除 DMT 或偶联和加帽步骤效率低下，成功合成的寡核苷酸也会包含
单碱基缺失等错误。化学原理和合成工艺等仍需不断改进，以进一步增加寡核苷
酸合成的长度和质量。

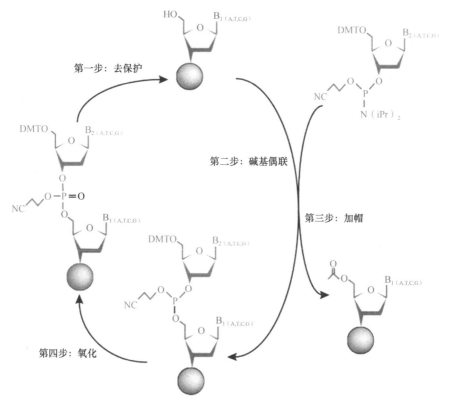

图 9-1　固相亚磷酰胺法从头合成寡聚核苷酸链的四步反应

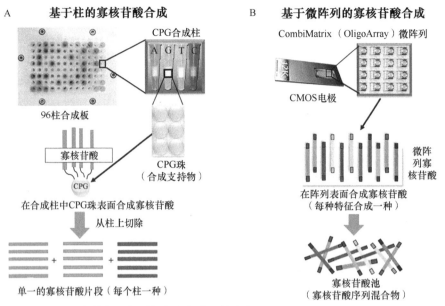

图 9-2 寡核苷酸的固相合成方法（修改自 Hughes and Ellington，2017）

A. 基于 96 柱合成板的寡核苷酸合成，每个柱可合成一个序列；B. 基于微阵列的寡核苷酸合成。微阵列芯片包含数以万计的不同芯片特征，每个芯片特征合成一个独特的寡核苷酸序列

（2）基于微阵列芯片的寡核苷酸合成

使用微阵列进行寡核苷酸合成是传统柱合成的替代策略（图 9-2B）（Hughes and Ellington，2017）。20 世纪 90 年代初，美国 Affymetrix 公司采用照相平板印刷技术结合光引导原位寡核苷酸合成技术开发了微阵列 DNA 芯片，可达到 $10^6/cm^2$ 的微探针排列密度。进一步，NimbleGen 和 LC Sciences 公司开发了可编程微镜器件进行光引导化学合成，简化了光刻技术。Agilent 公司开发的喷墨核苷酸打印技术及 CustomArray 公司开发的半导体芯片技术无须昂贵的微镜控制器件或光掩膜，可使用标准的亚磷酰胺和相应试剂，在成本、寡核苷酸合成长度、准确性等方面具有优势。基于芯片的寡核苷酸合成比柱式寡核苷酸合成的成本低 2~4 个数量级，成本为每个核苷酸 0.000 01 美元到 0.001 美元不等。基于微阵列的寡核苷酸合成，从通量与成本方面可推进 DNA 元件库构建、调控元件与蛋白质工程改造的快速发展。为了增加芯片合成的精确度，2010 年，Kosuri 等和 Matzas 等分别采用不同的技术策略，从不同的芯片产物中挑选出正确合成的寡核苷酸原料。Kosuri 等采用了多重 PCR 策略，选择性扩增目的寡核苷酸片段，并结合酶促纠错等方法，合成了长度超过 200 nt 的寡核苷酸原料，实现了更大规模和更高精度的 DNA 合成；Matzas 等则是借助 454 测序仪，先通过测序挑选出序列正确的寡核苷酸产物，然后对这些产物进行大量扩增，从而使得样品的错误率降低到基本可以忽略的程度。

2）基于寡核苷酸的基因片段合成

（1）基因片段合成方法

寡核苷酸为长片段 DNA 分子构建提供了原始材料。然而，合成寡核苷酸为单链 DNA，长度通常不超过 200 nt，且合成过程易出错，需要开发合适的方法将寡核苷酸组装为双链 DNA，并在组装过程中进行纠错和筛选。

一种是依赖 DNA 连接酶的方法，即连接酶链反应（ligase chain reaction，LCR）。合成的、具有重叠区域的寡核苷酸片段经同源互补配对后，利用 T4 多聚核苷酸激酶和连接酶组装为双链 DNA。进一步，合成并连接寡核苷酸为环状 DNA 片段，然后利用核酸外切酶将因错误较多而未成环的 DNA 降解，利用核酸内切酶将含有错配碱基的环状 DNA 去除，在降低错误率的同时可利用 PCR 扩增得到线性 DNA（图 9-3A）。

另一种是依赖 DNA 聚合酶的方法，即聚合酶循环组装（polymerase cycling assembly，PCA）（图 9-3B）。该方法首先合成有互补配对重叠区的寡核苷酸，将有互补重叠区的寡核苷酸进行延伸连接获得小 DNA 片段。然后，小 DNA 片段以重叠 PCR 的方式进行逐步拼接从而获得目的 DNA 片段。此外，在 PCA 基础上也衍生出一系列其他方法，如热动力学平衡由内而外合成法（thermodynamically balanced insideout，TBIO）、双不对称 PCR（dual asymmetrical PCR，DA-PCR）、OE-PCR 等。

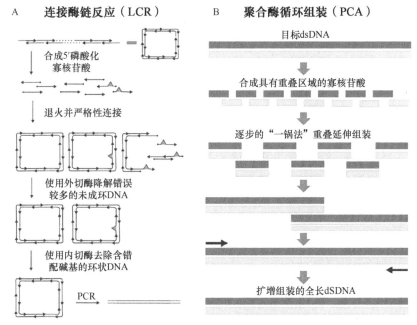

图 9-3　基于寡核苷酸的基因合成方法

A. 连接酶链反应法；B. 聚合酶循环组装法

Gibson 开发了可在体内和体外将寡核苷酸直接一步组装和克隆到质粒载体中的方法（图 9-4）。①体内组装方法：将含有 20 bp 重叠侧翼序列的长达 200 nt 的寡核苷酸和线性化载体混合转化到酿酒酵母细胞中，利用其内源的同源重组机制直接组装为完整的 DNA 元件质粒。②体外组装方法：将含有 20～40 bp 重叠侧翼序列的寡核苷酸和线性化载体混合，在核酸外切酶、DNA 聚合酶和连接酶的共同作用下分步组装为完整的 DNA 元件质粒。通过合理设计与线性化载体连接的寡核苷酸序列，可确保质粒元件与后续多片段组装标准相匹配。

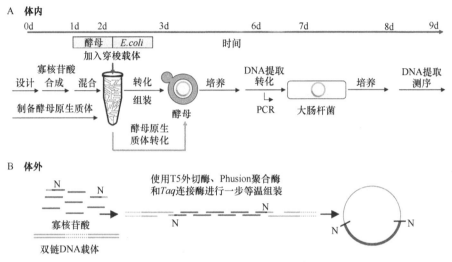

图 9-4　体内（A）和体外（B）将寡核苷酸一步直接组装到质粒载体

A. 在酿酒酵母细胞内将具有重叠侧翼序列的 ssDNA 寡核苷酸（含有蓝色圆圈的橙色线条）组装到酿酒酵母/大肠杆菌穿梭载体（pRS313，灰色）的时间线和示意图。通过一次转化，就可合成双链 DNA 片段（橙色）；然后可从酵母中回收并转化到大肠杆菌中进行扩增；B. 将 8 条 60 nt 的寡核苷酸（红色线条）在体外通过一步等温反应组装为 284 bp DNA 片段

（2）基于微阵列芯片的高通量基因片段合成

基于微阵列的合成寡核苷酸池成本低、通量高，可以用于基因片段的大规模平行合成和组装。但是，由于单个寡核苷酸浓度较低、错误率高、混池序列复杂等原因，会导致组装过程中不同基因片段间相互串扰。Tian 等人针对上述问题进行了工艺优化：在基因组装前使用 PCR 扩增来提高寡核苷酸的浓度，通过杂交到反向互补寡核苷酸（也在芯片上构建）对错配进行纠正，并通过计算机辅助设计优化蛋白质序列以避免目的序列的潜在错误杂交，一定程度上解决了上述问题。

在更加复杂、规模更大的寡核苷酸池中，会存在虚假交叉杂交等问题，限制了单个基因的合成。面对上述问题，有两种方法可以克服较大寡核苷酸池的复杂性和序列正交性限制（图 9-5）。Kosuri 等人使用预先设计的条形码，仅对参与特定组装的寡核苷酸进行 PCR 扩增，消化去除条形码之后进行基因的标准组装。Quan 等人使用定制的喷墨合成器，在物理分离的微孔中合成寡核苷酸子集，然后在其中原位进行扩增和组装。这两种方法都使用了大型的寡核苷酸池（>10 000

个寡核苷酸）并进行酶促纠错，为近年来的商业化铺平了道路（Gen9）。最后，有两个直接从大型库中使用一锅法组装基因库的尝试，但仅限于同时连接 1~2 个寡核苷酸，并且在动态范围内存在很大差异，无法合成彼此相似的序列。

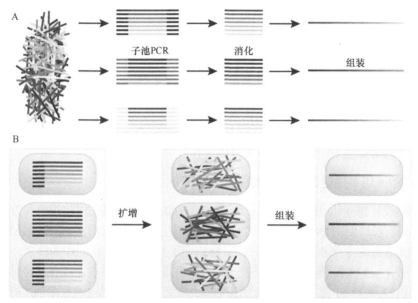

图 9-5 处理微阵列寡核苷酸复杂性的不同策略
A. PCR 扩增条形码子池，消化去除条形码序列，进行基因组装；B. 基于喷墨合成器的基因组装方法

除了串扰问题外，基于微阵列的合成寡核苷酸错误率高，依赖酶纠错技术以提高基因片段合成正确产物的比例，其原理是识别并切除双链 DNA 中错误序列和正确序列形成的不匹配区域。主要纠错方法包括：①修饰、标记和分离错配的核苷酸，防止扩增错误的 DNA；②使用核酸酶识别和剪切 DNA 中的错配序列，将正确的片段通过重叠延伸 PCR 进行重新组装；③对于合成的长链 DNA，测序后选择突变少的长链 DNA 进行定点突变，以得到正确的 DNA 序列；④采用可在微生物体内识别并结合多种错误碱基及单链小环的错配识别酶 Mut S，通过 Mut S 与错配双链结合，然后采用核酸电泳等方法去除蛋白质-双链复合物，降低基因组装产物中的错误率。该方法可同时处理多个大的 DNA 片段，并且不会干扰待拼装的 DNA 小片段，错误率可降低至原来的 1/15；⑤利用微流体芯片进行寡核苷酸的装配等。

3）酶法 DNA 合成

与化学法相比，酶促法的反应条件温和，对 DNA 的损伤较少，在降低错误率的同时可减少副产物的产生，从而实现更长寡核苷酸的合成。末端脱氧核苷酸转移酶（TdT）介导的酶促合成法是具有发展潜力的方法之一：将 dNTP 通过可光诱导剪切的连接子与 TdT 连接，所得 dNTP-TdT 复合物可在 10~20 s 内完成 DNA 链的延伸，且可以重复进行，从而实现特定 DNA 序列的合成，但需要解决单个 dNTP 添加后的终止效率低及末端重新活化的问题。目前，酶促合成方法尚处起步阶段，尚未实现商业化。

9.2.2 转录单元和代谢途径组装

基于化学合成或者 PCR 扩增等方法，可以得到功能蛋白编码基因、启动子、终止子和 RBS 等功能元件，并进一步组装为转录单元。多个转录单元可以进一步组装为代谢途径，通过同源重组等方法整合至底盘基因组中，或者以质粒形式在细胞中复制和表达。由于缺乏理性设计方法，通过开发高通量、规模化的 DNA 组装方法、标准和计算机辅助设计软件，实现在功能元件-转录单元-代谢途径-底盘细胞等多个层级的组合优化，从而快速开发高效细胞工厂。

1. DNA 组装快速设计及构建方法

生物设计自动化（bio-design automation，BDA）软件将工程化理念和方法引入 DNA 组装设计。面向 DNA 快速组装的 BDA 工具主要分为元器件与系统设计和 DNA 组装图谱设计两个类别。其中，前者将预期实现的细胞工厂功能作为输入，如催化某一个生化反应的酶蛋白、具有特定蛋白表达强度的 RBS 位点、具有某种时空性能的基因调控网络、生产某种化合物的代谢通路等，输出是工程 DNA 序列。而后者以工程 DNA 序列为输入，基于现有 DNA 组装方法或者基因编辑方法，输出构建目标 DNA 所需的元件序列和组装路径。代表性 DNA 快速组装 BDA 软件包括美国劳伦斯国家实验室开发的 DIVA 平台、美国伊利诺伊大学开发的 PlasmidMaker 平台、英国爱丁堡大学开发的 CUBA 平台等。值得指出的是，与传统的 DNA 组装图谱设计工具如 Vector NTI 等相比，细胞工厂的快速构建对 BDA 软件提出了新的要求，如平行设计数万个 DNA 序列用于组合优化、对上百兆 DNA 序列（如人类染色体等）进行可视化分析与操作、通过机器学习算法根据实验结果反馈优化组装策略等。

基于 BDA 软件完成 DNA 组装方案设计后，需要采用一系列高通量 DNA 组装方法快速、高效地完成从单个转录单元到整个合成生物系统的拼装和构建（张建志等，2020）。这些方法包括：①基于限制性内切核酸酶的组装技术，如 Golden Gate、BioBrick、Flexi Cloning、MASTER 等方法，此类方法通过限制性内切核酸酶使基因片段和载体产生互补的黏性末端序列，并通过 DNA 连接酶进行无痕组装；②基于同源重组的组装技术，包括 Gibson、Gateway、Echo Cloning、Creator 等体外酶法组装，以及 DNA assembly 等酵母胞内组装方法，此类方法简便高效，既可用于单片段的克隆，也可用于多片段与载体的组装，且不受到酶切位点的限制；③基于寡核苷酸的架桥法组装技术，该方法通过设计与相邻 DNA 的两端序列互补的单链桥接寡核苷酸（single-stranded bridging oligo），在较低温度下进行退火，从而使上游片段的 3′端与下游片段的 5′端连接，将两个 DNA 片段组装成单个的线性片段，并以组装好的线性片段为模板来组装互补链，通过多次热循环，将线性 DNA 片段组装成环形质粒，并转化大肠杆菌感受态进行扩增；④基于可编程核酸酶的组装技术，如基于 CRISPR（clustered regularly interspaced short palindromic repeats）系统的 Cpf1 辅助切割和 *Taq* DNA 连接酶辅助连接（Cpf1-assisted cutting and *Taq* DNA ligase-assisted ligation，CCTL）方法、基于 Ago 蛋白的 PlasmidMaker 方法等。

其中，Gibson 组装方法（图 9-6A）和 Golden Gate 组装方法（图 9-6B）都可以一步实现转录单元的高效率、规模化拼装，有利于节省后续对构成转录单元的生物元件进行优化和替换的时间（张建志等，2020）。这两种方法也是自动化合成生物研究中最常用的 DNA 组装方法。Gibson 方法依赖 T5 外切酶、DNA 聚合酶和 *Taq* 连接酶的组合作用。首先，T5 外切酶作用于待组装的双链 DNA 片段后生成可互补配对的黏性末端并自发配对成双链 DNA 结构，利用 DNA 聚合酶将空隙补齐，在 *Taq* 连接酶作用下，缺口被连接形成完整的 DNA 分子。Golden Gate 组装方法基于 IIS 型限制性内切核酸酶在同一反应体系中进行酶切和质粒组装。IIS 型限制性内切核酸酶，如 *Bsa*I、*Bsm*BI 等，在其识别序列的外侧进行切割产生 4 bp 的黏性末端。因此，只需在相邻片段上合理地设计 4 bp 的互补序列接口（linker），就可进行无痕组装。理论上，4 bp 互补区域有 256 种不同组合，可实现多片段一次性组装，且不受重复序列的影响。同时，通过多种 IIS 型限制性内切核酸酶的

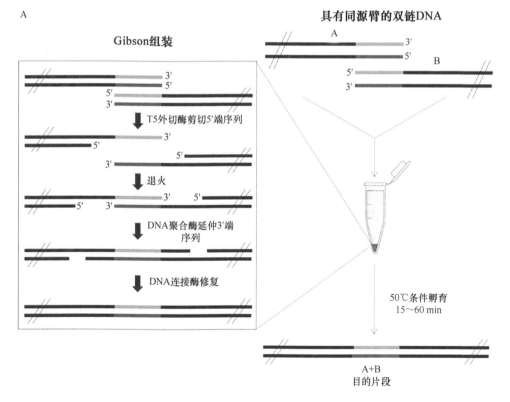

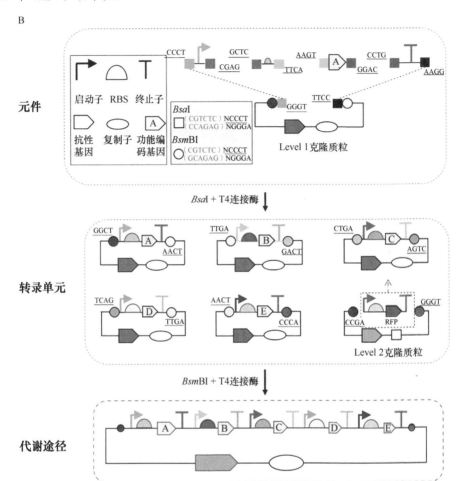

图 9-6　适用于高通量组装的代表性的连接方法
A. 基于 Gibson 方法的 DNA 组装流程；B. 基于 Golden Gate 方法的转录单元及代谢途径组装流程

替换使用，可实现模块化的多轮逐级组装（hierarchical assembly）。但在实际应用中，不同接口序列的组装效率、特异性不同，需要进行优化。此外，基于 Golden Gate 方法的 DNA 组装需要移除目的基因和质粒载体序列中的 *Bsa*I、*Bsm*BI 等酶切位点，会增加 DNA 组装工艺的复杂性和成本。

2. 转录单元的快速构建

转录单元（transcription unit）是从启动子开始至终止子结束的一段 DNA 序列，可以包含单个功能基因，也可以包含多个功能基因。除了对功能蛋白编码序列进行优化之外，还需要选取合适的启动子、RBS、终止子等功能生物元件对编码序列进行调控。为了在细胞工厂中实现编码基因的预期功能，常常需要对结构元件和调控元件进行组合优化。组装好的转录单元可以直接通过同源重组整合到底盘基因组中，也可以连接至合适的质粒载体，从而在细胞内复制和表达。

爱丁堡基因组平台（Edinburgh Genome Foundry，EGF）的研究者分别采用 Golden Gate（图 9-7A）和 Gibson（图 9-7B）连接方法，以红色荧光蛋白为报告基因完成了相应转录单元的半自动化构建（Kanigowska et al.，2016）。研究者主要基于超声纳升移液仪（Echo 550）、自动化 PCR 仪和 384 孔板，实施了 2 片段 DNA 的快速组装和工程 DNA 转化等生物学操作，并通过 Sanger 测序和凝胶电泳的方法对质粒进行了验证。基于 Echo，单次移液体积可减少至 2.5 nL，连接反应体系缩小至 50 nL，是常规人工操作所需体积的 1/100～1/20，不仅实现了较高的组装成功率，亦可有效地降低试剂和连接酶的成本。

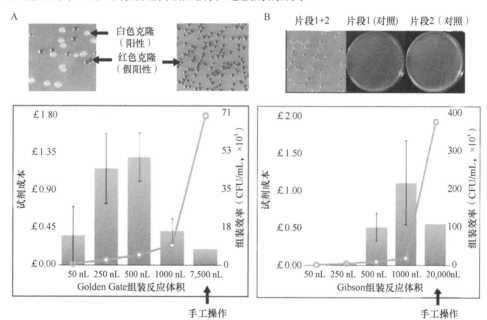

图 9-7　基于超声纳升移液器的自动化 Golden Gate（A）及 Gibson（B）DNA 组装（修改自 Kanigowska et al.，2016）

蓝色线条指示试剂成本（主坐标轴），绿色柱状图指示组装效率（次坐标轴）。A. 白色克隆为正确克隆，红色克隆为背景质粒克隆，测序结果显示白色克隆中的质粒均正确组装；组装体系为 500 nL 时组装效率>40×10³ CFU/mL；B.红色克隆为基因片段正确组装并正确表达红色荧光蛋白的阳性克隆（片段 1+2）；阴性对照组（片段 1 或片段 2）无克隆生长；组装体系为 1000 nL 时组装效率>200×10³ CFU/mL

3. 代谢途径的快速组装

目的产物的生物合成途径通常包含不止一个基因，多基因代谢途径的组装是细胞工厂构建过程中的常见任务。对于组装好的模块化转录单元，既可以利用具有不同选择性标记的多个质粒载体携带不同的转录单元转化进细胞底盘，也可以将多个所需的转录单元连接至同一质粒载体中，并转化至细胞底盘或整合至其基因组中进行功能验证。在代谢途径组装中，时常需要对功能基因的同工酶（具有不同酶活性、动力学参数、底物特异性等特征）、代谢途径各基因之间的兼容性（如细胞定位是否导致物理隔离等）、外源基因编码的蛋白质与细胞底盘的适配性（正交性等）进行测试。因此，需要对特定代谢途径进行组合优化以平衡途径中酶的表达水平或活性以获得最大产量，并减少或避免积累中间代谢产物，特别是有毒的中间代谢产物。代谢途径组合优化依赖于可靠、模块化、快速的代谢途径组装工具。图 9-8 所示为目前常用的规模化代谢途径组装克隆方法，包括 Golden Gate、Gibson、BioBrick、DNA assembly、SLiCE（seamless ligation cloning extract）、USER（uracil-specific excision reagent）等（Cobb et al.，2014）。

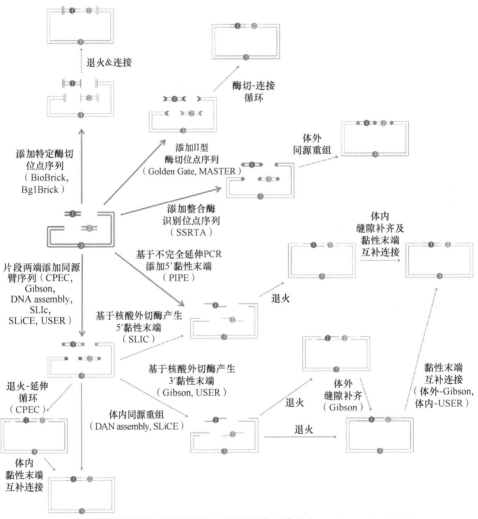

图 9-8　常用规模化代谢途径组合组装方法（修改自 Cobb et al.，2014）

2012 年，Huimin Zhao 团队报道了 DNA assembly 方法用于多基因代谢途径的快速组装（图 9-9）。DNA assembly 方法依赖酿酒酵母细胞内的同源重组系统，可用于启动子/调控子的模块化替换、人工操纵子的构建和代谢途径组合文库的构建，以完成启动子等生物元件在底盘细胞中的适配研究。研究者采用该方法将 7 个含有同源侧翼序列、长度为 4~5 kb 的 DNA 片段在酿酒酵母胞内进行了一步组装，获得了长度为 35.7 kb 的环形质粒，构建了金链菌素（aureothin）代谢途径，且组装效率达到了 60%。此外，该方法不仅可以进行代谢途径的模块化组装，还可以开展单点或多点突变、无痕基因敲除、人工基因簇的构建等，为代谢途径的构建提供了前所未有的灵活性和通用性（Dawn et al., 2013）。

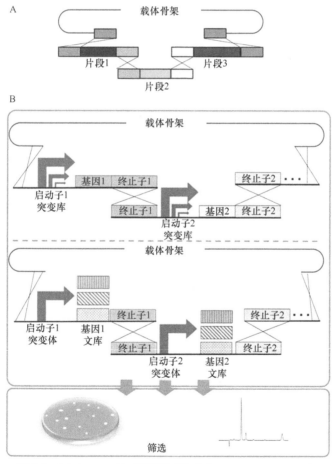

图 9-9　DNA assembly 流程图（修改自 Dawn et al., 2013）

A. 单一代谢途径组装；B. 代谢途径组合文库构建流程

9.2.3 基因组工程与合成基因组技术

在细胞工厂构建过程中，可通过非整合型（游离型）质粒转化或基因组整合的方式将异源代谢途径导入细胞底盘。游离型质粒具有易用性、便携性和高拷贝数等优点，但存在质粒丢失导致的不稳定性、需要在细胞培养中保持筛选压力、群体内基因表达差异等限制。与质粒表达系统相比，将异源基因或代谢途径整合到宿主生物的基因组中可减少代谢负担，允许精确调节代谢通量，提高遗传稳定性，更适合工业应用。此外，基因组的从头合成为完全控制生物体遗传密码提供了希望，从构建的角度为底盘细胞基因组的开放式设计提供了无限的空间。在本节中，我们将重点阐述外源代谢途径的基因组整合方法及从头合成基因组技术，并主要以酿酒酵母为例说明其在细胞工厂构建中的应用。

1. 基因组工程

将外源 DNA 引入基因组的方法大致可分为两类：随机整合和靶向整合。随机整合通常具有很大的局限性：如果插入的基因位于抑制性染色质区域，它们可能会被沉默，即位置效应；内源基因的正常功能可能会被外源 DNA 的插入破坏，即插入诱变。靶向整合旨在将工程 DNA "敲入（knock in）" 到基因组预定位置，可避免随机整合导致的不良后果，因此更安全和可控。

1）基因组整合方法

酿酒酵母的同源重组（homologous recombination，HR）系统已被广泛应用于质粒构建和工程 DNA 的染色体靶向整合。尽管如此，对于现代代谢工程所需的复杂且无标记的基因组工程而言，天然同源重组的效率还不够高，在引入较大 DNA 片段或同时引入多个外源 DNA 片段时，整合能力（效率、整合拷贝数、准确性等）通常会迅速下降。即使使用抗生素或营养缺陷等筛选标记，基因组整合效率也较低，需通过优化整合位点、提高筛选压力等方法提高整合效率。此外，归巢核酸内切酶（homing endonuclease，HE）可通过诱导双链断裂（double-strand breakage，DSB）提高同源重组效率，但存在一定的脱靶现象，会导致工程 DNA 插入基因组的特异性降低。

锌指核酸酶（zinc-finger nuclease，ZFN）、转录激活因子样效应物核酸酶（transcription activator-like effector nuclease，TALEN）和 CRISPR/Cas9（clustered regularly interspaced short palindromic repeats-associated protein 9）系统等可编程核酸酶能够在特定位点诱导双链断裂，并通过同源重组修复机制，将工程 DNA 整合至基因组（图 9-10A）（Zhang et al.，2021b）。可编程核酸酶可实现无标记整合、大型 DNA 片段的多拷贝整合、大型代谢途径的体内组装，并且适用于多种细胞底盘。CRISPR/Cas9 系统具有高度可编程性和通用性，但它依赖于线性化的 DNA 供体和细胞底盘内源途径来修复诱导的双链断裂。因此，CRISPR/Cas9 介导的 DNA 插入仍然面临一些限制因素，如插入 DNA 片段较小、需要借助筛选标记基因等。

尽管近年来大部分研究焦点集中在可编程核酸酶，其他酶如位点特异性重组酶（site-specific recombinase，SSR），因具有不依赖内源性细胞 DNA 修复机制等特点也有较为广泛的应用。例如，Cre 及 Flp 重组酶被应用于染色体缺失或易位，丝氨酸整合酶（PhiC31、Bxb1）可用于靶向 DNA 整合（图 9-10B）（Zhang et al.，2021b）。但是，SSR 的缺点是目标基因组中需要预先含有其识别位点序列，在一定程度上限制了其通用性和灵活性。

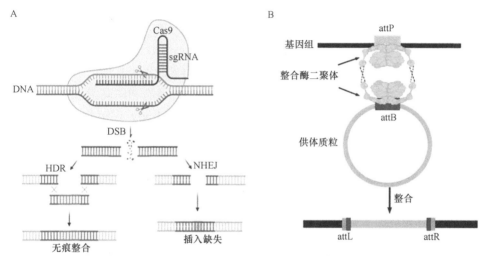

图 9-10　基于 CRISPR/Cas9 系统和丝氨酸整合酶的基因组整合策略（修改自 Zhang et al.，2021b）

A. Cas9 在 sgRNA 的向导下靶向基因组特异性位点后诱导 DSB，在加入与断裂位点具有同源互补序列的供体后下，细胞通过同源重组修复机制将外源 DNA 无痕整合入基因组；若无同源 DNA 供体，则可能发生非同源末端连接，造成插入缺失；B. 丝氨酸整合酶首先以二聚体的形式与其同源 attP 和 attB 位点结合，然后再结合形成整合酶四聚体。四聚体激活 DNA 链切割、亚基旋转和 DNA 重新连接，导致供体 DNA 整合，且不依赖内源性修复途径

2）基因组整合关键因素

（1）基因组整合方法的选择

进行基因组整合时所用的筛选标记主要基于抗生素或营养缺陷。可编程核酸酶的发展，也可辅助工程 DNA 的基因组整合，为无筛选标记的基因组整合铺平了道路。

（2）基因组整合位点的选择

整合位点的选择是基于它是否支持高效率的工程 DNA 整合、高表达外源基因且不会显著影响细胞底盘的代谢。多项研究表明，在没有可编程核酸酶辅助的情况下，即使在同一细胞底盘中，工程 DNA 的整合效率和表达水平也会随着整合位点的不同而有很大差异。Mikkelsen 等使用 *lacZ* 基因作为报告基因，对 14 个酵母基因组的整合位点进行了评估。结果显示，位于不同整合位点的特异性 β-半乳糖苷酶的活性存在 2.5 倍的差异。Flagfeldt 等探究了在两个强启动子驱动下 *lacZ*

基因在酿酒酵母基因组 20 个不同位点的整合和表达，整合位点包括 *URA3*、*SPB1/PBN1*、*PDC6* 和 17 个不同的长末端重复（long terminal repeat，LTR）序列。结果显示，不同位点的 *lacZ* 基因表达水平差异可达到 8.7 倍。

在使用可编程核酸酶辅助进行基因组整合时，需要考虑到不同整合位点的切割效率差异和不同位点的潜在脱靶效应。例如，基于 CRISPR/Cas 系统的研究表明，不同的基因座和向导 RNA（guide RNA，gRNA）导致的切割效率及脱靶效应差异很大。因此，需要采用优异的设计规则和算法来设计 gRNA 序列，以提高基因组整合效率，并降低脱靶率。

（3）工程 DNA 及目标替换区域大小与基因组整合效率

工程 DNA 替换效率通常随着工程 DNA 片段和要替换的基因组区域大小的增加而降低。Pyne 等使用 CRISPR/Cas9 和 λ-Red 重组系统在大肠杆菌中分别进行了不同大小的插入片段和基因组区域的整合效率测试：具有相同同源重叠侧翼序列（40 bp）的不同大小插入片段（550 bp、560 bp、1264 bp、1756 bp、2492 bp 和 3000 bp）的整合效率从 47% 下降到 1%；不同大小（8 bp、818 bp、2428 bp、5123 bp、9590 bp、11 068 bp 和 19 378 bp）基因组区域（均具有 560 bp *lacZ* 报告基因和 40 bp 重叠侧翼序列）的替换效率从 47% 下降到 3%。

3）基于基因组整合的细胞工厂构建

可编程核酸酶不仅可辅助基因或代谢途径的基因组整合，同时其高效率、重复使用性和扩展性等特点使其在大型合成途径的体内组装与整合、大型 DNA 表达框的多拷贝整合及文库整合等方面也有重要应用。

（1）大型代谢途径体内组装和整合

在可编程核酸酶辅助的基因组整合方法开发之前，主要基于质粒系统进行代谢途径的体内组装。随着基因组整合方法的快速发展，现在可以在底盘细胞体内同时实现代谢途径的组装和基因组整合，大大简化了细胞工厂的构建过程。Jakočiūnas 等开发了一种基于 CRISPR/Cas9 系统的方法 CasSEMBLR（Cas9-facilitated multiloci genomic integration of *in vivo* assembled DNA part），该方法允许无标记、多位点的体内组装并整合具有各种基因型的代谢途径。研究者将 15 个 DNA 元件组装并整合到三个不同的基因组位点构建了类胡萝卜素生产菌株，组装效率达 31%。此外，将 10 个元件整合到两个不同的基因组位点构建了酪氨酸生产菌株，平均效率为 58%。研究者采用类似的方法 CrEdit（CRISPR/Cas9 mediated genome editing）同时将单个途径基因整合到三个独立的基因组位点以构建 β-胡萝卜素合成途径，无筛选压力条件下整合效率达到了 84%。

（2）大型代谢途径的多拷贝整合

工程 DNA 多拷贝的基因组整合，尤其是大型代谢途径的多拷贝基因组整合具有一定的挑战性，如低效率和低拷贝数等问题。Shi 等（2016）通过将

CRISPR/Cas9 系统与酵母 delta 位点相结合，开发了一种单步、无标记、多拷贝基因组整合方法 Di-CRISPR（delta integration CRISPR/Cas）（图 9-11A），实现了 24 kb 代谢途径的多拷贝基因组整合。

（3）元件或途径文库的高通量基因组整合

Ryan 等基于 CRISPR/Cas9 系统在酿酒酵母中开发了定量基因组装和 DNA 文库整合方法（CRISPRm），将通过 PCR 扩增制备的纤维二糖代谢途径文库在体内组装并整合到二倍体酵母基因组，使纤维二糖利用率提高了 10 倍。Si 等（2017）利用标准化的全长互补 DNA 文库构建编码过表达和敲低突变的基因调控元件库，并在其中引入 delta 位点序列作为基因组整合的供体，通过 CRISPR/Cas9 引入 DSB 实现了高效、无标记的文库基因组整合（图 9-11B）。在此基础上，通过自动化和标准化的工作流程，以可扩展的方式实现了多重调控元件的积累，显著改善了酿酒酵母细胞工厂的多种表型。

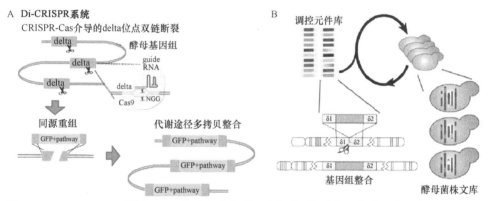

图 9-11　CRISPR/Cas 系统与 delta 位点介导的酿酒酵母基因组多拷贝整合（修改自 Shi et al., 2016；Si et al., 2017）

A. Di-CRISPR 系统示意图。CRISPR/Cas 在 delta 位点诱导多个 DSB，以促进这些位点生化途径的同源重组。该系统实现了酿酒酵母中完整生化途径的高效单步、无标记和多拷贝染色体整合；B. 通过自动化和标准化工作流程进行多重调控元件的酿酒酵母多拷贝整合

2. 合成基因组技术

组学、生物信息学、全基因组基因编辑的发展，结合合成生物学"设计-构建-测试-学习"（design-build-test-learning，DBTL）的研究循环，使得在未来从全基因组层次设计和构建细胞工厂成为可能。基因组再造可移除"垃圾"遗传信息、不稳定序列，创建"简约化基因组"；改变或添加新的定制化元件，创建"柔性底盘细胞"，为细胞工厂构建和工业应用提供多样性的底盘细胞。从寡核苷酸合成到基因以至全基因组的合成，将为未来定制化细胞工厂的构建提供底层技术。

1）合成基因组发展简介

2002 年，纽约州立大学 Wimmer 实验室合成了脊髓灰质炎病毒，这是人类

历史上第一个人工合成的病毒。多年来，J. Craig Venter 研究所一直致力于合成基因组的研究，2003 年合成了长达 5386 bp 的 ΦX174 噬菌体基因组，实现了用寡核苷酸合成的方法精确合成 5～6 kb 的 DNA 序列；2008 年，又合成了生殖支原体基因组，全长 582 970 bp，是已知可独立生存生物体中最小基因组；2010 年 5 月 20 日，*Science* 期刊报道采用化学方法合成了一个 1.08 Mb 的蕈状支原体基因组，并将其移植入一个山羊支原体受体细胞，从而创造了一个仅由合成基因组控制的新的蕈状支原体细胞。这项成果在合成生物学的发展史中具有里程碑的意义；2010 年 10 月，他们又发明了迄今最简单有效的基因合成技术，并以此合成了小鼠的线粒体基因组。George Church 团队利用覆盖整个大肠杆菌基因组（约 4 Mb 大小）的合成 DNA 片段及酵母同源重组，使用 64 个密码子中的 57 个重新设计组装大肠杆菌基因组，从而能够将 7 个未使用的密码子重新分配给额外的非标准氨基酸。酿酒酵母方面，科学家们创建了酵母基因组合成计划（Sc2.0 项目）。继 Dymond 等于 2011 年成功设计合成了酿酒酵母部分染色体之后，陆续实现了 II 号、III 号、V 号、VI 号、X 号和 XII 号染色体的全化学合成。酵母基因组人工合成是合成生物学发展史上又一重要的里程碑。2018 年 8 月，Shao 等报道将酿酒酵母 16 条染色体合并为 1 条长度达 11.8 Mb 的染色体，并获得有正常功能的单染色体酵母菌株。之后，科学家们将进一步进行大型植物、动物（包括人）基因组的从头合成工作，这也将为更多底盘细胞类型的细胞工厂的构建提供基础。

2）基因组合成方法

基因组的从头合成涉及小片段 DNA 合成、组装与拼接获取完整的合成型基因组，以及合成型基因组导入宿主细胞与野生型基因组的清除等。

（1）合成型基因组的分层组装策略

基因组的合成主要采用分层组装策略（图 9-12）（Chari and Church，2017）。从 DNA 寡核苷酸文库开始，可以结合使用 DNA 退火、连接和扩增等方法在体外构建 3 kb 大小的 DNA 片段。利用酵母同源重组系统，将这些片段组装成约 50 kb 或 Mb 级规模的片段。进一步，使用大肠杆菌中的 SSR 系统将多个 50 kb 片段构建成更大的片段（约 4 Mb）。携带不同 4 Mb 片段的多种细菌或酵母菌株可通过结合或原生质体融合方法将工程 DNA 递送至植物或动物细胞，以构建染色体大小的元件。最后，这些 40～250 Mb 的大片段可以通过微细胞介导的染色体转移（microcell mediated chromosome transfer，MMCT）分层组装成单个细胞。

（2）合成型基因组转移技术

阳离子脂质和聚合物、显微注射、MMCT 等都可以介导 Mb 级别的染色体转移。此外，电转化也是经常用于细胞系及原代细胞的转染方法。在细菌方面，电转化可介导超过 700 kb 的细菌人工染色体（bacterial artificial chromosome，BAC）的转化。聚乙二醇（PEG）介导的裸 DNA 转移法也是常用的 DNA 转染法，Gibson

等成功利用此法将丝状支原体长达 1.1 Mb 的人工合成染色体移植到山羊支原体受体细胞，获得人类史上首个人工合成的生命体。PEG 除了可以直接介导裸 DNA 的转染，还可以通过诱导细胞融合实现间接转染，即 PEG 介导的细胞融合法。该方法可直接利用酵母系统进行 Mb 级别的合成染色体体内组装，并且不需要载体的分离纯化，可以避免载体受到剪切力的损伤，且其效率不受到工程 DNA 大小的限制。

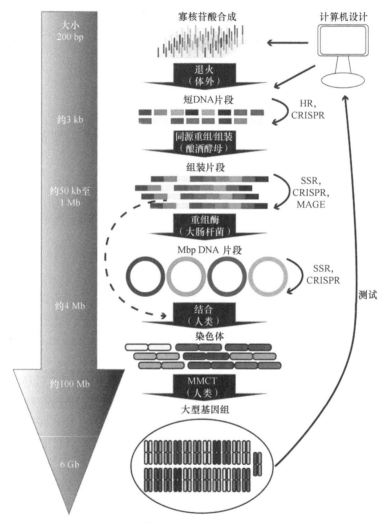

图 9-12　结合从头合成和基因组编辑构建大型基因组路线图（修改自 Chari and Church，2017）

（3）野生型基因组清除技术

目前尚未实现完全从头合成一个完整的细胞结构，只能借用已有的宿主细胞进行改造。为获得只含有人工合成基因组的生命体，需要采取一定的策略将野生型染色体清除。清除方法包括基于负筛选的策略，以及 Cre/loxP 或 CRISPR/Cas9 介导的方法。例如，Cre 重组酶能特异性识别基因组中的 loxP 位点，并根据两个 loxP 位点的排列方向将它们之间的 DNA 片段进行删除、倒置等，也可用于野生型染色体的清除。Matsumura 等设计了一个基于 Cre/loxP 重组系统的策略 CEC（chromosome elimination cassette）。CEC 的中部携带一个荧光报告基因和一个抗药筛选标记，在其两端分别添加一个 loxP 位点位列，二者相向排列。Cre 介导的姐妹染色体重组可以产生双着丝粒染色体和无着丝粒染色体，此类异常染色体可在细胞分裂过程中被清除。

9.2.4 细胞工厂基因型快速验证

无论是在原有细胞底盘的基础上进行改造还是从头设计的细胞工厂构建，都需要对设计和构建好的生命系统进行分析和验证，以便检测工程 DNA 序列是否符合设计、细胞工厂是否实现了预期的功能。快速、准确、高通量的分析技术，可极大地加速细胞工厂的功能分析过程，是未来的重要发展方向。工程 DNA 的验证需要达到单碱基的分辨率，因为 DNA 的单点突变也可能对人工生命体的功能造成不可预知的影响。

1977 年，Sanger 等发明了第一代测序技术，即双脱氧链终止法（Sanger 测序），并广泛地应用于分子克隆中的短链 DNA 分析。Sanger 测序读长较长、准确性高，但受到成本及测序通量的限制，不适用于大规模工程 DNA 的验证。随后，迅猛发展的下一代测序（next-generation sequencing，NGS）技术可进行大规模平行测序，极大地降低了成本，又称高通量测序（high-throughput sequencing，HTS）技术。NGS 基于 PCR 和芯片发展而来，通过引入可逆终止末端，实现了边合成边测序。现有平台主要包括 Illumina NovaSeq/Hiseq 系列、华大基因 MGISEQ/BGISEQ 系列、Thermo Fisher Ion S5 系列等，测序长度相较于一代测序较短，一般其读长不超过 500 bp。三代测序技术（也叫做从头测序技术）为单分子测序技术，测序时不需要经过 PCR 扩增，可对每一条 DNA 分子进行单独测序。第三代测序分为单分子荧光测序和纳米孔测序，测序读长更长（kb 级别），可测序富含 AT 或 GC 区域、高度重复序列、回文序列，在复杂基因组测序方面具有一定的技术优势。

上述测序技术中，由于可同时对几十万到几百万条 DNA 分子进行序列测序，使得对一个物种的转录组测序或基因组深度测序等变得方便可行，同时成本也较低等，因而 NGS 是最适合高通量测序的技术。面对细胞工厂构建过程中对于海量工程 DNA 验证的需求及成本挑战，研究者可基于 NGS 同时将上千个中等大小的质粒或者 PCR 扩增的 DNA 片段，经条码序列（barcode 或 label）标记混合建库进行高通量测序，产生测序结果后通过算法将混合样品的测序数据拆分（demultiplexing）并与参考序列进行分析比对，大幅降低单个工程 DNA 的测序成本。此外，可根据引入的特定 barcode 信息进行样品的物理位置溯源，大幅提高了测序规模和分析速度。

美国 Amyris 公司开发了自动化的 NGS 测序平台（Shapland et al.，2015），图 9-13A 所示为自动化的文库构建流程及单元操作所需的主要自动化设备。研究者利用 Biomek FX 和 Echo 550 自动移液工作站、M5 酶标仪、Bioanalyzer 2100 DNA 片段分析仪和核酸提取仪等自动化设备，通过滚环扩增（rolling circle amplification，RCA）和连接酶循环反应（ligase cycling reaction，LCR）完成了测序质粒样品的制备（平均长度为 8 kb，最长约 20 kb）。利用 Illumina Nextera 试剂盒和 Biomek FX 移液工作站对经核酸提取仪提取的质粒进行均一化、酶切法片段化（tagmentation）、除蛋白处理。之后，通过 12 个循环的 PCR 在序列两端添加含有 8 bp 的 Illumina 条码序列（adaptor 或 barcode），利用 Biomek 或 Echo 移液工作站将 PCR 产物根据 DNA 的浓度和大小进行均一化处理并混合，尽量使每个序列的摩尔量一致。最后，将纯化和浓缩后的包含 4078 个质粒的混合序列样品置于 MiSeq 测序仪进行测序。采用 MiSeq Reporter 软件进行数据分离后，使用 BWA 软件将测序文件与参考序列进行比对分析，并使用 SAMTOOLS 进行可视化处理（图 9-13B）。采用该自动化的 NGS 测序分析平台，单个质粒样品的测序成本仅为 2.688 美元，为一代测序成本的 1/20，且 98.4% 的样品达到了 15× 的测序深度。

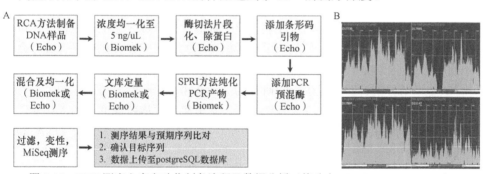

图 9-13　NGS 测序文库自动化制备流程及数据分析（修改自 Shapland et al.，2015）

A. NGS 测序文库制备流程及单元操作所需自动化设备；B. 4078 个测序质粒样品的示例数据可视化分析：绿色区域代表测序深度，红色及蓝色柱形图代表正向和反向读取中的单核苷酸多态性（SNP），紫色和黄色柱形图代表正向和反向读取中的核苷酸插入或缺失。结果显示，即使部分样品测序深度 <15×，也可得到高质量的测序数据

此外，Dean 等开发了基于 phi29 DNA 聚合酶的扩增方法，可以直接采用培养皿上的大肠杆菌或者酵母菌的细胞菌落作为 PCR 模板，在几个小时内实现细胞底盘中环形质粒 10 000 倍以上的扩增，避免了耗时的微生物培养和核酸提取过程，

可加速细胞工厂的基因型验证。同时，基于一代测序方法，在测序前使用分辨率较低但成本更低的限制性内切核酸酶和高通量的毛细管电泳并比对酶切指纹图谱的方法，或者利用 qPCR 验证细胞工厂底盘中是否包含全部的工程 DNA 片段，亦可实现工程 DNA 的规模化快速验证。

9.3 构建细胞工厂的过程自动化

9.3.1 自动化合成生物技术

合成生物学通过定量、设计、合成的整体论思想开展包括人工细胞工厂构建等研究，为认识生命本质提供了新的思维模式。在对细胞底盘进行设计、改造的过程中，需要对大量的基因元件、线路、系统进行合成与调试，通过对细胞进行"重编程"（reprogramming）实现特定功能。由于对复杂的生命体缺乏理性设计的能力，需要进行长期、反复的人工实验试错（trial-and-error），才能逐渐靠近预定目标。为了加速合成生物学相关的研究，需要在试错过程中引入标准化实验手段，从而高通量、低成本、多循环地完成"设计-构建-测试-学习"的工程化闭环研究。基于此发展的自动化合成生物技术，就是使用自动化的设备实现生物学实验操作取代传统手工实验操作来探索生物学问题的技术。自动化合成生物技术围绕"如何实现设计合成可预测的生命体"这一关键科学问题，旨在提升合成生物实验对象、方法、技术的标准化和模块化水平，实现海量工程试错的自动化闭环运行，不断发展理性设计合成生命系统能力。自动化合成生物技术的研究，不但可以快速积累大批优质基因功能模块、建立标准化的合成生命工艺流程，还可以获得高质量的海量实验数据，从而采用数据驱动的方式开发并优化对合成生命系统设计和功能预测的计算模型，加速满足人类需求的人工细胞工厂构建。

其他章节分别针对合成生物学研究的"设计-构建-测试-学习"中的"设计"、"测试"和"学习"环节进行了系统介绍，本节将主要围绕高通量的"构建"环节进行介绍，包括自动化基础设施平台的设计与搭建、自动化的工程 DNA 和细胞底盘构建。

9.3.2 工程化设施平台设计与搭建

细胞工厂构建主要需要完成两类实验任务：①工程 DNA 的构建；②底盘细胞的操作（唐婷等，2020）。其中，工程 DNA 的构建流程主要包括基因合成、酶法扩增（PCR、RCA 等）、限制酶酶切、浓度均一化、体内/外组装、核酸提取等；底盘细胞的操作主要包括细胞培养和转化、菌落涂布、菌落挑取、基因型检测等。为了自动化地完成这些实验任务，需要开发对应的硬件平台、软件系统和工艺流程。DNA 构建和细胞底盘操作常规所需的自动化仪器如图 9-14 所示。

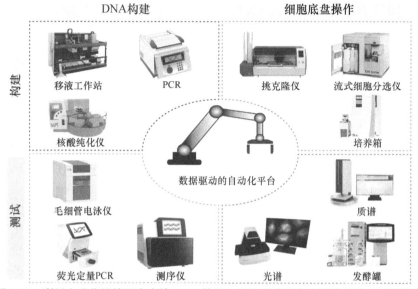

图 9-14 利用自动化设施平台实施 DNA 构建、细胞底盘操作主要涉及的自动化设备

　　硬件平台方面，首先需要使用标准化的实验容器（如符合 SBS 标准的 96 孔、384 孔微孔板等），以及与这些容器配套进行高通量操作的仪器设备，如具有多通道自动化移液机械臂的液体工作站、微孔板离心机、分液器、封膜仪、撕膜仪、自动化震动培养箱/摇床、自动化 PCR 仪、高通量毛细管电泳仪、自动化菌落涂布挑选仪等；其次，需要这些仪器设备具有硬件接口，以便与机械手、传送带、AGV 等自动化转运设备对接，从而完成样品、试剂、耗材等在不同设备间的传输。

　　软件方面，需要有集成软件系统自动化控制实验操作的仪器设备和转运装置，提供此类软件与集成商业服务的主要为 Thermo Fisher、Beckman、Jena、HighRes 等国际集成解决方案提供商。同时，需要有物料与信息管理系统对操作过程、实验结果、物料等进行记录与调度，这方面，除了商用方案外，利物浦大学的 GeneMill 平台研发了基于合成生物任务自动生成实验流程的 Leaf LIMS，华盛顿大学西雅图分校的 UW BIOFAB 开发了名为 Aquarium 的实验室操作系统。

　　除软硬件系统以外，由于目前尚无法应用物理方法直接对生物分子进行操作（与此对应，可以应用机械手直接组装计算机、汽车等），因此需要依赖分子生物学等手段，开发与自动化仪器设备操作相匹配的合成生物工艺。值得指出的是，目前大多数生物实验过程是面向人工操作进行开发和优化的，因此自动化工艺的开发往往是难点和关键，需要合成生物研究者与自动化工程师密切配合，必要时还需要开发新的仪器设备完成特殊操作。例如，琼脂糖凝胶电泳是分子生物研究的标准流程，用于对不同大小的 DNA 片段进行分离和提纯。但由于涉及视觉判断、半固体切胶等复杂操作，市场上仅有 Hamilton 公司的 Nimbus Select 等少数自动化设备可以自动化完成，且在通量、可靠性等方面仍有很大的优化空间。

"构建"是"设计"的实现手段，传统微生物细胞工厂的构建方式通量小、效率低，主要依靠经验，费时费力、准确率低，亟须自动化的高通量方法取代依赖经验和试错的构建方式，以加速细胞工厂的合成设计。与传统的制造业自动化不同，合成生物学相关的自动化技术需要在微观层面操作生命，宏观机器人系统难以直接实现。此外，由于生命系统过于复杂，系统生物学通过定量分析、数学模拟、建模等方法对系统或者系统中的各个组件进行解析后所得到的数据，再经合成生物学的解耦将系统分解为生物元件。自动化合成生物技术利用标准化、模块化的生物元件，将复杂生物学过程拆解为模块化的生物学流程，并通过模块化的生物学装置替代手工操作。为推进自动化合成生物技术的快速发展，国内外研究机构在世界范围内已搭建或正在建设数十个自动化合成生物铸造厂（biofoundry）或工程化基础设施。工程化基础设施以合成生物学基础研究为理论基础，把自动化工业的智能制造理念引入到合成生物学研究中，基于智能化、自动化及高通量设备，结合设计软件与机器学习，开发自动化合成生物技术，快速、低成本、多循环地完成"设计-构建-测试-学习"的闭环，服务于包括细胞工厂构建在内的合成生物学研究与产业应用。

下面以中国科学院深圳先进技术研究院牵头建设的"合成生物研究重大科技基础设施（大设施）"的建设为例，围绕细胞工厂的高通量构建过程，对自动化设施平台设计与搭建的工程目标、建设内容、关键技术设备配置基本原则、功能模块开发等进行介绍（图 9-15 和图 9-16）。

1. "合成生物研究重大科技基础设施"的工程目标

"大设施"旨在打造一个用户的"云端实验室"和运营者的"智能实验室"二位一体合成生物研究平台。"云端实验室"将自动化、信息化和生物技术相融合，通过互联网共享，将高通量的标准化合成生物研发能力，服务于全国乃至全球的合成生物学需求。同时，"大设施"打造的"智能实验室"将通过网络接口与合成生物各平台、各自动化系统、各个模块、物料转运装备、线下功能模块等通信，实现实验要素的互联互通，智能调度实验任务、资源、设备、物料、人员和数据，保障"云端实验室"的合理、稳定和高效运行。

2. "合成生物研究重大科技基础设施"的建设内容

"大设施"的建设主要由四大平台构成，分别是构成数字世界的偏重软件层面的"设计学习"平台、组成物理世界的"合成测试"平台、提供个性化检测的"用户检测"平台和具体应用层面的"医学合成生物学"平台。

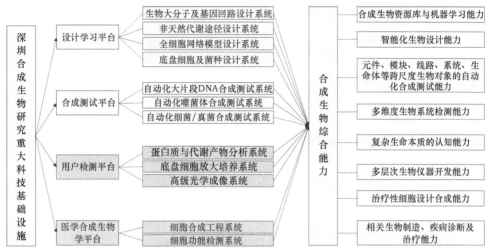

图 9-15　深圳合成生物研究重大科技基础设施主要建设内容框架（修改自张亭等，2022）

　　"设计学习"平台主要建设"合成生物设计"和"云端实验室"两个主要系统。其中，"云端实验室"从构建合成生物大设施的运营场景开始，结合工业互联网技术，搭建以基础平台层作为基础设施，实现经营决策层、核心应用层、边缘计算层与物理建设单位无缝互联的四层结构云实验室平台；"合成生物设计"部分则利用生物信息、数理模型及人工智能等手段，针对特定科学需求，基于生物合成大数据，设计新反应、新酶、新途径、新菌株，建立一站式的设计技术体系、软件工具及生物信息数据库。"设计学习"平台利用生物信息、数理模型及人工智能等手段，针对特定科学需求，提供实验方案，并生成"合成测试"平台的可执行指令。该平台包含了生物大分子设计、合成基因回路设计和生物信息数据库等七大模块，其中生物信息数据库模块将在已开发的数据库系统的基础上，针对重要生物合成过程的关键模块进行数据收集、挖掘、分类，嵌入目标分子、关键分子片段、反应相似性等生物合成要素的搜索技术，整合生物转化反应过程中的原子-原子映射、反应中心获取、生物合成转化模式自动化挖掘和标准化分类软件，建立生物合成的生物转化反应和转化模式数据库，同时建立功能全面化、性能标准化的合成生物学元件库。

　　"合成测试"平台主要由大片段 DNA、噬菌体、细菌、酵母 4 个自动化合成系统组成。每套自动化合成测试系统由多个核心功能模块及辅助模块构成。通过将科学研究梳理成各种工艺路线和通量需求，设计不同模块的仪器组合和具体工艺流程，并进行通量的仿真模拟来复核方案的实现能力，形成设计逻辑闭环，结合流程自动化、离散自动化的理念和实践，逐步实现由模块到子系统乃至整个"合成测试"平台的完全自主可控。"合成测试"平台将通过搭建局部自动化模块，作为灵活的"功能岛"执行特定功能，并根据需求组合成各类生产线设备系统。多种功能岛模块可以综合各种设备的特点，发挥系统集成的优势。

  "用户检测"平台主要建设蛋白质和代谢产物分析系统、高级光学检测系统、底盘细胞放大培养系统。该平台将具备分子、蛋白质及单细胞的检测分析、高通量高分辨三维成像、厌氧发酵和小/中试发酵等能力。在初设阶段将针对上述能力的实现进行优化设计，调整优化部分工艺路线，更好地完成各项科学目标和工程指标。"用户检测"平台具备一定的检测能力及转化研究能力，以满足用户的个性化检测及转化应用需求。针对合成生物体系，整合蛋白质与代谢产物分析系统、底盘细胞放大培养系统、高级光学检测系统等，对产物进行多模态、跨尺度的全方位测试。

  "医学合成生物学"平台结合上述三个平台的优势，可更有效地制造和生产相关医学产品，如开发以人工合成基因线路为基础的新型基因治疗方法、研究疾病机理、筛选靶基因等，实现合成生物技术向医学的生物转化。

  三大平台相互支撑，互为依存，形成整体闭环。"合成测试"平台一方面依托"设计学习"平台的云实验室管理系统来集成控制各模块的设备运行，另一方面接收"设计学习"平台对合成生物设计模块软件的输出作为"合成测试"平台的输入指令，依据相关工艺拆解在"合成测试"平台上完成合成生物学物理上的合成；"合成测试"平台产生的各类生命体的相关生化指标将交由"用户检测"平台进行检测或下游放大，所有测试数据将由"设计学习"平台的实验室信息管理系统进行采集汇总并由相应软件模块进行分析和学习。

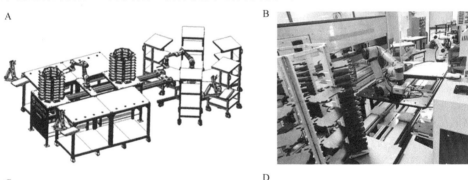

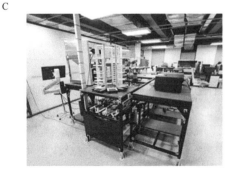

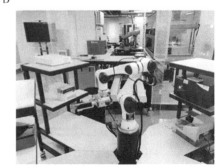

图 9-16 深圳合成生物研究重大科技基础设施（修改自张亭等，2022）

A. 单一自动化功能岛布局示意图；B~D. 深圳合成生物研究重大科技基础设施实景图

细胞工厂的构建过程主要在"合成测试"平台开展，通过自动化集成系统，整合液体操作平台、机械臂、AGV 智能车、多种自动化生化分析设备及线下物料辅助系统，基于 MES（生产执行系统）等企业生产管理系统，实现生物大分子、噬菌体、细菌及真菌等不同尺度生命体的自动化合成与测试。每一条自动化合成测试系统由多个核心功能模块及线下辅助模块构成，包括 DNA 设计与合成模块、核酸扩增模块、核酸提取模块、酶切连接模块、转化模块、微生物涂布模块、功能验证模块及培养扩增模块等。

以酵母基因组合成自动化系统为例，该系统由在线功能模块、在线辅助模块及线下辅助模块构成。①在线功能模块：主要包括寡核苷酸设计合成模块、核酸扩增模块、转化模块、微生物涂布、克隆挑选、培养扩增、质粒及菌种保存及功能验证模块；主要基于液体工作站、超声移液系统、机械臂、自动化恒温箱、自动化 PCR 仪、封膜机等设备完成酵母基因组编辑、合成和功能验证过程中所需的实验操作。②在线辅助模块：主要包括智能传输模块、恒温培养模块、低温冷藏模块和物料储备模块等；主要基于机械臂、AGV 智能小车、恒温培养室、自动化摇床、物料储备间等实现在线功能模块间的自动化连接、物料传输、物料存储等。③线下辅助模块：主要用于离线培养、培养基和溶液准备、耗材及物料灭菌、大规模离心、样品长期保存等，包括耗材室、试剂间、接种室、培养室、离心室等常规辅助空间。

3. "合成生物研究重大科技基础设施"的关键技术设备配备原则

围绕"大设施"的建设内容，需要对关键技术设备的配置进行研究和论证比对，以保证各条自动化生产路线实施后能实现智能化、自动化、高通量等效果。关键技术设备实施过程可采用以下原则：①精密、大型、价值昂贵的国外进口设备，优先保证其在自动化生产线路使用上成熟、可靠，从设备的参数、性能、对自动化线路的匹配性等方面进行分析；②对于国内无制造经验的国外关键设备及零部件，可采用同步引进制造技术、国内合作制造方式采购，促进设备国产化，降低设备运输、维修及零部件更换风险，逐步完成引进-改造-发展的过程；③对于国内有成熟制造经验以及领先应用业绩的关键设备，设备技术比选上重点保证设备达到自动化生产路线要求，质量可靠、性能先进、与国外引进设备能相互适配；④对于确定国产化自主研发的新设备及零部件，特别是业内尚未有制造经验的新设备，需加强自动化生产路线设计团队、具体应用领域研究团队及设备制造商之间的共建协调，加大前期自主研究及技术论证、优化并落实制造方案，同时分析国产化风险及提出规避措施；⑤根据自动化生产路线要求，如路线涉及多国、多厂商，直接引进及国产自购、自主新研发等关键设备组合，须保证主设备之间及辅助设备之间、不同设备商之间及引进与国产设备之间等各类设备的相互配套性；重点是技术性能参数、生产能力、生产条件要求各方面都要做到匹配、衔接和协调,以求达到技术路线及设备的最优化组合。

目前,"大设施"已实现自动化纳升移液仪、挑克隆仪等"卡脖子"类仪器的核心技术突破、自动化集成软件和硬件的国产改造替代,以及配套试剂耗材国产化渠道的开拓;在自主开发的底层软件设计和架构方面,目前已掌握包括移动机器人、高通量光反应器、厌氧功能岛等创新装置的从头开发和集成能力,逐步实现我国相关仪器设备、集成系统和设计软件的自主可控,整体技术水平完成了从"跟跑"到"并跑"的转变,部分领域已通过原始创新,奠定了实现"领跑"的基础。

上述"大设施"的建设将推动我国生命科学技术能力实现 5 个方面的战略转变:①从认识生命表象到掌握复杂生命本质的转变;②从定性描述向定量预测的转变;③从单一维度向多维度生物功能检测的转变;④从单一层次向多层次生物仪器开发的转变;⑤从基础研究向医学合成生物学应用的转变。

4. 其他代表性设施平台

伊利诺伊大学的 iBioFAB(图 9-17A、B)(Si et al.,2017)和爱丁堡大学的 EGF(图 9-17C~E)(Zulkower et al.,2018)两个设施均采用全自动化的整合方式,且都由 Thermo 公司提供集成方案。其中,iBioFAB 系统是世界上第一个用于合成生物学的自动化中心,由两部分组成:一部分是支撑"设计-构建-测试-学习"自动化研究的软件设计框架,另一部分是可自动化进行 DNA 克隆、组装、异源表达及产物检测的集成机器人系统。这个机器人系统经过了 3 次升级。第一个版本于 2014 年搭建完成,包含 1 个具有 6 个自由度的机械臂,可以在 5 m 长的轨道上行进,在平台的 20 台(套)设备间传送物料,同时具有 1 个样品跟踪系统。第一代 iBioFAB 实现的合成生物工艺包括基于 Golden Gate 方法的自动化 DNA 组装和酿酒酵母全自动基因组定向进化。第二代 iBioFAB 增加了 1 个具有 4 个自由度的机械臂、静置培养箱等用于开发自动化孵育蜜蜂幼虫的工艺。第三代 iBioFAB 整合纳升移液工作站、自动毛细管电泳仪、高内涵显微镜等设备,同时增加了生物安全层流罩,提升了对植物、哺乳动物等底盘系统的兼容能力。

英国爱丁堡大学的 EGF 设施主要关注大 DNA 片段的自动化组装。该平台也是目前学术界已建成最大规模的整合型合成生物平台,包含 3 个机械手臂。围绕大 DNA 片段与组合 DNA 文库的设计与构建,EGF 已开发了 20 余种开源的软件工具,每周可以处理超过 2000 个 DNA 组装反应,通量相当于 1 位研究人员手工操作的 20 倍。目前可以操作的底盘系统包括大肠杆菌、酿酒酵母和蓝细菌等。该平台还集成了一系列细胞功能测试模块,可进行自动化 qPCR 分析、高通量微生物发酵及动力学分析等。

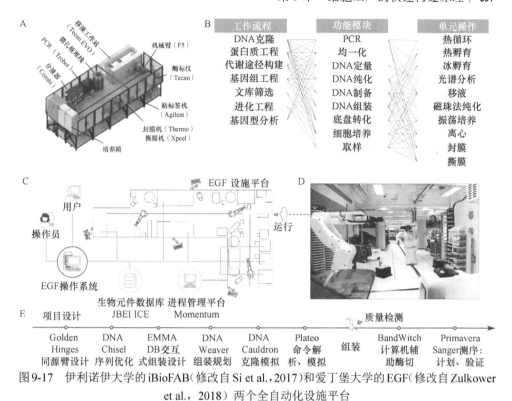

图 9-17　伊利诺伊大学的 iBioFAB（修改自 Si et al., 2017）和爱丁堡大学的 EGF（修改自 Zulkower et al., 2018）两个全自动化设施平台

伊利诺伊大学 iBioFab 平台和硬件布局（A），以及工作流程、处理模块和单元操作；（B）；英国爱丁堡大学的 EGF 设施软硬件系统；（C）EGF 平台软件系统将用户、操作者和数据库与自动化平台的不同终端连接起来；（D）EGF 平台实景图；（E）时间线代表不同软件在自动化 DNA 组装流程中的应用

与 iBioFAB、EGF 的全整合型方案不同，帝国理工大学搭建的 London Biofoundry 采用模块化设计，由 Analytik Jena 提供集成方案。该设施平台包含若干个侧重于不同合成生物工艺的功能岛，如以纳升移液工作站为核心的酶反应功能岛，以及以常规液体工作站为核心的细胞转化与核酸提取功能岛等，主要关注细菌、酵母、无细胞底盘系统。神户大学 Biofoundry 也采用模块化设计，针对 >100 kb 的大 DNA 片段组装、细胞转化、代谢组样品前处理等流程分别建有自动化功能岛，主要关注细菌、酵母和真菌等底盘系统。加拿大康考迪亚大学在建中的 Concordia Genome Foundry 包含两个功能岛，分别关注 DNA 自动化组装和 iPSC 细胞自动化操作。

其他非营利合成生物设施主要由可以进行高通量操作的单台仪器设备组成，如美国能源部的 Agile Bio-Foundry、澳大利亚皇后大学的 AusFAB、澳大利亚麦考瑞大学的 Australian Genome Foundry、英国 Earlham 研究所的 DNA Foundry、天津大学的 Biofoundry 等。除公共研究机构外，许多企业也搭建了自动化合成生物研究平台，如美国的 Amyris、Ginkgo Bioworks、Zymergen、Transcriptic 公司等。

位于美国波士顿的 Ginkgo Bioworks 公司开发了多个自动化平台，其中 Biowork2 平台占地 1700 cm²，采取模块化功能岛设计，包含 31 个机械臂。其整合方案采用 Transcript 公司的云实验室软件架构，主要开展人工细胞工厂的自动化研发。截至 2018 年年初，Ginkgo Bioworks 公司每月执行的自动化操作步骤数超过 100 万次。与公共研究机构的合成生物设施相比，公司研发有较为固定的实验流程，可以针对特定工艺采取效率最优的功能岛设计；而研究机构的平台通常需要基于学科发展，不断开发新的合成生物工艺，或进行更为频繁的设备升级，因此对软硬件系统整合方案的柔性、重编程性等提出了更高的要求。

9.3.3 DNA 构建自动化

自动化的 DNA 构建依赖于标准化、模块化的 DNA 组装方法与自动化设施的适配。例如，Golden Gate、Gibson、TAR（transformation-associated recombination）、LCR（ligase cycling reaction）等组装方法可满足不同的 DNA 组装需求。通用型自动化 DNA 组装流程及所需的设备如图 9-18 所示（Zhang et al.，2021a）。

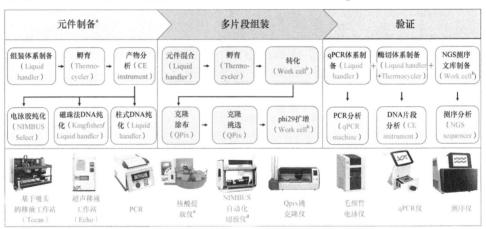

图 9-18　通用型自动化 DNA 组装流程及所需设备（修改自 Zhang et al.，2021a）

a. 可采用 PCR 扩增法或化学合成方法制备 DNA 元件；b. 常规的大肠杆菌、酿酒酵母高通量转化所需的主要设备包括移液工作站、PCR 仪、离心机、摇床、酶标仪等；c. 基于磁珠进行 DNA、RNA、蛋白质等的纯化；d. NIMBUS Select 自动化切胶仪可用于 DNA 片段核酸电泳分析、切胶回收、移液

DNA 的自动化构建可通过移液工作站、自动化 PCR 仪、自动化挑克隆仪、自动化涂布仪、基于磁珠/柱式核酸提取仪、qPCR 仪、毛细管电泳仪等设备的有序集成来实现，按照功能可拆解为 6 个模块。①寡核苷酸 DNA 片段合成模块：实现寡核苷酸合成、DNA 片段拼接；②DNA 组装模块：实现 DNA 片段组装及检测；③转化模块：完成工程 DNA 的微生物转化及培养；④单克隆筛选模块：实施单克隆筛选及菌落检测；⑤质粒提取模块：完成核酸提取；⑥自动化验证

模块：进行 DNA 片段/质粒的测序或毛细管电泳样品制备、检测分析。结合在线辅助模块和线下辅助模块，通过机械臂、AGV 智能小车等整合各个功能模块，可实现 DNA 的自动化构建。基于 Golden Gate 组装方法，伊利诺伊大学赵惠民团队开发了 TALEN 表达质粒的自动化组装方法（Chao et al.，2017）（图 9-19）。研究者将 192 个人基因组位点信息输入自主开发的 DNA 组装设计软件 Script Generator 对 TALEN 序列进行设计，并生自动化组装流程命令，通过连接酶反应、大肠杆菌转化和培养、质粒提取、酶切验证等过程的自动化运行，iBioFAB 平台在 17 h 内对 444 种 DNA 元件或试剂进行了 3648 步移液工作，实现了 15 个 DNA 片段的一步法组装；每天可以构建 400 对编码 TALEN 蛋白的 DNA 序列，正确组装效率达 96% 以上，且每对 TALEN 表达载体的构建成本仅为 2.1 美元（商业售价的 0.3%）。

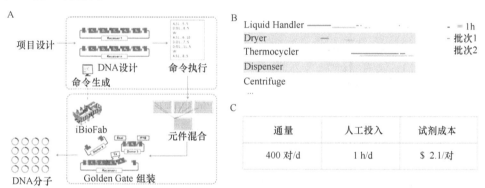

通量	人工投入	试剂成本
400 对/d	1 h/d	$ 2.1/对

图 9-19　自动化 TALEN 蛋白表达载体构建（修改自 Chao et al.，2017）

A. 基于 Golden Gate 方法的自动化 DNA 组装流程；B. 自动化 Golden Gate DNA 组装流程的甘特图；C. 通量和成本

此外，TAR、BASIC、USER 等方法也因其可实现多片段、调控元件、催化元件、代谢途径等的一步无痕组装，被应用于自动化设施平台。例如，美国 Amiris 公司采用 TAR 组装方法，可在酿酒酵母体内实现最多 12 个 DNA 片段的一次性组装，并且正确率＞25%；London Biofoundry 基于 BASIC 方法和自动化设施平台，搭建了全自动化的多片段 DNA 构建平台 DNA-BOT（Storch et al.，2015）（图 9-20）。DNA-BOT 以 csv 文件格式将预设的执行命令分配给 4 个功能执行模块：①酶切模块，将所需生物元件从其保存质粒上剪切成 DNA 片段，并在其两端分别连接相应的 Prefix 和 Suffix 接头序列；②核酸纯化模块，采用磁珠法纯化带有 21 bp 黏性末端的生物元件；③组装模块，将生物元件与相应的载体骨架进行组装；④转化模块，将构建的组装体系转化至大肠杆菌感受态细胞，并涂布于筛选平板，用于后续的分析验证。基于该平台，通过 1578 步移液操作、38 个磁珠法核酸提取、96 个热激转化（96 孔板）的自动化操作，一步实现了 88 个各包含 3 个 DNA 片段的质粒组装。与传统人工所需的 5 h 操作时间相比，其操作时间（非运行时间）

缩短至 1.5 h，每个质粒的构建成本仅为 1.5～5.5 美元，同时具有较高的质粒构建成功率。

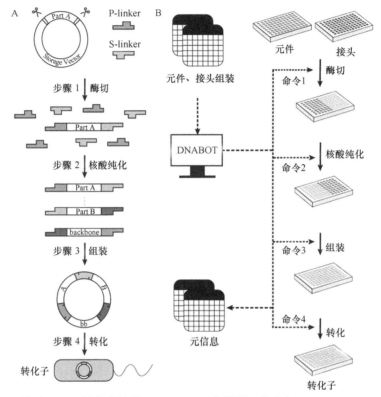

图 9-20 基于 BASIC 连接方法的 DNA-BOT 工作流程（修改自 Shapland et al.，2015）

A.DNA 构建流程：由酶切模块、核酸纯化模块、组装模块和转化模块构成；B.DNABOT 程序对生物元件、接头序列、组装方法进行设计，并生成 csv 格式的执行命令，输出至不同的功能模块，由自动化平台实施实验操作

对于过程自动化而言，移液工作站是进行 DNA 组装的关键设备，但是传统移液工作站（如 Tecan-Fluent 和 Beckman-Biomed）配套的吸头十分昂贵，远超常规的耗材消耗水平。因此，超声移液仪（如 London Biofoundry 采用的 Echo 550）因其纳升级移液能力及无须吸头等优势逐渐拓展至多个自动化设施平台。在自动化 DNA 组装过程中，优化移液过程的实验方案细节，包括试剂转移顺序、及时对微孔板进行封膜处理、减少蒸发体积和死体积等，均能有效地提高成功率。

针对工程 DNA 的组装，多种生物技术可与自动化设施平台进行适配用于高通量的组装及产物验证。phi29 DNA 聚合酶扩增的方法可对培养皿上的大肠杆菌或酿酒酵母等菌落中的环形质粒进行扩增，并用于测序或酶切验证，避免了菌落培养和质粒提取的过程；qPCR 可针对组装产物中的各个接口进行快速验证；毛细管电泳检测可将酶切片段图谱与理论图谱进行比对分析；针对大规模的测序分析需求，经条码序列标记的混合建库方式可同时对成百上千的序列进行测序分析，Andrew Currin 等基于自动化生物技术和自动化挑克隆仪、PCR 仪等设备在 72 h 内完成了 576 个（6 块 96 孔板）工程 DNA 的验证，单个样品成本仅为 2.73 美元。

9.3.4　底盘细胞操作自动化

底盘细胞是细胞工厂的"硬件"基础，是代谢反应发生的宿主，是将工程 DNA 等元件置入其中，并且达到预期目的的生化平台。理想的细胞底盘需要具有较好的稳定性和鲁棒性，并且在不被外源工程 DNA 元件影响原始代谢和生长的情况下与其进行适配。自动化基础设施平台可以从多个方向加速或拓展细胞底盘的开发，如采用全基因组水平的基因工程等手段对细胞底盘的基本成分进行挖掘、鉴定，在能量与物质代谢层面理解生物元件或线路与细胞底盘适配规律，以及相关生物元件设计理论与工具的开发等。

目前，比较成熟的细胞底盘包括大肠杆菌、酿酒酵母、谷氨酸棒杆菌等模式微生物，这些也是目前设施平台最为关注、容易实现自动化操作的细胞底盘。此外，厌氧梭菌、光合微藻等非模式底盘，因具有细胞工厂所需的优异特性而在医药、食品、化工等领域有广泛的应用。随着生物技术从早期的形态学观察发展到分子水平的分子生物学、系统生物学及合成生物学，非模式生物与模式生物之间的技术障碍正在逐渐减小。模式生物建立的方法和工具可以直接或改造后应用于非模式生物，指导非模式生物的生物元件挖掘、细胞工厂的建立和改造优化等。自动化设施平台可加速这些非模式菌株的系统开发和应用推广。但是，针对这些非模式细胞底盘，则需要对自动化设施进行定制化设计、装备或升级。例如，定制化搭建厌氧功能岛以维持全程无氧环境；搭建自动化光照培养反应器以适配光照细胞的培养和基因操作；设计、定制适用于植物胚胎及植株操作的机械臂和抓手，以及与其配套的实验耗材等。

1. 模式底盘细胞操作自动化

模式微生物具有丰富的遗传工具，积累了大量的实验数据、菌种资源和生物元件等，在工业生产实践和基础研究方面发挥重要作用。在手工操作方面，模式微生物的生物学操作工艺成熟，大肠杆菌和酿酒酵母作为应用最广泛的模式微生物，具有培养条件简单、生长繁殖快、遗传工具成熟、遗传背景清晰等特点，是最早应用于自动化操作的细胞底盘。DNA 的合成组装是细胞工厂构建中的共性技术，而底盘细胞的操作则受到细胞底盘本身生理特性的影响，包括细胞培养环境、基因工程操作方法等。下面将针对细胞底盘自动化操作进行介绍。

1）自动化微生物培养

前面小节中介绍的 DNA 自动化构建等生物学流程，基本上都是基于微孔板

（96 孔板等）完成移液、微生物培养或储存甘油菌等操作。为与自动化设施平台进行适配，Thermo 和 LiCONiC 公司分别开发了 Cytomat 系列和 StoreX 系列自动孵育器。这些孵育器内置即用型的条形码读码器，对微孔板进行标记和位置追踪，通过与现有自动化硬件或平台进行无缝集成，取板时间仅为 10～15s 左右，并可智能化控制温度和湿度，存储容量高达 100 块深孔板、504 块 96 孔板或 384 孔板或 672 块 1536 孔板。

此外，针对绝对厌氧微生物或光照微生物等一些具有特殊培养条件需求的微生物，暂时没有成熟的自动化设施平台将厌氧操作箱或光照反应器与已有自动化硬件进行集成，需要进行定制化的设备开发，以及与自动化平台其他硬件设备进行端口串联。

2）自动化 DNA 转化

在传统的细胞工厂构建过程中，大都依赖大肠杆菌作为宿主进行 DNA 的组装、扩增和制备。而在细胞底盘操作方面，DNA 转化是自动化合成生物过程中最耗时和最烦琐的步骤之一。目前，伊利诺伊大学 iBioFAB、爱丁堡大学 EGF、帝国理工大学 London Biofoundry 等平台已经开发了基于常规液体工作站和微孔板的化学转化过程（热激法），用于 TALEN 蛋白表达质粒制备、番茄红素代谢途径组装等。此外，George Church 团队基于微流控芯片开发了可用于大肠杆菌自动化、规模化、微量化 DNA 电转化的平台 EP/EWD（electroporation electrowetting-on-dielectric），并对其电转化过程参数进行了优化（Madison et al.，2017）（图 9-21）。该装置的芯片底盘集成了 22 个 700 μm 长的 EWD 电极，研究者采用 6 个 EP/EWD 芯片进行了 44 次独立的报告质粒转化实验。在平均电场强度 2.25 kV/mm 条件下，质粒的转化效率高达 8.6×10^8 cfu/μg，大肠杆菌的存活率为 1.5%～2.3%单个转化体系的体积仅为 200 nL，并且在进行平行转化实验的过程中未观察到交叉污染现象。

此外，George Church 团队针对大肠杆菌开发了多元自动化基因组工程（multiplex automate genome engineering，MAGE）。MAGE 基于 Red 重组系统，可对大肠杆菌染色体上的多个基因或位点进行修饰，包括基因插入、错配或缺失（Wang et al.，2009）（图 9-22）。该自动化装置包含 3 个功能模块：①实时监控细胞浓度的温控培养箱；②可实现细胞在培养箱、培养基和缓冲液间实时置换的液压泵控制系统；③工程 DNA 和试剂保存库及电转化系统。整个工作流程可拆解为 5 步：①确定基因组编辑目标；②确定目的突变位点；③设计 MAGE 所需的寡核苷酸；④预测 MAGE 循环数；⑤筛选理想的基因型或表型。基于该系统，研究团队针对大肠杆菌包含 20 个内源性基因的 DXP 合成途径进行了系统性进化研究。通过将设计好的靶向这 20 个内源基因的寡核苷酸库转化至大肠杆菌细胞底盘，经过 35 轮实验循环，产生了近 150 亿的基因突变，每轮实验循环仅需要 2～2.5 h，团队在 3 天内成功将番茄红素的产量提高了近 5 倍。

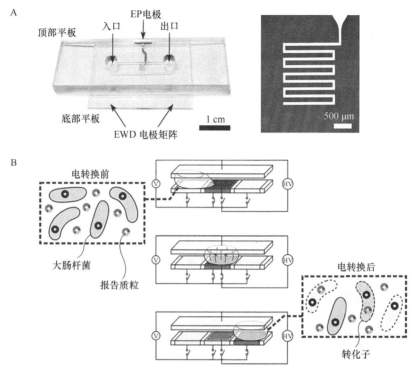

图 9-21　基于微流控芯片的高通量大肠杆菌转化系统（修改自 Madison et al.，2017）

A.EP/EWD 微流控芯片全景图；B.高通量大肠杆菌转化流程图

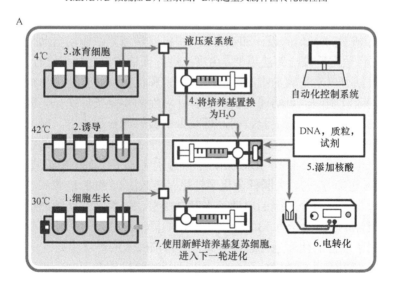

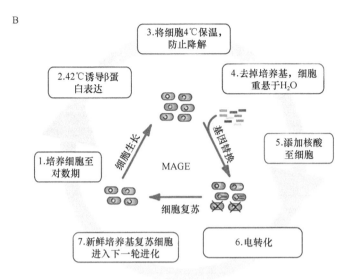

图 9-22　MAGE 自动化大肠杆菌连续进化流程（修改自 Wang et al.，2009）

A. 可实时进行细胞浓度监测的控温室（绿色）；用于细胞转移及培养基/缓冲液交换的液压泵系统（蓝色）；用于 DNA 电转化的实时感受态制备系统（黄色）；B. MAGE 循环步骤拆解。每个循环所需时间为 2～2.5 h；电转化电压强度为 18 kV/cm，大肠杆菌致死率约 95%，筛选得到的细胞培养至对数生长期（7×10^8 个细胞/mL）后开始下一轮循环

伊利诺伊大学赵惠民团队基于 iBioFAB 自动化设施平台，集成贝叶斯机器学习算法搭建了一个完全由机器学习算法驱动的生物系统设计优化平台 BioAutomata，实现了"设计-构建-测试-学习"的全自动化运行，基于大肠杆菌细胞底盘完成了番茄红素代谢途径的组合优化构建、产品合成和筛选分析（HamediRad et al.，2019）（图 9-23）。在完成初始的设计和设置后，由机器学习算法驱动自动化设备执行实验操作，并将数据反馈给算法模型，由算法进行评估和决定如何进行下一轮实验。机器学习算法可以对更大的维度空间进行探索和优化，并且通过分析高度感兴趣和不确定的研究空间，可实现更快、更有针对性的实验条件优化。综合考虑实验的不确定性来处理和分析实验数据，可减少实验的通量和成本。研究者基于该平台，以大肠杆菌 BL21（DE3）为细胞底盘对包含 3 个基因表达框的番茄红素合成途径进行了组合优化；依托 iBioFAB 平台分别完成了代谢途径组装（Gibson 和 Golden Gate 连接方法）、大肠杆菌化学转化（热激法）、细胞培养和番茄红素提取等生物学过程；以各个基因的启动子强度为变量、以番茄红素的产量为目标函数生成实验设计，通过对所有 13 824 种可能性的算法评估，只需测试其中<1%的组合，便得到了最优的代谢途径组合方案，使番茄红素的产量提高了 1.77 倍。结合了机器学习算法的全自动设施平台，可以执行实验操作并即时分析数据，以迭代的方式优化指定的生物过程，降低实验成本，促使细胞工厂构建向更加自动化和

智能化方向发展。

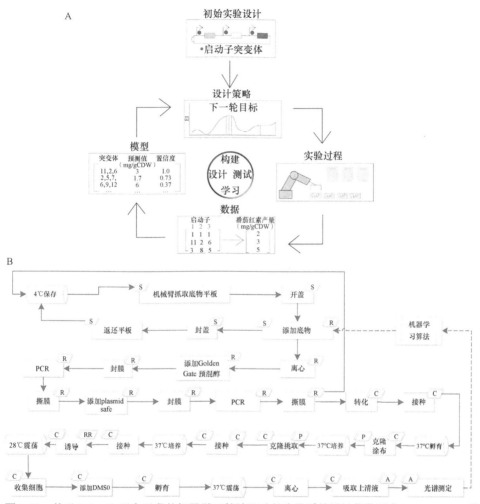

图 9-23　基于 iBioFab 平台开发的机器学习算法驱动的生物系统设计优化平台 BioAutomata（修改自 HamediRad et al.，2019）

A. BioAutomata 平台整体流程图：初始参数设定之后，对实验变量（如代谢途径组合文库中具有不同强度的启动子等）进行设计，并预设目标功能。BioAutomata 平台软件对具有预期功能的组合进行筛选并输出命令、执行实验操作、收集实验数据，将实验数据反馈给机器学习模型进行分析，从而进行迭代实验。B. 单元操作流程拆解

　　酿酒酵母具有培养条件简单、生长繁殖快、一般认为安全（generally regarded as safe，GRAS）、遗传操作工具成熟等优势，且是第一个基因组被完全测序的真核生物。然而，由于酿酒酵母代谢网络十分复杂，单基因或多基因的编辑可能限制了目标产物的生产，传统的改造方法因通量较低限制了细胞工厂的构建，自动化的高通量基因编辑技术在基因组水平上改造细胞生理功能构建细胞工厂，可提高细胞工厂的生产性能。London Biofoundry 开发了高通量的酿酒酵母转化方法

（Rajakumar et al.，2019）（图 9-24）。基于自主开发的软件平台 AMOS 将实验设计软件 JMP 和 Echo 纳升移液工作站进行集成，在大肠杆菌中实现了 88 个包含荧光蛋白编码基因的质粒构建、验证和提取的自动化操作。构建好的质粒通过多通道移液器转移至预先装有酿酒酵母 S288c 感受态的 96 孔深孔板中，采用 PEG 介导的化学转化法将质粒与感受态细胞进行混合，将工程 DNA 高通量转化至细胞底盘中；然后，采用多通道移液器将 3 μL 稀释后的细胞涂布于 Omnitray 平板进行克隆筛选。

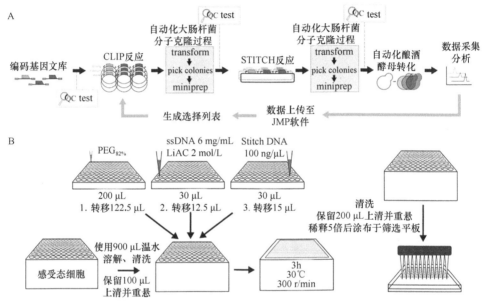

图 9-24　London Biofoundry 开发的高通量酿酒酵母转化流程（修改自 Rajakumar et al.，2019）
A. 高通量 DNA 组装及自动化酵母转化流程图；B. 高通量酿酒酵母转化流程及实验条件

伊利诺伊大学 iBioFAB 平台开发了酿酒酵母基因组定向进化的全自动方法，研究通量相当于一位研究人员手工操作的 10 倍。通过 Gibson 连接方法构建了酿酒酵母基因组 cDNA 的过表达和敲低质粒文库，并基于自动化移液工作站和 96 孔板，利用 PEG 介导的化学转化法将质粒文库转化至细胞进行表型筛选，转化效率达到 10^4 个细胞/μg 质粒；通过自动化平台每次可实施 192 个平行转化实验，得到 10^6 个以上的克隆突变体。通过 NGS 高通量测序方法对得到的突变体进行测序分析，基因突变位点覆盖了酿酒酵母基因组全部编码基因的 90% 以上。经过 6 周共计 3 轮的工程菌株自动化构建和筛选，快速获得了当时已报道乙酸耐受性能最高的酵母菌株（Si et al.，2017）（图 9-25）。

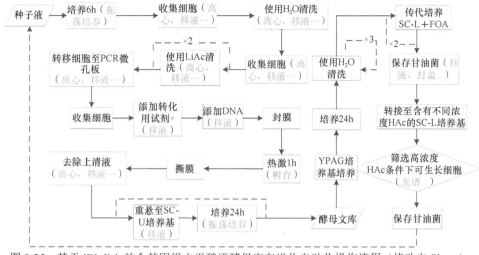

图 9-25　基于 iBioFab 的全基因组水平酿酒酵母定向进化自动化操作流程（修改自 Si et al.，2017）

3）自动化微生物克隆挑取

细胞工厂构建过程中，完成高通量的工程 DNA 转化之后，需要用一系列的方法快速、高效地完成转化子的涂布和单克隆挑选，用以进行基因型或表型分析测定等后续实验操作。目前，在自动化设施平台上常用的菌落涂布方法包括基于自动化移液站的菌液梯度稀释、平板倾斜法、连续冲压法及螺旋划线法等。例如，螺旋画线法依托自动化设备 Isoplater 180i（Vista Technology Inc.），可在 30min 内完成 80 块培养皿的菌落涂布（图 9-26）。

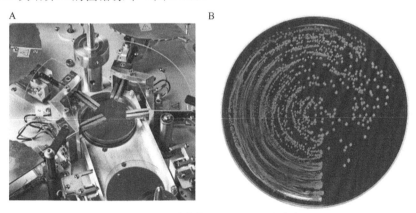

图 9-26　自动化螺旋画线法菌落涂布
A. Isoplater 180i 自动化设备内景图；B. 螺旋划线得到的琼脂糖平板

大肠杆菌、酿酒酵母等细胞在琼脂平板上可形成大小均一、形状规则的菌落，基于 MD-QPix、Singer-PIXL 等自动化克隆挑取仪，可实现自动化、高通量的克隆识别、挑取、转接培养等操作流程。例如，MD-QPix 系统具有白光和荧光成像两套系统。白光条件下，自动化成像系统可对菌落进行快速成像、识别克隆，并对克隆的物理位置进行记录及编号，以记录跟踪涂布、挑取、复制及重排等操作过程；在荧光条件下，可对克隆中的荧光蛋白表达水平或者亲和力水平进行定量检测。该系统允许操作者在菌落外形、大小、颜色、菌落间的距离、荧光强度等不同条件下设定克隆挑取的标准。该设备具有一套高通量的 96 挑针，可达到约每小时 3000 克隆的菌落挑取速度，同时具有很高的 x，y 轴移动精度（1 μm），对于直径 0.5～0.7 mm 大小的克隆，挑取准确度>97%，并且可自动化识别琼脂平板的表面，实现加样至涂布或复制的自动化处理。针对形状不规则的菌落，如丝状真菌的菌丝体等，则需要开发定制化的自动化设备或工艺流程，以实现高通量、更准确的菌落挑取操作。

针对一些其他模式微生物，研究者也开发了自动化的细胞操作平台。例如，马延和团队基于天津工业微生物所的自动化平台，包括移液工作站、PCR 仪、封/撕膜机、自动化挑克隆仪等设备，开发了基于 CRISPR/nCas9（D10A）辅助的谷氨酸棒杆菌全基因组水平的基因敲除方法 MACBETH（multiplex automated *Corynebacterium glutamicum* base editing method）。基于该自动化流程，在 9 天内实现了对 94 个转录因子编码基因的敲除，成功率达到了 100%，而且 86% 的目标基因的敲除效率超过了 50%。针对另外一种模式微生物枯草芽孢杆菌，加州大学的 Carol Gross 团队依托 Biomek FX 移液工作站和 384 孔微孔板开发了自动化的枯草芽孢杆菌全基因组水平的基因敲除平台。利用构建的两个分别包含 3968 个和 3970 个质粒（枯草芽孢杆菌共 4245 个编码基因，>30% 的基因功能未知）的文库对枯草芽孢杆菌进行了全基因组水平的基因敲除，筛选得到 29 个新的必需基因和 25 个新的非必需基因，拓展了对该菌在基因组水平上的认知和对功能元件的理解。

2. 非模式底盘细胞操作自动化

在工业生产中，许多非模式生物由于天然具有理想细胞工厂所需的优异特性而被广泛关注和研究。随着测序技术的发展和成本的下降，以及基因编辑技术的飞速发展，越来越多的非模式生物的基因组序列得到注释，基因编辑工具也不断建立和完善，推动了工业非模式生物的研究发展。自动化设施平台可以加速非模式菌株的开发，通过高通量、自动化的方法对其进行基本成分的挖掘与鉴定，如生物元件挖掘、代谢网络分析、代谢产物分析鉴定等，加深对其生理生化等特性的理解。

DNA 组装是细胞工厂构建过程中的共性技术，已经成功地在多个自动化设施平台运行实施。然而，面对非模式生物的多样化生理特性，如厌氧、光照甚至高温或高压等特殊培养条件，以及不规则菌丝体的克隆挑取等，自动化设施平台面临的最主要问题之一是如何通过自动化设备的定制化和升级与其进行适配，从而完成细胞的基因转化和培养等流程。目前，暂未有针对非模式生物全自动设施平台开发的研究报道。但是，研究者针对一些非模式生物的生物学操作过程进行了一定的自动化或半自动化高通量方法开发，在未来的设施平台建设中可进行硬件集成和升级。

下面主要以丝状真菌为例进行介绍。丝状真菌是具有发达菌丝体且不产生大型子实体的一类异样真核生物，是生物活性天然化合物等的重要来源，其产物包括抗生素、多肽、多糖及植物激素等。同时，多数丝状真菌具有性质稳定、环境友好、毒性较低、容易培养等优点，是非常理想的工业化细胞底盘。丝状真菌在自动化设施平台的应用主要面临两个方面的限制：①高通量的工程 DNA 转化；②菌丝体的挑取转移。

1）高通量工程 DNA 转化

Zymergen 公司针对黑曲霉全基因组编辑开发了高通量的工程 DNA 转化和筛选工艺流程。该工艺基于自动化移液工作站、机械臂、96 孔板或 384 孔板、热循环仪等自动化设备及标准化的实验耗材，采用裂解酶对收集的菌体进行消化处理去除细胞壁，并采用无菌的、孔径为 20～100 μm 的滤膜去除未消化完全的菌丝体，从而得到符合要求的原生质体，并使用缓冲液重悬于微孔板中（$1\times10^7\sim3\times10^7$ 个细胞/mL）。采用常规的 PEG 介导的化学转化方法，可实现高通量的工程 DNA 转化，并在营养缺陷型培养基上进行克隆筛选和基因型鉴定。采用该方法每天可实现 >1000 个全自动的黑曲霉原生质体转化，并且转化子中约 3% 为正确的克隆。

此外，针对其他非模式生物，研究者开发了一些自动化或半自动化的生物操作流程，如针对微藻开发了高通量的光照反应器和微流控的电转化系统等。这些研究基础，将来均可在一定程度上与自动化设施平台进行集成和适配，推动相关细胞底盘的科学研究和工业应用。

2）菌丝体的挑取转移

MD-QPix 高通量微生物克隆筛选系统面对丝状真菌在培养皿上不规则的菌落状态，对其菌丝体的识别和挑取存在精度及准确性不高的限制。瑞士 Tecan 公司研发团队基于 Freedom EVO 150 工作站、一个 8 通道移液机械臂（LiHa）、一个自动化操作机械臂（RoMa）、一个纳升移液仪和自动化成像识别系统（Pickolo），开发了一套针对丝状真菌克隆挑取的自动化工艺流程（图 9-27）。首先，Pickolo 可对培养皿上的丝状真菌菌落进行识别和成像处理；其次，配备 200 μL 吸头的 LiHa 则在 Freedom EVO 150 的控制下，在培养皿上的菌丝体处进行横向和纵向移动，从而将菌丝体挑取至 96 孔深孔板的培养基中进行培养。此外，该系统可对所挑取菌丝体的量进行控制，避免后续的培养过程中菌体生长过旺，导致培养基的黏度过高，影响氧气和营养物质的溶解，从而对真菌的生长产生不利影响。

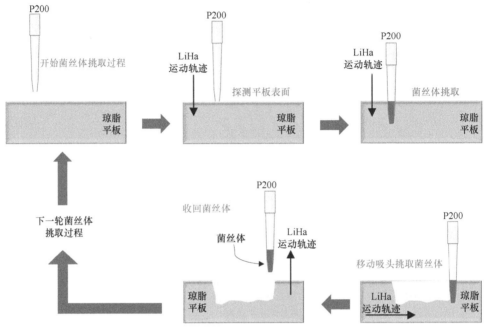

图 9-27　Tecan 公司开发的丝状真菌菌丝体挑取流程

3）自动化的无细胞系统

面对分子克隆工具不成熟或较难培养的非模式生物，无细胞系统（cell-free system）是一个有效的解决方案。无细胞系统是指以外源的 DNA 或 mRNA 为模板，在反应体系中补充底物和能量物质，在细胞抽提物或者纯化体系提供的多种酶的作用下进行转录和翻译的体外表达系统。细胞抽提物可以来源于不同种类的细胞。

无细胞系统与天然的细胞底盘相比具有如下特点：①无细胞膜，可直接对细胞内部的生物活动进行调控；②去除了天然基因组 DNA，消除了不必要的基因调控和细胞生长需求，可将能量及物质等资源专注于目标产品合成；③开放性操作体系，没有物质运输障碍，易添加底物，可快速地对系统进行监测和分析。该系统减少了细胞依赖性，具有工程化的自由度，容易与自动化设施平台进行适配。例如，London Biofoundry 团队利用非模式细菌巨大芽孢杆菌（*Bacillus megaterium*）的细胞抽提物开发了一套无细胞系统，用来探索该菌中未鉴定的启动子、转录因子等生物元件的功能（Moore et al.，2018）（图 9-28）。传统的巨大芽孢杆菌原生质体 DNA 转化方法一般需要耗时 3 天，而利用该无细胞系统以荧光蛋白为报告基因对不同启动子进行强度测定，仅需 4 h 的反应时间就可得到 4.96 μmol/L 的荧光蛋白用于后续实验分析，大大缩短了实验周期。此外，采用 Echo 纳升移液仪进行反应体系的制备（单次最小移液体积为 2.5 nL），在提高移液速度的同时也有效地减少了反应体系的体积和细胞抽提物的消耗。

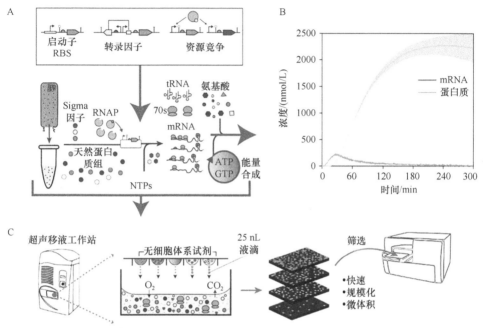

图 9-28　非模式生物无细胞合成系统示意图（修改自 Moore et al.，2018）

A. 基于细胞提取物体系的能量合成和转录翻译系统检测外源基因表达；B.反应体系中 mRNA 及绿色荧光蛋白的转录翻译；C.基于超声移液工作站的自动化无细胞合成系统，可微量化、规模化、快速地进行目的产物合成

9.4　小结与展望

　　细胞工厂是实现绿色生物制造的核心，高通量、高精度、低成本的 DNA 合成组装技术和底盘细胞基因编辑技术是细胞工厂快速构建的关键，而标准化、模块化的合成生物学思想和方法进一步催生了自动化合成生物技术的发展，将工业智能制造理念引入到合成生物学和细胞工厂研究中。基于机器人平台，结合计算机辅助设计软件，可以实现功能元件、转录单元、代谢途径和底盘基因组的智能化设计与规模化构建。

　　围绕自动化合成生物技术，国内外研究机构正在大力发展相关工程化设施平台。2019 年，来自 8 个国家共计 16 个隶属于公共研究机构的合成生物学研究设施成立了旨在加强协作沟通、共同制定行业标准的国际组织——国际合作生物设施联盟 GBA（Global Biofoundry Alliance，https://biofoundries.org/）。GBA 的建立将在以下几个方面推进自动化合成生物技术以及设施平台的发展：①开发、推广和支持全球范围内的非商业设施平台；②增强全球设施平台之间的合作与沟通；③共同应对技术、运行和其他类型的挑战；④提高非商业设施平台的关注度、影响力和持续性；⑤开展具有全球性和重大社会影响力的合作项目。毋庸置疑，这些新的技术和平台将从基础研究到工业应用的全流程为细胞工厂研发赋能。

经典轶闻趣事

面向细胞工厂快速构建的合成生物方法开发，一直以来既是学科发展前沿，也是领域竞争焦点，多项标志性的技术突破都由不同的研究小组在相近的时间分别独立实现和发表。例如，基于酿酒酵母同源重组进行多片段 DNA 体内组装的原理，伊利诺伊大学团队于 2008 年 12 月 12 日在 *Nucleic Acids Research* 期刊在线发表了 DNA assembly 方法用于构建代谢途径，而 J. Craig Venter 研究所团队于 2008 年 12 月 23 日在 *Proceedings of the National Academy of Sciences* 期刊发表了类似的酵母组装方法用于构建合成基因组。另外，针对代谢途径中不同基因启动子强度的组合优化问题，伊利诺伊大学团队于 2012 年 6 月 19 日在 *Nucleic Acids Research* 期刊报道了基于酵母体内组装方法对木糖同化途径的启动子组合文库开展大规模构建，而加州大学团队于 2013 年 8 月 16 日在 *Nucleic Acids Research* 期刊发表了基于 Gibson 方法对紫色杆菌素 Violacein 生物合成途径的启动子组合文库进行快速组装。之后，针对底盘细胞转录网络的快速工程改造需求，多个课题组在相近时间发展了基于反式 RNA 元件的调控方法：韩国科学技术院团队于 2013 年 1 月 20 日在 *Nature Biotechnology* 期刊报道了基于 sRNA 元件在大肠杆菌中调控底盘基因表达水平用于促进酪氨酸生产的方法；得克萨斯大学奥斯汀分校团队于 2013 年 12 月 11 日在 *ACS Synthetic Biology* 期刊发表了基于 RNAi 在酿酒酵母中精细调控衣康酸合成基因表达水平的工作；伊利诺伊大学团队于 2014 年 4 月 23 日在 *ACS Synthetic Biology* 期刊发表了基于 RNAi 在酿酒酵母中进行基因组定向进化提高乙酸耐受性的研究。以上这些研究结果，一方面是领域快速发展期不同研究组友好竞争的反映，另一方面也是合成生物学"自下而上"思想在细胞工厂研究中的体现，即快速构建技术的开发表现出从单一元件到代谢途径、底盘基因组等体系复杂程度不断上升的趋势。

参 考 文 献

唐婷, 付立豪, 郭二鹏, 等. 2020. 自动化合成生物技术与工程化设施平台. 科学通报, 66(3): 300-309.

张建志, 付立豪, 唐婷, 等. 2020. 基于合成生物学策略的酶蛋白元件规模化挖掘. 合成生物学, 1(3): 319-336.

张亭, 冷梦甜, 金帆, 等. 2022. 合成生物研究重大科技基础设施概述. 合成生物学, 3(1):

184-194.

Chao R J, Liang I, Tasan T, et al. 2017. Fully automated one-step synthesis of single-transcript TALEN pairs using a biological foundry. ACS Synth Biol, 6: 678-685.

Chari R, Church G M. 2017. Beyond editing to writing large genomes. Nat Rev Genet, 18: 749-760.

Cobb R E, Ning J C, Zhao H M. 2014. DNA assembly techniques for next-generation combinatorial biosynthesis of natural products. J Ind Microbiol Biotechnol, 41: 469-477.

Dawn T E, Li S J, Zhao H M, 2013. Chapter 3-Pathway engineering as an enabling synthetic biology tool. //Zhao H M. Synthetic Biology. New York: Academic Press: 43-61.

HamediRad M, Chao S, Weisberg J Z, et al. 2019. Towards a fully automated algorithm driven platform for biosystems design. Nat Commu, 10(1): 5150.

Hughes R A, Ellington A D. 2017. Synthetic DNA synthesis and assembly: Putting the synthetic in synthetic biology. Cold Spring Harb Perspect Biol, 9(1): a023812.

Kanigowska P Y, Shen Y J, Zheng S, et al. 2016. Smart DNA fabrication using sound waves: Applying acoustic dispensing technologies to synthetic biology. J Lab Autom, 21: 49-56.

Madison A C, Ror F M W, Vigneault L J, et al. 2017. Scalable device for automated microbial electroporation in a digital microfluidic platform. ACS Synth Biol, 6: 1701-1709.

Moore S J, MacDonald J T, Wienecke S, et al. 2018. Rapid acquisition and model-based analysis of cell-free transcription-translation reactions from nonmodel bacteria. Pro Nat Acad Sci USA, 115: E4340-E4349.

Rajakumar P D, Gowers G-O F, Suckling L, et al. 2019. Rapid prototyping platform for Saccharomyces cerevisiae using computer-aided genetic design enabled by parallel software and workcell platform development. Slas Technol, 24: 291-297.

Shapland E B, Holmes V, Reeves C D, et al. 2015. Low-cost high-throughput sequencing of DNA assemblies using a highly multiplexed nextera process. ACS Synth Biol, 4: 860-866.

Shi S B, Liang Y Y, Zhang M Z M, et al. 2016. A highly efficient single-step markerless strategy for multi-copy chromosomal integration of large biochemical pathways in Saccharomyces cerevisiae. Metab Eng, 33: 19-27.

Si T, Chao R, Min Y H, et al. 2017. Automated multiplex genome-scale engineering in yeast. Nat Commu, 8: 15187.

Storch M, Haines M C, Baldwin G S. 2020. DNA-BOT: a low-cost, automated DNA assembly platform for synthetic biology. Synth Biol, 5(1): ysaa010.

Wang H H, Isaacs F J, Carr P A, et al. 2009. Programming cells by multiplex genome engineering and accelerated evolution. Nature, 460(7257): 894-898.

Zhang J Z, Chen Y C, Fu L H, et al. 2021. Accelerating strain engineering in biofuel research via build and test automation of synthetic biology. Curr Opin Biotech, 67: 88-98.

Zhang M, Yang C, Tasan I, et al. 2021. Expanding the potential of mammalian genome engineering via targeted DNA integration. ACS Synth Biol, 10: 429-446.

Zulkower V, Luo I, Bleda A, et al. 2018. Software projects of the Edinburgh Genome Foundry. In: 10th International Workshop on Bio-Design Automation. Berkeley, CA, USA. https: //www. iwbdaconf. org/2018/program/index. html.

第10章 细胞工厂定向进化原理与技术

本章知识信息网络图

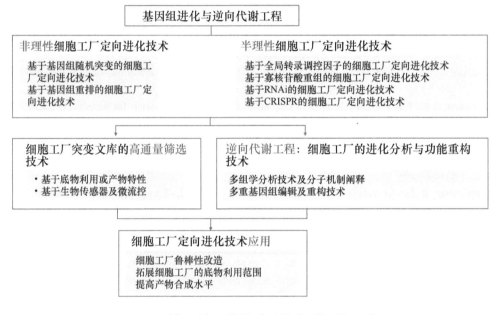

10.1 基因组进化与逆向代谢工程

出于可持续发展考虑，为应对当前能源、资源和环境困境，早日实现"碳中和、碳达峰"目标，如何利用微生物细胞工厂将可再生资源（包括淀粉等糖类、玉米秸秆等纤维素、CO_2 等一碳化合物等）高效转化为生物燃料和化学品，是当前国内外研究的一大热点（Liu et al.，2020b）。其中，创建高效的微生物细胞工厂是关键点，一般来说有两种基本策略：理性改造（代谢工程）和定向进化（适应性进化）。前者基于对产物合成途径和宿主代谢网络的了解，采用"推-拉-阻"的策略实现底物的高效转化和产物的高效合成。后者较少依赖于基因型-表型关系的先验知识，通过在实验室中模拟达尔文进化过程，人为创造遗传多样性，然后在选择性生长条件下筛选优异表型。两者各有优缺点，在创建高效微生物细胞工厂时应互补使用，但在以下应用场合，定向进化具有明显优势：①构建具有复杂表型的底盘菌株，如化学抑制剂高耐受性菌株，由于此类表型往往受多基因调控且调控机制不清，理性代谢工程难以取得良好效果；②对于非模式工业菌株的改造，此类菌株往往缺少合适的遗传操作工具，理性代谢工程难以进行；③应用于一些受监管行业的菌株改造（如食品行业）时，理性代谢工程会引入外源基因，因而存在监管和认知方面的挑战，而定向进化改造的菌株通常不被认为是转基因菌株（Cao et al.，2020；Godara and Kao，2020；Jiang et al.，2021；Sandberg et al.，2019）。总之，受限于对细胞代谢调控网络的了解和高效便捷遗传工具的缺乏，复杂性状的理性改造仍然是构建微生物细胞工厂的一大挑战。因此，开发简单、高效、可编程的基因组进化技术仍然是工业生物技术的迫切需求。

理性代谢工程以酶学、化学计量学、分子反应动力学以及现代数学的理论和技术为研究手段，在细胞水平上阐明代谢途径与代谢网络之间局部和整体的关系、胞内代谢过程与胞外物质传输之间的偶联、代谢流流向与控制机制，并在此基础上通过工程和工艺操作达到优化细胞性能的目的。理性代谢工程是以基因型-表型关系的先验知识为基础，而与之相对应，逆向代谢工程则是通过多组学分析技术和基因组编辑技术，分析并确定基因型-表型之间的关系。随着高通量测序技术的快速发展，通过基因组尺度的快速序列比对，能够全面、系统地探讨进化前后菌株的遗传基础，并分析基因型-表型之间的关系，同时结合精准基因组编辑技术，建立基于全基因组突变分析的逆向代谢工程策略（Oud et al.，2012；李桂莹等，2014）。近年来，由于逆向代谢工程相较于理性代谢工程在鉴定新靶点和新途径及开发新功能上的特殊优势，越来越受到研究者的重视。例如，Nielsen 课题组通过适应性进化筛选到了一株能够在 40℃以上稳健生长的酵母突变菌株，并通过基因组、转录组和代谢组分析和逆向代谢工程确定 *ERG3* 基因突变引起的甾醇组成变化是提高酵母耐热性的分子机制（Caspeta et al.，2014）。

定向进化通过提高基因突变率和筛选效率来模拟并加速自然进化过程，其基本流程如图 10-1 所示，包括"建库-筛选-分析-重构"四步（Dragosits and Mattanovich，2013；Zheng et al.，2021；Zhou and Alper，2019；李祎等，2021；夏思杨等，2020）。第一步多样性文库的质量直接影响实验室适应性进化的效率，本章将在 10.2 节（非理性方法）和 10.3 节（半理性方法）重点介绍如何引入遗传多样性。第二步筛选同样重要，但考虑已在其他章节重点介绍，10.4 节将简要介绍适用于细胞工厂定向进化的高通量筛选方法。第三步利用组学技术分析、第四步利用基因组编辑工具重构（即逆向代谢工程）将在 10.5 节重点介绍。最后，10.6 节将介绍细胞工厂定向进化技术应用，包括提高底盘细胞鲁棒性、底物利用率及产物合成水平等。

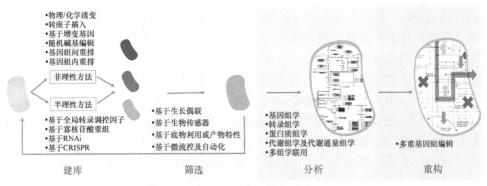

图 10-1 细胞工厂定向进化基本流程

首先以非理性或半理性方式引入基因突变构建多样性文库，然后采用高通量筛选方法选择具有目标表型的菌株，最后以组学方法分析筛选得到的突变菌株，得到基因型-表型对应关系后，采用基因组编辑等手段重构细胞工厂

10.2　非理性细胞工厂定向进化技术

早先的定向进化实验依赖于菌株的自发突变，主要是以单碱基突变的形式发生，基因组 DNA 在每次复制时每对碱基的突变率在 $10^{-10} \sim 10^{-9}$；而其他类型的突变，如碱基插入或缺失，染色体重排等发生的概率则更低（Cox，1976；Lang and Murray，2008；Lee et al.，2012）。如此低的突变率及有限的突变类型使得定向进化成为一个耗时、低效的过程。人为地引入遗传多样性，提高菌株随机突变率，如物理/化学诱变、转座子随机插入诱变、基于增变基因的基因组进化、随机碱基编辑及基因组重排等，有利于加快进化过程，更高效地获得所需表型菌株。值得注意的是，增加突变率也可能导致有害突变积累，降低细胞工厂鲁棒性，故开发可调控的基因组进化技术尤为重要。总之，基于随机突变的（非理性）细胞工厂定向进化技术操作简单且能有效产生改良的表型，因而在工业上被广泛采用，尤其是对于遗传学定义不明确且遗传工具有限的宿主。

10.2.1　基于基因组随机突变的细胞工厂定向进化技术

10.2.1.1　物理/化学诱变

物理/化学诱变是一种经典的菌株改良方法，时至今日仍被广泛采用。常见的物理诱变手段包括 X 射线、γ 射线、紫外线（UV）、常压室温等离子体（ARTP）和大气压辉光放电（APGD）等（Lotfy et al.，2007）。这些物理诱变方法可以引起不同类型的突变，包括碱基插入、缺失、转换及颠换等。近年来，由于 ARTP 具有较高的操作安全性和突变效率，利用 ARTP 构建突变文库越来越受到研究者的欢迎。例如，Liu 等（2020a）利用 ARTP 和定向进化得到了一株耐低 pH 和胆盐（pH 2.5，0.3%胆盐）的 *Bacillus coagulans* 突变菌株。Wang 等利用 ARTP 对 *Blakeslea trispora* 进行定向进化，提高了其番茄红素产量（Qiang et al.，2014）。化学诱变剂主要包括烷基化合物、碱基类似物和抗生素等（D'Souza et al.，2019）。常用的烷基化合物包括亚硝基胍（NTG）和甲基磺酸乙酯（EMS），高活性的烷基既可与 DNA 磷酸基发生反应，也可烷基化胞嘧啶和腺嘌呤，导致 GC 转化为 AT。碱基类似物结构与天然核苷酸类似，如 5-氯尿嘧啶、5-溴尿嘧啶和 2-氨基嘌呤等，会在 DNA 复制过程中插入 DNA，导致 AT 和 GC 之间的相互转化。一些抗生素，如甲氧苄氨嘧啶，在高浓度下也会造成 DNA 损伤，甚至双链断裂而引入突变。化学诱变在工业上有广泛的应用，例如，Rous 等（1983）利用 EMS 诱变技术选育的酿酒酵母细胞，降低了异戊醇等杂醇的生产，使葡萄酒的香气更为浓郁。

10.2.1.2　转座子随机插入诱变

转座子（transposon，Tn）是存在于基因组 DNA 上可自主复制和移位的基本单位，由于转座子的插入具有随机性，可利用其在基因组规模上创建一个基因缺失突变文库，筛选特定表型菌株，进而确定基因功能。转座子随机插入诱变在不同宿主中具有广泛适用性，已在 *E. coli*（Shi et al.，2017）、*Bacillus subtilis*（Wilson and Szurmant，2011）、*Pseudomonas fluorescens*（Ertesvag et al.，2017）、*Saccharomyces cerevisiae*（Kumar et al.，2004；Ni et al.，2007）等众多菌株中得到了应用。Ertesvag 等（2017）在 *P. fluorescens* 菌株中利用 Tn5 转座子全基因组范围筛选了影响藻酸盐生物合成的基因。Kumar 等（2004）则验证了细菌来源的 Tn7 转座子系统也可在酵母细胞中工作，构建的 Tn7 转座子插入突变文库不仅可以被用作标签来快速鉴定目标突变体，还能在全基因组范围内研究酵母的基因功能。Ni 等（2007）利用转座子随机插入诱变技术，成功筛选得到了木糖利用效率提升的酿酒酵母突变菌株，并且验证了两个与木糖利用率相关的基因 *PHO13* 和 *TAL1*。

10.2.1.3　基于增变基因的基因组进化

为保证遗传的稳定性，DNA 复制过程受到严格的调控与监控。当相关基因发生突变时，整个基因组突变概率就会提高，这些基因被称为增变基因，大致上可分为三类：第一类与 DNA 复制过程有关，例如，DNA 聚合酶具有校读功能，若发生突变会增加 DNA 复制出错概率；第二类与 DNA 损伤修复相关，包括基于甲基化的错配修复基因 *dam*、*mutSL*、*MSH2* 等，以及氧化损伤修复基因 *sod*、去除损伤或错误碱基基因 *ung* 等；第三类是可以提高诱发突变率的基因，如与细胞膜通透性相关的基因等（图 10-2）。

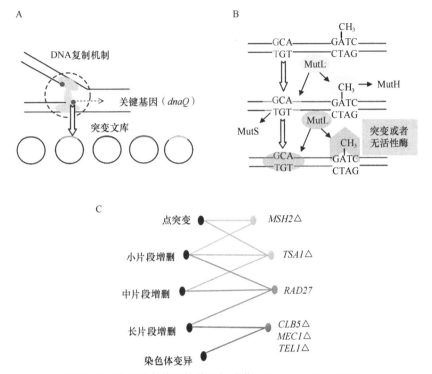

图 10-2　基于增变基因的基因组进化（Zheng et al.，2021）

增变基因的突变或缺失会提高菌株突变率，便于构建多样性文库。原核细胞中常见的增变基因包括 DNA 聚合酶中负责校对的亚基 *dnaQ*（A）、负责错配修复的关键组分 *mutSL*（B）等；真核细胞如酿酒酵母中存在一系列维持遗传稳定性的增变基因，相关基因的敲除或抑制会引发不同的突变类型（C）

若将这些基因组复制过程中稳定性相关的基因敲除，便可构建高突变率菌株用于定向进化，也有研究将这类菌株称为基因增变体（mutator）。Greener 等将 *E. coli* 中用于校读的 *mutD5*、用于错配修复的 *mutS* 以及用于碱基切除的 *mutT* 基因敲除构建了 XL1-Red，以利福平抗性为指标，其突变率相较于野生型菌株提高了约 10^3 倍（Badran and Liu，2015a；Greener et al.，1997）。类似的，Zhou 等（2020）敲除了 *Acinetobacter baylyi* ADP1 的错配修复基因 *mutSL*，发现其突变率远高于紫外诱变。Overbeck 等（2017）利用 *mutS* 敲除的突变率菌株进行定向进化，获得了一株耐低 pH（pH 2.5）的 *Lactobacillus casei*。Drotschmann 等发现在酵母细胞中，不同的基因增变体引发不同的突变类型，例如，*MSH2* 缺失会导致点突变和小片段增删，*TSA1* 敲除导致点突变和小中片段增删，*RAD27* 敲除导致中长片段增删，*CLB5*、*MEC1* 和 *TEL1* 敲除导致长片段增删和染色体变异等（Drotschmann et al.，1999；Serero et al.，2014）。

然而，简单的基因敲除会导致不可回复的高频突变，无法直接用于构建工业生产所需的稳定菌株，故需要开发可调控的基因增变体。Luan 等（2013a）在 *mutSL*

敲除的 *Clostridium* 菌株中通过质粒回补了由四环素启动子控制的 *mutSL* 基因，构建了一个突变率可控的 *Clostridium* 底盘菌株 SMBMutC2，该菌株相较于对照菌株在改造正丁醇耐受性上有明显优势。除此之外，Luan 等（2013b）利用 DNA 聚合酶中负责校对的亚基 *dnaQ* 的突变文库建立了基因组复制工程辅助连续进化方法 GREACE。该方法通过质粒上突变的 *dnaQ* 引入遗传多样性，当筛选到目标表型菌株后，通过质粒消化即可获得稳定的工业生产菌株。研究者已成功将该方法应用于提高 *E. coli* 正丁醇和乙酸盐耐受性（Luan et al.，2013b）、热耐受性（Luan et al.，2015）及赖氨酸产量（Wang et al.，2019b）。

10.2.1.4 随机碱基编辑（rBE）

除了提高宿主细胞自身 DNA 复制过程中出错的概率，还可引入外源的突变机制以提高基因组突变率。胞嘧啶脱氨酶，如 AID（Nishida et al.，2016）、APOBEC（Komor et al.，2016）等，在单链 DNA 复制的过程中可使胞嘧啶 C 脱去氨基变成尿嘧啶 U，而尿嘧啶 U 在 DNA 复制及修复过程中会被转换成 T，从而实现 C-T 的转化。作者所在课题组基于此在 *S. cerevisiae* 建立了一套用于基因组进化的工具 rBE（图 10-3），通过将胞嘧啶脱氨酶 APOBEC 与单链结合蛋白（SSB）融合表达，在 DNA 复制时引入全基因组范围内 C-T 的突变，从而提高自身突变率以加速适应性进化过程（Pan et al.，2021）。具体来说，一共筛选了 6 个不同的 SSB，包括复制因子 A 的三个亚基（RFA1、RFA2 和 RFA3）、DNA 引物酶（PRI1）、DNA 解旋酶（HCS1）和拓扑异构酶（TOP1），从而介导基因组 ssDNA 的胞嘧啶脱氨过程。作为概念验证，首先使用 CAN1 突变/刀豆氨酸报告系统粗略测定了 rBE 介导的基因组突变率，随后评估了这些 rBE 在提高异丁醇和乙酸盐的耐受性及 β-胡

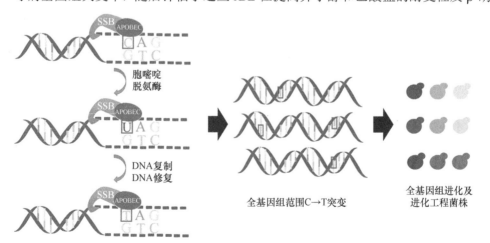

图 10-3 基于随机碱基编辑的基因组进化（Pan et al.，2021）

在原核或真核细胞中，将胞嘧啶脱氨酶与自身单链结合蛋白融合表达，即可在 DNA 复制时引入全基因组范围内
C-T 的突变，从而提高自身突变率以加速适应性进化过程

萝卜素产量方面的应用。最后,利用最优的 rBE-RFA3 对异丁醇耐受性进行连续基因组进化,得到了一株能耐受 9%异丁醇的酿酒酵母菌株。该方法同样适用于原核生物,Wang 等(2021)基于相似的原理,利用胞嘧啶脱氨酶 AID 和 DNA 解旋酶 dnaB 在 *E. coli* 中构建了进化工具 Helicase-AID,通过全基因组测序的方式发现突变率相对于野生型提高了 2.5×10^3 倍。由于上述基于增变基因和随机碱基编辑引入遗传多样性的方式相互独立,可将其结合进一步提高宿主突变率,扩宽应用范围。Badran 和 Liu(2015a)在 *E. coli* 中综合了 DNA 复制校读、DNA 错配修复及随机碱基编辑等的改造,在质粒上构建了一套可调控的突变体系,使得最高突变率比自身突变率提高了 322 000 倍。

10.2.2 基于基因组混编的细胞工厂定向进化技术

10.2.2.1 基因组间混编

基因组混编技术(genome shuffling)最早由 Stemmer 课题组于 2002 年提出,借鉴 DNA 混编(DNA shuffling)的思路,利用原生质体融合和有性重组实现基因组间的同源重组(Zhang et al.,2002)。该方法突破了经典育种只允许每代双亲之间的重组,允许将重组库中的多个最佳突变体制备成原生质体并对其进行递归重组,产生多亲本杂交后代,故能够显著增加菌株的进化概率,大幅度缩短菌株的选育周期。基因组改组技术可认为是组合优化在表型改良中的应用,被誉为细胞工厂构建的里程碑式关键技术(Biot-Pelletier and Martin,2014;Gong et al.,2009),在之后的 20 年,该方法也被广泛地应用于工业菌株的构建和优化。例如,Shi 等(2009)利用紫外诱变的原始种群进行三轮基因组改组,成功提高了工业酵母菌株 SM-3 的耐热性和乙醇耐受性,同时提高了乙醇产量。

10.2.2.2 基因组内混编

因为需要在基因组上引入混编机制,基因组内混编技术一般不具有普遍适用性。限制-修饰(R-M)系统是原核生物中用来防御外源 DNA 入侵的一套机制,由一对限制性内切核酸酶和 DNA 甲基化修饰酶组成,甲基化酶会对自身 DNA 酶切位点进行甲基化修饰以防止其被切割(Naito et al.,1995)。Asakura 等(2011)通过将 R-M 系统引入 *E. coli* 基因组以实现基因组内混编,从而加速适应性进化过程。经过 172 天的传代培养,*E. coli* 的初始生长速率提升了约 7 倍。R-M 系统被认为会重塑基因组(图 10-4),因为当两种酶表达的平衡被某些原因(R-M 基因丢失等)打破后会导致菌株染色体断裂甚至死亡,但一些情况下由于基因组内重组,R-M 系统中两种酶的表达又会重新回到平衡,这样就可能筛选到生长更优的菌株(Handa et al.,2001;Kobayashi,2001)。Asakura 等(2011)通过对进化后菌株的基因组和转录组分析，发现菌株生长速率与细胞间通信、细胞死亡程序、生物合成和能量消耗过程密切相关，最后通过基因组编辑等手段获得了生长速率更快的细胞工厂。

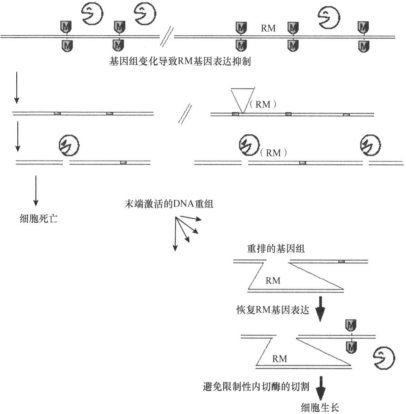

图 10-4　基于 R-M 系统的基因组进化（Asakura et al.，2011）

在原核细胞中，限制-修饰（R-M）系统可被用作反筛标签实现基因组内混编，以构建多样性文库

　　酿酒酵母基因组内重组 SCRaMbLE（synthetic chromosome recombination and modification by loxP-mediated evolution）是基于人工合成酿酒酵母基因组 Syn2.0 计划，即在合成酿酒酵母染色体时，在全基因组范围非必需基因终止密码子后 3 bp 处设计添加了 loxP 位点（Dymond et al.，2011）。loxP 位点由 Cre 重组酶特异性识别（Nagy，2000），实现全基因组范围内 loxP 位点间的 DNA 片段缺失、倒置、重复和异位等基因组结构变异以创建随机的遗传多样性文库，产生大量不同基因型-表型的酵母菌株（图 10-5）。Ma 等（2019）利用 SCRaMbLE 技术，经过 5 轮迭代循环和筛选，最终使得类胡萝卜素的产量提高了 38.8 倍，并确定 YER161C（SPT2）是其关键基因。

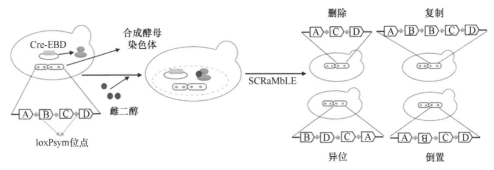

图 10-5　基于 SCRaMbLE 的基因组进化（李祎等，2021）

人工合成的酿酒酵母基因组内引入了大量的 loxP 位点，经 Cre 重组酶介导后，可实现全基因组范围内 loxP 位点间的 DNA 片段缺失、重复、异位和倒置，从而构建遗传多样性文库

10.3　半理性细胞工厂定向进化技术

10.3.1　基于全局转录调控因子的细胞工厂定向进化技术

转录因子是一类与基因特定 DNA 序列专一性结合，从而保证目的基因以特定强度在特定时间和空间表达的蛋白质分子。转录因子通过识别特定的 DNA 序列来控制染色质和转录，以形成指导基因组表达的复杂系统。全局转录因子可以实现对多个基因的同时调控，完成基因组规模上的全局转录。全局转录因子突变或修饰后可实现细胞转录水平上的整体扰动，产生多样化的细胞表型，最后借助高通量筛选实现细胞工厂的定向进化。

在大肠杆菌等原核生物中，全局转录因子 cAMP 受体蛋白（CRP）调控了基因组上数百个基因的转录水平，进而调控了很多胞内代谢过程（Keseler et al.，2011；Ma et al.，2004）。通过易错聚合酶链反应（epPCR）在 CRP 引入突变，可以扰动全局的转录调控及产生多样性的细胞文库，影响菌株的各种生产和生理性能，进而通过各种筛选手段完成菌株特定表型的定向进化。基于 CRP 的定向进化技术已广泛应用于提升大肠杆菌的各种生产相关性能，如对异丁醇（Chong et al.，2014）、氧化应激（Basak and Jiang，2012）和渗透压（Zhang et al.，2012）等的耐受性。Chong 等（2014）通过 CRP 定向进化显著提升了大肠杆菌的异丁醇耐受性（24 g/L 异丁醇处理 60 min 后，突变体较对照组的存活率提升了 100 倍）；后续通过转录组学分析和逆向代谢工程验证进一步挖掘了一系列异丁醇耐受性相关的基因靶点。

与原核的 CRP 定向进化技术类似，全局转录工程 gTME（global transcription machinery engineering）是一种重新编程基因转录以在全局范围内引发真核生物基因组转录重排的方法。通过 epPCR 突变与调节全局转录组相关的关键蛋白，可在转录水平上产生多样性进而调控成百上千个基因的表达水平，从而实现基因组进化。Alper 等（2006）对基因 *SPT15*（编码 TATA 结合蛋白）和 *TAF25*（编码 TATA 结合蛋白相关因子）创建了两个 gTME 突变体文库，并在高浓度的乙醇和葡萄糖条件下进行筛选，以改善酵母细胞对葡萄糖/乙醇的耐受性。*SPT15* 的突变和选择赋予了细胞更高的耐受性，并使葡萄糖更有效地转化为乙醇，最高可使乙醇的生产率提高 70%。Liu 等（2021）通过定点扫描突变 *SPT15*，构建了 36 个胁迫耐受性改变的突变菌株，其中 18 个菌株具备更好的耐受高渗透压、高温和乙醇性能，能够将乙醇发酵能力提升 50%以上（Liu et al.，2021）。在另一项研究中，华南理工大学的研究组将来自耐辐射异常球菌（*Deinococcus radiodurans*）R1 中编码全局调控蛋白 IrrE 的 *irrE* 基因通过 epPCR 构建突变文库，并转入工业酿酒酵母 AS2.489 中，经过三轮的迭代筛选获得了糠醛耐受性提高的工程菌株（罗平，2016）。

10.3.2 基于寡核苷酸重组的细胞工厂定向进化技术

10.3.2.1 多重自动化基因组工程（MAGE）

George M. Church 课题组建立了多重自动化基因组工程（multiplex automated genome engineering，MAGE）技术（图 10-6）（Wang et al.，2009）。该技术基于噬菌体 Red/ET 同源重组介导的寡核苷酸整合，通过对 Red/ET 同源重组的参数进行优化并搭建一套自动化装置，将单次 ssDNA 重组效率提高至约 30%。利用这

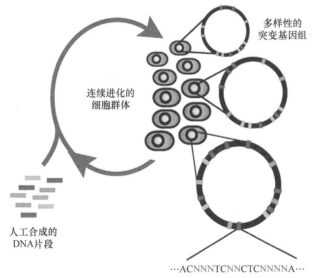

图 10-6　MAGE 全基因组迭代进化流程（Wang et al.，2009）

MAGE 通过多轮迭代重复引入合成的寡核苷酸片段，在大量细胞的多个染色体位点持续快速地生成序列多样性

一技术同时将靶向基因组上多个位点的 ssDNA 文库转入细胞中,能够实现基因型的大规模并行改造。利用 MAGE 技术对大肠杆菌中合成番茄红素途径的 24 个基因进行迭代突变重组,每天产生超过 40 亿个组合基因组突变菌株,并在 3 天内筛选得到番茄红素产量提升 5 倍的进化菌株。

10.3.2.2 酵母寡核苷酸介导的基因组工程(YOGE)

与 MAGE 技术类似,Church 课题组在酿酒酵母中成功开发了酵母寡核苷酸介导的基因组工程 YOGE(yeast oligo-mediated genome engineering)技术,由单链寡核苷酸介导重组以进行酿酒酵母的基因组编辑(图 10-7)(DiCarlo et al.,2013)。通过敲除酵母中错配修复相关基因 $MLH1$ 和 $MSH2$,过表达 DNA 重组酶突变体 $RAD51^{K342E}$ 和 $RAD54$,并通过对寡核苷酸长度、寡核苷酸加入量及转化效率优化后,在三种不同的酿酒酵母(VL6-48、CEN.PK113-7D 和 VTTC-68059)中成功对基因组进行了修饰。YOGE 可以进行迭代操作,每轮可产生 10^5 个细胞的基因组文库,对基因组进行多重修复。但是与大肠杆菌(替换频率超过 30%)相比,YOGE 的等位基因替换频率只提高至 0.2%~2%,寡核苷酸片段整合效率仍然较低,在酿酒酵母基因组进化中的应用比较有限。

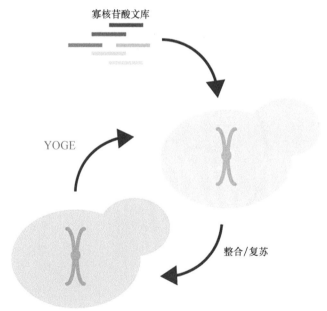

图 10-7　YOGE 全基因组迭代进化流程(DiCarlo et al.,2013)

与 MAGE 系统类似,YOGE 通过重复引入合成的寡核苷酸片段,在大量细胞的多个染色体位点持续快速地生成序列多样性

10.3.2.3　真核 MAGE（eMAGE）

鉴于 YOGE 的等位基因替换频率较低，Barbieri 等（2017）构建了一种更加精确和高效的寡核苷酸整合技术 eMAGE（图 10-8）。与 YOGE 不同的是，eMAGE 并不依赖 DNA 重组酶介导的同源重组，而是在 DNA 复制起始阶段形成复制叉后，由 ssDNA 退火蛋白（SSAP）介导，在后随链上退火合成寡核苷酸，并且利用羟基脲（HU）减慢复制叉速度以进一步提高等位基因替换频率。研究表明，靶序列紧密接近复制起点及筛选标签（如 *URA3*）标记的共选择可以有效提高 eMAGE 的编辑效率。最后，通过寡核苷酸长度或浓度等参数优化，一次转化后能整合 12 个寡核苷酸片段，实现 60 个位点的靶向突变。将一个复杂的寡核苷酸池进行迭代转化，可以快速产生 $>10^5$ 的基因组多样性组合。与 YOGE 相比，eMAGE 提高了编辑效率，但这需要依赖于靶序列与复制起点的紧密接近以及筛选标签的共同选择，在全基因组规模进化中的应用还有待进一步研究。

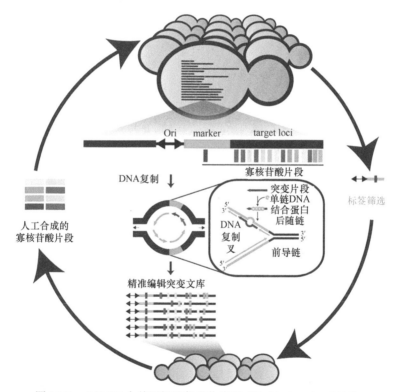

图 10-8　eMAGE 全基因组迭代进化流程（Barbieri et al.，2017）

eMAGE 系统在复制起始位点（Ori）附近的靶序列（target loci）引入合成的寡核苷酸片段，在 DNA 复制过程中实现外源寡核苷酸的高效整合，并利用筛选标签（marker）的共突变回复筛选进一步提高基因替换频率

10.3.3　基于 RNAi 的细胞工厂定向进化技术

　　RNA 干扰（RNA interference，RNAi）是一种由双链 RNA 引发的基因沉默途径，存在于多种真核生物中。Si 等（2015）基于 RNA 干扰在酿酒酵母中开发了 RAGE（RNAi-assisted genome evolution）全基因组进化技术。虽然酿酒酵母缺乏天然的 RNAi 机制，但通过异源表达芽殖酵母的 RNAi 相关基因 *AGO1* 和 *DCR1*，在酿酒酵母中成功重构了 RNAi 途径，这使得能够利用 RNAi 筛选来快速了解和改造工程酵母中的复杂表型（Drinnenberg et al.，2009）。随后，Si 等（2015）开发了酿酒酵母中 RNAi 辅助的基因组进化方法 RAGE。在酿酒酵母菌株 CEN.PK2-1C 中引入 RNAi 途径后，根据酵母基因组 DNA 片段构建了双链 RNA 库，并利用该 RNA 库筛选得到 *YKU70*（与端粒酶功能缺失相关的基因）突变的 2 个已知、3 个未知的抑制基因。同时，经过三轮迭代的 RNAi 筛选，对 3 个基因 *PTC6*、*YPRP84W* 和 *tRNAVal*（AAC）同时敲降后，显著改善了酿酒酵母对乙酸的耐受性。后续，RAGE 又应用于糠醛耐受性改造，筛选到 *SIZ1* 作用靶点，下调或完全敲除 *SIZ1* 都可显著调高菌株糠醛耐受性（Xiao and Zhao，2014）。此外，基于 RNAi 的全基因组进化和高通量筛选在多个课题组都有报道（Crook et al.，2016；2014；Lee et al.，2016；Wang et al.，2019a），广泛应用于增强耐受性（异丁醇和 1-丁醇等）和提升目标产物产量（乳酸、衣康酸等）。

　　在 RAGE 基因组进化技术的基础上，Si 等（2017a）又开发了酿酒酵母自动化多重基因组进化技术（RAGE2.0，图 10-9）。根据酵母基因组构建包括基因过表

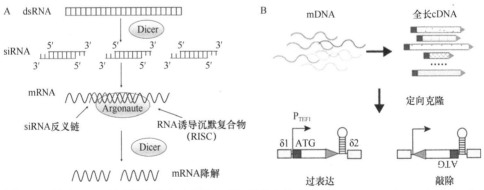

图 10-9　基于 RNAi 的酿酒酵母自动化多重基因组进化技术（Drinnenberg et al.，2009；Si et al.，2017）

A. 酵母 RNAi 工作原理。核酸内切酶 Dicer 切割 dsRNA 生成 siRNA（interfering RNA），siRNA 与效应蛋白 Argonaute 形成 RNA 诱导的沉默复合体 RISC，siRNA 反义链与靶标 mRNA 结合，指导 Dicer 切割靶标基因的 mRNA；B. 全基因组规模双向调控文库构建。双向克隆全长的 cDNA 文库后，转入具有 RNAi 途径菌株，介导有义和反义构型的基因过表达或基因抑制

达和基因下调的全长 cDNA 文库，其中通过全长 cDNA 的表达实现基因上调，通过全长反义 RNA 的转录（RNAi）实现基因下调。RAGE2.0 首先展示了其在增强纤维素酶的表面展示、提升产物异丁醇产量和底物甘油利用速率等一系列工业生产相关表型方面的应用。进一步，基于 RAGE2.0 构建了酿酒酵母的自动化多重基因组规模工程，即在 CRISPR/Cas 的帮助下，通过 δ 整合的方式将同源供体整合到酵母基因组上，并利用自动化平台进行多轮迭代基因组进化。以提高酿酒酵母乙酸耐受性为例，实现了 1 个月内完成进化和筛选过程，最后筛选的菌株在 1.1% 乙酸浓度下，4 天内可将 20 g/L 葡萄糖转化为 5.9 g/L 乙醇。

10.3.4 基于 CRISPR 的细胞工厂定向进化技术

10.3.4.1 CREATE（大肠杆菌）和 CHAnGE（酿酒酵母）

Garst 等（2017）在原核的大肠杆菌中开发了基于 CRISPR 的可追踪基因组工程 CREATE（CRISPR-enabled trackable genome engineering）。该技术结合了 CRISPR 基因组编辑和大规模寡核苷酸芯片合成技术，将修复的同源模板与相应 sgRNA 连接，这些修复模板在介导基因编辑的同时作为跟踪基因型-表型的条形码，实现了全基因组范围内的可示踪编辑。CREATE 可应用于大肠杆菌中的蛋白质工程位点饱和突变、菌株实验室适应性进化和菌株耐受性及抗性基因筛选等。CREATE 首先被应用于蛋白质的饱和突变和定向进化，针对 folA 基因的第 2~158 位氨基酸设计了饱和突变文库，并筛选得到 49 个氨基酸上共 74 种高度富集的突变。应用于全基因组突变时，使用红霉素、糠醛或乙酸等作为筛选表型，均获得了大量的基因突变信息。

Bao 等（2015）构建了 HI-CRISPR（homology-integrated CRISPR）系统。该系统在质粒上同时表达酿脓链球菌 Cas9 突变体（iCas9）以及整合同源臂的 crRNA 和 tracrRNA，其中同源臂删去了靶标序列 8 bp 碱基，造成靶标基因移码而丧失功能。利用 HI-CRISPR，在酿酒酵母中可实现 3 个基因同时敲除，最高效率可达 100%。在此基础上，提出了一种 CRISPR/Cas9 和同源定向修复辅助的全基因组进化方法 CHAnGE（CRISPR/Cas9 and homology-directed-repair-assisted genome-scale engineering，图 10-10）（Bao et al.，2018），可以实现对酿酒酵母基因组精确且可追踪的编辑。首先在单个寡核苷酸上同时编码 crRNA 和同源重组模板（删除靶标序列 8 bp 碱基），靶向酵母基因组 6459 个可读框（ORF）构建不同的 CHAnGE 表达盒，其中每个 ORF 又设计了 4 个不同的 crRNA 寡核苷酸。将这些寡核苷酸在芯片上合成，并组装到质粒上构建 CHAnGE 质粒文库，再转入酿酒酵母细胞后可进行全基因组进化。此外，每个 CHAnGE 表达盒上带有独特的 DNA 条形码，利用二代测序可以对进化后的突变体进行追踪。该方法能使超过 98%的靶标基因被有效地编辑，平均效率为 82%。利用 CHAnGE 方法对酿酒酵母进行全基因组进化，在 5 mmol/L 糠醛浓度下筛选出与糠醛耐受性相关的 3 个靶点 *SIZ1*、*SAP30* 和 *UBC*。在 *SIZ1* 敲除菌株的基础上进行第二轮进化，在 10 mmol/L 糠醛浓度下筛选到能提高糠醛耐受性的靶点 *LCB3*，但该靶点需要 *SIZ1* 的协同作用，单独敲除对提高糠醛耐受性没有明显效果。同时，CHAnGE 也可用于全基因组进化增强酵母的乙酸耐受性，最终与野生型相比提高了 20 倍。

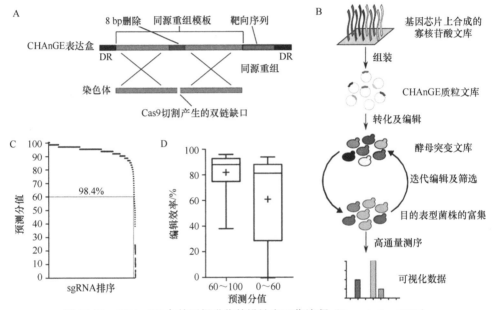

图 10-10　CHAnGE 全基因组进化的设计和工作流程（Bao et al.，2018）

A.CHAnGE 表达框的设计，DR 为 crRNA 的直接重复序列；B.CHAnGE 工作流程，CHAnGE 表达框在 DNA 芯片上大规模合成，然后组装至质粒成为 CHAnGE 质粒文库，通过质粒文库转化和高通量迭代筛选富集目标表型，最后利用二代测序获取质粒富集结果；C.预测的 crRNA 编辑效率分数分布，98.4%的 crRNA 预测分数在 60 分以上；D. 具有不同预测分数的 CHAnGE 表达框的编辑效率，预测分数在 60 分以上的 crRNA 编辑效率平均为 82%，中位数为 88%

10.3.4.2　多功能全基因组规模进化技术（MAGIC）

Lian 等（2017）在酿酒酵母中构建了 CRISPR-AID 三功能体系，即利用融合表达激活域的 dLbCpf1、融合表达抑制域的 dSpCas9 和 SaCas9 在酿酒酵母中同时实现转录激活、转录抑制和基因敲除。基于 CRISPR-AID 三功能体系，进一步开发了多功能全基因组进化技术 MAGIC（multi-functional genome-wide CRISPR，图 10-11）。MAGIC 技术根据酵母基因组构建了包括转录激活、转录抑制和基因敲除的全基因组规模 gRNA 突变文库，是目前已报道最全面的基因组文库，同时，可以利用 gRNA 作为独特的条形码追踪基因组进化过程。利用 MAGIC 全基因组进化技术，经过三轮迭代，发现 *SIZ1* 基因表达水平下调、*NAT1* 基因表达水平上调及 *PDR1* 基因表达水平下调可显著提高糠醛的耐受性，使得酿酒酵母细胞在17.5 mmol/L 糠醛浓度下利用大部分葡萄糖生产乙醇（Lian et al.，2019）。相较 RAGE 和 CHAnGE 等技术，MAGIC 技术作用模式更加丰富、质粒文库更为全面，展现了更加强大的迭代进化能力，进化菌株的糠醛耐受性较其他方法的提升更为显著。后续，MAGIC 技术也应用于迭代进化筛选，能够提高 *S*-腺苷甲硫氨酸（SAM）合成水平的基因靶点。通过与响应 SAM 浓度的基因电路耦合以及三轮全基因组规模多模式迭代筛选，获得了 *SNZ3*、*RFC4* 和 *RPS18B* 等作用靶点，并在实验室菌株和工业菌株中都实现了 SAM 产量的提升（Dong et al.，2021）。

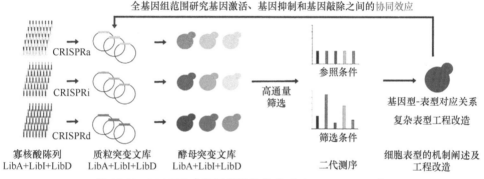

图 10-11　MAGIC 全基因组进化技术（Lian et al.，2019）

基于三种正交 CRISPR 蛋白开发 CRISPR-AID 体系，其中 CRISPRa 由核酸酶缺陷的 CRISPR 蛋白与激活域融合实现转录激活，CRISPRi 由核酸酶缺陷的突变体与抑制域融合实现转录抑制，CRISPRd 由具有催化活性的 CRISPR 蛋白实现基因敲除；用于全基因组规模激活（橙色）、抑制（浅蓝色）和敲除（品红色）的 gRNA 序列以寡核苷酸阵列的形式在 DNA 芯片上合成，并克隆到相应的 gRNA 表达质粒载体中。通过将质粒文库转入 CRISPR-AID 整合的酵母菌株中构建多样性的菌株文库，并通过生长富集等进行高通量筛选，使用二代测序分析富集的 gRNA 序列。通过 MAGIC 系统的迭代过程可以更好地理解、设计和改造复杂表型

10.3.4.3　全基因组规模碱基编辑技术（BARBEKO）

以上的 CRISPR 全基因组定向进化技术都是基于 Cas9 介导的 DNA 双链断裂来实现靶标基因的切割和后续的修复，然而这些方法可能会产生未知的基因扰动，特别是靶标多拷贝位点时。Xu 等（2021）发展了一种不依赖 DSB 的全基因组 CRISPR 筛选方法，称为 iBARed 胞嘧啶碱基编辑介导的基因 KO（BARBEKO）。该方法通过 CRISPR 胞嘧啶碱基编辑器突变基因起始密码子或剪接位点，或通过引入提前终止密码子进行基因组规模的功能缺失筛选。与 Cas9 切割介导的筛选相比，BARBEKO 筛选系统在 HeLa、K562 或 DSB 敏感的视网膜色素上皮细胞中没有观察到 DNA 切割产生的细胞毒性。因此，在各种 DNA 双链断裂敏感细胞中，BARBEKO 可以作为一种替代的高效 CRISPR 全基因组敲除筛选技术，具备广泛

的应用前景。Despres 等（2020）也在酿酒酵母中构建了全基因组规模的碱基编辑系统，通过设计 gRNA 质粒文库靶标基因组上的 1500 个必需基因，具备了平行突变 17 000 个核苷酸位点的能力（Despres et al.，2020）。他们通过该系统高通量筛选确定了 700 多个影响细胞活性的突变位点，并分析了碱基编辑系统中的 gRNA 序列特征。

10.4　细胞工厂突变文库的高通量筛选技术

通过上述的各种方法可以构建大规模的多样性细胞文库，如何从中高效筛选目标表型细胞工厂成为整个定向进化过程的瓶颈，因此建立高通量筛选方法是细胞工厂定向进化研究的核心技术。目前常规的高通量筛选方法是基于生长偶联（Bao et al.，2018；Lian et al.，2019；Yu et al.，2018）、底物或者产物特性（如颜色和荧光）（Kim et al.，2013；Klimacek et al.，2014；Scalcinati et al.，2012；Zha et al.，2014）、生物传感器（DeLoache et al.，2015；Dong et al.，2021；Leavitt et al.，2017）等；此外，基于微流体液滴系统和机器人平台的高通量筛选方法也在快速发展中（Dörr et al.，2016；Huang et al.，2015；Sjostrom et al.，2014；Snoek et al.，2015）。以下简要介绍上述的筛选方法。

基于生长偶联的高通量筛选是细胞工厂定向进化中最简单、最常用的方法之一，通常以抗性胁迫或营养缺陷为筛选模型，以提高生长速度的方式实现目标表型的筛选。例如，Si 等（2017；2015）以乙酸耐受性为筛选模型定向进化高耐受乙酸的工程菌株；Bao 等（2018）在 CHAnGE 技术、Lian 等（2019）在 MAGIC 技术中均以糠醛耐受性为高通量筛选模型，酿酒酵母葡萄糖阻遏效应研究中常以丙酮酸脱羧酶缺陷型菌株为模型（Gambacorta et al.，2020；Yu et al.，2018）。通过各种形式的大规模建库后，经生长偶联可以将具备目标表型的细胞进行富集筛选，以实现后续的进化分析和功能重构等。基于产物特性（目标产物的颜色或荧光）的筛选也是一种直观的高通量筛选方法（Kim et al.，2013；Klimacek et al.，2014；Scalcinati et al.，2012；Zha et al.，2014），例如，SCRaMbLE 和 MAGE 细胞工厂进化技术中均利用番茄红素的颜色特征进行直观的高通量筛选（Wang et al.，2009）。

目前也发展了很多基于各种生物传感器的高通量筛选技术，如基于转录因子生物传感器和基于核糖体开关的高通量筛选技术等（DeLoache et al.，2015；Dong et al.，2021；Leavitt et al.，2017）。这些方法主要通过感应胞内小分子浓度的效应因子影响报告基因的表达，实现将目标代谢物浓度和细胞生长速度或荧光强度偶联，从而实现高通量筛选。此外，小分子代谢物也可以通过影响荧光共振将其浓度与荧光信号偶联，实现高通量筛选。

最近，基于液滴微流体的细胞分选也已经发展成为一种新颖而强大的高通量筛选技术（Baret et al.，2009）。通过产生被油相包裹的单分散水滴，该技术可以实现在微小液滴中的细胞生长和代谢产物检测，并已成功应用于酶的定向进化和细胞代谢物的测量等（Agresti et al.，2010；Wang et al.，2014）。随着合成生物学的发展，基于标准化和自动化的高通量实验平台生物铸造工厂（BioFoundry）设施也在不断涌现（Dörr et al.，2016；Snoek et al.，2015）。基于自动化的平台设施可以实现基因通路的设计（代谢网络、异源通路、DNA 零件和 DNA 组装等）、构建（DNA 组装、基因编辑、DNA 转化和克隆挑选等）、测试（细胞生长、荧光和代谢物分析等）和学习（数据挖掘和机器学习）等全流程的细胞工厂进化实验。基于微流控及自动化的高通量筛选技术是细胞工厂进化领域的重要研究方向，具有广泛的应用前景。

10.5　逆向代谢工程：细胞工厂的进化分析与功能重构技术

10.5.1　多组学分析技术及分子机制阐释

随着生物技术的发展，各种组学技术（基因组学、转录组学、蛋白质组学和代谢组学）都已经广泛应用于细胞工厂的进化分析，极大地促进了对各种生物学机制的理解，并加速了细胞工厂的构建（图 10-12）。以下选取了一些典型的例子，展示各种组学技术在细胞工厂定向进化方面的应用场景。

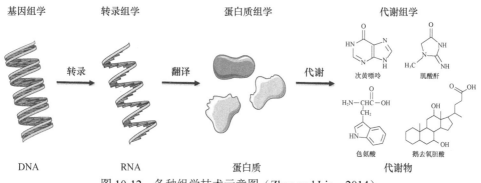

图 10-12　各种组学技术示意图（Zhao and Lin，2014）

10.5.1.1　基因组学分析

基因组学分析是以全基因组测序为基础，定量生物体内所有基因并表征其功能的技术（Hieter and Boguski，1997）。基因组学分析方法广泛应用于细胞工厂的进化分析，帮助解析各种作用机制。以酿酒酵母为例，其作为第一个完成全基因组测序的真核生物，也一直是基因组学研究的重要模式生物（Clayton et al.，1997）。为了满足工业上生物乙醇的生产并进一步提高乙醇的产量，需要提高酿酒酵母耐受高温和高乙醇浓度的能力。Caspeta 等（2014）使用超过 40℃的培养温度对酿酒酵母菌株进行适应性进化，获得了细胞生长速率和乙醇产量均显著提高的菌株，而后通过全基因组测序分析发现其中的作用机制——*ERG3* 基因上的点突变导致甾醇通路变化，进而提高了酵母的耐热性。利用紫外诱变酿酒酵母菌株获得了淀粉酶表达提高 5 倍的突变体后，Liu 等（2014）使用全基因组测序分析可能的相关突变基因并进行逆向代谢工程评估，阐明了编码液泡分选相关蛋白的编码基因 *VTA1* 的一个单点突变能够将淀粉酶的分泌水平提高35%。在大肠杆菌中，Atsumi 等（2010）通过实验室适应性进化获得了高耐受异丁醇的突变菌株后，利用全基因组测序分析发现 *acrA*、*gatY*、*tnaA*、*yhbJ* 和 *marCRAB* 五个基因的突变是增加异丁醇耐受性的主要原因，而后也通过逆向代谢工程构建了组合突变的耐受菌株。

10.5.1.2 转录组学分析

转录组学分析是在 RNA 水平上研究细胞中基因组全局的转录情况及转录调控规律。随着测序技术和芯片技术的发展，微阵列技术（microarray）（Heller，2002）、表达序列标签技术（EST）（Marra et al.，1998）、基因表达序列分析技术（SAGE）（Velculescu et al.，1995）和转录组 RNA 测序技术（RNA-seq）（Qian et al.，2014）等各种转录组学研究技术也不断被开发和应用于各种宿主的转录规律及转录调控分析。通过对具备特殊表型的工程菌株和野生型菌株进行转录组学比较分析，筛选转录水平显著变化的基因，从而能够指导后续菌株遗传改造的方向。中链脂肪酸辛酸是工业上广泛使用的重要平台化合物，为提高酿酒酵母中辛酸的产量，Baumann 等（2021）比较分析了不同生产阶段的全细胞 mRNA 转录情况，获得了在脂肪酸生物中的新颖靶点 *RPL40B*，其过表达可以使辛酸产量增加 40%。2-苯基乙醇（2-PE）是一种具有玫瑰般风味的高级芳香醇，被广泛应用于香料行业。为了避免植物提取成本高、周期长等问题，利用酿酒酵母进行 2-PE 的生产是可行的选择。然而，2-PE 对细胞有毒性作用，限制了其在酿酒酵母中的合成。因此，Jin 等（2018）分别对产 2-PE 和不产 2-PE 酿酒酵母菌株进行 RNA-seq 分析，研究了 2-PE 对酿酒酵母细胞毒性作用的分子机制。通过转录组分析，鉴定了 580 个差异表达基因，其中编码线粒体蛋白、细胞质和质膜蛋白的基因均被上调，而与氨基酸代谢相关的基因则被下调。这些结果表明 2-PE 抑制了质膜蛋白的合成，从而抑制了生长所需营养物质的转运。

10.5.1.3 蛋白质组学分析

实际应用中，转录组学分析也存在一些局限性。例如，基因可能存在翻译效率低下的问题，mRNA 分子也可能会迅速降解，使得基因的转录 mRNA 水平和最终的蛋白质丰度不一致（Pham and Wright，2007）。蛋白质组学分析是研究细胞的蛋白质组成及其变化规律的技术，能够有效地从蛋白质水平对基因组和转录组分析数据进行补充（Wasinger et al.，1995）。Guidi 等（2010）研究了酿酒酵母在 0.5%、2%和 20%三个不同葡萄糖浓度下的蛋白质组学，比较了不同葡萄糖浓度下的蛋白质表达差异。糖酵解和乙醇发酵蛋白相关的几种蛋白质在低葡萄糖浓度下受到抑制而表达较低，高浓度下则表达正常。此外，在发酵初期，酵母细胞中与氧化应激反应相关的蛋白质表达增加，例如，只有在 0.5%葡萄糖浓度下没有检测到热激蛋白 Ssa2p 和 Ssb1p，而在其他两个浓度条件下均有表达。这些应激反应蛋白表明了菌株发酵过程中的适应性，并且蛋白质表达水平的变化对维持细胞的活力非常重要。通过鉴定参与葡萄糖诱导的酵母反应的功能调节蛋白，能够更好地理解不同葡萄糖浓度影响的潜在机制，并将有助于全面了解酵母发酵和呼吸代谢。大肠杆菌被广泛用于生产各种重组蛋白，蛋白质组学分析也常常应用于研究大肠杆菌重组蛋白合成过程中的蛋白质水平变化，以开发更高效的细胞工厂（Aldor et al.，2005；Han et al.，2003；Lee and Lee，2005；Wang et al.，2005）。例如，Han 等（2003）分析了高产瘦素（富含丝氨酸，丝氨酸占比约 11.6%）的大肠杆菌蛋白质组的变化，发现瘦素大量积累后细胞的热激蛋白水平升高，而蛋白质延伸因子、30S 核糖体蛋白和一些参与氨基酸生物合成的酶的水平则降低，同时，参与丝氨酸家族氨基酸生物合成的酶的水平显著降低。基于获得的这些蛋白质组学信息，测试了通过操纵编码半胱氨酸合酶 A 的 *cysK* 基因来提高瘦素的表达水平。过表达 *cysK* 基因后，细胞的生长速度提高大约 2 倍，瘦素的生产水平也提高了 4 倍。

10.5.1.4　代谢组学及代谢通量组学分析

代谢组学分析是借助气质联用、液质联用和核磁共振等多种质谱分析手段，研究某一时刻特定条件下细胞内所有低分子质量代谢物的技术（Kell et al.，2005；Nobeli and Thornton，2006；Oldiges et al.，2007）。在细胞工厂进化应用中，代谢组学分析作为代谢工程信息和诊断工具，可以分析目标基因或途径以提高目标化合物产量。*S*-腺苷-L-甲硫氨酸（SAM）广泛存在于各种生物体内，是细胞代谢的重要中间体，参与了多种类型的生化反应过程，目前被用于治疗骨关节炎、抑郁症和各种肝病。酿酒酵母具备良好的 SAM 合成和积累能力，因此常常被用作 SAM 工业生产宿主菌株。Hayakawa 等（2016）对 SAM 高产酿酒酵母菌株在不同的生产条件下进行代谢组学分析，结果发现添加 L-甲硫氨酸后 SAM 高产菌株中 ATP 的降解产物水平高于对照菌株，胞内 ATP 水平也高于对照菌株，说明 ATP 供应是 SAM 生产的限制性因素，细胞内增强的 ATP 供应和高效率 ATP 消耗共同作用实现了 SAM 高产。代谢组学也广泛应用于大肠杆菌细胞工厂的进化。例如，Barton 等（2015）分析了大肠杆菌中琥珀酰辅酶 A 到 1,4-丁二醇的合成途径，表明醛脱

氢酶是其中的一个限速步骤，后续通过酶工程改造使其产量增加了 20%。Yang 等
（2016）对产异戊二烯大肠杆菌进行代谢组学分析后发现，甲羟戊酸和甲基赤藓
糖醇-磷酸途径在异戊二烯生产中具有协同作用。MAV 和 MEP 途径的双重过表达
可提高异戊二烯的产量，最终获得了产量为 24 g/L 的工程菌株。

代谢通量组学是分析细胞内部代谢通量的技术。基于约束的通量平衡分析
和基于同位素的通量分析是确定代谢通量的常用方法（Kim et al.，2008；Price et
al.，2004；Sauer，2006）。近年来，酿酒酵母利用木糖生产木质纤维素燃料乙醇
取得重大进展。然而，由于缺乏对木糖利用机制的充分理解，以木质纤维素为
原料合成乙醇的效率仍然较低。为了探究酵母细胞利用木糖的限制因素，
Wasylenko 和 Stephanopoulos（2015）分析了木糖高效利用酿酒酵母菌株在有氧
或无氧条件下分别以葡萄糖或木糖作为碳源时，中心碳代谢物库的大小和代谢
通量。结果发现，在木糖利用过程中，流经非氧化磷酸戊糖途径的通量很高，
但是通过氧化磷酸戊糖途径的通量较低。此外，该研究也表明糖酵解造成了
NADH 的积累，胞内较低的 NAD^+ 含量可能限制了厌氧条件下的木糖消耗，从而
影响了乙醇的合成。

10.5.1.5 多组学联用分析

如上所述，每种组学分析方法都存在一些优势与不足，因此，将多个组学分
析方法整合以全局分析细胞代谢活动成为未来的研究趋势。多组学联用可以更全
面和系统地分析细胞的代谢网络。Webb 等（2022）设计了一种基于多组学研究的
生产菌株改造策略（multi-omic based production strain improvement，MOBpsi），并
将其应用于提高生产苯乙烯大肠杆菌细胞工厂的性能。苯乙烯可以由苯丙氨酸出
发，通过由苯丙氨酸解氨酶和阿魏酸脱羧酶组成的工程途径得到。苯乙烯的生物
毒性、疏水性和挥发性使得通过细胞工厂来进行生产存在较大的挑战；以前曾有
通过针对性的基因改造来构建耐苯乙烯的大肠杆菌菌株。Webb 等（2022）研究分
析了时间分辨的多组学数据集，比较了不同时间点的转录组学、蛋白质组学和代
谢组学数据差异，从各个组学数据分析中一共确定了 25 个可能提升苯乙烯生产性
能的新颖靶点。对靶点进行敲除和过表达测试后，最终构建了 2 株苯乙烯产量提
升的工程菌株（大肠杆菌 NST74$\Delta aaeA$ 和 NST74$\Delta aaeA\ cpxPo$），其中 NST74$\Delta aaeA$
$cpxPo$ 的产量提升了约 3 倍。脂肪醇是一种应用于各行各业的大宗化学品，其大
规模生物合成具有良好的应用前景。为了探究胞内脂肪醇生产的影响因素、构建
高产脂肪醇细胞工厂，Dahlin 等（2019）利用酿酒酵母和解脂耶氏酵母菌株进行
了多组学比较分析，研究了两种菌株在不同培养阶段的转录组学、代谢组学和代
谢通量差异。各种组学综合分析显示，酿酒酵母和解脂耶氏酵母具备完全不同的
代谢特征，脂肪醇的生产会引发细胞壁压力反应（多个细胞壁相关基因转录增强）、
乙酰辅酶 A 的供应及 NADPH 的再生，这可能是高效脂肪醇合成的限制性因素。

这些借助多组学综合分析得到的信息可以为后续改造脂肪醇合成菌株提供有力的指导。

随着技术发展，多组学联用也不再局限于简单的数据比较及整合，而是借助数据模型和机器学习等进行更深度的融合分析（图 10-13）（Bock et al.，2016；Nicora et al.，2020）。虽然目前这些方法主要应用于肿瘤等医学方面的分析，但显然在未来构建细胞工厂方面也有着重要的应用前景。

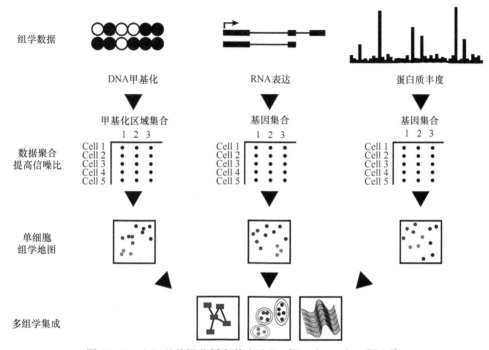

图 10-13　多组学数据分析和整合流程（Bock et al.，2016）

多组学分析为使用计算方法对复杂组织和细胞谱系层次进行数据驱动重建提供了基础。首先，针对每个分析组学维度分别对原始数据进行预处理、过滤和质量控制；其次，通过聚合数据来提高信噪比；最后，将数据整合到一个统一的多组学地图中，构建研究系统的数据驱动模型。

10.5.2　多重基因组编辑及重构技术

CRISPR 初次应用在基因组编辑中便展现了其强大的多重编辑性能，即单步转化时在宿主中同时引入多个 sgRNA 以及可能的修复模板 DNA，完成基因组上多个位点的编辑，之后很快使得细菌、真菌、植物和动物等诸多物种的高效多重基因编辑成为现实。通过同步引入多个异源基因或者修改多个本底作用靶点，多重基因组编辑技术极大地简化和加快了细胞工厂的构建流程。

在比较早期的一个研究中，Keasling 课题组在酿酒酵母中，通过开发在单个质粒载体内克隆和组合表达多个 sgRNA，继而通过单步转化实现多重编辑构建和细胞工厂优化（Jakociunas et al.，2015）。他们对所有可能的单、双、三、四和五基因编辑进行了探索性分析组合，构建和转化了单个和多个 sgRNA 表达质粒，获得了所有的 31 种酵母工程菌株，以寻找具有高甲羟戊酸产量的菌株。与野生型菌株相比，其中 20 株工程菌的甲羟戊酸滴度得到了提高，最大提升倍数达到 41 倍。其研究结果阐述了高效的多重基因组编辑技术在加速构建细胞工厂方面的应用。

此外，CRISPR 编辑技术虽然已经广泛应用于实验室单倍体宿主中，但在更高生产性能和鲁棒性的工业生产宿主，特别是多倍体工业酵母菌株中，多个染色体拷贝的存在使得基因组编辑效率较为低下。Lian 等（2018）基于超高拷贝数的质粒开发了用于工业酵母菌株工程的高效 CRISPR/Cas9 系统，实现了 4 个基因在二倍体菌株（共 8 个等位基因）和三倍体菌株（共 12 个等位基因）中的单步 100% 效率敲除。利用此系统快速构建了能够发酵木糖产乳酸的工业酵母菌株，证明其在开发工业酵母细胞工厂方面的应用前景。

在诱变或适应性进化工程获取工程菌株过程中，突变菌株获得有益突变后，需要通过逆向代谢工程在未突变或未进化菌株中引入突变进行验证和分析。因为即使是在没有诱变的情况下进行的实验室进化，也通常会产生多个突变，但并非所有突变都对目标表型有所贡献，因此能够在不同基因组位点重新引入多点突变的方法对于快速识别相关突变是非常有意义的。CRISPR/Cas9 系统可以同时简便编辑多个位点的多重基因组编辑特性，使得其成为非常有价值的分析突变的工具（Mans et al.，2015）。CRISPR/Cas9 基因组编辑技术可以将二代测序获得的大量突变组合引入未进化的出发菌株中，快速构建逆向工程菌株、验证有义突变和分析靶点机理。

10.6　细胞工厂定向进化技术应用

目前，因能源安全、可持续性发展和全球变暖等问题，利用微生物细胞工厂将可再生资源转化为燃料和化学品成为了国内外研究的一大热点。通过"自下而上"或"自上而下"（Kerkhoven et al.，2014）的工程策略，深入了解生物代谢网络对于构建具有实际应用价值的"微生物细胞工厂"至关重要。此外，系统生物学和合成生物学的最新进展使人们对生物系统有了更深的理解，进而能够进行更具预测性的工程设计。然而，生物系统的复杂性，诸如胁迫耐受性等多基因调控的复杂表型，使得很难通过单基因理性改造实现预定的目标。为了克服这一主要限制，越来越多的科研人员诉诸一种强大的多功能工具——基因组进化，以构建满足工业生产需求的微生物细胞工厂。基因组进化已在不同领域得到了广泛应用，如拓展底物利用范围、增强细胞耐受性、提高生产速率和产物浓度等。本节将讨论近年来在基因组尺度上使用定向进化方法优化细胞工厂的示例。

10.6.1　细胞工厂鲁棒性改造

由于工业生产条件非常苛刻，所以需要创建能够抵抗多种压力的微生物细胞工厂。抗逆性的分子机制十分复杂，难以通过纯理性设计来构建抗逆性菌株，因而定向进化是更为有效的策略。目前，细胞工厂定向进化已经广泛用于提高终产物和生长抑制剂的耐受性（Snoek et al.，2015；Wang et al.，2015），以及降低细胞工厂的营养需求（Bracher et al.，2017）。

10.6.1.1　提高产物耐受性

工业生产往往追求目标产物终浓度的最大化，以提高产品的生产强度、降低下游分离纯化成本。然而，随着产物积累，细胞生长和细胞代谢会变慢甚至停滞，因此，亟须选育能够耐受高浓度产物的工程菌株。细胞工厂定向进化技术已成功用于提高工业菌株的乙醇（Snoek et al.，2015；Wang et al.，2015）、长链烷烃（Ling et al.，2015）及喷气燃料（Brennan et al.，2015）的耐受性。

目前，生物乙醇的全球年产量已经超过 500 亿升，已成为不可再生化石燃料的一种有价值的替代品，而生产力的提高有助于进一步稳固这种生物燃料。酿酒酵母通常是乙醇发酵中首选的微生物，在乙醇发酵的最后阶段，酵母细胞面临高浓度乙醇，这种压力会导致发酵变慢或停滞，因此，为提高乙醇产量和生产效率，需要开发具有高乙醇耐受性的新型酿酒酵母菌株。理论上，使用高初始糖浓度可以大大提高生产效率，因为可达到更高的最终乙醇浓度（Gibson et al.，2007）。然而，发酵过程中遇到的压力因素，特别是乙醇压力，会对酵母细胞的活力和发酵性能产生负面影响，从而导致发酵缓慢或停滞（Badran and Liu，2015b）。因此，选育具有高乙醇耐受性的工程菌株可以使用更高的初始糖浓度以合成更高的最终乙醇浓度，进而提高整个工艺的生产力。然而，提高酵母的乙醇耐受性并非易事。首先，乙醇耐受性是一种复杂表型，乙醇耐受菌株的转录组和单基因敲除相关的研究证明了这一点。尽管这些研究已经确定了数百个功能不同但与乙醇耐受性相关的基因（Ma and Liu，2010），并部分阐述了乙醇耐受的机制，但仍然缺乏详细的机制来解释细胞如何以及为什么能够抵抗高浓度乙醇。此外，尚不清楚从实验室菌株（通常对乙醇更敏感）中获得的结果是否能够以及如何外推到更具应用价值的工业菌株（Swinnen et al.，2012）。由于乙醇耐受的复杂性，基因工程等理性改良方法在提高工业酵母的乙醇耐受性方面取得的成果较为有限。相比之下，以非靶向方式产生人工变异的方法，如通过进化工程或诱变，已证明能够更成功地改善这种复杂的表型（Reyes et al.，2014）。在过去的十年中，以增强微生物中的复杂表型基因组重排已成为快速增强包括乙醇耐受性在内的复杂性状的有效方法（Snoek et al.，2015）。

10.6.1.2 提高对生长抑制剂的耐受性

工业发酵所用的原料中往往含有各种能够影响细胞生长的抑制剂，例如，木质纤维素水解液中含有较高浓度的乙酸和糠醛。目前，已经开发了多种细胞工厂定向进化方法，包括 GREACE（Luan et al.，2013b）、RAGE（Si et al.，2015）、CHAnGE（Bao et al.，2018）、MAGIC（Lian et al.，2019）及 rBE（Pan et al.，2021）等，用于提高工业菌株对各种生长抑制的耐受性。需要指出的是，基于 CRISPR 的基因组进化技术可以在不同菌株背景下构建全基因组突变体，与传统的基因组尺度工程策略相比，其针对性更强、突变范围更广。以糠醛耐受性为例，RAGE 通过敲降或缺失 *SIZ1* 基因可显著提高糠醛耐受性（Xiao and Zhao，2014），但是用 5 mmol/L 糠醛进行一轮筛选后未能鉴定出其他靶标；CHAnGE 将 *SIZ1*、*SAP30*、*UBC1* 和 *LCB3* 鉴定为糠醛耐受性的重要基因（Bao et al.，2018），在 10 mmol/L 糠醛中进行两轮筛选后也无法获得其他更多的靶标；而 MAGIC 在 15 mmol/L 糠醛中进行第三轮筛选后仍能继续鉴定其他与糠醛耐受性相关的靶点基因（Lian et al.，2019）。同样，在 10 mmol/L 糠醛中进行两轮进化筛选，MAGIC 工程菌株（*SIZ1i-NAT1a*）的性能要优于 CHAnGE 工程菌株（*SIZ1d-LCB3d*）。以上研究表明，MAGIC 不仅确定了更多的糠醛耐受性相关基因，而且还能构建耐受更高浓度糠醛的工程菌株。

10.6.1.3 细胞营养需求改造

除了在工业生物技术过程中提高细胞耐受性外，细胞工厂定向进化技术还可用于细胞营养需求相关的改造。生物素在所有生物中都起着重要作用，但并非所有生物都能合成这种维生素。因此，通常需要在培养基中添加这种昂贵的维生素，这极大地增加了生产成本。有研究证明，在酿酒酵母 CEN.PK113-7D 中，通过实验室适应性进化实现了快速的非生物素依赖性生长（Bracher et al.，2017）。原始的酿酒酵母菌株在没有生物素添加的情况下，其生长速率非常缓慢（比生长速率 <0.01 h^{-1}），通过实验室适应性进化在无生物素的培养基中获得了生长速率提高32 倍的突变菌株。全基因组重测序结果表明，*BIO1* 基因的扩增（40 倍），以及膜转运蛋白基因 *TPO1* 和 *PDR12* 的突变是提高非生物素依赖生长速率的决定性因素。进化菌株可以在廉价的培养基上快速生长，有利于降低生产成本、简化发酵工艺和降低发酵过程中的污染风险。

10.6.2 拓展细胞工厂的底物利用范围

出于环境和能源安全的考虑，人们对利用可再生原料（如木质纤维素和大型藻类）生产燃料和化学品的工程微生物越来越感兴趣。由于底物利用易与细胞生长相耦合，便于建立高通量筛选方法，因此基因组进化已被广泛地用于提高酿酒酵母、大肠杆菌等微生物细胞工厂对不同底物的利用能力和利用效率。

10.6.2.1　提高木质纤维素中五碳糖的利用效率

作为地球上最丰富的生物材料，木质纤维素生物质是可再生燃料和化学品生产中最有希望的原料之一。目前，己糖（如葡萄糖）可以被大多数微生物有效发酵，而戊糖（主要为木糖和阿拉伯糖，占总碳水化合物的 30% 以上）的利用还存在很多技术瓶颈。基因组进化使构建高效的木糖发酵酵母菌株成为可能，Kim 等（2013）将酿酒酵母工程菌在含木糖的培养基中进行了适应性进化，进化菌株的全基因组测序结果表明，*PHO13* 功能缺失的突变进化菌株在有效利用木糖方面有生长优势，后续对其机制进行了深入研究（Xu et al., 2016；Ye et al., 2019），发现 *PHO13* 基因编码一种磷酸酶，导致与戊糖磷酸途径（PPP）相关的基因转录激活，如编码转醛缩酶的 *TAL1*。与野生菌相比，酿酒酵母 *PHO13* 缺失的工程菌的代谢产物中景天庚酮糖减少了 98%。*PHO13* 基因缺失突变改善酵母木糖代谢的最关键机制：酿酒酵母野生菌中醛缩酶有限，转醛缩酶的底物之一 S7P（sedoheptulose-7-phosphate）在木糖代谢过程中发生累积，转化为景天庚酮糖，并抑制木糖代谢，当 *PHO13* 基因缺失导致 *TAL1* 上调时，S7P 进入代谢途径，避免了景天庚酮糖的积累（图 10-14）。

真菌和细菌中存在两种类型的 L-阿拉伯糖代谢途径（Wang et al., 2013）。醛糖还原酶（AR）、L-阿拉伯糖醇-4-脱氢酶（LAD）、L-木酮糖还原酶（LXR）和 D-木糖醇脱氢酶（XDH）构成了真菌 L-阿拉伯糖代谢途径（图 10-14）。AR 和 LXR 催化的反应以 NADPH 为还原力，而 LAD 和 XDH 使用 NAD^+ 作为辅因子，产生的木酮糖被磷酸化并进入磷酸戊糖途径（PPP）。细菌 L-阿拉伯糖代谢途径不依赖于辅因子，由 L-阿拉伯糖异构酶（araA）、L-核酮糖激酶（araB）和 L-核酮糖-5-磷酸-4-差向异构酶（araD）组成，产生的 D-木酮糖-5-磷酸进入 PPP。但在含有真菌 L-阿拉伯糖代谢途径的重组酿酒酵母菌株中会发生氧化还原失衡，导致无法代谢 L-阿拉伯糖。与真菌 L-阿拉伯糖代谢途径相比，细菌途径更简单且不依赖于辅因子，表达大肠杆菌 *araA*、*araB* 和 *araD* 基因的酿酒酵母菌株不能利用 L-阿拉伯糖，然而，将大肠杆菌 L-阿拉伯糖异构酶基因替换为枯草芽孢杆菌的 *araA*，并经过几轮适应性进化后，该菌株可以在 L-阿拉伯糖上生长并产生乙醇（Becker and Boles，2003）。

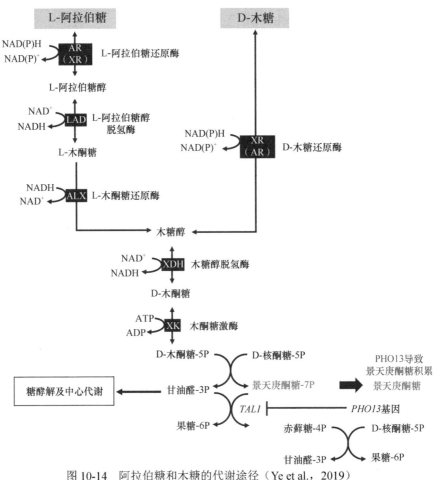

图 10-14　阿拉伯糖和木糖的代谢途径（Ye et al.，2019）

AR（XR），醛糖还原酶；LAD，L-阿拉伯糖醇-4-脱氢酶；ALX，木酮糖还原酶；XDH，木糖醇脱氢酶；XK，木糖激酶

Wang 等（2013）在有氧条件和限氧条件下，以 L-阿拉伯糖为碳源对工程菌株进行了适应性进化，获得了 L-阿拉伯糖代谢能力显著提高的酿酒酵母进化菌株BSW3AP，*araA*、*araB* 和 *araD* 的表达水平分别是对照菌株的 4.1 倍、1.6 倍和 2.5 倍。与 *araA* 和 *araD* 相比，*araB* 的表达水平较低，降低了 L-核酮糖激酶活性，避免了 ATP 的过度消耗，有利于菌株在 L-阿拉伯糖上的生长（Becker and Boles，2003）。

10.6.2.2　提高褐藻中藻酸盐的利用效率

与木质纤维素相比，褐藻被认为是更理想的生物炼制的原料（Enquist-Newman et al.，2014）；其种植不需要耕地、淡水或肥料，避免了与粮食供应和资源可用性的冲突；不含木质素，获得可发酵糖的工艺相对简单（如碾磨、浸出和提取）；可分离有价值的材料（如用于动物饲料的蛋白质粉和用于作物生产的钾肥），有利于提高生产工艺的经济可行性。一些国家已经开始大规模种植褐藻，2006 年全球的年产量超过 7000 万吨。

褐藻中含量最多的糖是藻酸盐（4-deoxy-L-erythro-5-hexoseulose urinate，DEHU）、甘露醇和葡聚糖（以海带多糖和纤维素的形式存在）。传统的工业微生物可以使用甘露醇和水解葡聚糖（Horn et al.，2000）。然而，除非共发酵藻酸盐，否则无法充分发挥褐藻生产生物燃料和可再生化学品的潜力（Wargacki et al.，2012）。藻酸盐占褐藻总糖的 30%～60%，因此工业微生物无法分解代谢海藻酸盐，从而导致产品产量大幅下降。此外，由甘露醇发酵乙醇产生的过量还原当量可以通过藻酸盐分解代谢进行氧化还原平衡，否则将需要额外的电子受体，如氧气（Horn et al.，2000）。因此，在现有的工业微生物中实现藻酸盐和甘露醇的共同利用是经济有效地使用褐藻原料的关键标准。

Wargacki 等（2012）将来自 pALG3 的藻酸盐代谢途径基因构建到大肠杆菌染色体中以生产乙醇。为提高乙醇的产量，同时在大肠杆菌中引入了由运动发酵单胞菌（*Zymomonas mobilis*）丙酮酸脱羧酶（Pdc）和乙醇脱氢酶 B（AdhB）组成的乙醇途径，并且为了减少发酵副产物的碳通量，删除了宿主细胞的 *pflB-focA*、*frdABCD* 和 *ldhA* 等基因。以海带（*Saccharina japonica*）为底物构建的大肠杆菌工程菌发酵生产乙醇的最终产量达到了 4.7%（*V/V*），即发酵水平达到了最大理论产量的 80%以上。

Maria 等将编码 DEHU 和甘露醇代谢所需酶及 DEHU 转运蛋白的编码基因整合到酿酒酵母染色体上，并调控天然甘露醇分解代谢途径和氧化还原体系，实现了通过酿酒酵母将褐藻发酵成乙醇，具体途径如图 10-15 所示。有氧条件下将酿酒酵母工程菌株在以 DEHU 为唯一碳源的培养基中连续传代培养，以及厌氧条件下在甘露醇和 DEHU 混合碳源的培养基中连续传代培养，获得了能够适应从褐藻糖中高效发酵生产乙醇的菌株（Enquist-Newman et al.，2014）。

10.6.2.3　提高一碳化合物生物转化效率

自养生物通过光合作用将无机碳固定在有机化合物中是我们所有食物和大部分燃料的主要来源（Gleizer et al.，2019）。因此，合成生物学的一个重大挑战是在模式异养生物中构建自养途径，可分解为三个基本组成部分：①建立以 CO_2 为唯一碳源的 CO_2 固定机制，并从中心碳代谢生产有机分子来为细胞提供 12 种必需生物量的前体（Nielsen and Keasling，2016）；②通过收集非化学能（光、电等）或氧化不作为碳源的还原化合物来获得还原力；③调节能量获取和 CO_2 固定途径，使之共同支持以 CO_2 作为唯一碳源的稳态生长（Barenholz et al.，2017）。

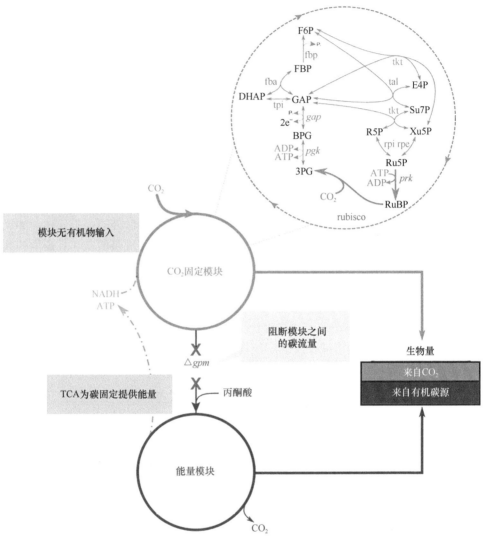

图 10-15 将大肠杆菌中的能量产生和碳固定解耦以实现半自养生长（Antonovsky et al.，2016）

甲酸盐可以作为固定 CO_2 的电子供体来提供还原力。Egorov 等（1980）使用来自甲基营养细菌假单胞菌的 NAD^+-偶联甲酸脱氢酶（FDH，EC 1.17.1.9）从甲酸中获取电子并将其转化为细胞还原力 NADH。大肠杆菌代谢网络的化学计量分析表明，在添加 FDH、rubisco 和磷酸核酮糖激酶（Prk）的条件下，大肠杆菌的代谢网络足以在以甲酸盐和 CO_2 作为共底物的 M9 基本培养基中进行自养生长（图 10-15）（Orth et al.，2010；Volpers et al.，2016）。

Gleizer 等（2019）在大肠杆菌中使用 CBB（Calvin-Benson-Bassham）循环进行碳固定，并从电化学产生的甲酸盐（$HCOO^-$）中获取还原力，实现了大肠杆菌营养模式的转变。然而，在大肠杆菌 BW25113 中共表达三种重组酶后，菌株并未实现自养生长，可能是由于酶动力学和表达水平尚未进行优化调节等原因。Antonovsky 等（2016）通过调整大肠杆菌体内卡尔文循环酶和能量转化酶的共表达水平，并使用实验室适应性进化进行代谢优化，进而实现了大肠杆菌的自养生长。

在大肠杆菌中完成碳固定循环需要两种重组酶：羧化酶 RuBisCo 和激酶 Prk。磷酸甘油酸变位酶基因（$\Delta gpmA$ 和 $\Delta gpmM$）的缺失破坏了糖酵解/糖异生骨架中的碳流动并产生两个断开的子网络：包含上层糖酵解、磷酸戊糖途径和两种外源 CBB 酶的碳固定模块；包含下层糖酵解和 TCA 循环的能量模块，提供还原力和 ATP。

巴斯德毕赤酵母广泛用于制造工业酶和药物。与大多数生物技术底盘细胞一样，毕赤酵母是异养微生物，并且以在食品和动物饲料生产中具有竞争用途的有机原料生长。Gassler 等（2020）通过添加 8 个异源基因（包括核酮糖-二磷酸羧化酶/加氧酶基因 RuBisCO、磷酸核糖激酶基因 PRK、甘油醛-3-磷酸脱氢酶基因 TDH3、磷酸甘油酸激酶基因 PGK1、磷酸丙糖异构酶基因 TPI1、转酮醇酶基因 TKL1、分子伴侣编码基因 groEL 和 groES），以及删除 3 个天然基因（二羟基丙酮合酶基因 DAS1 和 DAS2、醇氧化酶基因 AOX1），将巴斯德毕赤酵母的过氧化物酶体甲醇同化途径改造为类似于 CBB 循环的 CO_2 固定途径。该毕赤酵母工程菌株能够以 CO_2 为唯一碳源生长，μ_{max} 为 0.008 h^{-1}，通过实验室适应性进化，比生长速率进一步提高到 0.018 h^{-1}（Gassler et al.，2022）。随后分离得到 3 株具有改善的自养表型工程菌株，全基因组测序分析发现 PRK 基因及烟酸单核苷酸腺苷酸转移酶基因（NMA1）发生了突变，这些突变直接影响了细胞内 ATP 供应水平，进而提高了自养表型。

10.6.3　提高产物合成水平

以高浓度和高产率形成所需产物是大多数生物技术的最终目标，但是在许多情况下，产物的形成不宜与细胞生长相偶联，甚至损害细胞生长。在一些特定情况下，可以利用产物的特性将其与细胞生长相偶联，进而将基因组进化和代谢工程相结合，以提高目标产物的产量和产率。例如，利用类胡萝卜素的抗氧化特性，以过氧化氢为选择压力，通过基因组进化使类胡萝卜素产量增加了 3 倍（从 6 mg/g 干细胞重量增加到 18 mg/g 干细胞重量）（Reyes et al.，2014）。与此类似，采用丙烯醛作为选择压力，通过基因组进化提高进化菌株谷胱甘肽的积累水平，与出发菌株相比提高了 3.3 倍，谷胱甘肽产量接近细胞干重的 6%（Patzschke et al.，2015）。

由于酿酒酵母固有的葡萄糖发酵代谢阻碍了除乙醇以外的其他化学品的生产，为提高目标产物的合成水平，需要敲除乙醇合成途径（丙酮酸脱羧酶基因

PDC1-PDC5-PDC6)。然而，丙酮酸脱羧酶缺陷型菌株不能在己糖作为唯一碳源的培养基上生长。Lian 等（2014）在丙酮酸脱羧酶缺陷型酿酒酵母菌株中过表达 *MTH1*，并结合实验室适应性进化等改造手段，成功获得了一株能够高效利用葡萄糖的工程菌株。更为重要的是，该工程酵母削弱了葡萄糖阻遏效应，能够同时利用葡萄糖和半乳糖。在此基础上，引入由乙酰乳酸合酶（cytoILV2）、枯草芽孢杆菌乙酰乳酸脱羧酶（BsAlsD）和内源性丁二醇脱氢酶（BDH1）组成的 2,3-丁二醇（BDO）生物合成途径。该重组酵母在以葡萄糖和半乳糖混合物为底物的补料发酵中，BDO 的生产水平高达 100 g/L 以上。

近年来，在生产油性化学品和生物燃料的产业中，细胞工厂合成脂肪酸备受关注。其中，游离脂肪酸（FFA）是制造洗涤剂、润滑剂、化妆品和药物成分的理想原料。Yu 等（2018b）通过模拟产油酵母的代谢途径，在酿酒酵母中进行了大规模的代谢改造，使 FFA 的产量达到 33.4 g/L，是目前微生物发酵相关报道中的最高水平。在此基础上，通过实验室适应性进化进一步去除了 FFA 高产菌株中的乙醇代谢，成功地将酿酒酵母进化为产油酿酒酵母（图 10-16）。基因组测序和代谢途径表明丙酮酸激酶突变对于平衡糖酵解和细胞生长至关重要。最近，Zhu 等（2020）在蛋白质、途径和基因组水平上对酵母进行了多维工程设计，大大提高了中链脂肪酸（MCFA）的产量，是经典的代谢工程与定向进化相结合的实例之一。首先，对 FAS 酶进行工程改造；然后，通过定向进化得到了 *TPO1-M49* 突变体和 ZWE03 抗性菌株，实现了对 C10 和 C8 脂肪酸的高耐受性；最后，选用高耐受性菌株 ZWE03 进行一系列的代谢工程改造，最终进化菌株 ZWE37 的 MCFA 产量达到了 1.39 g/L，与出发菌株相比，其产量提高了 250 倍以上。

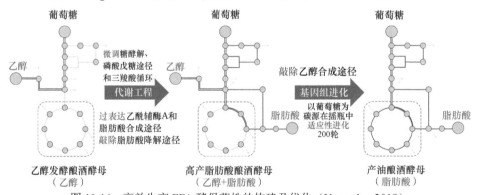

图 10-16　高效生产 FFA 酵母菌株的构建及优化（Yu et al., 2018）

野生型酿酒酵母中，中心碳代谢是"葡萄糖转化为乙醇"；高产脂肪酸酿酒酵母中，为了实现"葡萄糖转化为油"的代谢模型，建立了 FFA 生产的有效途径；产油酿酒酵母中，通过敲除乙醇代谢途径及实验室适应性进化，乙醇发酵成功地重新编程为纯脂肪酸合成

10.7　小结与展望

定向进化技术是构建细胞工厂的重要手段之一,本章围绕定向进化的基本流程"建库-筛选-分析-重构"展开。其中,重点介绍了建库的两个方法——"非理性"和"半理性"引入遗传多样性的方式。这两种方法各有利弊:前者操作相对简单,且可进行连续进化,实现"边进化边筛选",但是由于进化具有随机性,容易引入未知突变;后者在构建文库时引入标签可追踪突变基因,但一般操作较为复杂,进化过程与筛选过程分离,无法进行连续进化;此外,无论是构建寡核苷酸文库还是 sgRNA 文库,都需要建立在一个清晰的遗传背景上,故目前该方法也仅限于一些模式生物。除此之外,本章还简要介绍了基于生长偶联、生物传感器、底物利用或产物特性、微流控等的高通量筛选方法,基于基因组、转录组、蛋白质组、代谢组等的多组学分析,以及基于多重基因组编辑的细胞工厂重构技术。最后,分别从提高底盘细胞鲁棒性、底物利用率及产物合成水平的角度介绍了细胞工厂定向进化技术的应用。

未来,定向进化技术与新技术的结合有望进一步拓展其应用,在生物制造等领域发挥更为重要的作用。在"建库"环节,可开发新型突变技术,例如,随机碱基编辑 rBE 可以在 CBE 基础上引用 ABE(Gaudelli et al.,2017),实现全基因组范围 A-G 的突变,甚至结合 CBE 和 ABE 进一步提高遗传多样性。除此之外,还可结合 AI 分析以有效减小文库,避免无效筛选。例如,Ye 等(2019)采用蛋白质重新设计的 Rosetta 与可以计算氨基酸进化信息的 GREMLI,有效减小了植物 P450 酶的突变文库,并成功筛选到底物特异性改变且活性提高的突变体。在"筛选"环节,结合微流控、高通量质谱和 BioFoundry 等新技术,有望进一步提升筛选通量进而提高基因组进化的效率。例如,Chen 等(2016)开发的 μSCALE 技术(微毛细管单细胞分析和荧光提取)利用荧光测定法在微毛细管阵列内快速回收活的阳性细胞,可实现大规模的并行筛选。在"分析"环节,可结合 AI 技术,对海量的组学数据进行分析,进化获得的菌株往往含有大量的突变位点,借助 AI 技术有望更深层次地探究其关联性,实现对遗传机制的系统解析。总之,定向进化技术在细胞工厂构建及生物制造领域发挥了巨大的作用,未来,结合新型突变技术、微流控技术、AI 技术等,有望促进对复杂生命现象的解析,推动代谢工程、系统生物学及合成生物学的快速发展。

经典轶闻趣事

进化的五彩斑斓

类胡萝卜素(carotenoid)是一类重要天然色素的总称,普遍存在于动物、高等植物、真菌、藻类的黄色、橙红色或红色色素之中，是含有 40 个碳的类异戊烯聚合物，即四萜化合物。典型的类胡萝卜素是由 8 个异戊二烯单位首尾相连形成，类胡萝卜素的颜色因共轭双键的数目不同而变化，共轭双键的数目越多，颜色越移向红色。本章作者课题组在评估 rBE 提高 β-胡萝卜素产量方面的应用时，首先以胡萝卜素产量高的菌株所沉积的颜色深浅为标准进行初筛，然后将筛选出的菌株通过 HPLC 定量比较 β-胡萝卜素产量。然而，在初筛过程中，因菌落颜色较深而被"寄予厚望"的几个进化菌株，在定量测试时却让人大失所望，原来不是进化成了高产 β-胡萝卜素菌株，而是因产胡萝卜素途径中的 *CrtYB* 基因发生突变，导致产物成为颜色更红的番茄红素。该结果也说明了高效可靠的高通量筛选方法在细胞工厂定向进化方面的重要性。

科研工作的"狭路相逢"

本章作者课题组在 *S. cerevisiae* 中建立了一套用于基因组进化的工具 rBE，通过将胞嘧啶脱氨酶 APOBEC 与自身单链结合蛋白（SSB）融合表达，在 DNA 复制时引入全基因组范围内 C-T 的突变，从而提高自身突变率以加速适应性进化过程；Wang 等基于相似的原理，利用胞嘧啶脱氨酶 AID 与 DNA 解旋酶 dnaB 在 *E. coli* 中构建了进化工具 Helicase-AID。两个课题组在同一时期基于相似的原理，分别在真核微生物和原核微生物中构建了基于随机碱基编辑的进化系统。

参 考 文 献

李桂莹, 张新波, 王智文, 等. 2014. 逆向代谢工程的最新研究进展. 生物工程学报, 30(8): 1151-1163.

李祎, 林振泉, 刘子鹤. 2021. 酿酒酵母适应性实验室进化工具的最新进展. 合成生物学, 2(2): 287-301.

罗平. 2016. 全局调控因子 IrrE 定向进化提高工业酿酒酵母糠醛耐受性. 广州: 华南理工大学硕士学位论文.

夏思杨, 江丽红, 蔡谨, 等. 2020. 酿酒酵母基因组进化的研究进展. 合成生物学, 1(5): 556-569.

Agresti J, Antipov E, Abate A, et al. 2010. Ultrahigh-throughput screening in drop-based microfluidics for directed evolution. Proc Natl Acad Sci USA, 107(9): 4004-4009.

Aldor I, Krawitz D, Forrest W, et al. 2005. Proteomic profiling of recombinant *Escherichia coli* in high-cell-density fermentations for improved production of an antibody fragment biopharmaceutical. Appl Environ Microbiol, 71(4): 1717-1728.

Alper H, Moxley J, Nevoigt E, et al. 2006. Engineering yeast transcription machinery for improved ethanol tolerance and production. Science, 314(5805): 1565-1568.

Antonovsky N, Gleizer S, Noor E, et al. 2016. Sugar Synthesis from CO_2 in *Escherichia coli*. Cell, 166(1): 115-125.

Asakura Y, Kojima H, Kobayashi I. 2011. Evolutionary genome engineering using a restriction–modification system. Nucleic Acids Res, 39(20): 9034-9046.

Atsumi S, Wu T, Machado I, et al. 2010. Evolution, genomic analysis, and reconstruction of isobutanol tolerance in *Escherichia coli*. Mol Syst Biol, 6: 449.

Badran A, Liu D. 2015a. Development of potent in vivo mutagenesis plasmids with broad mutational spectra. Nat Commun, 6(1): 1-10.

Badran A, Liu D. 2015b. *In vivo* continuous directed evolution. Curr Opin Chem Biol, 24: 1-10.

Bao Z, HamediRad M, Xue P, et al. 2018. Genome-scale engineering of *Saccharomyces cerevisiae* with single-nucleotide precision. Nat Biotechnol, 36(6): 505-508.

Bao Z, Xiao H, Liang J, et al. 2015. Homology-integrated CRISPR-Cas(HI-CRISPR)system for one-step multigene disruption in *Saccharomyces cerevisiae*. ACS Synth Biol, 4(5): 585-594.

Barbieri E, Muir P, Akhuetie-Oni B, et al. 2017. Precise editing at DNA replication forks enables multiplex genome engineering in eukaryotes. Cell, 171(6): 1453-1467. e13.

Barenholz U, Davidi D, Reznik E, et al. 2017. Design principles of autocatalytic cycles constrain enzyme kinetics and force low substrate saturation at flux branch points. Elife, 6: e20667.

Baret J C, Miller O J, Taly V, et al. 2009. Fluorescence-activated droplet sorting(FADS): Efficient microfluidic cell sorting based on enzymatic activity. Lab Chip, 9(13): 1850-1858.

Barton N, Burgard A, Burk M, et al. 2015. An integrated biotechnology platform for developing sustainable chemical processes. J Ind Microbiol Biotechnol, 42(3): 349-360.

Basak S, Jiang R. 2012. Enhancing *E. coli* tolerance towards oxidative stress via engineering its global regulator cAMP receptor protein(CRP). PLoS One, 7(12): e51179.

Baumann L, Doughty T, Siewers V, et al. 2021. Transcriptomic response of *Saccharomyces cerevisiae* to octanoic acid production. FEMS Yeast Res, 21(2): foab011.

Becker J, Boles E. 2003. A modified *Saccharomyces cerevisiae* strain that consumes L-arabinose and produces ethanol. Appl Environ Microbiol, 69(7): 4144-4150.

Biot-Pelletier D, Martin V. 2014. Evolutionary engineering by genome shuffling. Appl Microbiol Biotechnol, 98(9): 3877-3887.

Bock C, Farlik M, Sheffield N. 2016. Multi-omics of single cells: Strategies and applications. Trends Biotechnol, 34(8): 605-608.

Bracher J, de Hulster E, Koster C, et al. 2017. Laboratory evolution of a biotin-requiring *Saccharomyces cerevisiae* strain for full biotin prototrophy and identification of causal mutations. Appl Environ Microbiol, 83(16): e00892-17.

Brennan T, Williams T, Schulz B, et al. 2015. Evolutionary engineering improves tolerance for replacement jet fuels in *Saccharomyces cerevisiae*. Appl Environ Microbiol, 81(10): 3316-3325.

Cao M, Tran V, Zhao H. 2020. Unlocking nature's biosynthetic potential by directed genome evolution. Curr Opin Biotechnol, 66: 95-104.

Caspeta L, Chen Y, Ghiaci P, et al. 2014. Biofuels. Altered sterol composition renders yeast thermotolerant. Science, 346(6205): 75-78.

Chen B, Lim S, Kannan A, et al. 2016. High-throughput analysis and protein engineering using microcapillary arrays. Nat Chem Biol, 12(2): 76-81.

Chong H, Geng H, Zhang H, et al. 2014. Enhancing *E. coli* isobutanol tolerance through engineering its global transcription factor cAMP receptor protein(CRP). Biotechnol Bioeng, 111(4): 700-708.

Clayton R, White O, Ketchum K, et al. 1997. The first genome from the third domain of life. Nature,

387(6632): 459-462.

Cox E. 1976. Bacterial mutator genes and the control of spontaneous mutation. Annu Rev Genet, 10: 135-156.

Crook N, Schmitz A, Alper H. 2014. Optimization of a yeast RNA interference system for controlling gene expression and enabling rapid metabolic engineering. ACS Synth Biol, 3(5): 307-313.

Crook N, Sun J, Morse N, et al. 2016. Identification of gene knockdown targets conferring enhanced isobutanol and 1-butanol tolerance to *Saccharomyces cerevisiae* using a tunable RNAi screening approach. Appl Microbiol Biotechnol, 100(23): 10005-10018.

Dahlin J, Holkenbrink C, Marella E, et al. 2019. Multi-omics analysis of fatty alcohol production in engineered yeasts *Saccharomyces cerevisiae* and *Yarrowia lipolytica*. Front Genet, 10: 747.

DeLoache W, Russ Z, Narcross L, et al. 2015. An enzyme-coupled biosensor enables(S)-reticuline production in yeast from glucose. Nat Chem Biol, 11(7): 465-471.

Despres P, Dube A, Seki M, et al. 2020. Perturbing proteomes at single residue resolution using base editing. Nat Commun, 11(1): 1871.

DiCarlo J, Conley A, Penttila M, et al. 2013. Yeast oligo-mediated genome engineering(YOGE). ACS Synth Biol, 2(12): 741-749.

Dong C, Schultz J C, Liu W, et al. 2021. Identification of novel metabolic engineering targets for S-adenosyl-L-methionine production in *Saccharomyces cerevisiae* via genome-scale engineering. Metab Eng, 66: 319-327.

Dörr M, Fibinger M, Last D, et al. 2016. Fully automatized high-throughput enzyme library screening using a robotic platform. Biotechnol Bioeng, 113(7): 1421-1432.

Dragosits M, Mattanovich D. 2013. Adaptive laboratory evolution—Principles and applications for biotechnology. Microb Cell Fact, 12: 64.

Drinnenberg I, Weinberg D, Xie K, et al. 2009. RNAi in budding yeast. Science 326(5952): 544-550.

Drotschmann K, Clark A, Tran H, et al. 1999. Mutator phenotypes of yeast strains heterozygous for mutations in the *MSH2* gene. Proc Natl Acad Sci USA, 96: 2970-2975.

D'Souza S, Miller J, Ahn J, et al. 2019. The antibiotic trimethoprim displays strong mutagenic synergy with 2-aminopurine. Antimicrob Agents Chemother, 63(2): e01577-18.

Dymond J, Richardson S, Coombes C, et al. 2011. Synthetic chromosome arms function in yeast and generate phenotypic diversity by design. Nature, 477(7365): 471-476.

Egorov A, Popov V, Berezin I, et al. 1980. Kinetic and structural properties of NAD-dependent bacterial formate dehydrogenase. Journal of Solid-Phase Biochemistry, 5(1): 19-33.

Enquist-Newman M, Faust A, Bravo D, et al. 2014. Efficient ethanol production from brown macroalgae sugars by a synthetic yeast platform. Nature, 505(7482): 239-243.

Ertesvag H, Sletta H, Senneset M, et al. 2017. Identification of genes affecting alginate biosynthesis in *Pseudomonas fluorescens* by screening a transposon insertion library. BMC Genomics, 18(1): 11.

Gambacorta F, Dietrich J, Yan Q, et al. 2020. Rewiring yeast metabolism to synthesize products beyond ethanol. Curr Opin Chem Biol, 59: 182-192.

Garst A, Bassalo M, Pines G, et al. 2017. Genome-wide mapping of mutations at single-nucleotide resolution for protein, metabolic and genome engineering. Nat Biotechnol, 35(1): 48-55.

Gassler T, Baumschabl M, Sallaberger J, et al. 2022. Adaptive laboratory evolution and reverse engineering enhances autotrophic growth in *Pichia pastoris*. Metab Eng, 69: 112-121.

Gassler T, Sauer M, Gasser B, et al. 2020. The industrial yeast *Pichia pastoris* is converted from a heterotroph into an autotroph capable of growth on CO_2. Nat Biotechnol, 38(2): 210-216.

Gaudelli N, Komor A, Rees H, et al. 2017. Programmable base editing of A*T to G*C in genomic DNA without DNA cleavage. Nature, 551(7681): 464-471.

Gibson B, Lawrence S, Leclaire J, et al. 2007. Yeast responses to stresses associated with industrial brewery handling. FEMS Microbiol Rev, 31(5): 535-569.

Gleizer S, Ben-Nissan R, Bar-On Y, et al. 2019. Conversion of *Escherichia coli* to generate all biomass carbon from CO_2. Cell, 179(6): 1255-1263. e12.

Godara A, Kao K. 2020. Adaptive laboratory evolution for growth coupled microbial production. World J Microbiol Biotechnol, 36(11): 175.

Gong J, Zheng H, Wu Z, et al. 2009. Genome shuffling: Progress and applications for phenotype improvement. Biotechnol Adv, 27(6): 996-1005.

Greener A, Callahan M, Jerpseth B. 1997. An efficient random mutagenesis technique using an *E. coli* mutator strain. Mol Biotechnol, 7(2): 189-195.

Guidi F, Magherini F, Gamberi T, et al. 2010. Effect of different glucose concentrations on proteome of *Saccharomyces cerevisiae*. Biochim Biophys Acta, 1804(7): 1516-1525.

Han M, Jeong K, Yoo J, et al. 2003. Engineering *Escherichia coli* for increased productivity of serine-rich proteins based on proteome profiling. Appl Environ Microbiol, 69(10): 5772-5781.

Handa N, Nakayama Y, Sadykov M, et al. 2001. Experimental genome evolution: Large-scale genome rearrangements associated with resistance to replacement of a chromosomal restriction-modification gene complex. Mol Microbiol, 40(4): 932-940.

Hayakawa K, Matsuda F, Shimizu H. 2016. Metabolome analysis of *Saccharomyces cerevisiae* and optimization of culture medium for S-adenosyl-L-methionine production. AMB Express, 6(1): 38.

Heller M. 2002. DNA microarray technology: Devices, systems, and applications. Annu Rev Biomed Eng, 4: 129-153.

Hieter P, Boguski M. 1997. Functional genomics: It's all how you read it. Science, 278(5338): 601-602.

Horn S, Aasen I, Østgaard K. 2000. Ethanol production from seaweed extract. J Ind Microbiol Biotechnol, 25(5): 249-254.

Huang M, Bai Y, Sjostrom S, et al. 2015. Microfluidic screening and whole-genome sequencing identifies mutations associated with improved protein secretion by yeast. Proc Natl Acad Sci USA, 112(34): E4689-E4696.

Jakociunas T, Bonde I, Herrgard M, et al. 2015. Multiplex metabolic pathway engineering using CRISPR/Cas9 in *Saccharomyces cerevisiae*. Metab Eng, 28: 213-222.

Jiang L, Dong C, Huang L, et al. 2021. Metabolic engineering tools for *Saccharomyces cerevisiae*. Sheng Wu Gong Cheng Xue Bao, 37(5): 1578-1602.

Jin D, Gu B, Xiong D, et al. 2018. A transcriptomic analysis of *Saccharomyces cerevisiae* under the stress of 2-phenylethanol. Curr Microbiol, 75(8): 1068-1076.

Kell D, Brown M, Davey H, et al. 2005. Metabolic footprinting and systems biology: The medium is the message. Nat Rev Microbiol, 3(7): 557-565.

Kerkhoven E, Lahtvee P, Nielsen J. 2014. Applications of computational modeling in metabolic engineering of yeast. FEMS Yeast Res, 15(1): 1-13.

Keseler I, Collado-Vides J, Santos-Zavaleta A, et al. 2011. EcoCyc: A comprehensive database of *Escherichia coli* biology. Nucleic Acids Res, 39(Database issue): D583-D590.

Kim H, Kim T, Lee S. 2008. Metabolic flux analysis and metabolic engineering of microorganisms. Mol Biosyst, 4(2): 113-120.

Kim S, Skerker J, Kang W, et al. 2013. Rational and evolutionary engineering approaches uncover a small set of genetic changes efficient for rapid xylose fermentation in *Saccharomyces cerevisiae*. PLoS One, 8(2): e57048.

Klimacek M, Kirl E, Krahulec S, et al. 2014. Stepwise metabolic adaption from pure metabolization to balanced anaerobic growth on xylose explored for recombinant *Saccharomyces cerevisiae*. Microb Cell Fact, 13(1): 37.

Kobayashi I. 2001. Behavior of restriction-modification systems as selfish mobile elements and their impact on genome evolution. Nucleic Acids Res, 29(18): 3742-3756.

Komor A, Kim Y, Packer M, et al. 2016. Programmable editing of a target base in genomic DNA without double-stranded DNA cleavage. Nature, 533(7603): 420-424.

Kumar A, Seringhaus M, Biery M, et al. 2004. Large-scale mutagenesis of the yeast genome using a Tn7-derived multipurpose transposon. Genome Res, 14(10a): 1975-1986.

Lang G, Murray A. 2008. Estimating the per-base-pair mutation rate in the yeast *Saccharomyces cerevisiae*. Genetics, 178(1): 67-82.

Leavitt J, Wagner J, Tu C, et al. 2017. Biosensor-enabled directed evolution to improve muconic acid production in *Saccharomyces cerevisiae*. Biotechnol J, 12(10): 1600687.

Lee H, Popodi E, Tang H, et al. 2012. Rate and molecular spectrum of spontaneous mutations in the bacterium *Escherichia coli* as determined by whole-genome sequencing. Proc Natl Acad Sci USA, 109(41): E2774-E2783.

Lee J, Crook N, Sun J, et al. 2016. Improvement of lactic acid production in *Saccharomyces cerevisiae* by a deletion of *ssb1*. J Ind Microbiol Biotechnol, 43(1): 87-96.

Lee P, Lee K. 2005. Engineering HlyA hypersecretion in *Escherichia coli* based on proteomic and microarray analyses. Biotechnol Bioeng, 89(2): 195-205.

Lian J, Bao Z, Hu S, et al. 2018. Engineered CRISPR/Cas9 system for multiplex genome engineering of polyploid industrial yeast strains. Biotechnol Bioeng, 115(6): 1630-1635.

Lian J, Chao R, Zhao H. 2014. Metabolic engineering of a *Saccharomyces cerevisiae* strain capable of simultaneously utilizing glucose and galactose to produce enantiopure(2R, 3R)-butanediol. Metab Eng, 23: 92-99.

Lian J, HamediRad M, Hu S, et al. 2017. Combinatorial metabolic engineering using an orthogonal tri-functional CRISPR system. Nat Commun, 8(1): 1688.

Lian J, Schultz C, Cao M, et al. 2019. Multi-functional genome-wide CRISPR system for high throughput genotype-phenotype mapping. Nat Commun, 10(1): 5794.

Ling H, Juwono N, Teo W, et al. 2015. Engineering transcription factors to improve tolerance against alkane biofuels in *Saccharomyces cerevisiae*. Biotechnology for Biofuels, 8(1): 231.

Liu K, Fang H, Cui F, et al. 2020a. ARTP mutation and adaptive laboratory evolution improve probiotic performance of *Bacillus coagulans*. Appl Microbiol Biotechnol, 104(14): 6363-6373.

Liu Y, Lin Y, Guo Y, et al. 2021. Stress tolerance enhancement via SPT15 base editing in *Saccharomyces cerevisiae*. Biotechnol Biofuels, 14(1): 155.

Liu Z, Liu L, Österlund T, et al. 2014. Improved production of a heterologous amylase in *Saccharomyces cerevisiae* by inverse metabolic engineering. Appl Environ Microbiol, 80(17): 5542-5550.

Liu Z, Wang K, Chen Y, et al. 2020b. Third-generation biorefineries as the means to produce fuels and chemicals from CO_2. Nature Catalysis, 3(3): 274-288.

Lotfy W, Ghanem K, El-Helow E. 2007. Citric acid production by a novel *Aspergillus niger* isolate: I. Mutagenesis and cost reduction studies. Bioresour Technol, 98(18): 3464-3469.

Luan G, Bao G, Lin Z, et al. 2015. Comparative genome analysis of a thermotolerant *Escherichia coli* obtained by Genome replication engineering assisted continuous evolution(GREACE) and its parent strain provides new understanding of microbial heat tolerance. N Biotechnol, 32(6): 732-738.

Luan G, Cai Z, Gong F, et al. 2013a. Developing controllable hypermutable *Clostridium* cells through manipulating its methyl-directed mismatch repair system. Protein & Cell, 4(11): 854-862.

Luan G, Cai Z, Li Y, et al. 2013b. Genome replication engineering assisted continuous evolution (GREACE) to improve microbial tolerance for biofuels production. Biotechnology for Biofuels, 6(1): 1-11.

Ma H W, Kumar B, Ditges U, et al. 2004. An extended transcriptional regulatory network of *Escherichia coli* and analysis of its hierarchical structure and network motifs. Nucleic Acids Res, 32(22): 6643-6649.

Ma L, Li Y, Chen X, et al. 2019. SCRaMbLE generates evolved yeasts with increased alkali tolerance. Microb Cell, Fact 18(1): 52.

Ma M, Liu Z L. 2010. Mechanisms of ethanol tolerance in *Saccharomyces cerevisiae*. Appl Microbiol Biotechnol, 87(3): 829-845.

Mans R, van Rossum H, Wijsman M, et al. 2015. CRISPR/Cas9: A molecular Swiss army knife for simultaneous introduction of multiple genetic modifications in *Saccharomyces cerevisiae*. FEMS Yeast Res, 15(2): fov004.

Marra M, Hillier L, Waterston R. 1998. Expressed sequence tags—ESTablishing bridges between genomes. Trends Genet, 14(1): 4-7.

Nagy A. 2000. Cre recombinase: The universal reagent for genome tailoring. Genesis, 26(2): 99-109.

Naito T, Kusano K, Kobayashi I. 1995. Selfish behavior of restriction-modification systems. Science, 267(5199): 897-899.

Ni H, Laplaza J, Jeffries T. 2007. Transposon mutagenesis to improve the growth of recombinant *Saccharomyces cerevisiae* on D-xylose. Appl Environ Microbiol, 73(7): 2061-2066.

Nicora G, Vitali F, Dagliati A, et al. 2020. Integrated multi-omics analyses in oncology: A review of machine learning methods and tools. Front Oncol, 10: 1030.

Nielsen J, Keasling J. 2016. Engineering cellular metabolism. Cell, 164(6): 1185-1197.

Nishida K, Arazoe T, Yachie N, et al. 2016. Targeted nucleotide editing using hybrid prokaryotic and vertebrate adaptive immune systems. Science, 353(6305): aaf8729.

Nobeli I, Thornton J. 2006. A bioinformatician's view of the metabolome. Bioessays, 28(5): 534-545.

Oldiges M, Lütz S, Pflug S, et al. 2007. Metabolomics: Current state and evolving methodologies and tools. Appl Microbiol Biotechnol, 76(3): 495-511.

Orth J, Thiele I, Palsson B. 2010. What is flux balance analysis? Nat Biotechnol, 28(3): 245-248.

Oud B, van Maris A, Daran J, et al. 2012. Genome-wide analytical approaches for reverse metabolic engineering of industrially relevant phenotypes in yeast. FEMS Yeast Res, 12(2): 183-196.

Overbeck T, Welker D, Hughes J, et al. 2017. Transient MutS-based hypermutation system for adaptive evolution of *Lactobacillus casei* to low pH. Appl Environ Microbiol, 83(20): e01120-17.

Pan Y, Xia S, Dong C, et al. 2021. Random base editing for genome evolution in *Saccharomyces cerevisiae*. ACS Synth Biol, 10(10): 2440-2446.

Patzschke A, Steiger M, Holz C, et al. 2015. Enhanced glutathione production by evolutionary engineering of *Saccharomyces cerevisiae* strains. Biotechnol J, 10(11): 1719-1726.

Pham T, Wright P. 2007. Proteomic analysis of *Saccharomyces cerevisiae*. Expert Rev Proteomics, 4(6): 793-813.

Price N, Reed J, Palsson B. 2004. Genome-scale models of microbial cells: Evaluating the consequences of constraints. Nat Rev Microbiol, 2(11): 886-897.

Qian X, Ba Y, Zhuang Q, et al. 2014. RNA-Seq technology and its application in fish transcriptomics. OMICS, 18(2): 98-110.

Qiang W, Ling-ran F, Luo W, et al. 2014. Mutation breeding of lycopene-producing strain *Blakeslea trispora* by a novel atmospheric and room temperature plasma(ARTP). Appl Biochem Biotechnol, 174(1): 452-460.

Reyes L, Gomez J, Kao K. 2014. Improving carotenoids production in yeast via adaptive laboratory evolution. Metab Eng, 21: 26-33.

Rous C, Snow R, Kunkee R. 1983. Reduction of higher alcohols by fermentation with a leucine-auxotrophic mutant of wine yeast. Journal of the Institute of Brewing, 89(4): 274-278.

Sandberg T, Salazar M, Weng L, et al. 2019. The emergence of adaptive laboratory evolution as an efficient tool for biological discovery and industrial biotechnology. Metab Eng, 56: 1-16.

Sauer U. 2006. Metabolic networks in motion: ^{13}C-based flux analysis. Mol Syst Biol, 2: 62.

Scalcinati G, Otero J, Van Vleet J, et al. 2012. Evolutionary engineering of *Saccharomyces cerevisiae* for efficient aerobic xylose consumption. FEMS Yeast Res, 12(5): 582-597.

Serero A, Jubin C, Loeillet S, et al. 2014. Mutational landscape of yeast mutator strains Alexandre Serero1. Proc Natl Acad Sci USA, 111(5): 1897-902.

Shi D, Wang C, Wang K. 2009. Genome shuffling to improve thermotolerance, ethanol tolerance and ethanol productivity of *Saccharomyces cerevisiae*. J Ind Microbiol Biotechnol, 36(1): 139-147.

Shi X, Liu J, Peng Y, Li L, et al. 2017. Improvement of pyruvate production by *Escherichia coli* via pathway engineering and Tn5 transposon mediated mutagenesis. Sheng Wu Gong Cheng Xue Bao, 33(12): 1913-1922.

Si T, Chao R, Min Y, et al. 2017. Automated multiplex genome-scale engineering in yeast. Nat Commun, 8: 15187.

Si T, Luo Y, Bao Z, et al. 2015. RNAi-assisted genome evolution in *Saccharomyces cerevisiae* for complex phenotype engineering. ACS Synth Biol, 4(3): 283-291.

Sjostrom S, Bai Y, Huang M, et al. 2014. High-throughput screening for industrial enzyme production hosts by droplet microfluidics. Lab Chip, 14(4): 806-813.

Snoek T, Picca Nicolino M, Van den Bremt S, et al. 2015. Large-scale robot-assisted genome shuffling yields industrial *Saccharomyces cerevisiae* yeasts with increased ethanol tolerance.

Biotechnol Biofuels, 8: 32.

Swinnen S, Schaerlaekens K, Pais T, et al. 2012. Identification of novel causative genes determining the complex trait of high ethanol tolerance in yeast using pooled-segregant whole-genome sequence analysis. Genome Res, 22(5): 975-984.

Velculescu V, Zhang L, Vogelstein B, et al. 1995. Serial analysis of gene expression. Science, 270(5235): 484-487.

Volpers M, Claassens N J, Noor E, et al. 2016. Integrated in silico analysis of pathway designs for synthetic photo-electro-autotrophy. PLoS One, 11(6): e0157851.

Wang B, Ghaderi A, Zhou H, et al. 2014. Microfluidic high-throughput culturing of single cells for selection based on extracellular metabolite production or consumption. Nat Biotechnol, 32(5): 473-478.

Wang C, Shen Y, Zhang Y, et al. 2013. Improvement of l-arabinose fermentation by modifying the metabolic pathway and transport in *Saccharomyces cerevisiae*. BioMed Research International, 2013: 461204.

Wang G, Bjork S M, Huang M, et al. 2019a. RNAi expression tuning, microfluidic screening, and genome recombineering for improved protein production in *Saccharomyces cerevisiae*. Proc Natl Acad Sci USA, 116(19): 9324-9332.

Wang H, Isaacs F, Carr P, et al. 2009. Programming cells by multiplex genome engineering and accelerated evolution. Nature, 460(7257): 894-898.

Wang J, Zhao D, Li J, et al. 2021. Helicase-AID: A novel molecular device for base editing at random genomic loci. Metab Eng, 67: 396-402.

Wang X, Li Q, Sun C, et al. 2019b. GREACE-assisted adaptive laboratory evolution in endpoint fermentation broth enhances lysine production by *Escherichia coli*. Microb Cell Fact, 18(1): 106.

Wang Y, Wu S, Hancock W, et al. 2005. Proteomic profiling of *Escherichia coli* proteins under high cell density fed-batch cultivation with overexpression of phosphogluconolactonase. Biotechnol Prog, 21(5): 1401-1411.

Wang Y, Zhang S, Liu H, et al. 2015. Changes and roles of membrane compositions in the adaptation of *Saccharomyces cerevisiae* to ethanol. J Basic Microbiol, 55(12): 1417-1426.

Wargacki A, Leonard E, Win M, et al. 2012. An engineered microbial platform for direct biofuel production from brown macroalgae. Science, 335: 308-313.

Wasinger V, Cordwell S, Cerpa-Poljak A, et al. 1995. Progress with gene-product mapping of the Mollicutes: *Mycoplasma genitalium*. Electrophoresis, 16(7): 1090-1094.

Wasylenko T, Stephanopoulos G. 2015. Metabolomic and(13)C-metabolic flux analysis of a xylose-consuming *Saccharomyces cerevisiae* strain expressing xylose isomerase. Biotechnol Bioeng, 112(3): 470-483.

Webb J, Paiva A, Rossoni L, et al. 2022. Multi-omic based production strain improvement(MOBpsi) for bio-manufacturing of toxic chemicals. Metab Eng, 72: 133-149.

Wilson A, Szurmant H. 2011. Transposon-mediated random mutagenesis of *Bacillus subtilis*. // Williams J A. Strain Engineering: Methods and Protocols. Totowa, NJ: Humana Press: 359-371.

Xiao H, Zhao H. 2014. Genome-wide RNAi screen reveals the E3 SUMO-protein ligase gene *SIZ1* as a novel determinant of furfural tolerance in *Saccharomyces cerevisiae*. Biotechnol Biofuels, 7: 78.

Xu H, Kim S, Sorek H, et al. 2016. PHO13 deletion-induced transcriptional activation prevents sedoheptulose accumulation during xylose metabolism in engineered *Saccharomyces cerevisiae*. Metab Eng, 34: 88-96.

Xu P, Liu Z, Liu Y, et al. 2021. Genome-wide interrogation of gene functions through base editor screens empowered by barcoded sgRNAs. Nat Biotechnol, 39(11): 1403-1413.

Yang C, Gao X, Jiang Y, et al. 2016. Synergy between methylerythritol phosphate pathway and mevalonate pathway for isoprene production in *Escherichia coli*. Metab Eng, 37: 79-91.

Ye S, Jeong D, Shon J, et al. 2019. Deletion of PHO13 improves aerobic l-arabinose fermentation in engineered *Saccharomyces cerevisiae*. J Ind Microbiol Biotechnol, 46(12): 1725-1731.

Yu T, Zhou Y, Huang M, et al. 2018. Reprogramming yeast metabolism from alcoholic fermentation to lipogenesis. Cell, 174(6): 1549-1558.

Zha J, Shen M, Hu M, et al. 2014. Enhanced expression of genes involved in initial xylose metabolism and the oxidative pentose phosphate pathway in the improved xylose-utilizing *Saccharomyces cerevisiae* through evolutionary engineering. J Ind Microbiol Biotechnol, 41(1): 27-39.

Zhang H, Chong H, Ching C, et al. 2012. Random mutagenesis of global transcription factor cAMP receptor protein for improved osmotolerance. Biotechnol Bioeng, 109(5): 1165-1172.

Zhang Y, Perry K, Vinci V, et al. 2002. Genome shuffling leads to rapid phenotypic improvement in bacteria. Nature, 415(6872): 644-646.

Zhao Y, Lin R. 2014. UPLC-MS(E) application in disease biomarker discovery: The discoveries in proteomics to metabolomics. Chem Biol Interact, 215: 7-16.

Zheng Y, Hong K, Wang B, et al. 2021. Genetic diversity for accelerating microbial adaptive laboratory evolution. ACS Synth Biol, 10(7): 1574-1586.

Zhou H, Zhang L, Xu Q, et al. 2020. The mismatch repair system(mutS and mutL) in *Acinetobacter baylyi* ADP1. BMC Microbiol, 20(1): 40.

Zhou S, Alper H. 2019. Strategies for directed and adapted evolution as part of microbial strain engineering. J Chem Technol Biotechnol, 94(2): 366-376.

Zhu Z, Hu Y, Teixeira P, et al. 2020. Multidimensional engineering of *Saccharomyces cerevisiae* for efficient synthesis of medium-chain fatty acids. Nat Cata, 3(1): 64-74.

第 11 章　细胞工厂性能快速表征与筛选原理

本章知识信息网络图

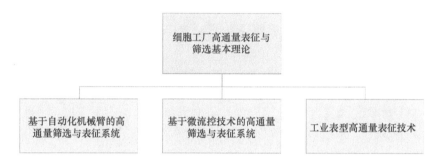

11.1　细胞工厂高通量表征与筛选基本理论

　　绿色生物制造以可持续、低值的生物质作为生产基础原料，通过生物体活体细胞或酶等将其转化为具有更高附加值的生物基产品，其加工方式清洁、高效且环境友好。绿色生物制造产业的发展将逐步减少对传统化石资源的依赖，其中，具有优良性能的菌种是绿色生物制造的核心。

　　早期的生产菌株主要通过传统诱变筛选获得，但是其育种效率较低。自 20世纪 90 年代以来，"代谢工程"这一学科得以建立。代谢工程通过有目的地设计已知的代谢途径，从而构建具有特定功能的微生物细胞工厂。但是，如何从海量候选菌株库中高通量筛选到能够应用于规模生产的工业菌种及快速获得新菌种的高质量生产工艺仍是一个技术挑战。传统的微生物筛选一般是基于摇瓶、多孔板和固体平板等培养方法，定时取样检测相关数据来对比菌株的性能。该过程操作烦琐，人力、物力消耗高且通量低（$10^2 \sim 10^3$），平行性也更差（图 11-1）。

　　因此，人们开发了一些新的、高通量的培养和筛选方法来提高筛选效率。现有的一些微生物高通量筛选技术，包括使用菌落选择器和移液工作站等仪器来自动化进行菌落挑取及移液等工作，其通量可达 $10^4 \sim 10^5$。自动化是高通量筛选（HTS）的一个显著特征，是微量定量实验和大规模分析的基础。HTS 集成了一系列连续的自动化实验操作。经典 HTS 涉及的设备主要包括菌落选择器、液体处理系统和多功能酶标仪，可在软件系统的控制下连接和操作；此外，还对一系列附件设备进行了修改或重新设计，以集成到 HTS 系统中，包括 PCR 仪、离心机、冰箱及灭菌和包装系统等。在过去的几年中，基于 FACS 和微流体技术建立了不同的自动化筛选流程，用于选择高性能工业生产菌株。

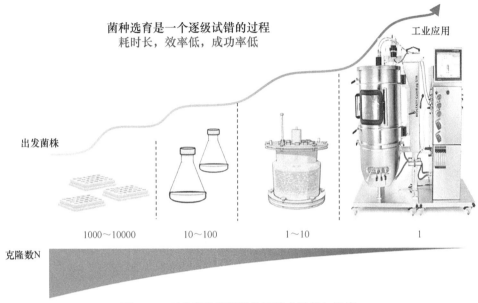

图 11-1　工业菌种高通量选育技术现状与挑战

　　液滴微流控是利用互不相溶的两液相产生分散的微液滴并对微液滴进行操作的非连续流微流控技术，其通量可达 $10^8 \sim 10^9$。微液滴具有体积小、比表面积大、独立无交叉污染等特点，再结合液滴可控性强、通量高等优势，已经有研究将其用于微生物的高通量培养、驯化、筛选等方面，展现出重要的应用潜力。由于出色的高通量性能和检测效率，液滴微流控系统将成为一种有效的工业菌种高通量筛选平台，用于高效率地评价菌种生长和生产潜力。但是，液滴微流控系统在实际运用中仍存在一系列的问题，如操作烦琐复杂、技术要求高，且由于液滴体积极小（皮升级至微升级），面向微生物传代、进化和分选等基本操作的自动化液滴精确操控与实时在线检测难度大，难以形成一体化装备系统，使得液滴微流控系统在微生物研究中的应用推广仍存在较大难度。此外，目前对液滴可进行的培养操作参数和可在线检测的参数太少，较难对微生物进行生长和生产能力的同步评价筛选。

　　同时，在代谢工程领域，"自上而下"的设计是通过定义整个系统的要求来实现的，无须指定较低级别组件的参数。如果可以通过筛选或选择来评估代谢物生产的顶层设计目标，而不是传统的代谢物测量技术，则可以快速评估数百万种设计。这使得无须全面了解每个单独部分，即可确定遗传部分的最佳组合。

筛选和选择由将细胞内代谢物浓度转化为基因表达变化的生物传感器实现。当代谢物的产生与荧光蛋白的表达有关时，可以使用流式细胞术等高通量方法来评估潜在的设计。这种生物传感器配置将每个单独的设计都进行评估，是高通量筛选的一个例子。代谢物生物传感器提供的单细胞分辨率和高通量评估都可以非常快速地分析数百万种变体。生物传感器能够进行多重表型评估，将工程设计-构建-测试循环转变为进化突变-测试循环，最终使工程师能够以快速、迭代的方式测试大量代谢途径设计。此外，拉曼、傅里叶变换红外（FTIR）、傅里叶变换近红外（FTNIR）等光谱和质谱技术也为高通量筛选优质、高产菌株提供了具有潜力的策略。

　　截至目前，自动化移液工作站、液滴微流控、平行微型生物反应器、在线检测技术等方面的进步，同时结合生物传感器，为菌种的筛选通量和筛选效率两个重要指标的提升奠定了基础。但是由于微生物菌种筛选有两个目的指标，即"生产潜力"与"生长能力"，其中工业菌种生产潜能要通过内因（基因型）和外因（培养过程条件）的协同作用，以优秀的可生长性来实现，所以该技术路线尚有一个不可回避的关键问题：菌种培养通量越高，培养体积就越小，可检测和精准控制到的过程参数数据越少，所获得的生长性能信息越少；如果培养体积增大，就容易模拟规模化培养的条件开展菌种筛选，但是筛选培养通量就要降低。另外，工业环境下生产菌种的开发有较严苛的时效性和成本控制要求，如何在单位时间内完成筛选工作，并在筛选进程中以数据驱动的方式获取候选菌种在规模化反应器内的表现，也是一个提高筛选效率与成功性的技术策略问题。鉴于此，目前国内外在高通量工业菌种筛选方面的研究主要集中在：①高通量微小体积培养装置装备、单细胞水平的在线检测技术与操作自动化辅助设备；②平衡培养通量、培养体积和过程参数获取程度的筛选策略与理念创新；③多个微小型平行生物反应器培养过程大数据的处理与过程模型的建立。这些努力的目标是要制订"快速从单克隆到规模化生产工艺"的工业菌种筛选策略，建立可普适的技术平台，丰富针对不同菌种和产品的筛选模型（图 11-2 和图 11-3）。

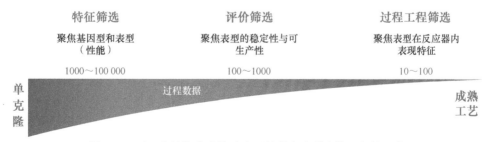

特征筛选	评价筛选	过程工程筛选
聚焦基因型和表型（性能）	聚焦表型的稳定性与可生产性	聚焦表型在反应器内表现特征
1000～100 000	100～1000	10～100

单克隆　　　　　过程数据　　　　　成熟工艺

图 11-2　"三段论"策略快速实现从单克隆到成熟工艺的开发

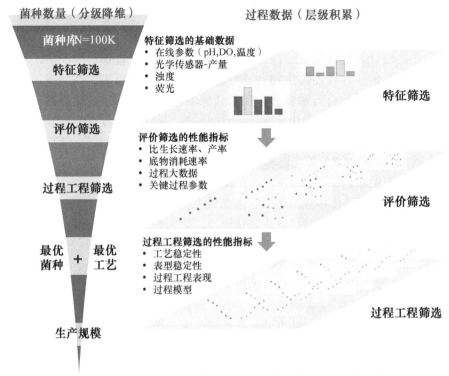

图 11-3   "三段论"策略实现高效菌种筛选和菌种过程工艺开发"齐步走"

11.2   基于自动化机械臂的高通量筛选与表征系统

液体处理是许多与生命科学相关的实验的重要组成部分，尤其是基因组和蛋白质组学研究。在此类研究中，必须将蛋白质或 DNA 溶液样品分配到微孔中或基质上；随后的合成和分析步骤通常需要分配额外的解决方案。在现代生命科学实验室中，为了提高效率，经常需要高通量的液体处理。例如，在蛋白质结构测定领域，一个物种中蛋白质编码基因的数量是巨大的，为 20 000～25 000。晶体生长无法先验预测，必须进行大量实验以确定蛋白质晶体生长的适当条件。另一个例子可以在药物开发中看到。制药公司和研究机构不断追求新药，以更有效地对抗疾病。在单个药物发现实验中，可能会筛选 100 万种化合物以识别单个新候选药物。这些实验通常在分子水平上进行，生物活性测定样品可能很脆弱且价格昂贵。因此，分配的样品量需要精确控制并尽可能小。微阵列技术已广泛应用于 DNA 序列分析的高通量实验，可同时监测数千个基因的反应活性，提出了生命科学中液体处理的典型要求：高精度和高精度，高通量和低样品量。然而，这些操作烦琐、耗时，如果手工完成，甚至是不可能的。因此，生命科学的自动化已成为当今非常重要的研究领域（褚亚东和赵宗保，2022）。

11.2.1　基本流程与主要设备

液体处理机器人工作站的通用架构如图 11-4 所示。首先，控制中心控制机器人在机器人工作站的分配部分和清洗站之间移动。清洗站用于清洗分液头，以延长其寿命并确保样品的安全。液体样品从分配头中排出并沉积在基材上以进行进一步处理；并入传感器以监控分配部分的状态，从而可以由控制中心执行反馈控制。传感器并非总是安装在所有工作站上，而是越来越多地用于构建反馈回路以提供更好的性能。

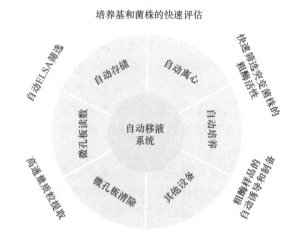

图 11-4　液体处理机器人工作站的通用架构及应用场景（修改自褚亚东和赵宗保，2022）

以自动化移液工作站为核心，根据需求整合不同的设备，构成集成自动化移液工作站。设备主要包括仪器、传送和储存等三个模块。仪器模块目前通常会包含 PCR 仪、离心机、酶标仪、洗板机等独立仪器，以及在线破碎系统、克隆挑选系统、平板涂布系统等组成型仪器；传送模块包括导轨和各类机械臂，如直角坐标式机械臂、圆柱坐标式机械臂、关节式机械臂等；储存模块包括耗材堆栈、孵育器和培养箱等。

11.2.2　集成工作站

11.2.2.1　液体分配零件

1. 液体分配头

分配头是指将溶液分配到机械接收器、基板上的点或容器（如微孔）中的设备的总称。它在确定分配点的质量或分配量的准确性方面起着决定性的作用。分配头的材料应与样品在化学上相容（即两者之间不会发生化学反应）。清洁和成本问题也必须考虑在内。为了满足上述所有限制条件，通常使用钢和原生聚丙烯等材料来确保足够的透明度、光滑的表面、易于清洁且不会发生化学反应。

对于硬接触分配（即必须在点胶头和接收器之间进行物理接触），必须使用分配针敲击表面并输送样品。目前有多种分配针的类型，包括实心针、开口针、毛细管针和环形针，前两种更常见。使用实心针，当样品浸入容器中时，样品会粘在尖端上，然后转移到基板表面进行分配，而开口针可以将样品保持在通道内。分配液体的尺寸可以由许多因素决定，例如，针的尺寸和形状、针的材料和表面处理，以及输送液体的表面张力。与注射器或移液器相比，针式工具可以传输更小的液滴，但由于该方法基于硬接触，因此它们可能会在分配过程中造成损坏。V&P Scientific（加利福尼亚州圣地亚哥）开发了一种浮动针技术，不是固定在某个底座上，而是一组中的每个浮动针都有一个上下浮动的自由度。这种设计确保机器人系统一次将所有针完全接触到基板表面，同时避免损坏风险，从而使点胶过程更加可靠和有效。

近年来，液体分配头的设计因其对点胶质量和效率的重要性而成为该领域的热门话题。一个例子是 StarJet 分配器，因其星形喷嘴的几何形状而得名，它可以最大限度地减少液体与喷嘴壁之间的摩擦。此外，还引入了四向喷射器，其主要特点是无喷嘴，这意味着它可以向任何方向喷射液滴，并且没有任何喷嘴堵塞的风险。随着微机电系统（MEMS）技术的发展，已经推出了多种产品，这些产品具有小型化、形状和结构设计灵活、批量生产可降低成本、便于集成等优点。一个例子是分配孔板（DWP），它配备了一组喷嘴，每个喷嘴通过独立的通道连接到样品容器，当向 DWP 的上表面增加压力时，会喷出固定体积的液体，而当压力消失时，通过毛细作用力完成再填充过程。

2. 执行器

在商业液体处理工作站中，注射器和蠕动泵是实现液体流动的最流行选择。蠕动泵有一个旋转头，它包括几个滚子。当滚轮沿管移动时，可以实现管内液体的流动。这种机制可以在不接触管内液体的情况下产生连续流动，成本相对较低。然而，由于流量并不总是均匀的，泵的可靠性在处理低流量时是一个挑战，因此，它更适合散装液体转移。与蠕动泵相比，注射泵提供更准确的处理。反转柱塞运动的方向，可以实现吸液或分液。近年来，MEMS 技术已成为各种微型泵设计的热门选择，主要包括压电、电磁和形状记忆合金驱动方法。这些微型泵是根据微流体系统的原理开发的，可以与分配头集成，以最小化单元的尺寸。

3. 基板

基板是液体处理中的重要设备，因为它最终为液体反应和科学家观察结果提供了场所。基板分为三类：孔板、固体载玻片和膜。孔板在当前市场上已经很好地商业化和标准化。目前市场上的大多数孔板都有 96 孔或 384 孔。大多数孔板带有 384 个孔。近年来，实验室自动化的关键改进是小型化（即缩小孔的尺寸，使得单个孔的孔数从 384 增加到 1536，甚至更高）。随着孔数的增加，板往往变得对空气中的灰尘、微小气泡和蒸发非常敏感。添加板离心步骤或使用声波破坏可以消除气泡。最近，Aurora Biotechnologies（Carlsbad，CA）推出了 1536 孔微孔板和 164 个假孔、3456 孔微孔板和 244 个假孔。填充有工作液体的假孔用于通过减少蒸发或吸水引起的边缘效应来保护样品孔。

一个孔板可以容纳从 1 亚微升到数百微升的体积。它既可以用作基板，也可以用作样品容器，用于进一步分配。例如，在微阵列打印过程中，首先将数千个生物样品从大容量存储中移液到孔板阵列中，然后将纳升至皮升光点打印在芯片基板上，这使得打印过程更加高效。现在的商业板总是由环烯烃共聚物或聚丙烯制成，具有高透光率、低荧光和广泛的耐化学性。

固体载玻片和膜通常用作生物芯片基板，如微阵列，其中包含密度为 $100\sim10\,000$ 个特征/cm^2 的样本。玻璃和硅载玻片是实验室中常用的两种载玻片。由于实验室经常使用光学方法，以高通量方式监测孔中的实验结果，因此对具有优异光学性能的低成本玻璃的需求一直存在。带有穿孔聚合物垫片或硅橡胶片的显微镜载玻片和盖玻片都可以由平板玻璃制成，具有能结合平行样品制备方便、通过光学传感器检测样品反应的优点。

微孔膜广泛用于实验室的一般过滤。膜过滤器通过选择不同的过滤间隙尺寸来捕获或截留微粒。自 20 世纪 90 年代以来，微孔膜与亲和纯化相结合，一直用于高通量蛋白质纯化。硝酸纤维素、纤维素酯、聚四氟乙烯、疏水材料、尼龙和聚碳酸酯是用于制造膜的典型材料。对于喷墨点胶，高密度玻璃基板不适合，而薄膜基板总是在这些情况下发挥作用。

11.2.2.2　机器人

机器人工作站最重要的组件是机器人操纵器。为单任务分配液体而设计的机器人基本结构通常包括 x-y 驱动器，有时还包括 z 驱动器，以控制末端执行器的平移运动；末端执行器将液体分配装置保持在笛卡尔坐标中。液体处理机器人通常具有龙门结构，以提高其刚性和稳定性。然而，对于较小的工作站，可以使用悬臂结构作为替代以节省成本。机器人的定位精度（重复性）通常可达 $10\sim100\,\mu m$。根据基板的运动方式，点胶机器人可分为可移动基板或固定基板两种模式。固定基板结构简单、节省空间、刚度好，应用最为广泛。除了点胶定位，可移动的基板结构可以促进自动化基板更换过程以实现高产量，但需要很大的运动空间。Matrix Technologies Corporation 工作站中的微孔板定位方法能够主动定位所有微孔板以及精确放置分配装置。仍然有一些自由度更高的机器人来扩展工作空间的体积，例如，Protedyne（Windsor，CT）为其 biocube 系统推出了一种专门设计的机器人，该机器人具有超角驱动器，以增加运动的灵活性。

为了实现更高程度的自动化，机器人被集成用于更多目的，如移动和更换印版、为印版添加盖子、在工作站之间转移散装液体等。在这些情况下，需要具有更多自由度的机器人。Beckman Coulter（Brea，CA）将 Motoman 工业机器人与自己的自动化液体处理系统集成在一起，以提供超高吞吐量的选择。RTS Life Science（Irlam，Manchester，UK）建立了一个集成的样品存储和液体处理系统，包括 Echo 550 和 555 液体处理机，六轴关节机器人和智能板夹可集成到一系列选项的基本 RTS 平台。

11.2.2.3 清洗模块

使用液体处理工具时，必须在每次使用后进行清理以避免交叉污染。对于孔板，微孔板清洗机已经上市，它可以将清水或清洁剂通过歧管泵到每个孔并将废物吸走来完成清理工作。管数可以从几个到 10 个以上，如 Tecan Group Ltd（Männedorf，瑞士）的 HydroFlex 3 合 1 微孔板清洗机。BioTek Instruments（Winooski，VT）设计了用于独立操作或集成到机器人系统中的微孔板清洗机。

为了清洁分配头或整个毛细管，可以单独构建清洁模块，但更常见的是作为分配过程的一部分。在第一种方法中，分配头或整个毛细管在一个特殊的站被清洗。在第二种方法中，可以进行液体处理的循环，从而实现高度自动化的工作。超声波是实验室中常用的清洁方法，可彻底清除附着在实验用具表面的污染物。但是，工作站上需要额外的设备才能进行超声波清洗。液体分配工作站有一种更简单的方法——清洗溶液可以作为样品溶液分配。当它通过分配工具的次数足够多时，清洁就完成了。据统计，用于清洗的水量应为样品量的约 100 倍。然而，对于那些使用一次性分配头或非接触式分配方法的系统，则不存在需要清洁的问题。

11.2.2.4 传感器

工作站中的反馈回路可以显著提高点胶准确度和精度。目前，传感器及相关技术是实现这一要求的主要方法。对于液体点胶工作站，它们对于确保针尖与液体接触最少或完全不接触、检测堵塞和气泡、监测液体流动和点胶液滴至关重要。一般来说，传感器正在成为自动化机器人工作站中准确和精确的液体处理必要组件。

用于液体处理的传感器方法应具有以下属性：速度、可重复性、稳健性和低成本。第一个传感器是接触式传感器，大多数液体处理器使用电容或电阻传感器。当针尖与液体接触时，电容或电阻发生变化，可用于针尖运动的反馈控制。还有的案例使用液态立方相作为换能器。这是基于立方相含有几乎 50% 的水，因此可以导电，尽管它的电阻很高。该方法在针尖排出一小块立方相。当该团块与用于将载玻片固定在 XY 平移台上的金属夹接触时，可以读取电阻的中间值。如果电阻从一个高值下降到这个中间值，可以发送一个信号，表示接触。

力传感器是另一种方法。美国亚利桑那州立大学的研究人员研究了用于微升液体分配的微型泵的结构。在设计中，压力传感器安装在试剂容器中，用于控制从容器中分配液体的流速。另一个例子是由 Laboratoire d'Analyse et d'Architecture des Systemes 和 Center National de la Recherche Scientifique 的集成微机电系统实验室的研究人员制造的设备，这是一种接触式分配系统。闭环位置监控通过力传感悬臂集成，以控制阵列的修整、接触时间和液体沉积过程中的接触力，从而产生均匀的皮升液滴。哈尔滨工业大学推出的一款流量传感器，是基于系统流体路径上集成的两个压阻式压力传感器，获取流道两端的压差，根据溶液黏度的不同，帮助系统自行调节开启时间。

电容传感器有时也可用作非接触式传感器。在这些情况下，液体通常在没有任何接触的情况下通过电容器的电场并引起电容的变化。然后，传感器信息可以帮助实现液体分配的闭环控制。然而，对于非接触式方法，研究人员更经常使用光学测量。吸光度和荧光法是精确验证分配体积的最常用方法。Shen 等（2008）为他们的液体分配针系统设计了不同的光学测量。在该系统中，用于制造流体输送柱塞的光纤探头用作光学杠杆，以检测光纤尖端和滑板之间的距离。传感器信号的突然降低表明液体与载玻片接触。

还有一种趋势是集成不同类型的传感器以实现稳健和精确的分配。一种用于移取生物液体的新型微量移液装置中，移液管头包括两个膜：一个用作位置传感器来测量排量，另一个用作差压传感器来测量内部和外部压力。安装这些传感器后，可以监控移液过程并检测故障。

11.2.3　应用案例

11.2.3.1　细胞培养

细胞培养研究是再生医学、癌症研究和组织工程研究的常用方法。细胞培养是研究和实验室工作中筛选实验扩增细胞的一般过程（图 11-5）。传统上，这些是重复且持久的手动工作步骤，具有与高成本相关的污染和人为错误风险。细胞培养的自动化需要简化过程，同时在一致的无菌环境条件下以有效的成本和时间提高单个批次的质量、可重复性、精度和稳定性。

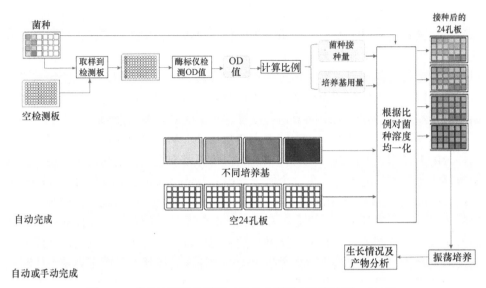

图 11-5　菌株快速评价流程（修改自褚亚东和赵宗保，2022）

关于自动化细胞培养系统的现有研究仅集中在单层培养上。与贴壁细胞相比，另一种细胞类型包括悬浮细胞系，需要不同的细胞处理方法及用于细胞自动培养和分散的设备。Lehmann 等（2016）通过集成一个完全自动化的系统来解决这个问题。Biomek 细胞工作站（Beckman Coulter，Krefeld，Germany）专为不同细胞类型（贴壁细胞和悬浮细胞）的常规细胞培养而设计。这些细胞培养物可使用高通量筛选（HTS）系统进行可视化和生物筛选。他们将不同悬浮细胞（Jurkat、SEM、RS4 和 Molt4）的平行培养和传播与使用 WST-1 增殖测定的自动生物筛选相结合。具体地，他们提出了一个灵活的自动细胞培养系统。这种灵活的系统允许培养不同的细胞类型（贴壁细胞、悬浮细胞）。该系统能够在孔板中进行细胞传代、扩增、培养基更换和准确细胞数量的传播，以进行进一步的生物筛选。这个复杂、可移动且灵活的系统垂直排列，占地面积小。其中，AutoFlask 具有与常用的 T75-cm^2 细胞培养容器几乎相似的生长面积。中心组件是液体处理器，它连接到集成设备。无菌细胞处理由带有 HEPA 过滤器的外壳、紫外线灯，以及用于清洁和净化管系统的冲洗步骤来保证，以实现无污染的细胞培养。该软件的优势在于液体处理步骤的简单优化（Biomek 软件）、流程方法的直观编程和调度，以及运行过程的图形概览和监控（SAMI 过程定义编辑器）。

ViCell XR（Beckman）允许对细胞进行计数和活力测试，以计算细胞数量。与用于手动处理的 T75-cm^2 烧瓶相比，用于自动细胞处理的 AutoFlasks 中悬浮细胞的细胞计数没有显著降低，并且与活力降低有关。通过 WST-1 分析检测到的增殖显示手动和自动过程之间没有显著差异，并且自动化方法的标准误差较低。因此，可以用自动化技术代替手动方法。

对癌细胞机制的了解可用于获得特异性靶向治疗策略。由于 2D 培养的局限性，三维细胞培养（3D）体外模型已用于癌症研究。3D 模型通过其复杂的结构提供了一个近乎生理的环境。细胞能够相互作用并与细胞外基质（ECM）相互作用，这对于增殖、迁移和细胞凋亡至关重要。用于将细胞固定在 3D 构建体中合适的天然和生物相容性多糖是藻酸盐，常用的 3D 体外模型是海藻酸盐珠。3D 细胞培养物的生产，尤其是藻酸盐珠的生产，是一个耗时且复杂的过程。因此，生产过程应该通过自动化来简化，这具有不同的优势，如更高的可重复性、无菌性、一致性，以及节省时间和金钱。因此，"自动化合作伙伴"（TAP）开发了一个全自动细胞培养平台来同时处理不同的细胞系。CompacT Select 能够对细胞进行孵化、培养、分裂和播种，以及测量活力。

自动化细胞处理的另一个步骤是生产 3D 细胞培养系统，必要的要求是具有自动读数的生物学有效性以及足够的成本。具体来说，具有高生物学有效性或应用和可管理成本的自动化过程需要一个可配置和可变的系统。使用无管微流体装置显示了 3D 细胞培养物的生产。到目前为止，有用于 2D 细胞培养的不同工作站和一些用于生产 3D 细胞培养物的工作站。任何自动化工作站都可以实现常用海藻酸盐珠的生产，并且一些研究小组研究了针对不同应用的自动细胞封装。

在这个方向，Lehmann 等（2016）成功建立了一种自动化海藻酸盐珠生产的新方法。从第 14 天到第 35 天，自动生产的珠子在大小（平均 3 mm）、增殖数量及细胞毒性方面与手动生产的珠子相当。这种新的自动化制造方法接近于手动海藻酸盐珠的生产。此外，他们能够执行全自动过程，其中包括三维海藻酸盐珠培养物的制造、培养和生物筛选。他们建议在没有抗生素的情况下进行培养，以更好地模拟体内条件。关于这一点，与含有抗生素培养基中的珠子相比，没有抗生素的培养基中珠子的增殖数量更高、毒性更低。进一步的研究还将包括海藻酸盐珠的化合物筛选和随后的生物筛选。自动化解决方案是一种替代手动过程的稳定且可重复的方法。

11.2.3.2　高通量 TALE 效应因子合成平台

重组转录激活因子样效应因子（TALE）技术已成为基因组编辑和基因调控的多功能平台。TALE 蛋白最早是在植物细菌黄单胞菌属中发现的，其 DNA 识别密码于 2009 年被破解。随后几年，深入的研究工作将 TALE 的宿主范围从植物扩展到酵母、线虫、斑马鱼、青蛙、牛、人类等。TALE 的 DNA 识别是由中心重复域（CRD）进行的，该域包含 33～35 个氨基酸序的多个重复。每个重复识别单个 DNA 核苷酸，识别特异性由位置 12 和 13 上高度可变的氨基酸决定，称为重复可变二残基（RVD）。由于 TALE 的模块化特性，以及 RVD 和 DNA 核苷酸之间的一一对应关系，研究人员可以通过在串联阵列中组装适当的重复序列来指定

TALE 的 DNA 结合序列。

需要一个具有成本效益、高通量的 TALE 合成平台来支持 TALE 技术开发的下一阶段，即拓展其作为一般研究社区和大型基因组工程应用工具的用途。已使用三种通用策略来应对这一挑战：固相、不依赖连接的克隆（LIC）和金门（GG）。虽然高度可扩展，但固相平台的固有保真度较低，因为每个片段都缺乏特定的连接，并且试剂成本高，在每个延伸步骤都需要添加新鲜试剂。LIC 和 GG 都表现出较高的固有保真度，但最大片段数与组装效率之间的强烈对抗关系限制了可以高效组装的片段数量。迄今为止已报道的 LIC 和 GG 高通量合成平台中，最多可以同时组装 6 个片段（通常要少得多），超过此之后合成效率大幅下降。受限于片段的数量，当前的高通量方法在 TALE 可以包含的重复次数方面的灵活性较低，并且它们还需要更高的多聚体片段来实现目标重复次数。由于底物库的大小与片段内的重复次数呈指数（4^n）比例，并且仅与片段数呈线性关系，因此具有高含量的多聚体片段会获得大底物库。

尽管有多种组装技术，但它们都存在共同的下游瓶颈——克隆隔离。在典型的 TALE 合成方案中，组装的 TALE 被转化到大肠杆菌中进行质粒扩增。由于组装效率有限，在获得可表达的 TALE 之前，需要分离和筛选大肠杆菌克隆。克隆分离要求为整个合成方案增加了大量时间和成本，并阻碍了当前技术在大规模合成中的应用。在基因组规模的应用中，如基因筛选、敲除进化或基因激活/抑制（转录因子），将需要数千个 TALE。对于此类应用程序，TALE 对纯净度具有一定的要求，才能具有有效功能，最重要的是必须价格低廉。

赵惠民课题组介绍了 fairyTALE，这是一种液相高通量 TALE 合成平台，能够产生识别 14～31 bp DNA 序列的 TALE 核酸酶、激活剂和阻遏物。它具有高效的反应方案、灵活的功能化平台和全自动机器人液体处理，可在一天内生产数百个可表达的 TALE，组装效率超过 98%，材料成本为每个 TALE 仅 5 美元。他们合成并测试了 90 个 TALE，每个 TALE 识别 27 bp，对其序列组成没有限制。研究发现这些 TALE 中有 96% 具有功能性，而测序结果显示非功能性结构均已正确组装。FairyTALE 在效率、灵活性、成本和速度方面代表了当前平台的显著改进。这个新平台将极大地促进重组 TALE 技术在基因组规模应用中的扩展。

11.2.3.3 酵母中的自动化多重基因组规模工程

微生物基因组规模工程为大规模基因型-表型作图创建了菌株库，从而在基础生物学、人类疾病和工业生物技术中实现了重要应用。鉴于我们对复杂细胞网络的了解有限，通常需要以协同方式识别遗传决定因素并优化其表达以改善目标特征。然而，大多数现有的基因组工程方法通过在基因组规模上修改单个基因，或在预定义的目标之间创建组合多样性来分别执行这两项任务。主要的技术障碍是缺乏模块化和可扩展的方案来在多重基因组中引入全基因组突变。此外，多重基因组规模的修饰将导致巨大的多样性，这需要机器人自动化来促进基因组文库的创建和筛选，但很少有报道可以自动化完成此类工作，并且普遍缺乏微生物基因组的标准化、规模化的程序工程。

为了突破这些限制，Chen 等（2021）试图设计一个自动化系统来整合全基因组筛选和多重优化。他们首先将该系统应用于酿酒酵母，这是一种成熟的真核模型，在基础研究和工业应用中具有广泛的用途，因为目前对酵母基因组进行重编程的能力远远落后于细菌宿主。细菌中，在噬菌体蛋白的帮助下，使用单链 DNA 可以实现有效的等位基因置换。所谓的重组工程（基于重组的基因工程）技术，可以使用可追踪的多重重组工程（TRMR）或使用多重自动化基因组工程（MAGE）对大肠杆菌中的某个性状进行组合优化，从而在全基因组范围内识别遗传决定因素。然而，重组工程在酿酒酵母中仅实现了 1% 的编辑效率（相比之下，在大肠杆菌中为 30%），这不足以在创建酵母文库时实现全基因组覆盖或多重修饰。此外，只有短 DNA 寡核苷酸（90 nt）可用于重组工程以有效引入突变而无须抗生素选择。当使用更长的 DNA 盒时，抗生素的选择就变得很有必要了。这种对编辑规模的限制在酵母中存在两个问题：①真核生物中的基因调控更为复杂，小核苷酸变化可能无法有效调节酵母中的基因表达；②对于更大规模的修饰，抗生素筛选使多重修饰变得困难。因此，必须开发重组工程以外的新方法用于酵母中的多重基因组规模工程。

研究人员系统集成了自动化酵母工程的三种主要设计：①为了实现全基因组覆盖，使用标准化的全长富集互补 DNA（cDNA）文库构建编码过表达和敲低突变的遗传调制部分；②构建基因调节部分作为 δ 整合的供体，这是一种在酵母中多重整合到重复反转录转座子序列的既定方法；③通过在 δ 序列中引入双链断裂（DSB），显著提高了整合效率，增加了修饰细胞的百分位数，而无须选择标记。在这些设计的基础上，可以使用标准化的工作流程，以可扩展的方式积累多重全基因组突变，从而在酿酒酵母中实现自动化的基因组规模工程。

研究人员报道了酿酒酵母中多重基因组规模工程的自动化平台，>90%酵母基因的过表达和敲低突变的标准化遗传部分是从全长 cDNA 文库中一步创建的。在 CRISPR/Cas 的帮助下，这些遗传部分使用机器人自动化，以模块化的方式迭代地集成到重复的基因组序列中。该系统允许在基因组规模上针对包括纤维素酶表达、异丁醇生产、甘油利用和乙酸耐受性在内的多种表型进行功能定位和多重优化，并可能极大地加速酵母中未来基因组规模工程的发展。

11.3　基于微流控技术的高通量筛选与表征系统

生物技术、酶和细胞工厂的重大发展已越来越多地用于化学品和生物燃料的工业生产，以应对重大的全球挑战。然而，天然酶和细胞往往受到其次优特性的限制，它们的全部潜力必须通过实验室进化和高通量筛选来挖掘。高通量筛选技术使我们能够利用进化的力量来寻求所需的特性，如产物产量和滴度、酶活性、对映选择性、稳定性、底物特异性或新反应的活性。

实验室进化采用迭代轮次的多样性生成、文库筛选、恢复和改进变体的表征，以便定制酶或细胞工厂以获得所需的特性，满足不同工业过程的需求。成功的实验室进化活动取决于突变体库的高度多样性和可靠的高通量筛选系统。研究人员已经开发和应用了各种多样性生成方法，包括基因诱变方法和基因组编辑技术，并应用于不同的领域。目前，可以通过各种诱变方法轻松生成库容量大于 $>10^7$ 的突变库。然而，尽管开发了很多的筛选方法，筛选步骤仍然是一个瓶颈。

因此，应大力发展自动化液体处理设备和高通量筛选技术，以加快筛选活动。荧光激活细胞分选法（FACS）和液滴微流控分选法（DMFS）显著提高了筛选能力，使文库每天能够分选多达 10^8 个变体。FACS 根据特定的光散射或荧光特性将细胞一一分类，从不同细胞的混合物中分离特定细胞群。FACS 已被用于筛选突变文库，以改善化学物质的细胞内合成、酶活性和蛋白质的表达水平，如 L-赖氨酸的产生、吡咯赖氨酰-tRNA 合成酶的活性和单胺氧化酶的表达等。对于分泌的酶或产物，必须将单个细胞封装在由微流体产生的水-油-水（W/O/W）双乳液或凝胶-壳-珠中，以维持表型-基因型连接。保持联系对于将变体的功能特征与其编码基因序列联系起来至关重要。然而，为了产生均匀的 W/O/W 双乳液，需要复杂的微流控装置制造。双乳液中底物或产品的泄漏限制了它的广泛应用。凝胶壳珠生成的复杂过程阻碍了凝胶壳珠在酶和细胞工厂工程中的广泛应用。DMFS 是另一种高通量筛选技术，专门用于在一个液滴微流体系统中生成单分散油包水（W/O）液滴和文库分选。使用 DMFS 时，能够以非常高的速率筛选细胞，每秒钟高达 2000 个细胞。带电或亲水性基材可用于避免或减少泄漏问题。此外，DMFS 能够对单乳液进行液滴操作，如液滴分裂、试剂注入和液滴融合，以控制液滴中的反应，这对于双乳液液滴来说，一旦形成就很难实现。结合复杂的液滴操作和超快速分选，DMFS 已成为实验室进化中用于文库筛选的强大工具，以改善化学品的生物合成或细胞外酶的特性。DMFS 于 2010 年首次用于成功设计生产辣根过氧化物酶（HRP）。目前已经报道了 DMFS 在酶和细胞工厂工程中的各种应用。

下文将介绍目前在筛选细胞方面发展迅速的液滴微流控系统和单相微流控系统，前者包括单细胞的荧光激活细胞分选（FACS）、皮纳升级液滴微流控（FADS）和微升级液滴微流控，后者包括连续补料培养和灌流培养系统。

11.3.1 液滴微流控系统

11.3.1.1 单细胞的荧光激活细胞分选

从摇瓶到孔板，生物反应系统的进一步小型化促进了向使用单个宿主细胞作为反应区室的高通量筛选方法的发展。FACS 的发展使得筛选和分选细胞已经达到了 400 000 个细胞/秒的速度，这意味着可以在 2min 内筛选出 100 万个变异体（图 11-6A）。此外，FACS 系统中的样本量已从微孔板中的微升级减少到大约单个细菌细胞的体积。FACS 系统的使用需要在每个细胞中的基因型和表型之间建立物理联系，从而确保有益基因突变的识别和可追溯性。对具有不同表型的菌株进行高通量筛选，如高产目标代谢物的产生，通常是通过目标产物自身的荧光或者引入基于基因编码的生物传感器的筛选系统来进行。

针对核黄素（维生素 B_2）这种天然的荧光产品，Alper 等人对两种相关但功能不同的高通量筛选方法进行了比较分析：传统的单细胞荧光激活细胞分选（单细胞 FACS）和使用水/油/水的微液滴 FACS（Wagner et al.，2018）。为此，他们首先改造和进化了非常规酵母——解脂耶氏酵母，以在细胞外大量生产核黄素。在诱变和适应性进化之后，对这两种选择策略进行了直接的匹配比较。单细胞 FACS 和液滴 FACS 均导致总核黄素滴度显著增加（相对于亲本 PO1f 菌株分别增加 32 倍和 54 倍）。然而，单细胞 FACS 有利于细胞内核黄素的积累（只有 70% 的总核黄素分泌），而液滴 FACS 有利于细胞外产物的积累（总核黄素的 90% 分泌）。他们发现，对于核黄素的测试案例，分泌程度与总产量高度相关。由此产生的生产模式和水平的差异清楚地表明了选择方法可以对最终进化结果产生重大影响。此外，他们注意到，当使用细胞内产物浓度读数（包括来自生物传感器的信号）作为潜在分泌产物总产量的替代物时，这些结果提供了一个警示。

Mustafi 等（2014）创建了一种基于转录调节因子 Lrp 的生物传感器，可以检测谷氨酸棒杆菌中的细胞内支链氨基酸和 L-甲硫氨酸。在该测定中，荧光输出与效应氨基酸的细胞质浓度线性相关。该传感器用于监测和分析谷氨酸棒杆菌 ΔaceE（丙酮酸脱氢酶缺乏症）产生的 L-缬氨酸的在线变化。随后，遗传编码传感器系统已成功地通过高通量 FACS 筛选，从非生产性野生型菌株的随机诱变文库中分离出产生氨基酸的突变体。

Ghazi 等（2017）使用核糖体开关作为检测细胞中靶分子转运和生物合成途径完整性的手段，结合 FACS 的高通量筛选能力，对仅破坏特定途径的细胞进行分类和分离。随后的二代测序（NGS）可以通过 FACS 快速识别已排序群体中的基因，他们将这个过程称为 "RiboFACSeq"。经过 RiboFACSeq 分析和细胞突变库鉴定后，这些基因在推定通路中的功能需要通过适当的验证实验和分析来确认。在这项研究中，他们使用基于腺苷钴胺（AdoCbl）反应的核糖体开关传感器来证明 RiboFACSeq 可用于分类和跟踪已知 AdoCbl 转运和（或）生物合成基因中具有已知变体的细胞。结果表明，该方法具有所需的灵敏度、特异性和实用性。

表面展示技术更常用于提高蛋白质的结合稳定性和亲和力。Becker 等（2007）提出了一种基于 FACS 的高通量筛选技术，用于识别和分离对映选择性酶。他们选择 EstA（来自铜绿假单胞菌的酯酶）来催化外消旋酯的不对称反应以研究动力学拆分。他们用红色和绿色荧光染料标记了这两种对映体。此外，他们开发了一种筛选方法来识别大肠杆菌表面展示的脂肪酶和酯酶，即酪氨酰胺酯水解后，过氧化物酶产生的自由基保证反应产物立即与含有共价酯酶的细菌细胞表面共价结合。附着的产物被荧光标记后，酶反应细胞可以通过 FACS 分离。

由于细胞结构限制而难以或不可能在单细胞水平上获得相关表型时，体外隔室（IVC）提供了另一种形式的高通量筛选。IVC 技术首先由 Tawfik 和 Griffiths 开发，使用水油乳液中的微滴从荧光底物中分离出单个基因和基因产物。IVC 可以通过两种形式实现蛋白质进化：表达文库成员的单细胞乳液或单 DNA 分子乳液及其体外转录-翻译系统。油包水（W/O）乳液可用于分离和选择具有预定功能的大型基因库。W/O 乳液的液滴用作单独的区室，类似于细胞。在区室中，单个基因经历转录和翻译反应以获得其编码的蛋白质（如酶）。

FACS 基于先进的流式细胞术，融合了微流控和光学处理的重大进展，是所有筛选方法中最强大的方法之一。然而，基于 FACS 的筛选方法仍面临局限性，主要的挑战是难以以受控方式开发和操作区室，如液滴的融合过程，这又导致产生高度多分散的乳液或聚合物聚集体。因为液滴的体积与其半径的立方呈正相关，即使是由分离酶变体产生的少量产物也会导致液滴大小的微小变化，从而导致区室之间的浓度差异很大。当形成双重乳液时，也可能发生几个 W/O 液滴共同封装成一个 W/O/W 微滴，这进一步增加了假阳性的可能性。为了克服这些复杂性，将 IVC 转换为基于芯片的微滴格式可能是一种新的尝试。

11.3.1.2 皮纳升级液滴微流控

基于液滴的微流体是一种基于流动的微流体系统，它可以产生和处理频率从 kHz 到 MHz 的单分散液滴，实现对液滴特性（如体积）前所未有的控制水平（Li et al., 2020）（图 11-6B）。液滴定义了一个反应区室，产生的每个液滴的大小被均匀、准确地确定。微流控液滴发生器产生高度均匀和分散的液滴，使每个液滴之间的体积差异小于 5%。液滴的体积通常为 pL 级至 nL 级。最常用的液滴生成芯片几何形状是共流、T 型结构、固定射流聚焦、流动聚焦和阶梯乳化。这确保了液滴中试剂的浓度受到控制，从而能够对区室分析进行可靠和定量的分析。只需通过细胞、裂解剂和底物的共同分离，就可以将细胞质表达的蛋白质作为细胞裂解物进行筛选。基于微流体的筛选系统最具潜力和竞争力的特征之一是它们的模块化。可以将微单元的操作设计为代表复杂实验过程中的单个步骤。根据测量方法，将荧光或吸光度检测与基于介电电泳的分选相结合，获得 FADS（荧光激活液滴分选）和 AADS（光激活液滴分选）。FADS 的最大吞吐量可以达到 1～2 kHz，而 AADS 可以实现 300 Hz 的分拣率。通过使用微流控芯片，可以制成 W/O 乳液，将水流分散到不混溶的载体油中，该载体油通常添加表面活性剂以稳定液滴。微

流体液滴发生器利用流体结构的几何变化来产生高度单分散的液滴。液滴体积为
pL 级至 nL 级，液滴体积变化小于 5%。

高效的筛选技术旨在减少于诱变文库中鉴定具有目标表型的稀有突变体所需
的时间和成本。Chen 等（2018）将基于微流体液滴技术的温和诱变策略与高通量
筛选相结合，以鉴定分泌维生素 B_2（核黄素）的乳酸乳球菌变体。通过使用 FADS，
几种更有效地分泌核黄素的突变体很容易从诱变库中分离出来。FADS 有效地从
每百万碱基对（Mb）中仅分离出 1.6 个突变候选基因。从实验数据中获得的结果
表明，当使用基于微流体的筛选技术来获得具有有利表型的微生物时，诱变的潜
力是强大的。尽管自动化筛选方法广泛可用，但筛选仍然是菌株开发的瓶颈，特
别是当使用温和诱变方法来减少可能导致不必要的表型变化的意外突变累积的概
率时。他们将基于微滴的高通量筛选平台集成到菌株开发过程中，并且可以从低
错误率诱变库中轻松捕获具有更高效分泌维生素的乳酸乳杆菌变体。该研究表明，
有用的筛选技术可用于鉴定具有强表型但没有广泛突变的有用突变体。因此，可
以避免有害突变的积累，并通过迭代诱变筛选有益突变的富集。由于突变率低，
遗传决定因素也很容易确定。生物技术的许多应用，如基于代谢物分泌或过量产
生的组合代谢工程，检测和识别消耗或分泌目标产物的单个细胞以将其识别为表
型是一个重要的瓶颈。

11.3.1.3 微升级液滴微流控

除了上述基于 FACS 和 FADS 的微生物分离与筛选，微生物的培养是微生物
研究的基础。传统、可靠的实验室培养技术包括摇瓶、孔板和固体培养基。然而，
应用微生物学的技术进步需要开发能够提供更多关于菌株和工艺特性的信息，以
及具有更高通量的培养方法。改进的培养方法还将解决传统方法的局限性，包括
吞吐量、试剂和劳动力成本，以及混合和平行化等培养特性。

微生物培养系统的小型化和并行化已有了突破性进展，通过实施新的分析技
术，已经实现了对培养参数和检测方法（如光密度、荧光强度、pH 和溶解氧）的
精确控制。此外，自动化操作减少了实验中的人为错误，并通过小型化和对每个
微生物反应器使用独立控制系统实现了并行化。

微滴培养技术将微生物细胞封装在液滴中，并通过从培养基中分离载液，可
以有效消除污染。微滴技术还具有极高通量培养的潜力，每次实验可以达到数百、
数千甚至数百万个液滴。此外，液体培养系统的进一步小型化增强了栽培的并行
化。例如，Grodrian 等（2004）已在使用 60 nL 液滴的聚四氟乙烯管中实现了大
肠杆菌和荧光假单胞菌的高通量连续培养，最终细胞密度为每液滴 10^6 个细胞。
此外，在自动微滴培养系统中已经实现了连续监测和培养、微生物细胞的适应性
进化以及抗生素毒性的筛选。然而，在这样的系统中，细胞悬浮液和试剂由泵处
理并直接通过泵，这不仅引入了被其他微生物污染的风险，而且使得系统难以清

洁。此外，这些研究中还没有报道部件的集成、可持续和稳健的操作。

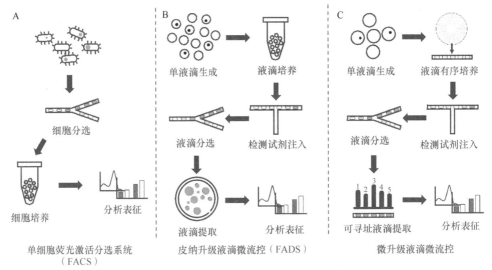

图 11-6　FACS、FADS 和微升级液滴微流控对微生物细胞的培养与筛选

　　清华大学张翀团队报道了微生物微滴培养系统（MMC）的集成平台的开发，研究人员可以使用该平台在多达 200 个 2μL 体积的重复液滴中进行自动化、高通量的微生物培养及适应性进化（Jian et al.，2020）（图 11-6C）。他们将所有组件集成到一个腔室中，并将系统模块化为 4 个部分，从而使系统小型化，并且比那些未集成的系统更简洁、更流畅。他们还开发了一种新的样品注射方法，该方法使用定制设计的试剂瓶，可防止其他微生物污染，并且更易于清洁。此外，他们采用了两根透气性好的聚四氟乙烯管，增强了液滴与外部环境的气体交换，储存和培养液滴，使液滴中的微生物在比芯片上培养更优的条件下生长。MMC 可以对各种微生物进行自动化、高通量培养，并实时监测生长情况。通过芯片上的液滴操作，MMC 还可以对微生物进行自适应进化，通过连续的传代培养，实现自动、高效、高通量的自适应进化，以获得在某些压力下表现出改善生长特性的菌株。MMC 实现了对液滴中各种微生物细胞的自动化、持续高通量培养和实时监测，该系统还可应用于微生物的适应性进化。他们证明了 MMC 对液滴的操作和检测产生了准确且可重复的结果。通过比较在 MMC、传统摇瓶或孔板中生长的 6 种微生物菌株的生长曲线，验证了 MMC 在微生物细胞培养方面的优越性能。使用 MMC 实现了所有 6 种微生物菌株的最高初始生长速率。他们还在 MMC 中进行了为期 18 天的甲醇必需大肠杆菌菌株的适应性进化过程，并获得了与亲本菌株相比具有更高生长速率的两个菌株。他们的研究证明了 MMC 为自动化、高通量微生物培养和适应性进化提供高效可靠的方法。

11.3.2　单相微流控系统

单相微流体培养系统是指在毫升或更小规模的微人造隔间中的动态细胞培养过程，通常与外围设备结合以执行不同的自动化进程。单相培养装置可分为基于孔的装置和基于通道或区室的装置，这些装置可以进一步与多个培养平台集成（图 11-7）。

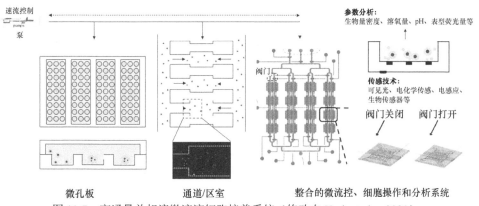

图 11-7　高通量单相流微液滴细胞培养系统（修改自 Kerk et al.，2021）

11.3.2.1　连续补料培养

基于微流体技术开发的连续补料培养，有助于稳定地研究细菌细胞中的人工基因回路状态环境，以及具有外部刺激的动态环境（Ito et al.，2016）。与传统烧杯大小的连续培养系统不同，微流控连续培养系统能够在细胞培养过程中对单个细菌细胞进行实时显微镜观察，随后控制细菌细胞，并获得基于从实时观察中获得的信息。此外，与烧杯大小的连续培养系统（即几升/天）的体积相比，微流体连续培养系统可以显著减少培养基的体积（几毫升/天）。虽然微流控连续培养系统具有这样的优势，但在以往开发的微流控连续培养系统中，需要对微通道系统中的整个培养基溶液进行控制，以实现对培养的细菌细胞的观察和控制，因此需要用于细菌连续培养系统的更简单的微流体技术。

Ito 等（2016）提出了一种基于液滴微流体技术的简单微型细菌连续培养系统。他们使用液滴开放反应器来构建细菌连续培养系统。液滴开放反应器由两种直径为几百微米的油包水（W/O）微滴组成。第一种是固定在微通道中的反应器液滴，含有细菌和培养基。第二种是载体液滴，含有新鲜的细菌培养基（即包括足够量的营养底物）；载体液滴在微通道中的 T 形接头处产生，并随着油流通过微通道。在没有交流电压的情况下，载体和反应器液滴不会融合，因为 W/O 微液滴是使用表面活性剂稳定的。相反，当施加交流电压时，它们通过电场诱导的动态不稳定性而融合。当载体液滴和反应器液滴融合时，新鲜培养基部分供应到反应器液滴中；此外，反应器液滴中的细菌和废物也被部分排出。值得注意的是，反应堆液滴中的整个溶液并未在单个聚变裂变事件中交换。在反应器液滴区域监测反应器和载体液滴，液滴的融合由基于监测信息的融合控制程序控制。他们设计并应用了这种类型的液滴开放反应器，用于微米级的细菌连续培养系统，并使用数学模型定量评估了细菌生长的动态。

Abeille 等（2014）提出了一种在微流体系统中进行连续细胞培养的新方法，使用微载体（即微珠）用作贴壁依赖性哺乳动物细胞的生长支持物。这种方法简化了系统内细胞的操作，并且能够无害地提取细胞。此外，该微生物反应器使用基于多孔膜的生物相容性整合的灌注功能来连续喂养细胞。通过模拟优化灌注速率，以提供稳定的生化环境，同时还解决了热控制以确保均匀的生物反应器温度。最终，使用该生物反应器在一周的时间内实现了果蝇 S2 和 PC3 细胞的无培养箱细胞培养。

11.3.2.2 灌流培养

早期的生物过程开发通常需要与过程变量相关的大量定量数据，以确定喂养策略、培养基成分、分泌生产力和生长条件。出于这个原因，集成的、高通量的微流体培养系统能够实现过程控制、可靠的信息数据采集，并最大限度地减少时间和劳动力成本。最近，为了弥补生物工艺优化和升级之间的技术差距，Totaro 等（2020）通过使用与 DO 和生物质浓度生物传感器集成的多功能微流体，以分批和灌流培养的模式表征了酿酒酵母菌株的乳酸生产。他们开发了一种微流控生物反应器阵列，以减少时间和成本，与传统的实验室规模培养策略相比能够提高产量。他们提出了一种多功能微流体装置，该装置在 26 mm×76 mm 区域内包含 12 个单独的生物反应器（$V_t = 15\ \mu L$），具有溶解氧和生物质浓度的在线生物传感。在最初的设备表征之后，生物反应器芯片实验室被用于原理验证研究，以从两种工程酵母菌株中识别出最高效的乳酸生产细胞系，评估它是否可以减少所需的时间以用于收集与摇瓶培养物相比有意义的数据。研究结果表明，在开始操作的 3 h 内，菌株的生产力存在显著差异，乳酸产量提高了 4～6 倍，表明微流体技术是快速和可并行化工业生物过程开发的有效筛选工具。

一个完全自动化和传感器集成的商业化 BioLector Pro 微生物反应器系统，包括若干个平行培养孔的微基质系统被商业化应用于工艺工具的开发，例如，应用于优化谷氨酸棒杆菌的基于 pH 的培养策略，以及 CHO 细胞的灌流培养方案等。Sewell 等（2019）展示了一个高容量微型系统的功能，该系统通常用于分批补料工艺开发，以允许利用原位重力沉降和自动采样进行灌注操作。在这种低资源环境下，涉及混合、pH 和溶解氧浓度的常规扰动，在每天进行一次容器容积交换的重复微尺度灌流运行中，比生产率和最大细胞浓度分别高于 3.0×10^6 mg/细胞/天和 7×10^7 个细胞/mL。在台架规模下，利用细胞滞留装置以灌注模式运行的容器进行了比较分析。接种后 19 天，产品聚集（6%）所指示的比生产率和产品质量在各个规模上均无显著差异，因此证明该设置是评估细胞系性能和工艺参数影响的合适且可靠的平台。

Giulitti 等（2013）研究了从连续灌流到周期性灌流的介质输送如何影响微流体平台中的长期细胞培养。计算模拟表明，不同的递送策略分别导致内源性及外源性因子的累积和冲洗出现不同的时间曲线。因此，在同质性、细胞形态和表型方面分析了暴露于相同总量培养基、不同时间曲线的培养物。将小鼠和人类细胞系（C2C12 和 HFF）以及小鼠胚胎干细胞（mESC）在微流道中培养。目前开发了一种特别的实验装置，以在使用相同培养基体积的同时，将培养基连续和周期性地输送到芯片中，调整流速、灌流时间和灌流间隔。与标准细胞培养相比，具有短灌流脉冲的定期培养基输送确保了细胞同质性。相反，连续流动导致细胞异质性，具有异常的形态和水泡。在连续配置中，只有大幅增加灌注介质体积才能挽救正常的细胞行为。C2C12 和 HFF 获得了一致的结果。为了将这些结果扩展到高度敏感的细胞，mESC 在微流体通道中培养了 6 天。他们的分析表明，在细胞活力、集落形态和多能性标记的维持方面，具有快速脉冲（频率为每天 4 次）的周期性培养基输送导致均匀的细胞培养。根据实验观察，计算模型对灌流策略以及它们如何深刻塑造微流控细胞培养中的细胞微环境提供了合理的描述。这些结果为定义微流控系统中均质和稳健的长期细胞培养的最佳策略提供了新的见解，是基于芯片细胞的实验室应用的基本先决条件。

11.4　工业表型高通量表征技术

对于 HTS 对目标产物的实际应用，已经建立了多种基于紫外/可见光谱和基于荧光光谱的筛选方法，可以分为直接检测和间接检测方法。对于天然具备颜色的产物，如虾青素、漆黄素、番茄红素和靛蓝素等，可以通过直接测量它们的吸光度进行筛选；核黄素在 450 nm/518 nm 处具有荧光激发/发射波长，可以根据 518 nm 处的荧光强度筛选出核黄素产量增加的解脂耶氏酵母突变体。一些通过直接检测没有发现明显吸光度特征的产物，可以通过酶催化、化学偶联、金属离子螯合，以及加入指示剂类如 pH 指示剂或荧光染料/探针等进行筛选，例如，用染料标记死细胞或活细胞、用尼罗红分析脂质和单细胞油、用甲基萘醌和聚苹果酸定量罗丹明等。基于产生荧光信号的化学或酶偶联反应的方法被广泛用于有效选择改良的工业微生物，且逐步实现超高通量筛选（uHTS），因为它允许与 FACS 相媲美的速度提高和规模缩小。荧光光谱可以进一步扩展到基于生物传感器的 HTS。

然而，微生物的 HTS 通常是有限的，因为目标产物或关键中间体通常不能通过直接或间接的颜色或荧光反应来检测。生物传感器的开发为高通量筛选策略提供了重要机遇。生物传感器由传感单元和报告单元组成。传感单元特异性结合代谢物，信号传递给报告单元，如表达荧光蛋白或造成荧光强度的变化从而输出定量信号。基于这一原理，已经开发了一系列用于超高通量筛选的生物传感器。基于生物传感器的 HTS 在工业微生物的产生中是一种具有明显增长趋势的策略。

基于拉曼效应开发的拉曼光谱检测方法，具有高灵敏度、实时监测的优点，并且该方法是对细胞无损检测。另外，类似的无损检测分析方法，如傅里叶变换红外（FTIR）光谱和傅里叶变换近红外（FTNIR）光谱等先进仪器，也逐步应用到工业生物技术中。这类检测方法均具有高效、快速、自动化和高通量的优点。

此外，直接输注型质谱与机器人样品输注相结合同样也是 HTS 的有力竞争者，分析时间为亚秒级，环境电离的最新发展预示着一个新时代的来临，可以对粗细胞裂解物甚至活细胞裂解物进行细胞筛选。使用解吸电喷雾电离、微流体、快速 LC 分离和"单细胞"直接注入的新方法为提高"杂乱"复杂样品的通量和显著减少需要分析的材料量提供了很大的助力。

11.4.1 代谢物生物传感器

代谢物生物传感器包括基于转录因子、核酸和蛋白质水平的生物传感器，有助于简化微生物代谢工程过程。这些蛋白质、DNA 或 RNA 分子可以感知各种代谢物或环境信号变化，并产生可测量或可操作的反应。

11.4.1.1 转录因子型

基于转录因子（TF）的生物传感器作为数量最多、应用最广的类型，其功能依赖于代谢物与 TF 相互作用的传感模块，以及 TF 控制靶基因表达的调控模块。具体来说，配体结合结构域，即传感模块，与效应物相结合，传感模块构象发生变化，结合 RBS 阻碍 RNA 聚合酶或从 DNA 上解离暴露 RBS，从而启动或抑制报告基因的表达。TF 是天然的传感蛋白，已被广泛设计用于包括氨基酸、有机酸、类黄酮、糖和脂质在内的代谢物的高通量筛选过程。通过构建混合或融合 TF 生物传感器和无细胞体系的体外 TF 生物传感器，基于 TF 的生物传感器的范围进一步扩大（Ding et al., 2021）。

影响 TF 传感器应用的关键性能因素包括：①特异性，即与靶标配体和其他结构相似的类似物分别结合时输出信号之间的相对差异；②灵敏度，通过绘制剂量-反应曲线，拟合 Hill 系数，表现输出信号强弱与配体浓度之间的关系；③动态范围，即存在诱导物与不存在诱导物时基因表达的倍数变化；④检测范围，即被测诱导物值的上下限之间的范围；⑤响应时间，即感应后信号达到最高输出信号一半的时间。

TF 传感器的应用可分为四个领域：代谢物测量、高通量筛选、自适应进化和代谢通量调节（图 11-8A）。

（1）目标代谢物浓度的测量。近年来，TF 传感器已被用于实时监测产物的生成，主要是不稳定的细胞内代谢物或微量目标代谢物水平，例如，用于检测 CoA-硫酯和脂肪酸的 TF 传感器，在应用过程中，输入信号（目标代谢物的浓度）和输出信号（荧光）被用来建立剂量-反应曲线，可以作为标准曲线来计算目标代谢物的浓度。Baumann 等（2018）开发了一种用于快速检测短链和中链脂肪酸的 TF 传感器，以替代传统气相色谱法，表明了基于 TF 传感器的目标代谢物测量的可行性。然而，在建立剂量-反应曲线时，研究人员经常观察到，在目标代谢物浓度超过称为检测范围的特定阈值后，TF 传感器不再产生强荧光。因此，设计具有所需性能的 TF 传感器对于检测各种代谢物至关重要。

（2）高通量筛选。TF 传感器有助于建立生物传感器响应代谢物的高通量筛选系统。TF 传感器可与荧光激活细胞分选（FACS）结合，以从广泛的文库中快速筛选高产菌株。例如，Li 等（2019）通过比较转录组分析和 RT-qPCR 评估，确定了目标产物 3-脱氢莽草酸（DHS）的传感模块（CusR），从而进一步构建了基于 CusR 的 TF 传感器，并建立了高通量筛选平台来筛选高产 DHS 菌株，实现了90%的增产。然而，荧光蛋白表达通常是宿主细胞的负担之一，从而影响质粒拷贝数和细胞体积，并进一步导致 FACS 筛选的偏差。因此，通过从库中自动选择优质生产者来替换报告基因（如抗生素基因），可能会缓解这种现象。

（3）TF 传感器介导的自适应进化。TF 传感器介导的自适应进化是增加代谢物产量的有力策略。Mahr 等（2015）利用荧光激活细胞分选技术（FACS）对生物传感器的荧光输出施加人工选择压力，从而建立了一种改善微生物代谢物生产的实验进化方法，显示最高荧光输出的细胞被反复分离和重新培养。缬氨酸生产菌株谷氨酸棒状杆菌 ΔaceE 配备了一个基于谷氨酸棒状杆菌的转录调控因子 Lrp 的缬氨酸传感器。进化后的菌株生长速度明显提高，L-缬氨酸滴度增加 25%，副产品的形成减少了到原来的 1/4~1/3。基因组测序结果表明，ureD（脲酶附属蛋白）基因发生了功能缺失突变（UreD-E188*），L-缬氨酸产量增加了一倍。此外，L-丙氨酸形成减少的原因是全局调控因子 GlxR 发生了突变。这些结果表明，生物传感器驱动的进化是提高微生物生产菌株生长和生产率的一种直接方法。

（4）代谢通量的动态调节。代谢工程始终需要将代谢通量重新定向到生物合成途径中，而不会对细胞生长产生负面影响。然而，在发酵过程中，生长条件细胞内的状态无时无刻都在波动，影响细胞生长状态和产物的生产。基于 TF 传感器的动态调节网络已被发现有利于根据细胞内的动态变化实时调节代谢通量。丙二酰辅酶 A 是细胞生长和各种增值产品（如脂肪酸和聚酮化合物）的重要前体。为了平衡生物质形成和化合物生产，Xu（2020）开发了一种丙二酰辅酶 A 双重响应 TF 传感器，以动态调节细胞中丙二酰辅酶 A 通量并最终改善脂肪酸生物合成。

TF 传感器被广泛用于构建具有卓越性能的合成生物学装置，同时避免烦琐且耗时的代谢物生产检测。此外，它还能够精确设计稳健的基因电路，如逻辑门和环形振荡器等。相比于对三维结构有较为严苛要求的基于核酸的传感器，TF 传感器具有显著优势，因为其基于蛋白质的稳健性提高了自身在不同生产条件下的性能。然而，构建的 TF 传感器通常受到响应时间慢，以及不适当的动态范围、检测范围、灵敏度和选择性的限制，导致信号响应过程输出的不可靠和延迟。此外，TF 和报告基因的不适当表达水平不仅会导致 TF 传感器性能低下，而且会导致细胞的代谢负担。上述因素均限制了 TF 传感器在代谢工程和合成生物学中的应用。因此，研究人员主要关注通过调控元件优化 TF 和报告基因的表达水平，如启动子、复制起点、核糖体结合位点（RBS）、转录因子结合位点（TFBS）和 TF 自身。传统的 TF 传感器工程策略主要使用试错法来优化这些调节元素，效率较低。因此，深度学习和机器学习等数学模型已被用于重新编程生物组件数据库，构建可预测的可调 TF 传感器，进一步应用于代谢物监测和合成稳健遗传电路等方面。

11.4.1.2 核酸适配体型

1. 基于核糖体开关的生物传感器

天然核糖体开关通常存在于细菌 mRNA 的 5′UTR（非翻译区）中。细菌核糖体开关功能的一个主要机制即共转录调节。依赖配体的转录提前终止可以通过阻止 RNA 聚合酶转录编码区来关闭基因的表达。配体结合通常会破坏抗终止因子的稳定性并允许形成终止子发夹，破坏活跃的转录复合物并导致 RNA 聚合酶从 mRNA 上解离；或者，配体结合可能会影响 Rho 依赖性转录终止。尽管大多数核糖体开关会关闭基因，但这些机制的反向应用，如通过配体使抗终止因子稳定，被用于设计打开基因表达的核糖体开关。

细菌中的另一个常见机制是翻译调节。细菌中的蛋白质翻译始于 30S 核糖体与核糖体结合位点（RBS）的结合，因此，阻碍 RBS 会阻止翻译。与核糖体开关适体结合的配体可以影响茎的形成以阻断 RBS；或者暴露 RBS。一种更罕见的机制涉及配体诱导的核酶激活，配体结合后激活 RNA 的自我切割，导致 mRNA 降解。

目前在真核生物中发现的唯一天然核糖开关是植物和丝状真菌中的硫胺素焦磷酸（TPP）核糖体开关。真核生物核糖体开关通过可变剪接调节基因表达。在丝状真菌和藻类中，无配体的适体掩盖了一个 5′剪接位点，导致另一个 5′剪接位点被利用。配体结合状态暴露了这个剪接位点，允许包含位于两个可选 5′剪接位点之间的外显子。在高等植物中，3′ UTR 中的无配体形式隔离了 5′和 3′剪接位点，导致包含多腺苷酸化序列和成熟的 RNA 转录物。配体结合的形式揭示了两个剪接位点，导致多腺苷酸化序列的去除和转录物的快速降解。

人工核糖体开关被设计用于在真核生物的翻译水平上调节基因表达。真核生物中的蛋白质翻译始于 43S 起始复合物与 mRNA 的 5′端 7-甲基鸟苷帽结合，然后扫描到起始密码子。在 5′帽下游及起始密码子之前插入适体可以阻止核糖体扫描和下游基因的翻译。这种机制似乎只在酵母中起作用，推测是因为哺乳动物核糖体能够在起始密码子之前有效地扫描结构化 RNA。

人工适配酶已被用于调节真核生物中的基因表达。位于 5′-或 3′-UTR 的适配酶可以阻止翻译。在前一种情况下，适体酶切割导致 5′帽丢失，阻止核糖体起始。3′端的适配酶活性导致 poly（A）尾的丢失，促进 mRNA 转录物的降解。这些适配酶可以激活或抑制基因表达，这取决于小分子配体是打开还是关闭核酶。

目前已开发出基于核糖体开关的荧光生物传感器，且应用成熟（图 11-8B）。活细胞中小分子的定量、实时检测和跟踪，传统上依赖于使用基于蛋白质的生物传感器，如易位传感器、基于荧光共振能量转移（FRET）的荧光传感器（下文详述）等，而基于核糖体开关的生物传感器也提供了有吸引力的替代方案。第一，与蛋白质不同的是，这些 RNA 可以使用单一的 T7 RNA 聚合酶从商业 DNA 模板体外合成，从而加速生物传感器开发的高通量筛选。第二，核糖体开关适体自然进化用于体内功能，具有高配体特异性、高亲和力和响应配体的变构调节的能力。这些特性使 RNA 生物传感器能够在其靶分子存在下产生强荧光，并对其他细胞代谢物具有出色的识别能力。第三，基于 RNA 支架（下文详述）的生物传感器采用荧光染料分子，能够在厌氧条件下进行细胞成像。相比之下，基于蛋白质的传感器通常需要大量的工程来优化信号输出和亲和力，且 GFP 家族中的荧光蛋白需要氧气才能使发色团成熟。基于核糖体开关的生物传感器已被开发用于检测多种细菌中代谢物，如 SAM、ADP、TPP 和 SAH 等体内荧光成像。例如，TPP 生物传感器用于监测添加硫胺素后大肠杆菌中的 TPP 生物合成，检测细胞群内不同的积累率。这类传感器目前已被开发用于细菌中小分子信号 cdiG、cdiA 和 cAG 的体内荧光成像。研究者在流式细胞仪分析中使用 cdiA 生物传感器来验证推定的古细菌二腺苷酸环化酶的活性，为 cdiA 作为生命领域中的信号分子提供了第一个实验证据。这些应用证明了基于核糖体开关的荧光生物传感器在研究体内酶活性和信号传导活性方面的能力，以及研究细菌中特定代谢途径实时动态的潜力（Hallberg et al.，2017）。

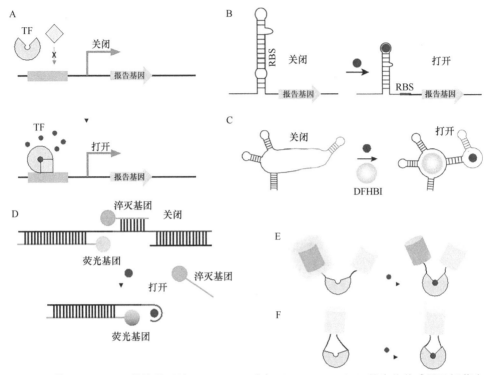

图 11-8　基于 TF（A）、核糖体开关（B）、RNA 支架（C）、DNA（D）的生物传感器及拟荧光
蛋白传感器（E、F）（修改自 Zeng et al., 2020）

2. 基于 RNA 支架的生物传感器

　　天然核糖体开关适体对靶配体表现出高亲和力和动态响应，使其成为生物传感器开发的特殊支架（Jonathan, 2016）（图 11-8C）。该类传感器与配体生物分子特异性结合以产生可以通过非侵入性方法（如荧光）检测到的信号。除了可以对体内目标分子进行实时监控和成像之外，该类传感器也可以在体外对目标分子进行实时检测，是相比 TF 传感器和核糖体开关的一大优势。基于 RNA 支架的荧光生物传感器一般包括：用于结合目标配体的识别结构模块，以及与之融合的传感器模块。识别模块与配体结合以激活与染料结合的信号产生荧光输出。基于 RNA 支架传感器的信号域对促荧光染料分子具有高亲和力。第一个用作信号域的适体是孔雀石绿（MG）适体，当与目标荧光团结合时，其荧光增率超过 2000 倍。将 MG 适体与结合配体的适体结构域融合，获得了茶碱、三磷酸腺苷（ATP）和 FMN 的 RNA 支架荧光传感器。然而，由于 MG 是一种非特异性 DNA 嵌入剂，使得这些生物传感器不能在体内使用。筛选出的适体与一种 GFP 发色团的小分子模拟物 3,5-二氟-4-羟基亚苄基咪唑啉酮（DFHBI）相结合，其复合物被命名为 "Spinach"，结合目标配体之后荧光信号可增加 1000 倍，且几乎没有细胞毒性。

基于 RNA 支架的复合发光适体已用于在体外和（或）大肠杆菌中监测腺苷、ADP、鸟嘌呤、SAM、GTP、环状二-GMP 和 c-AMP-GMP 等代谢物，还用于监测蛋白质如凝血酶、链霉抗生物素和 MS2 噬菌体外壳蛋白等。例如，使用凝血酶传感器（与 Spinach RNA 的传感器融合的凝血酶适体）在体外检测凝血酶的蛋白质浓度显示出纳摩尔范围内的亲和力；当共表达链霉亲和素和复合发光适体时，检测大肠杆菌中链霉亲和素的表达可导致荧光信号增加 10 倍。

3. 基于 DNA 的生物传感器

基于 DNA 的亲和试剂被称为核酸适配体（aptamer），可以人工合成适配体，从而与从小分子到整个细胞的各种化学和生物靶标结合。从大型随机序列库中分离适配体的过程称为体外选择，也称为 SELEX（通过指数富集进行配体的系统进化）。与自然选择类似，SELEX 是一个选择和扩增的迭代过程，其中大量的核酸分子（通常＞1 万亿个不同的序列）在一组给定的条件下（如温度和盐浓度等）与所需的靶标结合。与目标结合的分子从未结合的库中分离出来，并被放大以产生一个新的分子群，该群富含具有共同功能特性的成员。核酸非常适合此目的，因为它们可以折叠成具有确定功能（表型）的形状，并且它们的序列（基因型）可以在体外复制以产生与亲本序列具有相似特征的子代分子。扩增具有所需表型的单个分子并通过定向进化优化其功能的能力是将核酸与其他有机分子区分开来的一个显著特征，其中大多数有机分子无法被复制，因为它们缺乏基因型-表型之间的关联。

附着在适配体的构象可变区域上的荧光染料可以将配体结合事件转化为光信号，从而构建出基于核酸适配体的传感器。这类传感器具有独特的优势。首先，适配体可以基于 SELEX 大规模地生产，并且是化学过程而不是生物过程，避免了生物反应过程中的复杂性。其次，它们易于被化学修饰，可以延长其半衰期。因为适配体是寡核苷酸，它们可以用作试剂，可以与涉及核酸系统的其他技术无缝集成，如扩增系统、DNA 纳米技术等。基于适配体的传感器对于目标分子是实时响应，避免了如 TF 传感器和核糖体开关等复杂生物响应过程中长时间的反应及误差。同时，相比于 TF 传感器和核糖体开关，核苷酸适配体传感器主要应用场景在胞外体系，对分泌至胞外的产物进行检测，核苷酸适配体传感器能更准确地命中高产菌株。

Stojanovic 等（2001）在二十多年前开发了第一个针对小分子的、基于适配体的荧光传感器。他们设计了适配体结构，如分裂适配体片段和自折叠结构转换适配体，这些适配体被标记有荧光团-猝灭剂对，其中靶标结合导致荧光团-猝灭剂对的相对空间重新定向，从而导致荧光（图 11-8D）。Liu 和 Liu 等（2019）开发了一种用于小分子检测的比色传感平台，该平台基于与适配体交联的 DNA 修饰的金纳米粒子网络，其中靶标与适配体的结合介导了纳米粒子网络的分解，从而触发了可以用肉眼观察到的蓝色到红色的变化。迄今为止已报道了 200 多种小分子结合适体,并且已开发出数千种基于适配体的小分子传感器,但其中只有少数具有实际所需的灵敏度和特异性。通过整合合理的文库设计、最佳选择条件、自动选择方案、高通量测序和表征方法,以及快速的 SELEX 后工程技术,有利于开发灵敏且稳健的、基于适配体的小分子传感器,并大大加快其在实际应用中具有检测能力的过程(Yu et al.,2021)。

11.4.1.3 拟荧光蛋白型

荧光蛋白可以通过引入配体结合域来设计传感器用于检测特定的代谢物,被称为拟荧光蛋白生物传感器(Greenwald et al.,2018)。具有特殊特性和不同物理化学性质的荧光蛋白(FP)已被应用于设计基因编码的拟荧光蛋白生物传感器,用于监测活细胞中的动态分子相互作用及细胞成像等。荧光蛋白工程和活细胞成像技术领域的进步在细胞生物学领域取得了显著进展,而该类传感器在工业微生物高通量筛选中的应用还鲜有报道。在微生物细胞工厂领域,我们更着重关注能高效检测胞内外小分子代谢产物和蛋白质的拟荧光蛋白传感器。目前,在菌种选育过程中最为常见的生物传感器是基于转录因子和核糖体开关的生物传感器,然而由于目标效应物启动转录和翻译报告基因通常耗时数小时,响应过程长,使得对胞内代谢物浓度定量的时效性差;转录翻译过程易受到干扰,导致错误信号的输出;只能应用于胞内环境。近年来迅速发展的基因编码的拟荧光蛋白传感器为解决上述问题提供了重要机遇,由于其实时响应的特点,该类传感器操作便捷,响应迅速,灵敏度高;并且,由于其本质即蛋白质,因此在胞内和胞外环境均可使用。内源性效应蛋白可以进行适当的构象变化,由此可设计用于监测几乎任何细胞分析物的生物传感器。这类传感器已用于多种不同模式,针对微生物细胞工厂领域,基于荧光共振能量转移(fluorescence resonance energy transfer,FRET)和基于环状重排的荧光蛋白(circularly permuted fluorescence protein,cpFP)的两种类型拟荧光蛋白传感器被着重考虑和设计。

1. 基于 FRET 的传感器

FRET 是两个发色团之间能量转移的物理现象。对于供体和受体 FP 之间的有效 FRET,供体 FP 的发射光谱应与受体 FP 的激发光谱重叠,并且还应考虑供体和受体 FP 之间的距离及其相对方向等。基于 FRET 的传感器,使用由配体结合而引起的蛋白质构象变化来改变通过连接肽连接的两个 FP 之间的距离,从而实现配体的直接检测(图 11-8E)。其中,应用最广泛的 FRET 对是青色荧光蛋白(CFP)和黄色荧光蛋白(YFP)。这类传感器的设计通常利用细菌细胞中存在的多种分子机制,寻找其基因组编码的能够高亲和力、高特异性结合细胞内外分析物的蛋白质作为传感单元,荧光蛋白为报告单元。例如,Zhao 及其同事最近开发的一种基于 FRET 的 NADP$^+$ 传感器 (Zhao et al., 2016),具体方法是将大肠杆菌酮泛解酸还原酶通过 N 端与 C 端融合夹在 CFP 和 YFP 之间。由于酮泛解酸还原酶结合 NADP$^+$ 之后发生了很大的构象变化,带动 CFP 和 YFP 的距离发生变化,从而获得变化的荧光值输出。

2. 基于环状重排单 FP 的传感器

由于荧光蛋白的 N 端和 C 端位置接近,它们可以通过连接肽连接,并在发色团附近产生新的末端。在这个循环重排的 FP(cpFP)中,新的末端可以进一步融合到能结合目标配体的传感单元,其构象的变化可以调节 cpFP 的荧光强度,从而获得结合前后荧光值输出的变化量。已经基于 cpFP 开发了各种生物传感器 (Kostyuk et al., 2019)(图 11-8F)。例如,第一批基于 cpFP 的生物传感器 GCaMP 和 pericam 被开发用于检测细胞内 Ca^{2+} 水平。这些 Ca^{2+} 传感器由钙调蛋白和 M13 融合到的 cpGFP 的新末端组成。当 Ca^{2+} 与钙调蛋白结合时,其随后与 M13 相互作用导致构象变化,从而获得 cpGFP 的亮度增加。3′,5′-环鸟苷一磷酸(cGMP)是另一个关键的细胞内信使,它调节许多细胞过程。Matsuda 等(2017)使用称为 GAF 的 cGMP 结合结构域开发了一种 cGMP 传感器,该结构域作为变构调节结构域存在于许多酶中,包括某些磷酸二酯酶(PDE)异构体,并且在 cGMP 与之结合后会发生构象变化。作者将小鼠 PDE5α(mPDE5α)的 GAF-A 结构域插入到黄色荧光蛋白 citrine 中,并筛选了若干个 mPDE5α 片段和连接肽序列,得到了单 FP 生物传感器 "Green cGull",其表现出 8 倍 cGMP-依赖性的荧光强度增加,以及高的亲和力。

11.4.2　光谱学技术

为了提高分选效率并获得具有特定目标表型的工业生产者,基于先进仪器平台的光谱技术,如拉曼光谱、傅里叶变换红外(FTIR)光谱和傅里叶变换近红外(FTNIR)光谱已在工业生物技术中应用。这些光谱技术及其先进的成像技术与共聚焦激光扫描显微镜相结合,在工业高通量筛选中具有巨大的潜力(图 11-9)。

11.4.2.1　拉曼光谱

拉曼光谱基于拉曼效应,具有快速、灵敏、无损、实时检测等优点。有研究者采用虾青素(AXT)合成工业微藻雨生红球藻(*Haematococcus pluvialis*)作为模型,提出了一种集成的拉曼活化液滴分选(RADS)微流体系统,用于以无标记和高通量方式对活细胞进行功能筛选(Wang et al., 2017)。单个细胞的拉曼显微光谱分析在其微液滴封装之前进行,然后直接耦合到基于 DEP 的液滴分选。为了验证该系统,将含有不同水平 AXT 的 *H. pluvialis* 细胞混合并进行 RADS。以

98.3%的准确率、8 倍的富集率和约 260 个细胞/分钟的吞吐量对这些 AXT 高产细胞进行分选。在 RADS 分选的细胞中，92.7%仍然存活并能够增殖，这与未分选的细胞相当。因此，RADS 实现了比现有 RACS 系统高得多的吞吐量，保留了细胞的活力，并促进了与下游操作（如单细胞测序和培养）的无缝耦合。Westley 等（2016）开发了一种基于拉曼光谱的无标记通用方法，可显著减少采集时间（＞30 倍）。表面增强拉曼散射（SERS）用于监测由次黄嘌呤到黄嘌呤再到尿酸的黄嘌呤氧化酶催化活性。当分子被吸收到（或微观接近）粗糙的金属纳米级表面时，SERS 显著增强拉曼信号，通常增强 $10^4 \sim 10^6$ 的幅度。这种方法直接测量底物和产物，不需要显色底物或冗长的色谱法，成功地以 HPLC 为基准，并显示出高水平的准确性和重现性。SERS 具有高度灵敏，允许在水性环境中进行分析，可以检测低浓度的分析物，最重要的是可以使用无标记的"真实"底物。因此，该技术具有广泛的生物催化剂高通量筛选潜力，亦可作为在线反应的监测系统。

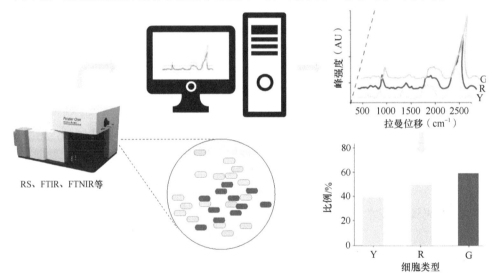

图 11-9　RS、FTIR 和 FTNIR 的光谱学技术应用于微生物高通量筛选（修改自 Zeng et al.，2020）

11.4.2.2　红外光谱

与拉曼光谱类似，FTIR 和 FTNIR 光谱也是无损分析方法，具有高通量和快速自动化检测的优点。研究者采用 FT-IR 方法对海洋产油原生生物 *Aurantiochytrium* sp.在菌株筛选、培养基优化和发酵等各个研究过程中的细胞组成进行分析，该方法绿色、低成本，且与传统方法相比，具有通量高及准确度高等优点（Yu et al.，2019）。共筛选了 109 株金壶菌菌株的脂质和碳水化合物产量，其中 6 号脂质产量可达 47.2 g/L，二十二碳六烯酸（DHA）为 21.6 g/L，32 号菌株中碳水化合物为 15.4 g/L。这些结果证实了两种 *Aurantiochytrium* sp.用于工业规模生产脂质、DHA 和碳水化合物的潜力。该研究的 FT-IR 方法将促进对含油金壶菌属的研究，获得的两种用于生产脂质和碳水化合物的菌株将为它们在医疗、食品和饲料工业中的应用奠定基础。Morita 等（2014）通过将时间序列、发酵近红外光谱数据分析和单一酵母菌株的参考高性能分析相结合，开发了一个通用校准系统，能够评估多种木糖发酵酵母菌株的乙醇生产能力。减去每个克隆在 0h 时的木糖和乙醇浓度以及各自的光谱，减少了在多个实验中自然发生的发酵成分的细微误差，从而清楚地显示了菌株之间发酵能力的差异。此外，NIR 光谱显示了用减法处理计算的差异光谱中的特定峰。当仅使用单一菌株的不同光谱模式时，稳健的单变量线性回归模型导致多种酵母菌株的木糖消耗量（$R^2 > 0.99$）和乙醇产量（$R^2 > 0.98$）预测精度较高。研究者开发了一种筛选高效酵母菌株的新方法，只需一个简单的单一菌株校准模型。该筛选方法成功地利用了近红外光谱法的优势，如利用该区域的电磁波快速、方便地进行实验准备，并能渗透到水样中。

11.4.3　质谱技术

减少对监测细胞中化学通量的荧光和比色分析的依赖会增加定义该过程的可检测物种的数量，或者适用于包括疾病筛查和合成生物学在内的许多领域。质谱（MS）在这些领域中被大量使用，因为它能够检测样品中分析物的特征质荷比（m/z），前提是分析物可以形成一个或多个气相离子。可用于 MS 的平台范围和电离源的多样性意味着大量不同的样品可以进行 MS 分析。对于许多分析，最常见的方法是在 MS 之前增加一个分离步骤——气相或液相色谱。这些系统的大多数设备都使用自动进样器来增加吞吐量。然而，复杂的生物样品（如血浆或液体细菌提取物）的分离，每个样品可能需要几分钟的时间——对于需要分析超过 500 个样品的研究来说这种效率并不理想。不仅超长的操作时间对于一名分析人员来说是难以完成的，而且需要大量的样品材料、溶剂和对数据进行处理，并产生大量的实验废物。因此，已经付出了相当大的努力来消除冗长的色谱分离，取而代之的是将样品直接注入质谱仪，从而实现更高通量的分析（Kempa et al.，2019）。

11.4.3.1　用于 HTS 的质谱成像

MS 成像（MSI）是指许多利用质谱法构建样品中化学物质位置的 2D 图（有时是 3D 图）的技术，特别适用于固体样品和表面分析。其主要技术包括解吸电喷雾电离（DESI）、基质辅助激光解吸电离（MALDI）和二次电离质谱（SIMS），它们各自提供不同的空间分辨率，如 DESI 达到约 40 μm、MALDI 约 5 μm、SIMS 约 100 nm。MALDI 是其中一种方法，其将激光与化学电荷供体（或"基质"）一起使用，以促进非挥发性分析物的电离并转移到气相中以进行后续质量分析。这种技术被认为是"软"电离，通常用于不稳定分子，特别适用于生物化学分析肽、蛋白质、脂质和代谢物，而不会使感兴趣的分子断裂。尽管 MALDI-MS 已用于成像应用，如组织切片的分析，但该仪器也很适合微阵列格式（有时称为 MAMS-质谱微阵列），这种格式通常用于提高样品通量。这些阵列通常采用与多孔板相似的格式和尺寸，并安装在可移动的平台上，以便每个样品依次被激光"击打"或照射。此外，为了在分析之前进一步增加通量，可以采用自动化或基于喷雾的基质沉积，如使用声学多重点样器。

MAMS 与 MALDI 相结合，可以对头发样本中的可卡因进行高通量检测。这个过程使用了一个定制的 MAMS 载玻片，它可以包含 600 个亲水点，每个 MALDI 目标板能够容纳 3 个这种定制的载玻片（即每个目标板 1800 个点）。除了目标板的制造外，还开发了一种通过金属滑块的等分程序，以从储液器中生成 60 次重复的样品沉积物，该储液器也被纳入 MAMS 载玻片设计。相同的滑动技术促进了基质在所有样品点上的可重复点样，只需滑动一次。库中的样品包括从头发样品中提取的"基于溶剂"的液体，然后进行 MALDI-TOF-MS 分析，包括连续的样品板台运动。

11.4.3.2 微流控与质谱联用

近年来，MS 与微流体的耦合引起了越来越多的关注，因为它能够为芯片上和芯片外分析提供灵敏、无标记的检测技术。在线微流体与质谱耦合的最常见方法是电喷雾电离（ESI），它能够以 μL/h 的流速将溶解的分析物稳定地喷射到质谱仪入口。与传统电喷雾配置相比，纳流 ESI（nESI）的其他优点包括提高灵敏度、更高的电离效率，以及由于减小的尖端孔径在发射器尖端施加更低的电喷雾电压。为了将微流控芯片与质谱仪耦合，已经使用了不同的方法，包括直接从芯片边缘喷射、在芯片制造后的通道出口（外部发射器）中添加电喷射尖端，以及将喷雾尖端集成到初始芯片设计和制造阶段（集成发射器）。Kempa 等（2019）已经证明了使用集成发射器和硼硅酸盐微流控芯片的芯片-MS 耦合具有多种应用，包括片上有机催化和微自由流动电泳分离。虽然制造由玻璃组装的芯片通常需要复杂的微铣削或高频湿法蚀刻，但在这些芯片中集成发射器避免了与外部发射器相关的许多缺点，尤其是在它们的组装中。随着许多其他材料变得适合集成发射器制造，这可能成为基于芯片的 MS 耦合的首选方法，以确保可靠实用。然而，Smith 等（2021）已经描述了一个为高通量应用带来希望的示例，其中外部发射器（以插入的镀金 nESI 毛细管的形式）已用于液滴 MS 分析。这允许对充满 12~148 kDa 蛋白质的单个液滴进行高灵敏度（亚飞摩尔级）无标记识别。在这些实验中，通过铜线将 2.5~3.6 kV 范围内的高压施加到镀金 nESI 毛细管上，MS 扫描速率根据液滴流向发射器的流速进行了优化。单次扫描允许通过精确的质量分析识别每种蛋白质，尽管据报道在某些扫描中存在少量表面活性剂和蛋白质交叉污染，这可能是由于下一个液滴到达发射器时，前一个液滴的喷涂不完整。没有迹象表明液滴融合或蛋白质串扰发生在液滴混合或重新注入阶段，并且这种重新注入以高达每秒 2.6 个液滴的速度进行。这种设置有可能通过芯片设计进一步改进，并且很可能适用于全细胞分析，因为液滴将有能力用作离散的生物反应器。

11.4.3.3　组学中的单细胞质谱分析

Mellors 等（2010）提出了将多种不同技术组合用于单细胞质谱分析的一个示例，其中，将自动化微流体装置与毛细管电泳和 ESI-MS 集成在一起。他们的微芯片能够整合许多操作，包括细胞输送、细胞裂解、通过毛细管电泳分离裂解产物和用于 ESI-MS 分析的电离，所有这些操作都具有 5s/个细胞的吞吐量。使用荧光图像，单个细胞通过微芯片到达质谱仪时被可视化，并且发现细胞之间具有随机间距。该现象也在相应的总离子色谱图中可视化，其中认为大多数峰是由于单个细胞通过微芯片获得，并且可以得到这些细胞内血红蛋白 α 和 β 亚基的质谱。这项工作为微流体与 MS 的耦合提供了巨大的前景，用于对细胞内过表达的蛋白质和代谢物进行高通量单细胞分析。然而，该项工作仍需要进行改进，因为在裂解的细胞成分出现之前仅获得了 1 h 的良好性能，并且需要冲洗步骤来恢复性能。随着这些微流体装置的制造变得更加常规化，此类问题可能会变得越来越少。

Zhu 等（2018）详述了一种称为 nanoPOTS（用于微量样品的一锅纳米液滴处理）的方法，显示出巨大的潜力，其中获得了足够的数据用于对极少数细胞（10～140 个）进行分析。这种基于芯片的系统与能够分配皮升体积的机器人平台相结合，可以在将肽收集到毛细管内之前进行蛋白质组样品制备，包括还原、烷基化和消化，这些样品可以在分析之前通过超灵敏的 LC-MS。这种基于芯片的方法还有助于通过显微成像进行细胞计数，并且样品的小型化体积（<200 nL）和表面积减少了制备过程中的蛋白质和肽损失。使用这种方法，作者能够在 10～140 个细胞内鉴定出 1500～3000 种蛋白质，这种覆盖率以前只能在含有数千个细胞的培养物中实现。据估计，此处使用的液体处理系统可在不到 30 min 的时间内分配 350 个液滴，这为实现高通量分析提供了可能性，尽管这需要重新设计芯片以适应更多的液滴。然而，这个工作流程确实包括许多孵化步骤，以实现"自下而上"蛋白质组学分析的有效消化。虽然这确实限制了分析前的通量，但这项研究可能为类似芯片铺平道路，可以与"自上而下"的蛋白质组学相结合，以减少样品预处理并提高样品通量。

11.5　小结与展望

基于微孔板的高通量筛选技术提高了获得具有更好表型的工业微生物的自动化和通量，减少了劳动密集型和更高效的工作流程。基于 FACS 和微流体的高通量筛选技术与不同的荧光探针和生物传感器相结合，将筛选效率从 10^5 个/天显著

提高到 10^{11} 个/天。这些先进技术扩大了筛选范围并提高了目标产品的识别度。然而，一种含有 1000 个氨基酸残基的酶理论上可以产生多达 19^{1000} 个变体，而目前的筛选通量远低于这个数量级。进一步扩大微生物筛选范围面临许多挑战，例如，如何才能获得基于合成生物学和多样化编辑工具的、更合理设计的、用于高通量筛选的生物传感器，以构建更高效的具有特定表型的细胞工厂；如何在更短的时间内进一步扩大筛选范围，应对基因组规模的诱变筛选；如何将纳米技术融入高通量筛选以提高高通量检测和高通量培养的效率；如何结合人工智能和生物大数据的最新进展来升级当前的高通量筛选策略等。使用纳米技术和电子技术开发比基于 FACS 的方法更有效的筛选技术是一个重要目标。

纳米技术是一种新兴技术，其中，纳米孔和纳米探针已被用于分析肿瘤细胞和病原菌。结合微流体和其他测量技术，这些技术具有构建更灵敏的生物传感器系统以筛选更多样化的代谢物或酶，并进一步提高筛选效率的巨大潜力。此外，许多有效的分析方法，尤其是基于生物传感器的分析方法，已成功用于高通量筛选分离微生物细胞工厂并提高了性能。然而，这些策略只适用于特定的目标产品。合成生物学和基因组编辑工具的发展可能会扩大生物传感器的范围，以专门响应更广泛的小分子。此外，由于液滴和微孔板中工业微生物的性能可能与生物反应器中的不同，因此，模拟工业规模条件的按比例缩小过程对于确保更准确的最终筛选结果至关重要。人工智能的进步和大生物数据的出现也将彻底改变当前的筛选流程并进一步降低高通量筛选的成本。

经典轶闻趣事

各种不同的生态系统都存在微生物群落，典型的微生物群落包括土壤、海洋或江湖等环境微生物，以及人体或动物肠道微生物等。其中，肠道微生物越来越引起人类的重视，越来越多的证据表明人体肠道微生物的组成和活性变化与多种疾病和生态表型有关，如糖尿病、肥胖、结肠炎和严重抑郁症等。

研究肠道微生物与宿主的关系，能够更好地了解肠道共生体对疾病的作用机制，指导从肠道微生物角度出发的新的治疗方法和策略，以达到治疗或预防疾病的目的。

中国农业大学郑浩团队和清华大学张翀团队使用高通量皮升级液滴微流控细胞分选仪（DREM cell）开发基于液滴的微流控技术培养蜜蜂肠道微生物，验证了微流控液滴平台在肠道微生物培养组学中的可行性，为更复杂微生物群落的大规模研究铺平了道路。

复杂微生物群落由多种微生物组成，这些微生物是多物种复合体的一部分。尽管属于同一属和种的微生物拥有一个共同的、对于细胞功能和物种的生存至关重要的核心基因组，但它们仍然拥有相当数量的菌株特异性基因，导致它们在生理和毒性特性等方面具有不同的表型，这些差异菌株可能会在不同程度上改变肠道微生物群落的功能，进而影响宿主健康。

因此，仅在物种水平上研究微生物群落是不够的，需要深入调查基因型和表型的多样性。培养是微生物研究的基础方法之一，但实际上由于培养条件的不适合，或是缺少互利共生的个体，很少有微生物可以在实验室条件下轻松培养。对于复杂群落而言，往往也只能成功实现其中一部分占多数的或快速生长菌株的有效表征，并且传统的培养方式通常是低通量的，丰富的菌株多样性往往会在这个过程中被掩盖。

幸运的是，越来越强大的测序技术出现了，该技术可更深入、更清楚地了解共生肠道微生物组的结构、功能和多样性。16S rRNA 基因测序（16S rRNA gene sequencing）和鸟枪法宏基因组测序（shotgun metagenomic sequencing）是当前用于微生物群落分析的两种主要工具。

16S rRNA 基因测序一般通过选择性扩增和测序微生物 16S rRNA 基因的高变区来识别和分类微生物，可以根据相对少量的原始读长来获得有代表性的细菌分类学估计。其具有通量高、成本低的特点，并拥有相当多成熟的生物信息学工具。但这种方法的主要限制为分类群是根据基因组单个区域的序列分配，这导致了分辨率不足。此外，扩增引物的选择也影响很大，一些引物已被证明会导致特定分类群的代表性过高或过低，这可能导致对分类单元的表征存在潜在偏差。

鸟枪法宏基因组测序对从整个微生物群落中分离出来的所有微生物的基因组进行测序。它的优势在于通过收集有关广泛基因组区域的序列信息，能够支持在物种水平上进行更准确的定义，提供更高的分类分辨率；同时还能支持进一步进行菌株水平的重建，得到新的基因或基因组，并对它们进行功能注释和途径预测以得到微生物群落的详细描述。但这种方法成本较高，需要深度测序获得更高的覆盖度以达到令人满意的分辨率，还需要进行更复杂的下游分析。

虽然基于测序的方法不限于可培养的微生物群，但 16S rRNA 基因测序方法在种内分析的分辨率上仍然极其有限，并且可能会被每个基因组的 16S rRNA 基因的多个不同拷贝混淆，这同样会造成对实际存在于环境中菌株功能的误判。鸟枪法宏基因组测序通过考虑更多标记基因或全基因组来提供更多信息，目前已经开发了许多工具分析宏基因组数据来解决这些问题，但来自取样时间或空间的偏差往往需要更深的测序深度来弥补，这同时也带来了急剧升高的成本。

因此，若有一种培养方法可突破传统培养方式的局限，则会大大减轻测序技术的压力。基于液滴的微流控平台或许是个不错的选择。

微流控（microfluidics）是指一种在微米尺度空间对流体进行操控的技术，在该技术下可以将化学、生物等实验室的基本功能微缩到一个几平方厘米的芯片上，因此又被称为"芯片实验室"。作为微流控芯片研究中的重要分支，液滴微流控是一种在微尺度通道内利用流动剪切力或表面张力的改变，将两种互不相溶流体中的离散相流体分割成纳升级及以下体积的微液滴，并驱动微液滴运动对其进行操控的技术。

基于液滴微流控的特征，可以通过在直径为数十至数百微米并由不混溶的油和工程表面活性剂分割的介质液滴中划分微生物来消除群落培养中过度生长的种群的影响。由于微制造的物理孔或通道不会限制液滴，因此可以快速创建数百万个独立的培养系统实现单个肠道微生物体的高通量培养。这极大地克服了传统培养方式的缺陷，为通过培养来表征来自肠道共生体的稀有类群提供了机会。

为了证明微流控液滴平台在肠道微生物群研究中的可行性，郑浩团队和张翀团队将蜜蜂作为研究对象。与其他动物相比，蜜蜂的肠道细菌简单且稳定；宏基因组分析也表明，虽然蜜蜂肠道由数量有限的细菌系统发育型组成，但仍然存在显著的菌株水平多样性，个别菌株具有独特的基因组潜力和关键能力，这些能力在功能上与宿主的营养代谢和健康相关，为在菌株水平分析肠道共生体与宿主关系提供了很好的模型。

具体做法如下：首先，构建一个微流体液滴平台，并产生了用蜜蜂肠道中的单个细菌细胞包裹的液滴；随后，收集液滴并进行孵育培养，确定了液滴中微生物的生长能力，宏基因组分析揭示了蜜蜂肠道具有更高的菌株水平多样性，证明了微流体平台在分离和富集稀有微生物菌株方面的潜力；最后，结合分箱策略，得到了蜜蜂肠道微生物的大量基因组草图，并进行了功能预测和比较基因组分析。对双歧杆菌属的分析揭示了潜在分类单元的存在，它们在跨膜运输、肌醇利用及多糖利用方面存在丰富的菌株多样性。研究人员还得到了来自 *Lactobacillus panisapium* 的新菌株，该菌种在以往的研究中被认为特异性来源于中华蜜蜂；通过进一步的基因组比较，发现来自西方蜜蜂的菌株中独特地含有一组与饮食阿拉伯糖利用相关的代谢基因簇，包括 *araf43A*、*rafB*、*abfA* 和 *abfB*，这可能与它对不同蜜蜂宿主的适应密切相关。

这项研究的结果证明了基于液滴的培养在研究蜜蜂肠道微生物多样性方面的适应性，同时这种方法也有潜力适用于其他复杂群落，在稀有类群的获得及功能鉴定方面发挥作用。对于肠道微生物，当前的研究主要集中在特定培养基质下的微流体液滴培养，结合 16S rRNA 扩增子测序以研究肠道微生物个体的膳食碳水化合物代谢或抗生素耐药性。而该项研究则着重于通过隔离培养以富集在常规状态下难以检测的稀有类群，结合宏基因组的测序和分析，以较高通量实现对肠道稀有微生物的发现及对代谢途径和功能的预测，提供关于宿主和肠道共生体关系的崭新理解。

未来，研究者可能会通过调整液滴大小、改善培养条件和测序方法来研究肠道真核微生物，并实现对单胞的高通量识别，这将进一步促进我们对肠道复杂成员的理解。同时，该流程也可被进一步应用于人类肠道共生体的研究，扩展对人类肠道稀有类群，以及它们与健康关系的认知和了解。

参 考 文 献

褚亚东, 赵宗保. 2022. 小型集成化自动移液工作站系统及应用. 合成生物学, 3(1): 195-208.

Abeille F, Mittler F, Obeïd P, et al. 2014. Continuous microcarrier-based cell culture in a benchtop microfluidic bioreactor. Lab on a Chip, 14(18): 3510-3518.

Baumann L, Rajkumar A S, Morrissey J P, et al. 2018. A yeast-based biosensor for screening of short-and medium-chain fatty acid production. ACS Synthetic Biology, 7(11): 2640-2646.

Becker S, Michalczyk A, Wilhelm S, et al. 2007. Ultrahigh-throughput screening to identify *E. coli* cells expressing functionally active enzymes on their surface. Chembiochem, 8(8): 943-949.

Chen J, Vestergaard M, Shen J, et al. 2018. Droplet-based microfluidics as a future tool for strain improvement in lactic acid bacteria. FEMS Microbiology Letters, 365(23): fny258.

Chen Y, Liang J, Chen Z, et al. 2021. Genome-scale screening and combinatorial optimization of gene overexpression targets to improve cadmium tolerance in *Saccharomyces cerevisiae*. Frontiers in Microbiology, 12: 662512.

Ding N, Zhou S, Deng Y. 2021. Transcription-factor-based biosensor engineering for applications in synthetic biology. ACS Synth Biol, 10(5): 911-922.

Ghazi Z, Jahanshahi S, Li Y. 2017. RiboFACSeq: A new method for investigating metabolic and transport pathways in bacterial cells by combining a riboswitch-based sensor, fluorescence-activated cell sorting and next-generation sequencing. PLoS One, 12(12): e0188399.

Giulitti S, Magrofuoco E, Prevedello L, et al. 2013. Optimal periodic perfusion strategy for robust long-term microfluidic cell culture. Lab on a Chip, 13(22): 4430-4441.

Greenwald E C, Mehta S, Zhang J. 2018. Genetically encoded fluorescent biosensors illuminate the spatiotemporal regulation of signaling networks. Chem Rev, 118(24): 11707-11794.

Grodrian A, Metze J, Henkel T, et al. 2004. Segmented flow generation by chip reactors for highly parallelized cell cultivation. Biosensors and Bioelectronics, 19(11): 1421-1428.

Hallberg Z F, Su Y, Kitto R Z, et al. 2017. Engineering and in vivo applications of riboswitches. Annu Rev Biochem, 86: 515-539.

Ito M, Sugiura H, Ayukawa S, et al. 2016. A bacterial continuous culture system based on a microfluidic droplet open reactor. Anal Sci, 32(1): 61-66.

Jian X, Guo X, Wang J, et al. 2020. An integrated platform for automated, high-throughput microbial cultivation and adaptive evolution. Biotechnol Bioeng, 117(6): 1724-1737.

Kempa E E, Hollywood K A, Smith C A, et al. 2019. High throughput screening of complex biological samples with mass spectrometry - from bulk measurements to single cell analysis. Analyst, 144(3): 872-891.

Kostyuk A I, Demidovich A D, Kotova D A, et al. 2019. Circularly permuted fluorescent protein-based indicators: History, Principles, and Classification. Int J Mol Sci, 20(17): 4200.

Lehmann R, Gallert C, Roddelkopf T, et al. 2016. 3 dimensional cell cultures: A comparison between manually and automatically produced alginate beads. Cytotechnology, 68: 1049-1062.

Lehmann R, Gallert C, Roddelkopf T, et al. 2016. Biomek cell workstation: A flexible system for automated 3D cell cultivation. Journal of Laboratory Automation, 21(4): 568-578.

Li L, Tu R, Song G, et al. 2019. Development of a synthetic 3-dehydroshikimate biosensor in *Escherichia coli* for metabolite monitoring and genetic screening. ACS Synthetic Biology, 8(2): 297-306.

Li L, Xing X H, Zhang C. 2020. High-throughput screening for improving cellular and enzymatic properties. Systems and Synthetic Metabolic Engineering. Amsterdam: Elsevier: 153-181.

Liu B, Liu J. 2019. Interface-driven hybrid materials based on DNA-functionalized gold nanoparticles. Matter, 1(4): 825-847.

Mahr R, Gätgens C, Gätgens J, et al.2015. Biosensor-driven adaptive laboratory evolution of l-valine production in Corynebacterium glutamicum. Metab Eng，32:184-194.

Mellors J S, Jorabchi K, Smith L M, et al. 2010. Integrated microfluidic device for automated single cell analysis using electrophoretic separation and electrospray ionization mass spectrometry. Analytical Chemistry, 82(3): 967-973.

Morita H, Hasunuma T, Vassileva M, et al. 2014. A new screening method for recombinant *Saccharomyces cerevisiae* strains based on their xylose fermentation ability measured by near infrared spectroscopy. Anal Methods, 6(17): 6628-6634.

Mustafi A, Grünberger R, Mahr S, et al. 2014. Application of a genetically encoded biosensor for live cell imaging of L-valine production in pyruvate dehydrogenase complex-deficient *Corynebacterium glutamicum* strains. PLoS One, 9(1): e85731.

Ouellet J . 2016. RNA fluorescence with light-up aptamers. Front Chem, 4: 29.

Sewell D J, Turner R, Field R, et al. 2019. Enhancing the functionality of a microscale bioreactor system as an industrial process development tool for mammalian perfusion culture. Biotechnol Bioeng, 116(6): 1315-1325.

Shen Q, Chang T N, Yu L. 2008. Control and implementation of a real-time liquid spotting system for microarray applications. IEEE Transactions on Industrial Electronics, 55(9): 3266-3272.

Smith M J, Ivanov, D P. Weber R J, et al. 2021. Acoustic mist ionization mass spectrometry for ultrahigh-throughput metabolomics screening. Analytical Chemistry, 93(26): 9258-9266.

Stojanovic M N, De Prada P, Landry D W. 2001. Aptamer-based folding fluorescent sensor for cocaine. Journal of the American Chemical Society, 123(21): 4928-4931.

Totaro D, Rothbauer M, Steiger M G, et al. 2020. Mattanovich: Downscaling screening cultures in a multifunctional bioreactor array-on-a-chip for speeding up optimization of yeast-based lactic acid bioproduction. Biotechnology and Bioengineering, 117(7): 2046-2057.

Wagner J M, Liu L, Yuan S F, et al. 2018. A comparative analysis of single cell and droplet-based FACS for improving production phenotypes: Riboflavin overproduction in *Yarrowia lipolytica*. Metabolic Engineering, 47: 346-356.

Wang X, Ren L, Su Y, et al. 2017. Raman-activated droplet sorting(RADS) for label-free high-throughput screening of microalgal single-cells. Anal Chem, 89(22): 12569-12577.

Westley C, Xu Y, Carnell A J, et al. 2016. Label-free surface enhanced Raman scattering approach for high-throughput screening of biocatalysts. Anal Chem, 88(11): 5898-5903.

Xu P. 2020. Branch point control at malonyl-CoA node: A computational framework to uncover the design principles of an ideal genetic-metabolic switch. Metabolic Engineering Communications,

10: e00127

Yu H, Alkhamis O, Canoura J, et al. 2021. Advances and challenges in small-molecule DNA aptamer isolation, characterization, and sensor development. Angew Chem Int Ed Engl, 60(31): 16800-16823.

Yu X J, Huang C Y, Chen H, et al. 2019. High-throughput biochemical fingerprinting of oleaginous *Aurantiochytrium* sp. strains by Fourier transform infrared spectroscopy(FT-IR) for lipid and carbohydrate productions. Molecules, 24(8): 1593.

Zeng W, Guo L, Xu S, et al. 2020. High-throughput screening technology in industrial biotechnology. Trends in Biotechnology, 38(8): 888-906.

Zhao F L, Zhang C, Zhang C, et al. 2016. A genetically encoded biosensor for in vitro and *in vivo* detection of NADP$^+$. Biosensors and Bioelectronics, 77: 901-906.

Zhu Y, Piehowski P D, Zhao R, et al. 2018. Nanodroplet processing platform for deep and quantitative proteome profiling of 10–100 mammalian cells. Nature Communications, 9(1): 882.

第12章 细胞工厂的工程应用

本章知识信息网络图

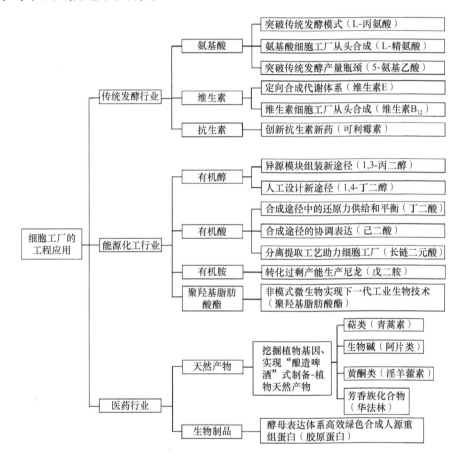

12.1 细胞工厂在各行业的工程应用

随着合成生物学的快速发展和代谢工程的广泛应用，以细胞工厂为基础的生物制造已经可以实现大宗化学品、精细化工品、天然产物或生物医药等化合物的生物合成并取得了显著成效。以细胞工厂为基础的生物制造技术目前已成为公认的可用于替代石油基化工制造、进行传统植物提取、实现非天然化合物合成等技术的新型工业体系。微生物细胞工厂是实现生物合成的关键核心技术，也是生物制造的"卡脖子"技术。如何通过创建和优化获得具有重要工业应用价值的细胞工厂是生物合成的关键。经过几十年的发展，通过代谢工程与合成生物学相结合创建高效细胞工厂已经展现出了良好的应用前景和巨大的市场潜力。创新的微生物细胞工厂在突破现有发酵技术瓶颈、实现化合物的从头合成、创建非天然合成途径、扩大底盘细胞底物利用范围、发展新工艺等领域都展现出了不可替代的优势。目前，通过合成生物学和代谢工程相结合创建的细胞工厂已经在各行各业得到了广泛的应用，如在生物燃料、生物基材料、生物医药、纺织、人造食品、天然产物合成等领域都已取得了不同程度的成功。同样的，细胞工厂也在原料应用上取得了重大突破，使化合物合成不再单纯依赖石油基来源的原料，实现了以廉价的生物质、一碳化合物、光能和电能等新能源为原料供给（图 12-1）。

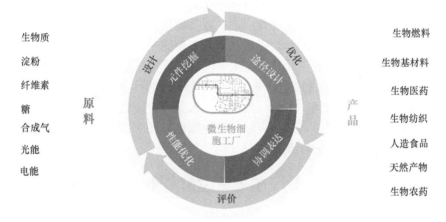

图 12-1　微生物细胞工厂

　　细胞工厂从创建到应用需要具有完整的产业链条。①细胞工厂创建，包括化合物选取、底盘细胞选择、途径创建和优化、具有应用潜力的细胞工厂的获得等；②细胞工厂的商业化生产，包括从实验室到生产线的发酵放大、发酵工艺优化、商业化生产线的建立、产品的分离提取和纯化等；③化合物的质量管理和商业化，包括产品的包装、销售、质量管理和商业化销售等；④知识产权保护，包括关键技术、特殊菌株、优异工艺等的知识产权的申请和维护等；⑤生物合成产品的应用，包括产品现有市场应用和未知市场的拓展等。因此，一个细胞工厂的成功应用是受多因素限制的，细胞工厂的创建是其中最关键的核心技术之一，是实现从0 到 1 的过程。目前，应用于细胞工厂创建的宿主细胞已经从大肠杆菌、谷氨酸棒杆菌和酿酒酵母等模式微生物扩展到了大量具有特殊性能的优良微生物，如耐酸性酵母、嗜盐菌、真菌等，并已取得良好效果。用于创建细胞工厂的遗传改造技术也从最初的结合转移、Red同源重组技术等,扩展到了现在高效的CRISPR/Cas（clustered regulatory interspaced short palindromic repeat/CRISPR-associated protein）技术。另外,随着组学技术成本下降、大数据库的数据积累、人工智能（AI）技术快速发展、高通量筛选技术以及多学科结合能力的提升,通过理性设计和高通量筛选相结合,可以实现更多样化的细胞工厂的设计和快速创建,这为使细胞工厂应用于更多领域奠定了基础。

在本章中,我们将选取细胞工厂在传统发酵行业、能源化工和医药等领域成功应用的典型案例,详述细胞工厂在实现传统发酵产品的产量突破、化合物从头合成、工艺改造和新产品研发等方面的广泛应用。细胞工厂从实验室到产品需要完整的产业链条,一个细胞工厂从创建到实现产业化生产受到多种因素限制。从现有案例可以看出,目前细胞工厂的应用已经渗透到与我们生活息息相关的各行各业。值得注意的是,有一些细胞工厂在实验室实现了化合物的从头合成或者多种非天然化合物的获得,但与现有技术相比其成本高昂,因而依旧很难实现产业化。另外,有一些化合物的生物合成途径容易创建,但是下游分离提取技术难以突破同样会限制生物制造的成功应用。令人兴奋的是,以细胞工厂为基础的生物制造目前已经被科研界、工业界和商业界广泛接受并认识。2021年被称为"合成生物学投资元年",合成生物学领域全年融资超过了前十年的总和,大量合成生物学领域初创企业进入市场。未来,随着各界人员和资金更多地进入该领域,细胞工厂的应用必会更加广泛,从而可以使这种绿色、环保、高效的生物制造方式推广到更多的产品和不同的行业。

12.2　细胞工厂在传统发酵行业的工程应用

12.2.1　氨基酸

传统的氨基酸发酵一般都是利用诱变获得的高产菌株在好氧条件下发酵实现的。这种诱变获得的工程菌易存在遗传背景不清晰、代谢改造困难、转化率较低和污染较重等问题。细胞工厂在氨基酸行业的应用颠覆了传统氨基酸行业的发酵模式,实现了节能减排、绿色环保的氨基酸生产,并开创了多种氨基酸发酵的新模式。本节将以L-丙氨酸、L-精氨酸和5-氨基乙酰丙酸为例,详述细胞工厂在颠覆发酵模式、实现氨基酸从头合成和突破传统发酵产量瓶颈方面的应用。

12.2.1.1　氨基酸厌氧细胞工厂（以L-丙氨酸为例）

传统的氨基酸细胞工厂多为好氧发酵。而厌氧发酵与好氧发酵工艺相比,具有操作简单、无须通氧、糖酸转化率高、容易接近理论最大值等优势。限制氨基酸合成实现厌氧发酵的因素主要有两个:第一个是葡萄糖到氨基酸的代谢途径在厌氧条件下还原力供给不平衡；第二个是厌氧条件下菌种量少，单个细胞合成效率低，导致菌种整体生产性能差。

L-丙氨酸是氨基酸行业百年历史中首个实现厌氧发酵产业化的产品。作为一种重要的氨基酸，L-丙氨酸在日化、医药等领域都具有广泛的用途，尤其是近年作为关键原料合成新型环保螯合剂 MGDA（甲基甘氨酸二乙酸），对保护水体生态环境具有重要意义。传统工业中，国内外企业主要通过石化路线以石油基化合物为原料生成 L-丙氨酸（图 12-2A），生产成本居高不下、环保压力大等因素严重限制了 L-丙氨酸的下游应用。通过微生物发酵可以实现以可再生资源为原料直接生产 L-丙氨酸（图 12-2B）。

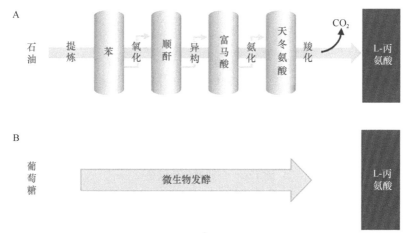

图 12-2　L-丙氨酸的生产
A. 石化路线生产 L-丙氨酸；B. 生物发酵生产 L-丙氨酸

2007 年，美国佛罗里达大学 Ingram 课题组首次在大肠杆菌中实现了 L-丙氨酸的厌氧发酵（Zhang et al., 2007）。天然合成途径中，L-丙氨酸是在转氨酶的作用下将丙酮酸和谷氨酸转化为 L-丙氨酸和 α-酮戊二酸。与此同时，谷氨酸脱氢酶再利用 NADPH 和铵离子将 α-酮戊二酸再生为谷氨酸（图 12-3）。1 mol 丙酮酸转化为 1 mol L-丙氨酸需要消耗 1 mol NADPH 型还原力。但是大肠杆菌在厌氧条件下代谢葡萄糖只产生 NADH 型还原力，由此就出现了代谢过程中还原力供给的不平衡。为了解决厌氧条件下还原力供给不平衡的问题，研究者通过使用来源于嗜热脂肪芽孢杆菌的 NADH 依赖型 L-丙氨酸脱氢酶替代大肠杆菌天然途径的转氨酶和谷氨酸脱氢酶双酶体系构建了 L-丙氨酸合成的新途径，该途径中 L-丙氨酸脱氢酶可以直接利用 NADH 和铵离子将丙酮酸转化为 L-丙氨酸，从而实现厌氧还原力平衡（图 12-3）。接下来，为了解决厌氧条件下菌种量少，单个细胞合成效率低导致菌种整体生产性能差的问题，研究者重构了大肠杆菌的代谢网络使 L-丙氨酸合成成为厌氧发酵条件下唯一能将 NADH 再生为 NAD^+ 的代谢途径。由于 NAD^+

再生才能让糖酵解持续运转从而为细胞生长提供能量,因此实现细胞生长和L-丙氨酸的偶联(图12-4A、B)。基于这种偶联,可以使用代谢进化技术,通过在厌氧条件下连续传代筛选细胞生长和L-丙氨酸合成能力逐步提升的菌株,从而获得高效生产L-丙氨酸的工程菌株(图12-4C)。最终,L-丙氨酸的生产速率从0.1 g/(g细胞干重·h)提高到了0.79 g/(g细胞干重·h),菌种的生产强度达到3.9 g/(L·h)。该技术于2012年在安徽华恒生物科技股份有限公司实现了商业化生产(图12-4D),这也是全球首次实现L-丙氨酸的厌氧发酵生产。目前,在250 m³发酵罐中发酵40 h,L-丙氨酸产量可以达到155 g/L,转化率高达95%以上,生产成本相比传统石化路线降低50%。华恒生物现已建立了年产3万吨L-丙氨酸的生

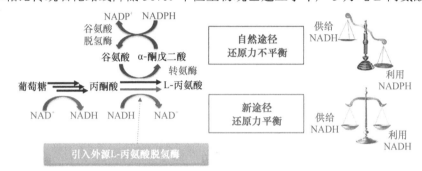

图 12-3　L-丙氨酸合成途径

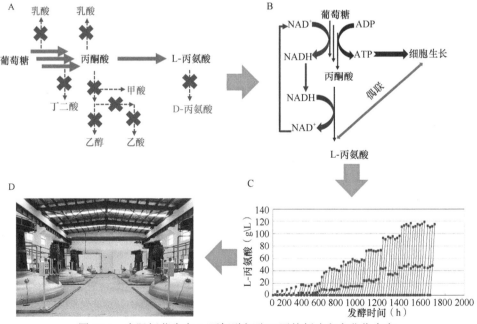

图 12-4　大肠杆菌生产L-丙氨酸细胞工厂的创建和产业化生产

产线（图 12-4D），使用该技术生产的 L-丙氨酸占全球 L-丙氨酸销量的 60%以上。2019 年，华恒生物生产的 L-丙氨酸被评为工业和信息化部制造业单项冠军产品。L-丙氨酸厌氧发酵的实现为氨基酸行业工程菌种改造和氨基酸行业未来发展提供了很好的示范作用，也是未来氨基酸工程菌株改造的重要方向。厌氧发酵生产氨基酸需要基于合成生物学对细胞工厂进行精密设计和创建。根据公开报道，目前可实现纯厌氧发酵生产的氨基酸暂时只有 L-丙氨酸和 L-缬氨酸，因此未来的研究任重而道远。

12.2.1.2 从头创建氨基酸好氧细胞工厂（以精氨酸为例）

传统诱变技术在早期为氨基酸行业的发展提供了大量性能优良的工程菌株，尤其是在获得高产菌株和解除反馈抑制方面具有非常好的效果。但诱变菌株存在的遗传背景复杂、重复性低、遗传稳定性差、不易再进行定向改造等问题也极大地限制了菌种的迭代升级和持续优化。

相对于传统发酵菌株，通过理性设计从头创建的细胞工厂具有背景清晰、遗传稳定性好、发酵工艺简单、便于遗传改造等优势。但理性设计需要对宿主细胞的遗传背景有清晰的认知。以多组学分析技术为基础，将传统诱变与理性设计相结合，通过解析传统诱变菌株中的关键遗传信息并将其用于指导通过系统代谢工程实现细胞工厂的从头创建，对于以细胞工厂为基础的生物制造技术的发展具有极大的推动作用。

L-精氨酸是一种重要的半必需氨基酸，在食品、制药和化妆品等领域都有非常广泛的应用。传统工业中，L-精氨酸的生产主要是利用诱变菌株，以甜菜、甘蔗糖蜜等廉价原料为碳源，通过微生物发酵实现。为了实现菌种的迭代升级和精氨酸的绿色制备，韩国科学技术院 Sang Yup Lee 课题组创新性地将传统诱变和理性改造相结合（图 12-5），并以此为基础通过系统代谢工程实现了 L-精氨酸高效细胞工厂的从头创建（Park et al., 2014）。在该研究中，研究人员首先从天然高产 L-精氨酸的谷氨酸棒杆菌 ATCC 21831 出发，通过紫外诱变获得 L-精氨酸生产能力提升的工程菌 AR1，并使 L-精氨酸产量从 17 g/L 提高到 34.2 g/L。为了了解突变菌株的详细遗传背景，研究者以系统范围代谢组分析为基础，对诱变前后菌株的遗传信息进行详细分析并鉴定出与 L-精氨酸产量提高相关的关键靶点。结果发现，与出发菌株相比，AR1 中共有 580 个基因发生缺失或突变，其中包括 4 个与 L-精氨酸合成直接相关的基因，即鸟氨酸氨基甲酰转移酶基因 *argF*、双功能鸟氨酸乙酰转移酶/N-乙酰谷氨酸合酶基因 *argJ*、精氨酸阻遏物基因 *argR* 和氨基甲酰磷酸合酶基因 *carB*。详细的组学分析使研究者不仅掌握了突变菌株的遗传背景，而且为接下来在组学指导下的理性设计奠定了基础。在此基础上，研究者通过敲除抑制精氨酸合成的负调控基因 *argR* 和 *farR* 进一步提高了 L-精氨酸的合成效率，获得的工程菌株 AR2 在发酵时 L-精氨酸产量可达到 61.2 g/L。还原力供给是氨基酸合成中尤为关键的一环。为了满足 L-精氨酸合成途径对 NADPH 的需求，研究者对代谢模块进行理性设计，在弱化糖酵解途径活性的同时提高磷酸戊糖途径的利用效率，从而让葡萄糖更多地通过磷酸戊糖途径进行代谢，增加 NADPH 的供给并用于 L-精氨酸的合成。结果发现，由此获得的工程菌株 AR3 发酵时 L-精氨酸产量高达 80.2 g/L，相比 AR2 提高了 30%以上。研究者进一步在系统代谢工程的指导下，通过失活谷氨酸转运蛋白、理性设计和调控关键副产物合成相关基因的表达强度，获得了最终的工程菌株 AR6。该菌株在 5 L 发酵罐中利用葡萄糖和蔗糖混合糖发酵时可以生产 92.5 g/L 的 L-精氨酸，转化率达到 0.4 g/g。该菌株在发酵放大时同样保持了高效的生产能力，在 1500 L 发酵罐中利用葡萄糖和蔗糖混合糖进行发酵时能够生产 81.2 g/L 的 L-精氨酸，转化率达到 0.353 g/g。从以上研究可以看出，通过组合传统诱变和理性设计，利用系统代谢工程从头创建背景清晰、遗传稳定、性能高效的细胞工厂是完全可行的，这为通过从头创建细胞工厂进行氨基酸产业化生产和氨基酸行业菌种迭代升级打下了很好的基础。

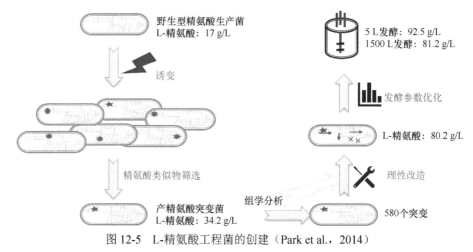

图 12-5　L-精氨酸工程菌的创建（Park et al.，2014）

12.2.1.3　氨基酸衍生物的合成（以 5-氨基乙酰丙酸为例）

受限于工程菌株本身性能，很多产品在发酵过程中即使不断改进发酵工艺，也难以突破一定的产量。这种发酵中的产量限制是很多产品发酵生产中的瓶颈，也是成本难以下降的关键限制因素。

5-氨基乙酸丙酸（5-aminolevulinic acid，5-ALA）作为一种氨基酸衍生物，是生物体天然存在的功能性非蛋白质氨基酸，是用于合成血红素、叶绿素等四吡咯化合物的必需前体，在生物医药、动物营养等方面都具有广泛的应用价值。目前，5-ALA 的工业化生产主要依赖于化学合成。同其他多数石化技术相似，化工法合成 5-ALA 具有成本高、污染重、生产规模有限等问题，从而严重限制了 5-ALA

的下游应用。通过传统诱变获得的工程菌株使生物发酵生产 5-ALA 实现了产业化生产并使生产成本降为化学合成法的 1/10。但是，使用诱变菌株生产 5-ALA，由于发酵周期较长、技术水平相对较低、持续提升空间较小等，使得 5-ALA 的生产成本一直居高不下，造成 5-ALA 的推广应用长期以来受到极大的限制。

代谢工程技术的引入使长久以来 5-ALA 生物发酵产量难以突破的难题得到了解决，并使得 5-ALA 的发酵产量最高可接近 20 g/L（Chen et al.，2020）。中国科学院天津工业生物技术研究所郑平研究员课题组通过引入异源 5-ALA 合成酶（5-ALA synthetase）在谷氨酸棒杆菌中创建了 5-ALA 合成途径，获得的工程菌株 CA 能够生产 3.8 g/L 的 5-ALA。进一步通过使用人工 RBS 元件精细调控 5-ALA 合成酶编码基因的表达强度，可以使新获得的菌株 CA1 中 5-ALA 产量提高到 4.4 g/L。在 5-ALA 细胞工厂中，大量碳代谢流需要从三羧酸循环中分流到 5-ALA 合成途径。为了平衡 5-ALA 的生产和细胞代谢，研究者紧接着对草酰乙酸回补途径关键酶——磷酸烯醇式丙酮酸脱羧酶（PPC）进行过表达，并使用人工 RBS 元件进行精细调控。结果发现，最终获得的工程菌株 CA1P4 在发酵时 5-ALA 产量提高到了 5.5 g/L。该菌株在 5 L 发酵罐中以葡萄糖为碳源进行补料发酵时更是展现了良好的发酵性能，发酵 39 h 时，5-ALA 的产量可以高达 16.3 g/L。为了进一步降低 5-ALA 的生产成本，研究者还探索了不同碳源供给下细胞工程的发酵性能。结果发现，以廉价、可再生的生物质原料酶解木薯渣水解液进行发酵时，5-ALA 的产量最高可达 18.5 g/L。

5-ALA 生物合成的成功很好地展现了通过代谢工程技术创建细胞工程在突破化合物发酵性能上的高效性和可行性。使用代谢工程获得的细胞工厂生产 5-ALA，发酵工艺简单、绿色环保、生产成本大幅下降，这为接下来 5-ALA 在下游领域的广泛应用和推广打下了坚实的基础。目前，部分高水平技术体系已具备产业化生产条件（陈久洲等，2021）。另外，5-ALA 细胞工厂的应用也为其他氨基酸衍生物生物合成的研究和工程应用起到了很好的示范作用。未来，随着 AI 技术、多组学技术和基因改造技术等多学科发展与联合，将会有越来越多的细胞工厂用于替代现有高污染、石油基、成本高的合成途径，从而开启绿色制造的新纪元。

12.2.2　维生素

维生素是生命体维持正常生理机能必需的一类有机物质，但一般机体自身不能合成或者合成量不能满足生命需求，需要从外界获取。目前，维生素的合成主要包括化学合成和生物合成两种。与其他物质的合成相似，用于维生素合成的化学法同样具有反应条件复杂、污染严重、依赖石油基原料等问题，而生物合成面临核心菌种短缺、技术更新慢等难点。合成生物学和代谢工程的快速发展使细胞工厂在维生素行业的应用也已取得了显著效果，并已有成功的产业化应用。本部分将以维生素 E 和维生素 B_{12} 为例，详细描述细胞工厂在实现维生素新的合成路线和从头合成方面的应用。

12.2.2.1 维生素 E 的新合成路线

对于很多合成途径过长的细胞工厂的创建来说，如何实现胞内代谢途径中不同步骤间的协调表达、减少中间代谢产物积累造成的生物毒性，是实现这类化学品生物制造的关键。目前的技术改造主要是基于经验和尝试对代谢途径进行优化，但缺乏目标性和精准性。

维生素 E，又称生育酚，是一种脂溶性维生素，是全球维生素类产品中用途广泛、产销量极大的三大维生素支柱产品之一，在饲料、医药、食品和化妆品等领域都具有非常广泛的应用。目前，全球 80% 以上的维生素 E 是通过化学全合成法制备，主要生产方式是以 2,3,5-三甲基氢醌和异植物醇两种中间体通过"一步缩合法"生产，存在合成途径复杂、技术壁垒高、企业垄断严重等现象。限制维生素 E 实现生物合成最主要的因素是合成途径过长、胞内酶的比例难以确定，从而造成改造困难、中间代谢产物积累、产量低等。为了突破这种技术限制，武汉大学刘天罡课题组成功开发了"定向合成代谢体系"。该体系通过将体内目标代谢途径在体外进行重构，排除了胞内复杂代谢网络对该途径的调控，从而得到该途径催化过程的实际参数，获得该代谢途径适用于效率最优情况下的酶催化比例。该技术可以实现对目标途径调控关键节点和参数的快速鉴定，以此为指导可以实现对胞内代谢途径定向、快速地改造。使用该方法，刘天罡课题组在胞外使用纯化后的蛋白组分重构了甲羟戊酸的合成途径并用于法尼烯的生产，获得了在最优情况下的酶催化比例并快速鉴定出合成途径调控的关键节点和参数。以此为指导，通过对大肠杆菌关键基因的定向改造建立法尼烯的高效合成细胞工厂，使法尼烯在摇瓶中的产量达到 1.1 g/L 以上，比对照菌株提高 2000 倍。与传统代谢工程相比，该技术可以实现对合成途径中每个步骤的理性控制和精确评估，从而实现对代谢途径更加理性、目的性更强、更加有效地改造和提升，并使法尼烯的生产成本显著降低。

以这种低成本的法尼烯为原料，武汉大学和能特科技有限公司联合开发了结合生物合成与化学合成，只需三步化学反应获得异植物醇，然后一步合成维生素 E 的优势创新技术。该技术打破了自罗氏公司首次实现维生素 E 化学合成以来持续 80 多年的全化学合成历史，并使能特科技有限公司在短短三年时间里就跻身全球维生素 E 产业的前列。目前，能特科技有限公司已在湖北石首建成了规模位居全球前列的维生素 E 生产线，产能已占全球维生素 E 市场的 1/4 并使生产成本大大降低，经济效益显著并使维生素 E 的全球市场格局发生改变（马田等，2020）。由此可见，合成路线的创新在突破传统工艺瓶颈、技术垄断等方面是重要的制胜法宝，对于维生素行业核心菌种的迭代升级和未来占领创新高地都具有极其重要的意义。微生物细胞工厂的工程应用是实现新合成路线的载体。随着对高效核心菌种需求的增加,类似细胞工厂的创建和应用将是未来维生素合成中亟待实现的技术创新。

12.2.2.2　维生素 B_{12} 的从头合成

清晰的合成过程和高效的组装效率是实现化合物异源细胞工厂创建很关键的限制因素。自然界中绝大多数天然代谢产物都经过复杂且步骤较多的途径进行生产,并且很多化合物合成途径存在于不同的生物中。如何将来自不同微生物的超长合成途径在模式微生物中有效组装和协调表达,对异源细胞工厂创建非常重要。

维生素 B_{12} 又称为钴胺素,是唯一一种含有金属元素的维生素类化合物。维生素 B_{12} 结构复杂,合成途径包含 30 多个基因。细菌和古菌是自然界中合成维生素 B_{12} 的唯一来源。现有工业化生产中,脱氮假单胞菌(*Pseudomonas denitrificans*)和费氏丙酸杆菌(*Propionibacterium freudenreichii*)是工业应用中最广泛使用的维生素 B_{12} 生产菌种(Fang et al.,2018),但是这两种菌不仅生长缓慢、遗传改造困难,同时还有发酵周期长、生产成本高和产量难以提高等问题。因此,在类似大肠杆菌这样生长速度快、遗传操作容易的微生物中从头创建维生素 B_{12} 的合成途径是非常具有吸引力的。但是,维生素 B_{12} 合成途径包含 30 多个基因,如何将这些基因在异源微生物中实现成功组装和表达并实现维生素 B_{12} 的生产是非常有挑战性的。

自然界中维生素 B_{12} 的合成主要包括两条途径,即好氧途径和厌氧途径。这两条途径最主要的区别就是钴(cobalt)的插入时间和对氧的需求。在这些途径中,虽然维生素 B_{12} 合成的大部分步骤都被阐明,但通过关键中间体腺苷钴胺酰磷酸的合成途径仍然有许多未知。其中,腺苷钴胺酰磷酸的合成和 CBAD [co(II) byrinic acid a, c-diamide]在异源宿主中的生产是实现维生素 B_{12} 从头合成的两个关键问题。为了解决这些问题,中国科学院天津工业生物技术研究所张大伟课题组通过对比体内/体外 CBAD 合成的研究发现,钴吸收转运蛋白是钴螯合必需的(Fang et al.,2018)。另外,研究者通过在体外和(或)体内对来自荚膜红杆菌的腺苷钴酰胺磷酸生物合成途径基因的分析发现,CBAD 到阿多钴胺的反应在好氧途径和厌氧途径中是相同的。在成功解析维生素 B_{12} 好氧合成途径中钴螯合与腺苷钴啉醇酰胺磷酸的合成机理的基础上,研究人员将不同微生物中用于维生素 B_{12} 好氧合成的 32 个基因分成 6 个独立模块,通过质粒或整合到染色体中实现有效表达,并获得了可以生产维生素 B_{12} 的细胞工厂。进一步通过代谢工程改造和发酵条件优化后,研究者将维生素 B_{12} 的产量提高到 307 μg/g DCW,是出发菌株的 250 多倍。虽然与现有工业生产中使用的维生素 B_{12} 主要生产菌株 *Pseudomonas denitrificans* 和 *Propionibacterium freudenreichii* 相比,新获得的大肠杆菌细胞工厂生产能力还不够高,但已经与其他许多维生素 B_{12} 的天然菌株生产能力非常相近。值得注意的是，根据文献报道，*Pseudomonas denitrificans* 经过多轮随机突变，其发酵维生素 B_{12} 的产量在 10 年间提高了约 100 倍，而通过代谢工程创建的大肠杆菌细胞工厂在几个月内就能提高 250 倍。另外，通过代谢工程获得的大肠杆菌细胞工厂没有经过随机突变，所以背景清晰，因而后续进一步改造非常容易。使用大肠杆菌细胞工厂生产维生素 B_{12} 同样克服了现有工业菌株生长周期长的问题，如常用的 *P. denitrificans* 需要大约 180 h 完成发酵，而大肠杆菌细胞工厂只需要 24 h，发酵时间几乎缩短到原来的 1/10。该研究首次展现了维生素 B_{12} 在大肠杆菌中的完全合成。除了证实大肠杆菌可以作为维生素 B_{12} 生产的微生物合成平台，还展现了复杂合成途径中几十个基因是可以在不同微生物宿主间进行转移从而促进工业化生产的。而新的细胞工厂表现出的发酵周期短、发酵工艺简单、遗传改造容易、背景清晰等特征也很好地展现了其未来作为新一代维生素 B_{12} 生产菌株的潜力。

12.2.3 抗生素

我国是传统的抗生素生产大国，总产量位居世界第一，尤其是在传统抗生素药物，如青霉素、链霉素和四环素等原料药领域拥有绝对的优势。但随着细菌耐药性的不断增强和国家限抗令的出现，对新型抗生素的需求日益增强。以基因工程改造为基础的细胞工厂的创建，为新型抗生素的筛选提供了基础。但是，抗生素细胞工厂创建过程中一个重要的限制因素是许多经过基因改造的工程菌株相对于野生型菌株发酵性能反而会下降，这直接限制了新型药物的推广应用。

可利霉素是我国首个利用合成生物学技术获得的具有完全自主知识产权并可实现产业化应用的基因工程药物，也是利用细胞工厂直接发酵生产的全球首例新型抗感染药物。可利霉素（Carrimycin，商品名"必特"）是由中国医学科学院与沈阳同联集团有限公司共同开发并真正应用于临床实际的新化合物，现已获批上市。可利霉素是以异戊酰螺旋霉素（isovalerylspiramycin，ISP）为主要组分的抗生素，包括 ISP I、II、III。在该研究中，研究者以安全有效的螺旋霉素母核作为研发基础，通过将异源 4″-*O*-异戊酰基转移酶基因（*ist*）整合进螺旋链霉菌可获得生产可利霉素的细胞工厂（Sun et al., 1999）。研究者使用染色体整合获得的遗传稳定的工程菌替代质粒表达的工程菌显著提高了工程菌株的效价，克服了基因改造工程菌效价降低的难题。接下来，结合不同诱变育种方式逐次提高工程菌株的生产能力，并通过全基因组测序详细研究鉴定出可利霉素的生物合成基因簇和其他多个基因突变，从而使研究者掌握工程菌株的遗传背景。后续研究证实 ISP I 的药物活性与可利霉素相当，因而可以作为一种单组分药物进行开发，这极大地简化了对提取纯化工艺的要求并降低了发酵成本。因此，研究者进一步通过对工程菌中不同酰基化酶基因的敲除获得生产单一化合物的工程菌，并继续通过诱变获得了满足工业发酵要求的工程菌株。相对于多数大宗化学品和氨基酸产品，抗生素类化合物一般都具有复杂的结构，并且合成路径更加复杂，获得新的化合物的难度更高。许多经过基因操作的工程菌发酵效能显著降低，这极大地限制了许多工程菌株发酵产物在临床阶段的推广应用。可利霉素的成功为未来通过合成生物学手段创建新的细胞工厂实现新的抗生素化合物生产及产业化开辟了崭新的道路。

12.3　细胞工厂在能源化工行业的工程应用

12.3.1　有机醇

12.3.1.1　1,3-丙二醇

现代化工产业中多数可以实现生物合成的化合物的代谢途径并不是天然存在于单一微生物细胞中，而是需要通过理性设计将来自不同微生物的合成模块在单一细胞工厂中进行组装，从而实现这种非天然途径的代谢并用于特定化合物的生产。要实现这种理性设计和拼装，不仅需要熟练掌握化合物催化反应的过程，更要对催化各步反应的酶的来源有非常好的了解。

1,3-丙二醇作为一种重要的二元醇,在聚酯类高分子材料等领域具有非常重要的应用价值（图 12-6）。另外，1,3-丙二醇作为一种重要的化工材料，在增塑剂、表面活性剂、润滑油、燃料等领域也具有非常广泛的应用，未来的潜在市场容量超过 200 万吨。化学合成是目前 1,3-丙二醇合成的主要方法且已实现工业化生产。但是受到生产技术及成本的限制，生产规模难以继续扩大，因而造成市场潜力也难以进一步释放。自然界中有多种天然高产 1,3-丙二醇的菌株，如肺炎克雷伯菌、产酸克雷伯菌、弗氏柠檬酸菌等。这些菌株可以直接在厌氧或微厌氧条件下代谢甘油合成 1,3-丙二醇（图 12-7），同时提供细胞生长所需的物质和能量。这类菌株在 1,3-丙二醇生物制造研究初期曾得到广泛关注，但由于甘油价格较高且甘油到 1,3 丙二醇的转化率只有 60%～70%，造成生产成本过高，因而难以用于大规模商业化生产。

与甘油相比，葡萄糖是生物发酵中更常见的碳源且价格更加低廉，以葡萄糖为碳源发酵生产 1,3-丙二醇可以极大地降低生产成本。遗憾的是，在自然界已知微生物细胞中并没有直接能将葡萄糖转化为 1,3-丙二醇的合成途径。但前人的研究已经证实在许多微生物（如酿酒酵母）中含有将葡萄糖转化为甘油的关键合成途径。为了突破限制实现 1,3-丙二醇的低成本商业化生产，美国杜邦公司经过比较和分析后将来自酿酒酵母的甘油合成途径和来自克雷伯菌的 1,3-丙二醇合成途径同时导入大肠杆菌，创建了以葡萄糖为原料一步发酵生产 1,3-丙二醇的大肠杆菌细胞工厂。相

对于已知的、天然存在的甘油到 1,3-丙二醇的合成途径，新创建的从葡萄糖到 1,3-丙二醇的合成途径在碳代谢、还原力代谢和能量代谢方面都发生了极大的变化，因此需要重新进行代谢平衡调控。接下来，研究者通过减少进入 TCA 循环的碳代谢流、促进葡萄糖向甘油的代谢等策略对 1,3-丙二醇的转化率进行了优化。最终获得的大肠杆菌细胞工厂，发酵时 1,3-丙二醇产量达 135 g/L，生产速率达 3.5 g/（L·h），转化率达 1.21 mol/mol。目前该项目已实现商业化生产，这也是第一个成功实现 1,3-丙二醇商业化生产的案例。与传统的石化路线相比，杜邦公司 1,3-丙二醇生产技术的能耗降低了 40%，二氧化碳排放降低了 40%，该案例很好地展示了细胞工厂在生物合成中的功能，以及使用生物合成替代石油基路线技术的可行性。

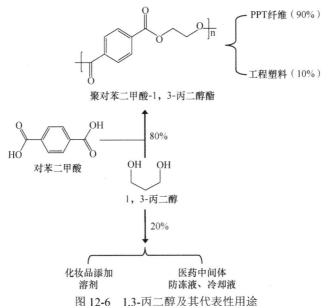

图 12-6　1,3-丙二醇及其代表性用途

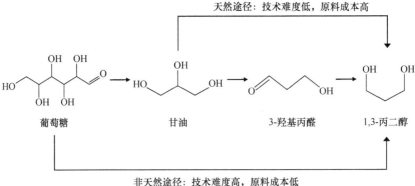

图 12-7　1,3-丙二醇的生物合成路线

在 1,3-丙二醇的生物合成途径中，以葡萄糖为原料的合成途径在成本上远低于以甘油为原料的合成途径。在很长一段时间内，以葡萄糖为原料的 1,3-丙二醇合成技术被杜邦公司垄断，但随着合成生物学技术的进一步发展，韩国国立釜山大学、我国清华大学也拿出了各自的核心菌种及相应的技术，并且相关技术指标都具有产业转化的潜力。随着细胞工厂技术的不断发展和商业化应用，预期 1,3-丙二醇的价格会不断降低。低廉的售价将极大地促进下游相关行业的发展，随着可降解材料、绿色材料市场及生产技术的进步，在未来定会有更广阔的市场前景。

12.3.1.2　1,4-丁二醇的合成

相对于有天然合成途径或可以通过组合不同来源模块实现生物合成的化合物，更多的石化基化合物在自然界中是没有生物催化途径或者只有部分催化途径的。这类细胞工厂创建的难度要大很多，需要完全依靠人工设计创建出全新的合成途径，其难点在于根据催化相似性等创造出全新的化学反应。

1,4-丁二醇（1,4-BDO）作为一种重要的化工原料，主要用于制造聚酯和氨纶等，年需求量达到 200 万吨左右。近年来，随着"禁塑令"的出台和生物可降解塑料的推广，1,4-丁二醇作为可降解生物材料聚酯塑料合成的重要单体，需求量迎来爆发式增长。目前，国内外 1,4-丁二醇主要以石油基原料依靠化学合成生产，包括炔醛法、顺酐法、丁二烯法和环氧丙烷法等。其中，以乙炔和甲醛为原料、通过炔醛法生产的 1,4-丁二醇占总产量的 75% 左右，是最主要的生产方法。基于 1,4-丁二醇在工业中的重要作用，近年来通过生物合成实现高效、绿色生物制造 1,4-丁二醇的研究受到越来越多的重视。但 1,4-丁二醇是一种非天然化合物，在自然界已知生物中都未发现天然的合成途径，因而要实现 1,4-丁二醇细胞工厂的创建具有相当大的难度。

Genomatica 公司于 2011 年报道了第一个以可再生碳水化合物为原料生产 1,4-丁二醇的生物催化途径（Yim et al., 2011）。为了突破自然界已知生物中无天然合成途径的限制，研究人员根据已知化合物官能团的转换，通过理性计算得出从主要中央代谢物到 1,4-丁二醇的 10 000 种可能的合成途径，然后基于操作可行性筛选出两种最优的 1,4-丁二醇合成途径。这两条 1,4-丁二醇合成途径在中间产物 4-羟基丁酸到 1,4-丁二醇的步骤是相同的，区别在于葡萄糖到 4-羟基丁酸的途径（图 12-8）。第一条途径中葡萄糖到 4-羟基丁酸经过氧化 TCA 完成，α-酮戊二酸在 α-酮戊二酸脱羧酶催化下脱羧合成琥珀酸半醛，进而在 4-羟基丁酸脱氢酶作用下将醛基还原为羟基，合成产物 4-羟基丁酸。而第二条途径中葡萄糖到 4-羟基丁酸经过还原 TCA 完成，琥珀酸在琥珀酰辅酶 A 合成酶的催化下合成琥珀酰辅酶 A，进而在辅酶 A 依赖型丁二酸半醛脱氢酶的作用下还原为琥珀酸半醛，进而合成中间产物 4-羟基丁酸。经过两种不同途径形成的 4-羟基丁酸都在 4-羟基丁酸辅酶 A 转移酶的作用下合成 4-羟基丁酰辅酶 A，进而在 4-羟基丁酰辅酶 A 还原酶的作用

下还原为 4-羟基丁醛，然后在醇脱氢酶催化下还原为 1,4-丁二醇。以这两条理性设计的途径为指导，研究人员将不同来源的关键基因分别整合进大肠杆菌创建生产 1,4-丁二醇的细胞工厂，并在此基础上筛选最优途径。同时，在基因组范围代谢模型指导下，通过代谢工程增加大肠杆菌厌氧条件下氧化 TCA 循环，从而产生还原力来驱动 1,4-丁二醇途径的效率。使用该方法获得的大肠杆菌细胞工厂能够以葡萄糖、木糖、蔗糖和生物质来源混合糖为原料生产 1,4-丁二醇。Genomatica 公司后续对该细胞工厂进行了更加充分的优化，最终获得的细胞工厂发酵时 1,4-丁二醇产量可以高达 200 g/L 左右。虽然由于转化率等原因，使用该途径生产 1,4-丁二醇的生产成本依旧高于化学合成，但该途径的成功很好地证实了通过系统代谢工程的方式设计和创建新的生物路径生产非天然化合物是可行的。

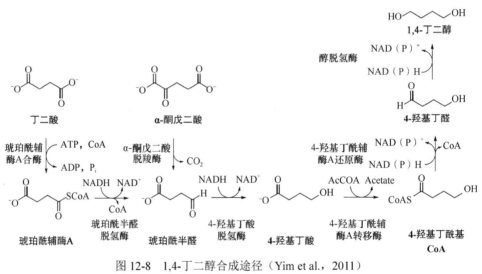

图 12-8　1,4-丁二醇合成途径（Yim et al.，2011）

1,4-丁二醇的第二种合成途径是以木糖为起始的非磷酸化代谢途径。在该途径中，木糖在木糖脱氢酶的作用下脱氢合成木糖酸，进而在木糖酸脱水酶作用下脱水合成 2-酮-3-脱氧-木糖酸，然后由 α-酮异戊酸脱羧酶催化合成 3,4-二羟基丁醛，随后在醇脱氢酶作用下还原为 1,2,4-丁三醇。1,2,4-丁三醇在二醇脱水酶作用下脱水合成 4-羟基丁醛，并最终在醇脱氢酶作用下合成产物 1,4-丁二醇。该途径中脱水、脱羧、还原等步骤并无严格的先后顺序。伊利诺伊大学香槟分校首先对该途径进行了探究，1,4-丁二醇产量达到 0.44g/L；北京化工大学同样对该途径进行了研究，最终 1,4-丁二醇产量达到 0.21g/L；明尼苏达大学张科春等对上述代谢途径做了进一步的深入研究，通过调整脱水、脱羧、还原等催化的顺序，发现木糖、L-阿拉伯糖、D-半乳糖醛酸可以通过类似的非磷酸化代谢途径合成共同的产物 2,5-二氧代戊酸，进而再通过脱羧、还原等步骤合成 1,4-丁二醇。非磷酸化途径在合成 1,4-丁二醇的人工合成途径中非常新颖，但非磷酸化代谢途径由于酶的整体活性不高、代谢效率低，目前仅处于研究阶段。

以上研究表明，通过计算和设计可以实现非天然化合物的生物合成。但是对于这类化合物不同的合成途径效率差别很大，这与途径本身的原子利用性和途径中关键酶的效率有重要关系。这种非天然化合物细胞工厂的创建一般需要基于大量的计算和模型指导，这些在代谢工程研究的初期是非常欠缺的。但是，近年来人工智能、大数据和各种生物元件库的释放等都为这类非天然化合物生物合成途径的创建提供了更好的基础。未来，随着更多大数据库数据的释放和计算能力的提升，期待有越来越多的非天然化合物可以实现生物制造细胞工厂的创建，从而实现低成本、高效、绿色的生物合成。

12.3.2　有机酸

12.3.2.1　丁二酸

还原力供给是细胞工厂创建中必须考虑的限制因素。足量的还原力供给是获得最大理论转化率必需的。尤其是在厌氧发酵条件下，1 mol 葡萄糖经过糖酵解途径代谢只能生成 2 mol 还原力，对于还原力需求更多的途径就无法满足。因而，如何提高还原力供给能力，是细胞工厂尤其是适用于厌氧发酵的细胞工厂创建中必须解决的关键问题。

丁二酸是一种四碳二羧酸，其作为一种优秀的平台化合物，被美国能源部列为未来 12 种最有价值的平台化合物之一，可以衍生出很多下游产品，如 1,4-丁二醇、四氢呋喃、γ-丁内酯、N-甲基吡咯烷酮、2-吡咯烷酮等。大约有 250 种可以用苯作为原料生产的化工产品，都可以以丁二酸为原料生产。另外，丁二酸还是生产 PBS（聚丁二酸丁二醇酯）全生物降解塑料的关键原料，市场潜力达 160 亿美元/年。目前，丁二酸生产都是基于顺酐为原料的石化路线，成本高、能耗高、污染严重。自然界中有多种天然产丁二酸的菌株，如产丁二酸放线杆菌（*Actinobacillus succinogenes*）、产丁二酸厌氧螺菌（*Anaerobiospirillum succiniciproducens*）、产丁二酸曼海姆菌（*Mannheimia succiniciproducens*）等。天然产丁二酸菌在糖发酵过程中能够积累高浓度的丁二酸，但也存在很多缺陷。这些菌株发酵过程中糖酸转化率最高只能达到 0.9 g/g，比理论转化率低很多，相当一部分碳代谢流进入其他有机酸合成。另外，天然产丁二酸菌发酵时需要丰富的培养基，提高了生产成本和下游分离纯化成本，限制了其在大规模工业化生产中的应用。

通过代谢工程改造的细胞工厂可以实现丁二酸的产业化生产。其中，大肠杆菌作为模式生物，因具有遗传背景清晰、易于改造等优势，是丁二酸细胞工厂改造中常用的底盘细胞。野生型大肠杆菌在糖发酵过程中可以积累少量的丁二酸。

在无外源提供电子的情况下，大肠杆菌在厌氧条件下以葡萄糖为底物进行发酵时，丁二酸的理论最大转化率为 1.71 mol/mol。但受限于厌氧条件，1 mol 葡萄糖经过糖酵解途径代谢只生成 2 mol 的 NADH，丁二酸的最大转化率只能达到 1 mol/mol。为了解决这个问题，中国科学院天津工业生物技术研究所张学礼课题组通过激活磷酸戊糖途径并解除 NADH 对丙酮酸脱氢酶的反馈抑制提高 NADH 的供给能力，显著提高了丁二酸的糖酸转化率（Zhu et al., 2014b）。在该研究中，研究人员首先通过代谢工程获得可以厌氧发酵生产丁二酸的细胞工厂，然后经过代谢驯化提高性能后获得的工程菌株 HX024 可以生产 96 g/L 的丁二酸，糖酸转化率达到 1.36 mol/mol。对驯化后的工程菌株进行组学分析发现，有两条提高还原力供给的途径被激活。第一条途径是点突变引起的厌氧条件下 NADH 对丙酮酸脱氢酶抑制解除，从而激活丙酮酸脱氢酶在厌氧条件下的活性并提供更多的还原力 NADH。第二条途径是激活磷酸戊糖途径和转氢酶的活性。使用反向代谢工程对这两条代谢途径进行验证发现，两条途径单独都可以提高丁二酸的转化率，而当组合起来后可以使丁二酸转化率达到 1.5 mol/mol，是理论最高转化率的 88%。由此可以看出，这两条途径的激活是驯化菌株转化率提高的关键因素。

相对于糖酵解途径，1 mol 葡萄糖经过磷酸戊糖途径代谢可以生成 2 mol 的 NADPH 和 1.67 mol 的 NADH，比通过糖酵解途径代谢增加了 1.67 个还原力的供给。在厌氧条件下，当 1 mol 葡萄糖经过糖酵解途径和磷酸戊糖途径代谢的比例为 0.143∶0.857 时（图 12-9），可生成 1.714 mol 的 NADH 和 1.714 mol 的 NADPH，NADPH 可以通过转氢酶 SthA 转化为 NADH 用于丁二酸生产，从而可以提供 0.3428 个 NADH，最大理论转化率可达 1.71 mol/mol。而通过突变解除厌氧条件下 NADH 对丙酮酸脱氢酶的抑制，则可以使 1 mol 葡萄糖经过糖酵解代谢生成 4 mol 的 NADH，还原力的供给量增加一倍，这对于需要大量还原力的合成途径来讲是非常有利的。由此可见，充足的还原力供给对于目标化合物的转化率具有非常重要的价值。目前，该研究获得的工程菌株 HX024 在 300 m^3 发酵罐上发酵 36 h，丁二酸产量可达 100 g/L，糖酸转化率可达 1.02 g/g，糖酸转化率指标达到国际最高水平。目前，大肠杆菌厌氧发酵生产丁二酸技术已与山东兰典生物科技股份有限公司（兰典）合作，建成了年产 2 万吨丁二酸的规模化生产线，在国内首次实现了发酵法生产丁二酸的产业化，生产成本比传统石化路线降低 20%。由此可见，充足的还原力供给对细胞工厂获得高转化率具有非常重要的决定性作用。通过代谢网络改造实现充足的还原力供给和平衡是细胞工厂创建中必须考虑的因素。

12.3.2.2 己二酸

使用异源途径创建细胞工厂时，合成途径中每个步骤的酶活性不是越高越好，而是需要协调表达。过高的酶活性造成中间代谢产物积累，容易引起对细胞的压力和毒性，而过低的酶活性容易造成前体供给不足、代谢速度慢。因此，对限速步骤的鉴定和合理调控同样是细胞工厂创建中另一个很重要的因素。

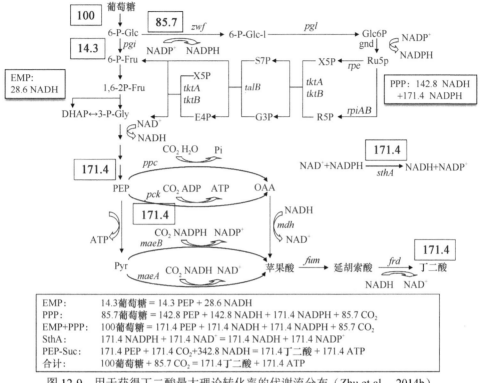

图 12-9 用于获得丁二酸最大理论转化率的代谢流分布（Zhu et al., 2014b）

己二酸又名肥酸,是一种在工业生产中具有广泛应用价值的脂肪族二元羧酸,可以与己二胺聚合合成尼龙 66,与戊二胺聚合合成尼龙 56,与二醇缩合生产发泡塑料,还可用于生产黏合剂、增塑剂、润滑剂,或是直接用作酸味剂。己二酸的现有市场容量极为庞大,年产量居全球有机酸第二位且年需求量逐年增加。目前,己二酸的工业化生产主要采用环己烷法（图 12-10A）。尽管该方法能够获得很高产量的己二酸,但生产过程产生大量有毒物质,且生产过程需要高温、高压和强酸环境等。随着生物技术的发展,通过生物制造生产己二酸不仅可以摆脱对石油基原材料的依赖,而且具有反应条件温和、污染低等优点,因而受到广泛关注。由于在很长一段时间内科学家都没有发现天然高产己二酸的微生物,因此己二酸的生物从头合成一直是一个研究难点。但随着合成生物学与化学的发展,己二酸亦逐渐发展出了从半生物合成到全生物合成的一系列技术（图 12-10B、C）。其中,半生物合成是一种集合了生物法和化学法于一体的方法,包括顺,顺-黏康酸途径和 D-葡糖二酸途径。在该方法中,葡萄糖先通过生物法转化成己二酸合成的前体物质,然后再经化学法催化生成己二酸。

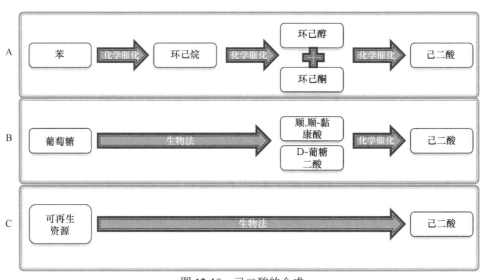

图 12-10　己二酸的合成
A.己二酸的化学合成；B.己二酸的半生物合成；C.己二酸的全生物合成

目前，以可再生资源直接发酵生产己二酸，不仅可以实现己二酸的绿色制造，而且能大幅降低生产成本，是目前己二酸合成研究中最热门的技术。己二酸的全生物合成主要包括逆己二酸降解路径、逆 β-氧化路径、α-酮酸碳链延长路径、脱羧和氧化路径。其中，依赖于逆己二酸降解途径和逆 β-氧化途径的己二酸合成研究最为广泛且最具创新性。2015 年，邓禹等在 *Thermobifida fusca* B6 中首次报道了己二酸天然合成途径的存在并鉴定出其属于逆己二酸降解途径（Deng and Mao，2015）。在 50 g/L 葡萄糖中进行发酵时，*Thermobifida fusca* B6 可以生产 2.23 g/L 的己二酸。但由于缺乏用于 *Thermobifida fusca* 菌株遗传改造的工具，因此很难再直接进行己二酸产量和转化率的提高。为了创建高效生产己二酸的细胞工厂，研究者将来自 *Thermobifida fusca* B6 菌株的己二酸合成途径中的 5 个关键酶在大肠杆菌细胞中进行重构，获得了可以生产己二酸的大肠杆菌细胞工厂，并发现这五步反应中的 5-羧基-2-戊烯酰辅酶 A 还原酶是限速步骤（Zhao et al.，2018）。在摇瓶中进行发酵时发现，该细胞工厂可以生成 0.3 g/L 的己二酸，是理论最高转化率的 11 % 左右。进一步过表达编码限速酶的基因可以使己二酸在三角瓶中的发酵产量达到理论最高转化率的 50%。由此可见，对限速步骤的过表达是细胞工厂创建中的关键步骤。接下来，研究者通过敲除己二酸合成竞争性代谢途径和琥珀酰辅酶 A 连接酶提高己二酸前体琥珀酰辅酶 A 的积累并得到最终的工程菌株 Mad123146。该菌株在三角瓶中的发酵产量达到理论最高转化率的 93.1%；而在补料发酵（fed-batch fermentation）时可以生成 68.0 g/L 的己二酸，这是目前已知使用大肠杆菌细胞工厂生成己二酸产量最高的报道。

己二酸细胞工厂的成功创建展示了通过理性设计和优化创建细胞工厂能够实现以可再生资源一步法发酵生产己二酸并获得具有工业化应用潜力的工程菌株。同时可以看出，合成生物技术的快速发展使得从天然途径的发现到细胞工厂的理性创建时间越来越短。这意味着未来会有越来越多新的合成途径和创新的细胞工厂可以被快速发现和创建，这对于以可再生资源发酵生产化合物替代石油基原料的化学路线来讲是非常好的机会。同时也应该注意到，细胞工厂从实验室发酵到真正的大生产还有很长的一段距离。即使实验室数据很好，但是从实验室转化到产业化，还要考虑成本、放大过程的延续性、分离提取可行性等一系列问题。细胞工厂的快速发展和技术的快速进步一定会将从实验室到生产线的时间不断缩减并提高转化的效率。

12.3.2.3　长链二元酸

细胞工厂的创建极大地促进了以生物基技术替代石油基技术的发展。值得注意的是，生物体内很多酶具有相似的催化活性，这是生物为了在不同环境下保证生命活性的一种方式。但是对于细胞工厂来讲，非特异性催化活性的存在很容易增加副产物的生成，而这些副产物的存在会直接增加下游分离提取工艺的难度，并可能直接决定细胞工厂是否能够用于产业化生产。

长链二元酸是生物基聚酰胺合成的关键原料之一。随着生物基聚合材料的广泛应用，长链二元酸的需求也呈现暴发式增长。目前，长链二元酸合成主要是以烷烃为原料，通过生物合成法制备。我国生物合成制备长链二元酸的研究起始于半个世纪之前，由中国科学院微生物研究所方心芳院士发起。生物法制备长链二元酸是以长链烷烃为底物，利用热带假丝酵母、清酒假丝酵母等微生物含有的 P450 酶将烷烃两端的甲基逐步氧化进而生成长链二元酸。该技术工艺简单、常温常压、污染少，且可以实现不同长度碳链二元酸的合成。随着合成生物学的快速发展，这种通过生物发酵制备长链二元酸的技术得到不断进步并成为长链二元酸合成的主流。我国国内生物法制备长链二元酸技术目前已实现弯道超车，替代了国外企业过去使用的化学法。当前，全球长链二元酸主要由上海凯赛生物技术股份有限公司（简称"凯赛生物"）提供，由其生产的长链二元酸产品在全球市场的占有率高达 80%。

虽然目前生物法合成长链二元酸已经取得巨大进步并替代了需要高温高压、工艺复杂、污染严重的化学合成法，但依旧需要依赖石油基来源的烷烃类物质作为原料。随着生物技术的发展，通过创建细胞工厂实现从头合成长链二元醇的研究也逐渐吸引了科学家的注意。利用逆向 β-氧化反应，在每个循环中加入 1 分子乙酰辅酶 A 可将碳链延长 2 分子，合成的长链乙酰辅酶 A 在脱辅酶 A 后生成长链一元酸，再经 ω-氧化反应便可合成长链二元酸。美国莱斯大学对这一思路进行了详细研究，使用该方法合成的产物是 C2、C4、C6、C8、C10 的混合物，以甘油为底物时，C6～C10 产物总产量约 0.5 g/L（Clomburg et al.，2015）。虽然该研究目前还不具备产业化应用的能力，但很好地展示了以廉价、可再生资源从头合成长链二元酸等化合物的可能。

在合成生物学的相关学术研究中，相关科研成果往往不能解决工业生产中的痛点，或者说，工业生产中的痛点解决起来难度太大，超出了目前的科研水平。以长链二元酸为例，长链二元酸的生物合成方法是以烷烃为原料，利用热带假丝酵母、清酒假丝酵母等的代谢分解功能将烷烃两端的甲基一步步氧化为羧基，进而生成对应的长链二元酸。但生物催化并不会到某一长度而终止，因此该方法难以合成长度单一的某种特定长链二元酸；而在工业中所需的长链二元酸原料须是某种特定长度的高纯度长链二元酸，这就导致了在很长一段时间内，生物法合成的长链二元酸无法进入工业市场，直到凯赛生物开发了相应的纯化方法，才使得生物法合成的长链二元酸成为主流。最新研究也已经证实，可以使用细胞工厂从头合成长链二元酸，但该技术合成的依旧是长度不定的二元酸，这对工业生产是不友好的。根据文献报道，相关课题组已经开始对特定长度二元酸的合成做进一步的优化。因此，在合成生物学的相关研究中，将产物的纯度作为相关代谢途径设计及开发的一个考核点，或许是未来的一个发展方向。从头合成长链二元酸虽然目前还处于初始研究阶段，依旧有很多缺陷，还不能用于工业生产，但是却展示了利用廉价原料一步法发酵生产长链二元酸的可能。该技术的发展对于摆脱对石油基原料的依赖，实现低成本、绿色环保的长链二元酸的合成具有很好的启发。随着对细胞工厂的进一步优化、发酵工艺和分离提取技术的改进，未来使用此技术实现长链二元酸生产技术升级和迭代也是有可能的。

12.3.3 有机胺（以戊二胺为例）

戊二胺又名尸胺，是生物胺中的一种，在工农业生产中具有重要的功能，尤其是在尼龙工业中可以替代己二胺与二元酸聚合形成优良的尼龙产品。戊二胺结构类似己二胺，可以与己二酸聚合合成尼龙56 产品，其性能可以媲美现在广泛使用的产品尼龙 66（图 12-11），具有较高的熔点、良好的机械强度和较高的有机溶剂耐受性，制成的纤维具有易染色性和耐磨性等。戊二胺还可以与其他长度的二元酸合成尼龙 5X 产品以获得多样的材料性能。例如，戊二胺与癸二酸聚合可合成新型尼龙材料尼龙 510，具有高熔点、低吸水性和低密度的特点。因

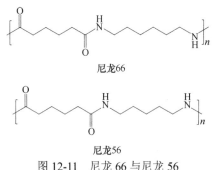

尼龙66

尼龙56

图 12-11　尼龙 66 与尼龙 56

此，如果戊二胺生产成本降到可接受程度，其应用市场将非常可观。

戊二胺目前主要是以戊二腈为原料，通过化学催化生产，价格高昂。生物法合成戊二胺是以 L-赖氨酸为原料，在 L-赖氨酸脱羧酶的细胞工厂催化下脱去羧基而直接获得戊二胺（图 12-12）。该催化过程极为简单，并且 L-赖氨酸在我国产能相对过剩，因此不存在原料限制。通过改造 L-赖氨酸脱羧酶的催化活性，戊二胺的产量可以超过 200 g/L（Tolbert et al.，2022），不仅摆脱了化学合成中对不可再生的石油基原料的依赖，而且在原材料供应上可以不受国际限制。L-赖氨酸是我国氨基酸工业中极为重要的一部分，2017 年 L-赖氨酸总产量就已超过

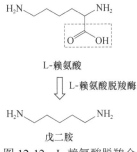

L-赖氨酸

L-赖氨酸脱羧酶

戊二胺

图 12-12　L-赖氨酸脱羧合成戊二胺

250 万吨，并且产能还在持续增长，因此戊二胺的合成在原材料方面是安全可控的。目前，上海凯赛生物技术股份有限公司（以下简称凯赛生物）已在新疆乌苏建成了年产 5 万吨的生物基戊二胺及年产 10 万吨的生物基尼龙生产线，并于 2021 年 6 月开始生产，在未来的尼龙产业中将占有举足轻重的地位。生物基戊二胺原料 L-赖氨酸在我国产能相对过剩，并且戊二胺的催化合成技术相对成熟，因此，使用细胞工厂催化制备的戊二胺的生产成本有望控制在 1.5 万元/t 以内，能够在成本上低于己二胺；此外，尼龙产品的整体市场容量极大，未来能够在上下游形成超大规模的产业集群。

在细胞工厂工程应用的产业实践中，至关重要的指标不仅包括创新的途径、更高的产量和产率，还包括产物单一性、菌种鲁棒性、原料转化率、原料剩余量、培养基价格及可重复性等非常多的因素，并需要这些因素全面、均衡发展。除菌种外，产品的分离纯化也是至关重要的一个环节。对于本节提到的戊二胺而言，戊二胺的合成与催化技术难度相对较低，相关的研究成果极多，但由于戊二胺具有易燃、高毒、高沸点、受热分解等性质，如何将戊二胺在工业规模上从发酵液中提取出来是需要攻克的一个难题，需要配套设计一系列的设备并研发相应的方法。凯赛生物便解决了这一生产中的痛点，进而实现了生物合成戊二胺的规模化生产。由此可见，细胞工厂从创建到产业化应用是环环相扣的。在研发过程中，不仅要考虑代谢途径的创新性，还需要考虑到发酵时从原料到产品的成本、提纯等各个环节，才能最终实现细胞工厂从实验室到工厂的真正转化和产品的真正绿色制造。

12.3.4　聚羟基脂肪酸酯（PHA）

目前多数细胞工厂的创建都是基于常用的模式微生物。随着近年来遗传工具开发的进步和组学数据的开放，越来越多具有特殊性能的微生物被用于细胞工厂创建，如耐酸性酵母、嗜盐微生物等。这些微生物具备的特殊性能，如耐强酸、

耐高渗或耐高温等特性，为新一代生物技术实现成本更低、操作更简便的生物制造提供了基础。

聚羟基脂肪酸酯（polyhydroxyalkanoate，PHA）是由微生物合成的一类生物可降解的高分子聚酯材料，是在微生物体内由羟基脂肪酸单体经过酯化反应延伸形成的长链聚酯。PHA 种类多样，性能广泛，在化工、包装、生物医疗、农业生产、日用生活和军工等领域都具有广阔的应用前景（图 12-13）。PHA 生物合成研究已经持续了几十年，但受限于高昂的生产成本，一直未能很好地推广应用。近年来，随着"禁塑令"的出台、碳达峰碳中和的提出，PHA 的生物合成研究被推到了新的高度，并受到学术界、产业界和商界等的广泛关注。

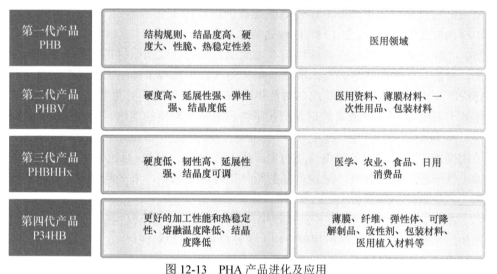

图 12-13 PHA 产品进化及应用

资料来源：https://mp.weixin.qq.com/s/fziOlCaf6z6mVBnI9QIo_A

从 20 世纪 20 年代首次在微生物细胞中发现聚 3-羟基丁酸（PHB）这种最常见的 PHA 开始，到目前已有 150 种 PHA 被研究报道（陈心宇等，2021）。根据 PHA 组成单体碳链的长度不同，可分为短链 PHA（单体碳链长度一般为 3～5）和中长链 PHA（单体碳链长度一般为 6～14）。天然细菌中已知的 PHA 单体的合成途径共有 14 种，研究较多的是与短链 PHA 合成相关的乙酰辅酶 A 直接合成 PHB 途径，以及与中长链 PHA 合成相关的 β-氧化循环途径和脂肪酸从头合成途径。在传统的 PHA 工业生产中，使用较多的微生物宿主有大肠杆菌、真氧产碱杆菌和假单胞菌等。多年来，研究者不断通过调控代谢流增加 PHA 的产量、创建新的合成途径、用廉价原料进行 PHA 生产、对传统合成途径进行优化等策略，对产 PHA 细胞工厂进行改造和优化以期提高 PHA 的生产效率并降低生产成本。然而，与广泛使用的石油基塑料制品相比，PHA 的应用依旧因其自身高昂的生产成本受到了严重的限制。近年来，合成生物学的快速发展使大量微生物的组学信息得到解析，从而便于菌株定向改造；同时，遗传改造工具也越来越丰富和高效，如 CRISPR/Cas 技术等。在这些数据和技术的共同推动下，近年来 PHA 细胞工厂的研究得到了飞速发展。在我国，清华大学陈国强教授多年来致力于 PHA 细胞工厂创建和 PHA 产业化推进，在 PHA 的发展中作出了巨大的贡献。由陈国强教授创建的新的 PHA 生产技术以开放无灭菌、高生产强度等优势，在 PHA 的生产上实现了里程碑式的突破，并成功开发了"下一代工业生物技术（next generation industrial biotechnology，NGIB）"。研究者发现，通过结合多种生物工程技术可以将极端微生物开发并改造成优异的 PHA 生产菌，在简化生产过程的同时也会显著降低 PHA 的生产成本。陈国强课题组 1994 年从新疆艾丁湖中分离出嗜盐单胞菌 *Halomonas bluephagenesis*，该菌可以在高盐、高 pH 条件下快速生长，具有其他微生物难以媲美的抗污染能力。同时，该菌株可以在含葡萄糖矿质培养基中快速生长，并可以利用多种碳源积累 PHB。经过 36 年的研究，陈国强课题组通过合成生物学技术优化了合成途径关键基因 *phaCBA* 的表达，开发了适用于该菌的 CIPSPR/Cas9 和 CRISPRi 基因编辑技术系统，同时通过中断电子传递链提高辅因子 NADH 供给等方式显著提高了 PHB 的积累。另外，使用这种嗜盐菌作为底盘，还创建了能够合成聚 3-羟基丁酸-co-3-羟基戊酸（PHBV）、聚 3-羟基丁酸-co-4 羟基丁酸（P34HB）等聚羟基脂肪酸酯的细胞工厂。同时，为了控制生产成本，陈国强课题组还创建了三个独特的新技术方案，包括"开放、连续培养不染菌"发酵技术、可控形态学工程"自凝絮和自沉降"和发酵废水的多次回用下游关键技术。目前，依托该技术创建的北京微构工场生物技术有限公司（简称"微构工场"）已于 2021 年 2 月成立，公司将致力于制造生物材料和高值化合物。目前，微构工场已与一些公司展开合作，积极推进生物基 PHA 的生产和应用。

　　PHA 作为未来极有市场潜力的生物降解材料，其细胞工厂的创建和产业化一直受到广泛关注（图 12-14）。NGIB 的提出很好地解决了传统 PHA 发酵过程中发酵材料需灭菌、易污染、生产不连续等造成的成本高昂问题。这种无须灭菌的工艺颠覆了多年来微生物发酵需要高温高压灭菌的程序，极大地简化了生产流程并展现了无与伦比的抗污染效果。NGIB 创建的开放式和连续性 PHA 生产对于生产企业降低成本、简化流程、实现标准化操作等都是里程碑式的革命。然而，值得注意的是，使用嗜盐菌进行 PHA 的生产同样还存在很多有待解决的问题，如高盐浓度下造成的设备锈蚀、现有工程菌株中诱导体系成本高昂、高盐废水的处理和代谢工程改造困难等。相信随着代谢工程改造和合成生物学的进一步发展，现有问题将会得到逐步解决。另外，在细胞工厂从实验室技术向产业化大生产的转化过程中，除了细胞工厂性能的稳定外，PHA 的提纯、改性加工、产品制备等工艺的开发也是进行 PHA 规模化生产与市场应用的关键。未来，细胞工厂的开发与优化除了需要考虑自身稳定性、去诱导剂化、低成本原料等因素外，通过理性改造创建更加适合工业化生产模式、更利于下游分离提取和产品纯化的细胞工厂，对于 PHA 和其他多种化合物细胞工厂的应用同样具有极其重要的作用。

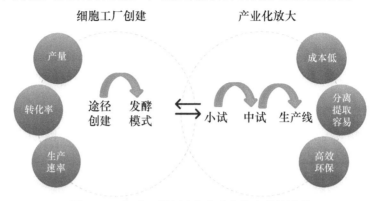

图 12-14 细胞工厂创建与产业化放大关键因素

12.4 细胞工厂在医药行业的工程应用

化学合成和天然提取是药物的传统生产方式。近年来，随着合成生物学快速发展，基于合成生物学的理念，像"酿造啤酒"一样生产药物、疫苗等医药产品，在环境、安全和效率等方面存在众多的优点，已经成为备受关注的新型生产模式（图 12-15）。本节将通过列举萜类、黄酮类、芳香族类、生物碱和疫苗等产品的生产应用案例，介绍人工合成细胞工厂在医药行业的工程应用。

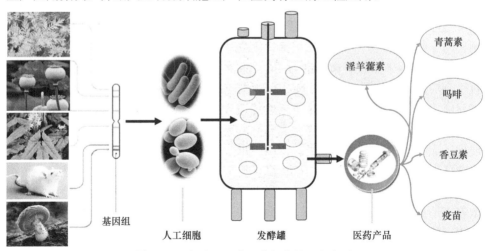

图 12-15 细胞工厂在医药行业的工程应用

12.4.1 萜类——青蒿素

天然药物生物合成途径中，各基因元件的获得是细胞工厂创建的基础。目前主流的解决方案是在一种适合外源基因表达的模式微生物中,运用合成生物学"自下而上"理念和策略,在宿主细胞中通过目标产物生物合成途径的"异源重建"来实现功能基因的快速鉴定及代谢途径的解析。该方案能突破"体外酶促法"鉴定基因所需要的催化底物大多数为不稳定且非商业化的次生代谢中间代谢物的关键瓶颈,在鉴定效率和成本方面具有显著优越性。

　　萜类化合物广泛存在于自然界中,目前已有超过 8 万种的萜类化合物被发现,其中大部分是药用植物中的有效成分。抗疟疾药物青蒿素、抗癌药物紫杉醇、具有保健作用的人参皂苷及具有抗氧化作用的类胡萝卜素均属于萜类化合物。

　　一线抗疟药物青蒿素(artemisinin)是 20 世纪 70 年代由中国中医科学院中药研究所屠呦呦(我国在自然科学领域的第一个诺贝尔奖得主)及其研究团队在我国传统中草药青蒿中发现的一种倍半萜类(C15)化合物。过去的生产方式是从黄花蒿(*Artemisia annua*)中直接提取,然而在 2013 年,加州大学伯克利分校的 Keasling 教授在第十八届生物化学与分子工程国际大会(BME XVIII)上介绍其团队历时 10 年实现了青蒿酸在酵母中发酵生产,产量高达 25 g/L,并经简单化学反应合成了抗疟药物青蒿素(Paddon et al., 2013);经过计算,在不到 100 m^3 的发酵车间中青蒿素产量能达到 35 t,相当于我国近 5 万亩[①]耕地的种植产量。该项工作被认为是利用人工合成细胞生产植物源天然药物研究领域的里程碑。

　　早在 21 世纪初,该研究组便开始探索植物源萜类化合物在微生物中的合成,但受限于种属界限,植物源功能基因无法在微生物宿主细胞中高效表达,且宿主没有足够的前体供给,萜类化合物的产量仅停留在 μg/L 级水平。2003 年,研究组试图利用代谢工程与合成生物学的手段,改造大肠杆菌中 2-甲基赤藓醇磷酸(MEP)途径以增加萜类化合物产量,然而萜类化合物的产量并没有大幅度提高,推测是内源的 MEP 途径受到严格调控造成的。于是,研究组创造性地将酿酒酵母甲羟戊酸(MVA)途径引入到大肠杆菌中,并在此基础上引入紫穗槐二烯合成酶 ADS,获得的工程菌株可生产 24 mg/L 石竹烯当量的紫穗槐二烯。随后,通过对 ADS 的密码子和发酵条件进行优化,使工程菌株的紫穗槐二烯产量提高至 0.5 g/L。2009 年,该研究组将酿酒酵母来源的 tHMG1 置换为金黄色葡萄球菌的 HMGR,并提出限制性氮源和碳源的补料策略,使人工大肠杆菌可发酵生产 27.4 g/L 的紫穗槐二烯。

　　虽然紫穗槐二烯在大肠杆菌中的产量已经达到很高水平,但是利用青蒿酸(紫穗槐二烯的氧化物)化学合成青蒿素的方法较紫穗槐二烯更为简单、高效。2006 年,该研究组从黄花蒿中克隆出细胞色素 P450 氧化酶 CYP71AV1 及相关的还原伴侣 AaCPR,经设计和组装集成,置于特定的元件下,整合至已经增加法尼基焦

----

① 1 亩≈666.7 平方米。

磷酸（FPP）供给、下调分支途径代谢通量并引入 ADS 的底盘细胞中，成功地在酿酒酵母中合成了青蒿酸。

酿酒酵母合成青蒿酸所取得的进展，使该团队对大肠杆菌作为最优的青蒿素生产菌株产生了怀疑。虽然酿酒酵母中紫穗槐二烯的产量（150 mg/L）远低于大肠杆菌（27.4 g/L），但是大肠杆菌不具有细胞器，不适合表达真核生物来源的 P450 酶（植物来源的 P450 酶一般认为定位在细胞内质网膜上面），是否能高产青蒿酸也未可知。于是，他们将工作重心转移到了酿酒酵母上。

通过优化批次发酵培养基、弱化分支途径表达的方法，对酿酒酵母工程菌株进行高密度发酵，青蒿酸的产量提高至 2.5 g/L。随后，他们进一步对青蒿酸的下游合成模块、底盘细胞、前体合成模块和发酵过程进行了系统优化，使得紫穗槐二烯在酿酒酵母中产量达到 40 g/L。2013 年，他们通过优化工程菌株中 CYP71AV1 与 AaCPR 的比例，并逐步将从黄花蒿中克隆得到的三个与青蒿酸合成相关的酶（CYB5、ALDH1、ADH1）引入到酵母细胞中，首次在酿酒酵母中完成了完整青蒿酸合成途径的构建工作。在此基础上，通过采用两相萃取发酵/变更补料的方式，使得青蒿酸的产量达到了 25 g/L。最后，他们还设计了一套简单而完整的化学转化路线，使青蒿素的半合成方法取得了巨大突破（Paddon et al.，2013）。后期，Amyris 公司和 Sanofi-Aventis 公司在利用半合成法生产青蒿素方面展开正式合作。这一系列的工作不仅实现了青蒿素的大规模合成，更为萜类化合物乃至天然药物的异源合成提供了新的策略（王冬等，2016）。

尽管酿酒酵母异源合成青蒿酸已实现工业化（公开报道产量约 25g/L），但其前体紫穗槐二烯的发酵水平可达 40 g/L，这表明紫穗槐二烯到青蒿酸的转化效率低，其关键原因可能是 CYP71AV1 酶的活力较低。2021 年，Amyris 研究团队利用 Error-prone PCR 方法对来自黄花蒿的 CYP71AV1 的第 477 位氨基酸进行了饱和突变；通过高通量方法从 9762 个变体中筛选出排名前 10 位的单点突变体（A9D、I95V、E129N、V220I、T241N、L334M、L351F、T421 R、A443K 和 Q450K），进一步进行组合突变体筛选，最终获得的 8 位点组合突变体可使青蒿酸的发酵水平大幅提高，产量可达 45 g/L。

12.4.2　生物碱——阿片类

不同来源的基因元件与底盘细胞之间的高度适配是工程细胞高效合成外源天然药物的重要条件。基因密码子优化、蛋白质融合、蛋白质骨架等技术方案能提高外源基因在底盘细胞中的适配性。

类生物碱是从罂粟中提取出的一类苄基异喹啉类生物碱（benzylisoquinoline alkaloid，BIA），主要包括吗啡、二氢吗啡、可待因等，具有缓解疼痛、使人产生欣快感等作用,是临床上常用的镇痛药物。在国际上,该类化合物的生物合成研究主要由 Christina D. Smolke 教授团队完成(王冬等,2016)。

2008 年,加州理工学院 Smolke 研究组成功地构建出可生产 S-牛心果碱的酿酒酵母工程菌株,S-牛心果碱是多种 BIA 生物合成的前体物质。他们首先在酿酒酵母中引入三种植物来源的甲基转移酶(6-OMT、CNMT、4′-OMT),并在培养基中添加商品化的(R,S)-全去甲劳丹碱作为底物,得到了外消旋混合物(R,S)-牛心果碱。接着,他们在提高底物(R, S)-全去甲劳丹碱浓度的基础上,通过对不同来源的 6-OMT、CNMT 和 4′-OMT 进行筛选,以及对三种同工酶的表达进行优化等方式,促进牛心果碱的合成。

2014 年,Smolke 在斯坦福大学继续领导研究小组完成了阿片类生物碱最后几步生物合成途径在酿酒酵母中的创建及优化工作。首先,他们将蒂巴因至吗啡生物合成途径中的 2-氧化戊二酸/Fe^{2+} 依赖型的 T6ODM 和 CODM、NADPH 依赖型醛酮还原酶 COR 引入酿酒酵母中,在添加蒂巴因作为底物的培养基中培养 96 h 后,获得了吗啡产量为 0.2 mg/L 的重组酵母细胞。然后,他们通过在培养基中添加辅底物 2-氧化戊二酸及可增加 2-氧化戊二酸池的谷氨酸钠,使吗啡的产量提高至 2.5 mg/L。接着,他们采用调节各基因拷贝数的策略,得出 T6ODM：COR：CODM 为 2：1：3 时吗啡的产量和生成率最高,分别达到 5.2 mg/L 和 52%。同时,为增加尼奥品酮(Neopinone)重排成可待因酮的时间以提高吗啡的生成率,该小组在 COR 的 C 端加入了一段锚定至内质网的跨膜序列(ER1),使吗啡的产量和生成率分别达到 3.1 mg/L 和 86%。此外,他们还在宿主菌中引入恶臭假单胞菌(*Pseudomonas putida*)M10 中的吗啡脱氢酶(morA)和吗啡酮还原酶(morB),利用生物法合成了多个有价值的半合成阿片类药物,其中包括 51 mg/L 的氢可酮、70 mg/L 的氧可酮和 1 mg/L 的氢化吗啡酮。

2015 年,Martin 等在酵母中共表达罂粟中的沙罗泰里啶合成酶(PsSAS)、沙罗泰里啶还原酶(PsSAR)和 Salutaridinol 乙酰基转移酶(PsSAT),构建了 R-牛心果碱至蒂巴因的生物合成途径。然后,通过优化培养基 pH 的方法,增加了蒂巴因的供给。最后,他们还在宿主菌中引入了与吗啡合成相关的酶 T6ODM、COR 和 CODM,在外源添加 R-牛心果碱的情况下,实现了吗啡在酵母体内的生物转化过程。同年,Deloache 等根据酶偶联法发明了一种新的传感器。利用此法,他们鉴定出甜菜来源的 CYP716AD1 具有酪氨酸羟化酶活性。通过 PCR 突变的方法对 CYP716AD1 进行定向进化,产物 L-DOPA 产量调高了 2.8 倍;共表达 DOPA 脱羧酶时,多巴胺产量提高了 7.4 倍。最终,他们在酿酒酵母中组装了一条催化酪氨酸合成 S-牛心果碱的生物途径,并首次在酿酒酵母中完成了葡萄糖到 S-牛心果碱的生物转化过程。

后期,Smolke 研究组结合基因挖掘、酶工程、代谢途径优化及菌株优化等手段，分别将 21 个和 23 个动物、植物、细菌、酵母自身来源的基因导入酵母中，成功地构建出可将糖转化为蒂巴茵和氢可酮的人工酵母细胞，在一锅法生产阿片类生物碱方面取得突破性进展。2020 年，该研究组首次通过微生物发酵法合成治疗神经肌肉疾病的基本药物莨菪烷生物碱。目前，Smolke 创建了美国安西娅（Antheia）合成生物学公司，将继续致力于为全球医药市场提供更具弹性和敏捷性的基本药物。

12.4.3 黄酮类——淫羊藿素

正确利用外源天然药物生物合成途径在底盘细胞中的区室分布规律，是提升其合成效率的关键。首先明晰天然宿主和底盘细胞中各代谢产物的生物合成、转运和储存等科学规律，然后利用亚细胞区室工程技术提高异源合成的效率。

黄酮类是天然存在的一类 C6-C3-C6 连接结构的化合物，如花青素、灯盏花素和淫羊藿素等。淫羊藿素是在中药淫羊藿中发现的黄酮类活性成分，也是晚期肝癌候选药物阿可拉定（Icaritin）的药效成分，目前创新药淫羊藿素软胶囊已经获得批准上市。从药用植物淫羊藿（含量约 2%）中直接提取是商业上获得淫羊藿素的唯一来源，导致野生淫羊藿资源逐渐被耗尽。淫羊藿生长缓慢，难以繁殖，且有严格的生长要求（野生淫羊藿主要存在于潮湿森林的悬崖、溪流附近和特定海拔的湿地），这使得大规模人工种植淫羊藿极具挑战性。近年来，通过化学方法全合成淫羊藿素技术得以发展，然而该方法需要较长的反应路线（9 步），合成效率较低，高温（190℃）、强酸和重金属（Pd/C）的使用也阻碍了其规模化和商业应用（Wang et al., 2021）。

天然淫羊藿素的生物合成主要由芳香族氨基酸（莽草酸途径）和萜类（MVA/MEP 途径）两类型化学结构衍生而来。山奈酚（KAE）是淫羊藿素生物合成的关键前体之一，在淫羊藿中已鉴定出该途径的主要编码酶的基因，包括肉桂酸-4-羟化酶（C4H）、4-香豆酸-CoA 连接酶（4CL1-2）、查尔酮合酶（HS3）、黄酮醇合酶（FLS）和黄烷酮-3-羟化酶（F3H）。从 KAE 到淫羊藿素的生物合成反应中，8-异戊烯基山奈酚（8P-KAE）是由淫羊藿中的异戊烯基转移酶 EsPT2 催化 KAE 的 C8 位异戊烯基化而获得，再经由大豆来源的甲基转移酶 GmOMT2 催化 C4-OH 甲基化获得淫羊藿素（Wang et al., 2021）。淫羊藿素在生物体内能被糖基转移酶在 C3-OH 位进行鼠李糖基化、在 C7-OH 位进行葡萄糖基化，形成淫羊藿苷化合物。为了解决淫羊藿素的资源保障问题，中国科学院分子植物科学卓越创新中心和中国科学院华南植物园等单位合作，利用合成生物学手段，通过在酿酒酵母中引入 11 个外源基因以及调控 12 个酵母内源基因，构建了高产 8P-KAE 的酵母底盘，但是他们很快发现 8P-KAE 被进一步甲基化为目标产物的能力很差，推测是在弱酸性条件下 GmOMT2 的活性受到强烈抑制，导致其在 8P-KAE 酵母底盘细胞质中的表达失去活性（酿酒酵母一般认为其适合在 pH5.5 的弱酸性环境生长）。在进一步的研究中，研究团队巧妙地开发了两种策略：第一种，通过将 GmOMT2 蛋白锚定于弱碱性环境的细胞器线粒体（pH 7.2～7.5）上，所获菌株淫羊藿素产量能达到 7.2 mg/L；第二种，将生产 8P-KAE 的酵母底盘与表达 GmOMT2 蛋白的大肠杆菌共培养（大肠杆菌一般认为其适合生长在 pH7.0 的中性环境），建立双菌接力生物合成体系，实现了淫羊藿素混菌发酵合成，其产量高于单菌体系，达到 19.7 mg/L（Wang et al.，2021）。该方法为获得充足、稳定的阿可拉定原料提供了坚实的基础。

12.4.4　芳香族化合物——华法林

工程细胞中生物合成途径表达的不协调，将影响代谢途径中间体的异常积累，增加细胞负荷，最终导致生产效率较低。基于启动子文库的精确表达技术和生物传感器的动态表达调控技术进行基因表达调控，是解决这一问题的重要方案。

芳香族类化合物主要通过莽草酸途径生物合成，包括多巴胺、4-羟基香豆素等化合物。其中，4-羟基香豆素（4-HC）型抗凝剂（如华法林）在血栓栓塞性疾病的治疗中具有重要作用。血栓栓塞性疾病，包括静脉血栓和动脉血栓，在全世界具有高发病率和高死亡率。4-羟基香豆素类口服抗凝剂通常用于治疗血栓栓塞性疾病。在过去的几十年里，4-HC 主要通过化学法合成，该方法对环境具有较大影响，开发绿色高效的生物合成方法一直是科学家探索的方向。

早在 20 世纪 70 年代，研究者通过同位素标记的方法鉴定出烟曲霉（*Aspergillus fumigatus*）中 4-HC 的合成通路。以草木犀酸为底物，经四步酶促反应可合成 4-HC，遗憾的是，并未鉴定出合成途径中相关基因。2010 年，我国科学家与德国科学家从欧洲花楸（*Sorbus aucuparia*）中鉴定了 2 种新的联苯合成酶（BIS2 和 BIS3），其催化邻羟基苯甲酰 CoA 与丙二酰 CoA 分子被缩合形成 4-HC。基于此发现，Lin 等人在大肠杆菌中逆向设计了 4-HC 的合成通路：挖掘水杨酸：CoA 连接酶（SdgA），通过体内和体外实验证实了 SdgA 及 BIS3 的组合可以催化水杨酸与丙二酰 CoA 形成 4-HC（下游模块）；借鉴假单胞菌中的水杨酸合成策略，引入分支酸异构酶（ICS）和异分支酸丙酮酸裂解酶（IPL），在大肠杆菌中创建了水杨酸的生物合成途径（上游模块）；再将上、下游模块共同引入大肠杆菌中，获得了可生产大量水杨酸、痕量 4-HC 的非天然途径工程菌。体外互补实验证实 BIS3 是限速步骤。随后研究人员鉴定出来自铜绿假单胞菌的 FabH 型喹诺酮合酶（PqsD），可替代 BIS3，消除 4-HC 合成途径的瓶颈。最后通过调控基因表达量、提高前体供给等传统代谢工程手段，获得了摇瓶发酵产量约为 0.5 g/L 的工程菌。

利用重组大肠杆菌生产 4-HC 时,可能存在硫酯中间体-邻羟基苯甲酰 CoA 被降解的风险(大肠杆菌中存在多种未知功能的硫酯酶)。以邻羟基苯甲酰 CoA 为底物,对大肠杆菌中 16 个可溶硫酯酶进行活性测试,鉴定出 *YdiI* 基因产物为降解苯甲酰 CoA 的主要蛋白质。因此,在 4-HC 生产菌株中,敲除 *YdiI* 基因使 4-HC 的产量显著提高,可达 1 g/L(Shen et al.,2017)。

近年来,一些新的方法和手段被开发用于促进 4-HC 的合成。例如,佐治亚大学的科学家开发了 asRNA 工具用于下调脂肪酸合成途径基因的表达[脂肪酸合成途径与 4-HC 合成途径竞争性地消耗丙二酰 CoA,但完全敲除编码脂肪酸合成途径中相关基因(如 *fabD* 等)对细胞来说是致死的]。通过 asRNA 的技术应用,证明 asRNA 弱化途径基因的有效性以及发现 fabD 是调节丙二酰 CoA 分配的最优靶点;利用 asfabD(100)对 fabD 进行弱化,4-HC 的产量可以显著提高。进一步工作中,研究人员对 asRNA 的长度、靶向区域及相对表达剂量进行了优化,创建了数学模型并成功应用于 4-HC 的生产。此外,我国科学家利用群体感应启动子策略,通过工程细胞在发酵过程中对菌密度变化的响应,实现 4-HC 生物合成中上下游生物合成模块的协同表达,巧妙地克服了上游模块与下游模块的代谢不平衡问题,开发出更利于 4-HC 的合成细胞工厂(Ge et al.,2022)。

12.4.5 生物制品

重组蛋白(recombinant protein)是指应用基因重组技术,将特定蛋白的编码基因经原核或真核表达系统翻译及修饰后获得的蛋白分子。重组蛋白的发展始于20 世纪 70 年代初期,美国科学家 Paul Berg、Herbert W. Boyer 和 Stanley N. Cohen 共同推动了 DNA 体外遗传重组技术的建立。1975 年,英国科学家 César Milstein 和 Georges J. F. Köhler 将产生抗体的淋巴细胞与肿瘤细胞融合,成功生产了第一批单克隆抗体。1977 年,Boyer 研究团队成功在大肠杆菌中表达了人源丘脑下部生长激素抑制素(somatostatin),首次实现了人类基因在细菌中的重组表达。1978 年,美国贝克曼研究所的 Arthur Riggs 及 Keiichi Itakura 成功使用大肠杆菌生产出重组人源胰岛素(insulin)。1982 年,美国礼来公司(Eli Lilly and Company)生产的重组人胰岛素 Humulin 作为全球首个重组蛋白药物经美国食品药品监督管理局(Food and Drug Administration,FDA)批准上市。1986 年,默沙东(MSD)公司研制的人类第一支基因工程疫苗——重组 rDNA 乙肝疫苗(Recombivax HB® Hepatitis B Vaccine)获 FDA 批准上市。经过过去 40 年的不断发展,如今重组蛋白已在生物医药(如多肽类激素、人造血因子、人细胞因子、人血浆蛋白因子、人骨形成蛋白、重组酶、重组疫苗等)、工农业(各类工业酶制剂和生物农药)及基础科研领域(分子克隆用酶、荧光标记蛋白、结构生物学研究等)获得广泛的应用,改变了现代科学的面貌(Wurm,2004)。

　　工业上用于生产重组蛋白的表达系统主要包括细菌、酵母、丝状真菌、昆虫细胞和哺乳动物细胞体系（图 12-16）（Dingermann，2008）。以大肠杆菌和枯草芽孢杆菌为代表的细菌表达系统易操作、周期短且营养需求简单，缺点是不具备真核蛋白所需的翻译后修饰机制，且易形成包涵体。以酿酒酵母和法夫驹形氏酵母（又称巴斯德毕赤酵母）为代表的酵母表达体系遗传操作成熟，培养成本低，且存在翻译后修饰和细胞外分泌蛋白的能力，缺点是天然糖基化修饰类型和人存在一定差异。以曲霉属、木霉属、青霉属为代表的丝状真菌表达体系具有原料要求低、蛋白分泌能力强的特点，是目前淀粉糖化酶、纤维素酶等工业酶生产的主要菌株，但该系统也存在遗传改造难、菌丝均质性差造成产量不稳定等缺点。杆状病毒-昆虫细胞表达系统的翻译后修饰类似于哺乳动物，适用于表达一些可能对哺乳动物宿主细胞产生负作用的蛋白质，如激酶和毒性蛋白等。该系统的缺点是发酵成本较高、蛋白表达量较低。一些啮齿动物或人类衍生的细胞，如 3T3、CHO、BHK、HeLa 和 HepG2 等，由于具有和人类相同的翻译后修饰机制且具有高效的

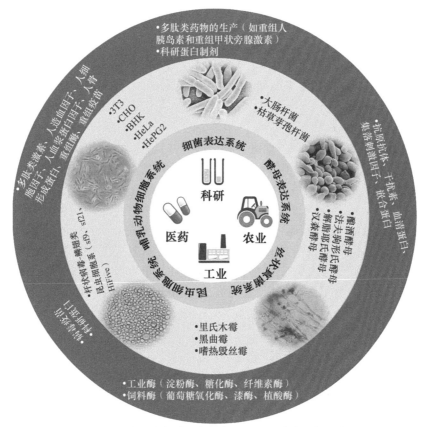

图 12-16　重组蛋白制品生产常用的表达系统及代表产品

蛋白分泌能力，也常被用于重组蛋白的生产。特别是中国仓鼠卵巢（Chinese hamster ovary，CHO）细胞，自 1987 年首次获批生产组织凝血酶原激活剂（r-tPA，Activase）以来，目前超过 70%的重组蛋白药物是通过该系统生产的，产品全球年销售额超过 300 亿美元。哺乳动物细胞表达系统目前面临的主要问题是细胞培养成本较高且遗传改造周期较长。

通过微生物表达体系实现动物胶原蛋白（collagen）的合成是重组蛋白工业化应用的一个典型案例。胶原蛋白是生物高分子，也是动物结缔组织富含的结构蛋白，具有保持皮肤弹性、支撑脏器、连接筋骨等功能。由于具有保湿美白和修复皮肤的功效，胶原蛋白被广泛应用于美容和保健行业；此外，胶原蛋白还是生物医学（人工皮肤、角膜、胶囊材料等）与食品行业（胶冻剂、肠衣等）的重要材料。2019 年全球胶原蛋白市场规模达 153.56 亿美元，其中中国市场占比约为 6.4%；预计 2027 年全球胶原蛋白市场规模可达 226.22 亿美元，中国市场规模将扩容到 15.76 亿美元。脊椎动物中目前已鉴定出 40 种胶原蛋白编码基因，可构成 29 种同型或异型的胶原蛋白分子。这些不同的分子在结构上具有共性，即均由一个三股螺旋区及两端的非螺旋区组成。其中，三股螺旋区由三条相互平行的 α 多肽链向右卷曲成绳状结构（分子质量约为 300 kDa，长度约为 300 nm，直径约为 1.5 nm）。每条 α 多肽链含有[Gly-X-Y]n 的重复序列，其中 X 位点通常为脯氨酸，Y 位点通常为 4-羟脯氨酸（参与链间氢键形成）或 5-羟赖氨酸（糖基化位点）。传统胶原蛋白的制备方法是采用酸或碱水解猪、牛等动物的骨头或皮肤提取，这种方法只能有效提取类型 I 胶原蛋白和较少的类型 III 胶原蛋白，其他种类的胶原蛋白很难通过该方法进行有效地区分和提取，并且水解得到的肽段是分子质量和等电点差异较大的混合体，限制了制品在医学领域的精细使用。此外，动物组织提取的胶原蛋白还存在携带动物疾病（疯牛病、口蹄疫等）、应用于人体易造成排斥反应的风险，并且提取过程造成的环境污染也较为严重。通过酵母异源表达特定的人源胶原蛋白编码基因，则可以避免传统生产方式面临的种种问题，例如，将人源的脯氨酰 4-羟化酶（P4H，EC.1.14.11.2）引入法夫驹形氏酵母，可实现具有类似人源胶原蛋白中 4-羟脯氨酸含量的类型 Ⅰ、Ⅱ 和Ⅲ胶原蛋白的高效生产，产量为 1～1.5 g/L（Báez et al.，2005）。法夫驹形氏酵母生产胶原蛋白通常采用批次补料发酵，pH 控制为 6.0，发酵温度控制在 32℃（有助于提升 P4H 的催化活性）。发酵完成时，酵母细胞湿重通常＞300 g/L。此外，充足的氧气供给也是实现 P4H 维持高催化活性的关键。法夫驹形氏酵母中无须借助人源的 HSP47 分子伴侣就能实现胶原蛋白正确折叠成合适的三螺旋结构，且所得的单体分子可进一步自装配成胶原纤维或其他结构（多孔基质、胶状体、海绵材料等）。小鼠实验表明，基于法夫驹形氏酵母生产的胶原蛋白海绵相比基于动物组织提取工艺制成的产品，具有更低的炎症诱发效应和更好的生物兼容性；此外，由于酵母工艺产品的均质性更好，所得到的海绵材质孔隙更少，更容易抵抗细菌胶原酶的降解。这一特性使得法夫驹形氏酵母生产胶原蛋白海绵更适作为医用耗材，如在手术中用于快速止血及创伤愈合。

12.5　小结与展望

生物制造目前已成为公认的可用于替代石油基化工制造、传统植物提取、非天然化合物合成等技术的新型工业体系。微生物细胞工厂是实现生物合成的关键核心技术，也是生物制造的"卡脖子"技术，目前已在生物燃料、生物基材料、生物医药、纺织、人造食品、天然产物合成等领域广泛应用。本章选取细胞工厂的典型案例，分别阐述了细胞工厂在传统发酵行业、能源化工行业和医药行业的成功应用，展示了细胞工厂在颠覆传统发酵模式、实现化合物从头合成、突破传统技术瓶颈、实现新途径设计和协调表达等方面的创新能力。随着近年来人工智能、大数据分析和遗传改造工具等的快速发展及能力提升，未来细胞工厂的应用将会越来越广泛，这对于实现高效、低成本、环保的生物制造和突破"卡脖子"技术具有非常重要的推动意义。

经典轶闻趣事

生物制造顺应"碳达峰碳中和"的要求，不仅在一系列"卡脖子"技术上实现了突破，也以此为基础催生了大批新兴企业的诞生和壮大。尤其是疫情之后，大批合成生物技术公司如雨后春笋般创立。"核心技术"作为这些企业的"看家本领"，是企业的立身之本。L-丙氨酸厌氧发酵技术的产业化很好地证实了合成生物技术取代石油基技术的先进性。该技术的成功使得 L-丙氨酸成为氨基酸百年发展史上首个实现厌氧发酵产业化的产品，同时使用该技术生产的 L-丙氨酸也作为主营产品支持华恒生物于 2021 年在科创板成功上市并成为合成生物学龙头企业。基于厌氧发酵低成本、低污染、高效率的优良特性，该公司在 L-丙氨酸基础上又推出的 L-缬氨酸，投产 3 年即成为公司新的主营产品，使企业由"L-丙氨酸"的 1.0 时代迅速切换到"L-丙氨酸+L-缬氨酸"的 2.0 时代，并使企业营收突飞猛进式增长。在资本和技术加持下，目前企业已布局丁二酸、苹果酸、1,3-丙二醇等多种合成生物学技术产品。从一个小小的细胞到一个实实在在的企业，这中间要跨越技术、商业、知识产权等各个环节。未来，随着技术发展和法规制度的健全，必将有更多技术到产品的诞生，为"绿色地球"作出贡献。

参 考 文 献

陈久洲, 王钰, 蒲伟, 等. 2021. 5-氨基乙酰丙酸生物合成技术的发展及展望. 合成生物学, 2(6):

1000-1016.

陈心宇, 李梦怡, 陈国强. 2021. 聚羟基脂肪酸酯 PHA 代谢工程研究 30 年. 生物工程学报, 37(5): 1794-1811.

刘天罡, 朱发银, 邓子新. 2013. 一种生产法尼烯的菌株及其应用. CN103243065B.

马田, 邓子新, 刘天罡. 2020. 维生素 E 的"前世"和"今生". 合成生物学, 1(2): 174-186.

王冬, 戴住波, 张学礼. 2016. 酵母人工合成细胞生产植物源天然产物. 微生物学报, 56(3): 516-529.

Tolbert O, 杨套伟, 乔郅钠, 等. 2022. 赖氨酸脱羧酶分子改造及其催化合成戊二胺. 食品与发酵工业, 48(1): 8-14.

Báez J, Olsen D, Polarek J W . 2005. Recombinant microbial systems for the production of human collagen and gelatin. Appl Microbiol Biotechnol, 69(3): 245-252.

Chen J, Wang Y, Guo X, et al. 2020. Efficient bioproduction of 5-aminolevulinic acid, a promising biostimulant and nutrient, from renewable bioresources by engineered *Corynebacterium glutamicum*. Biotechnol Biofuels, 13: 41.

Clomburg J M, Blankschien M D, Vick J E, et al. 2015. Integrated engineering of β-oxidation reversal and ω-oxidation pathways for the synthesis of medium chain ω-functionalized carboxylic acids. Metab Eng, 28: 202-212.

Deng Y, Mao Y. 2015. Production of adipic acid by the native-occurring pathway in *Thermobifida fusca* B6. J Appl Microbiol, 119(4): 1057-1063.

Dingermann T. 2008. Recombinant therapeutic proteins: Production platforms and challenges. Biotechnol J, 3(1): 90-97.

Fang H, Li D, Kang J, et al. 2018. Metabolic engineering of *Escherichia coli* for *de novo* biosynthesis of vitamin B(12). Nat Commun, 9(1): 4917.

Ge C, Yu Z, Sheng H, et al. 2022. Redesigning regulatory components of quorum-sensing system for diverse metabolic control, Nat Commun, 13(1): 2182.

Paddon C J, Westfall P J, Pitera D J, et al. 2013. High-level semi-synthetic production of the potent antimalarial artemisinin, Nature, 496(7446): 528-532.

Park S H, Kim H U, Kim T Y, et al. 2014. Metabolic engineering of *Corynebacterium glutamicum* for L-arginine production, Nat Commun, 5: 4618.

Shen X, Mahajani M, Wang J, et al. 2017. Elevating 4-hydroxycoumarin production through alleviating thioesterase-mediated salicoyl-CoA degradation, Metab Eng, 42: 59-65.

Sun C H, Wei J, Huang J, et al. 1999. Shengjimycins: A group of hyvrid antibiotics, 4″-Acylspiramycins. Actinomycetologica, 13(2): 120-125.

Wang P P, Li C J, Li X D, et al. 2021. Complete biosynthesis of the potential medicine icaritin by engineered *Saccharomyces cerevisiae* and *Escherichia coli*. Science Bulletin, 66(18): 1906-1916.

Wurm F M . 2004. Production of recombinant protein therapeutics in cultivated mammalian cells. Nat Biotechnol, 22(11): 1393-1398.

Yim H, Haselbeck R, Niu W, et al. 2011. Metabolic engineering of *Escherichia coli* for direct production of 1,4-butanediol. Nat Chem Biol, 7(7): 445-452.

Zhang X, Jantama K, Moore J C, et al. 2007. Production of L-alanine by metabolically engineered *Escherichia coli*. Appl Microbiol Biotechnol, 77(2): 355-366.

Zhao M, Huang D, Zhang X, et al. 2018. Metabolic engineering of *Escherichia coli* for producing adipic acid through the reverse adipate-degradation pathway. Metab Eng, 47: 254-262.

Zhu F, Zhong X, Hu M, et al. 2014a. *In vitro* reconstitution of mevalonate pathway and targeted engineering of farnesene overproduction in *Escherichia coli*. Biotechnol Bioeng, 111(7): 1396-1405.

Zhu X, Tan Z, Xu H, et al. 2014b. Metabolic evolution of two reducing equivalent-conserving pathways for high-yield succinate production in *Escherichia coli*. Metab Eng, 24: 87-96.

第13章 细胞工厂设计的生物安全与工程伦理

本章知识信息网络图

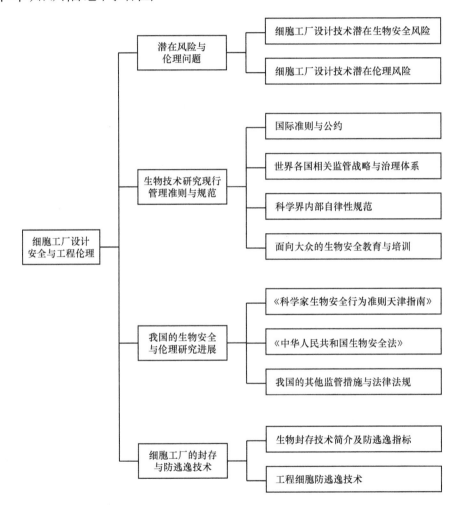

13.1 细胞工厂设计中的潜在风险与伦理问题

近年来，合成生物学为农业、能源、制造业及医学进步带来了巨大推动力。而在细胞工厂设计构建过程中，如之前章节所述，同样需要用到大量的合成生物学技术，包括基因合成、蛋白质修饰、酶的定向改造、转录因子工程、细胞形态调控、基因组编辑和重排及适应性进化等。虽然这些技术可以使我们从容、理性地设计改造工程微生物，构建细胞工厂，应对全球资源、环境等多方面挑战，但是合成生物学的发展和应用过程涉及不同层次的风险，其研究与应用伴随着诸多潜在的生物安全风险及伦理问题，包括加剧基因修饰复杂物种、威胁物种多样性、生物武器缪用及实验室泄漏等，一旦失控，将给人类社会和生态环境带来严重危害。虽然到目前为止，尚未发现生物危害事件与合成生物学技术或工程微生物有关，然而随着合成生物学技术的不断发展及工程微生物的大规模工业应用，可能带来技术的缪用问题，且大量合成生物引入环境中可能带来潜在的威胁。因此，深入认识细胞工厂设计过程的潜在风险与伦理问题十分必要。

13.1.1　细胞工厂设计技术潜在生物安全风险

人类社会发展的历史证明科学技术及其应用很多时候是一把"双刃剑"，同样，以合成生物学技术为核心驱动设计的细胞工厂（图 13-1）作为一种新兴的颠覆性科学技术，虽然在细胞工厂设计构建中有广泛应用，但却具有典型的两用性（dual-use）。一方面，它的出现和发展为人类所面临的若干重大问题提供了极具前景的解决方法；另一方面，合成生物学研究对安全监管体系带来了严峻的挑战，

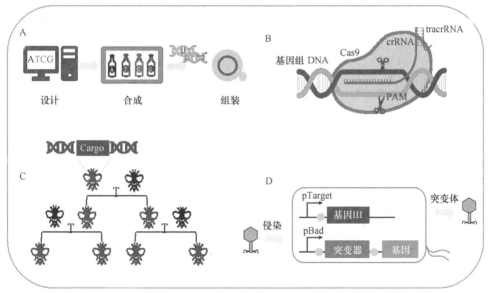

图 13-1　代表性两用生物技术示意图

A. DNA 合成与组装的示意图；B. 基于 CRISPR/Cas9 进行基因编辑示意图；C. 基因驱动示意图；D. 人工进化示意图

一旦失控将带来严重危害，甚至威胁国家安全。随着合成生物学技术的快速发展，其带来的生物安全问题也在不断地动态变化中，需要引起关注（Mackelprang et al.，2021）。

1. 复杂基因修饰工程细胞的潜在风险

水平基因转移（horizontal gene transfer，HGT），又称侧向基因转移（lateral gene transfer，LGT），是指在差异生物个体之间或单个细胞内部细胞器之间所进行的遗传物质的交流。差异生物个体可以是同种但含有不同遗传信息的生物个体，也可以是远缘的甚至没有亲缘关系的生物个体。单个细胞内部细胞器主要是指叶绿体、线粒体及细胞核。水平基因转移是相对于垂直基因转移（亲代传递给子代）而提出的，它打破了亲缘关系的界限，使基因流动的可能性变得更为复杂。

在细胞工厂的设计构建过程中，抗生素抗性基因标签是最常用的筛选方法，广泛用于阳性工程菌的筛选；而在多步人工改造过程中，甚至涉及多种抗性基因的联用，使得人工细胞获取了对多种抗生素的耐受能力。此外，人工定向进化的应用大大缩短了自然进化所需的时间周期，且可以自由设定自然界不存在的筛选压力。例如，仅仅通过 2 周的进化，大肠杆菌对于抗生素阿米卡星（amikacin）、哌拉西林（piperacillin）及四环素（tetracycline）的耐受能力可分别提升 140 倍、80 倍及 15 倍（Jahn et al.，2017）。这些人工修饰或进化后的微生物一旦泄漏至自然界，在基因水平转移的作用下，与抗生素耐受性相关的基因有可能会被某些致病菌获得并不断富集，形成"超级细菌"（superbugs），从而带来危害。据世界卫生组织（World Health Organization，WHO）预计，到 2050 年，"超级细菌"每年将导致 1000 万人死亡，这一数字甚至超过了癌症每年导致的死亡数目。

此外，工程细胞通常整合了多种异源或非天然基因元件，以实现不同的功能。除了大宗化学品外，应用合成生物技术，已能够实现将常见的有机碳源物质（如甘油、葡萄糖、木糖等）合成为违禁或管制药品（如大麻二酚、阿片类物质等）。例如，通过 6 次基因改造（包括从 5 种细菌和大麻中引入相关基因、设计非天然酶等），可在酵母中实现大麻二酚酸的合成（Lou et al.，2019）。如果对这些功能元件没有严格的控制，限制其合成与使用，那么就有可能会出现滥用合成生物造成生物安全隐患的情况。复杂药物分子的生物合成途径在工程微生物中的成功实现，揭示出其有可能产生全新的、自然界不存在的生物分子（例如，通过对大麻二酚酸合成通路的修饰可合成众多大麻二酚酸的非天然类似物）。新生物分子的生物合成带来的潜在生物安全问题，亟须全社会的关注。虽然目前尚无复杂基因修饰的工程微生物对人类产生危害的相关报道，然而在农业领域，随着转基因农作物的推广，转基因农产品正逐渐深入人们的生活。国际农业生物技术应用服务组织（International Service for the Acquisition of Agri-biotech Applications，ISAAA）统计数据表明，2019 年，有 29 个国家种植了 1.904 亿 hm^2 的转基因作物，带来了一系列经济和社会效益，如提高生产力，促进全球粮食、饲料和纤维安全等。合成生物学技术的发展使得更为复杂的改造成为可能。由于国内目前尚未开放基因改良粮食作物的品种审定环节，这类作物尚未得到商业化种植。但在之前的报道中发现用于生物乙醇生产的转基因玉米表达一种蛋白质后产生了新的过敏原（Hewett et al., 2016），此类复杂基因修饰的农作物对人类健康的安全性仍有待评估。由此可知，未来工程细胞的生物安全性也需要全方位评估。

2. 人工细胞对物种多样性的潜在影响

人工改造或设计的工程细胞可以获得普通生物体所不具有的生存优势，例如，在污染物的生物降解、污染土壤和水源的生物修复过程中，针对砷、镉、铬等重金属及尼古丁、有机硫氮氧杂环化合物等环境污染物，可以借助工程恶臭假单胞菌、光合蓝细菌等，利用生物吸附、氧化还原等机理构建人工细胞降解、修复体系。此外，为提高工程细胞在规模化培养过程的鲁棒性，通常利用定向进化、理性改造等手段，赋予工程微生物对高温、盐、酸碱等胁迫或逆境的高耐受能力。如果这些人工细胞逃逸到自然环境中，可能会由于其高度的竞争优势，进行没有限制的无限增殖，进而通过改变物种间的竞争关系而破坏原有的自然生态平衡，甚至取代其他物种。因此，由于生态环境的多样性，在实验、工厂条件下无害的人工细胞，在自然环境中可能变得有害。

广义上讲，基因驱动原指特定基因有偏向性地遗传给下一代的自然现象。自然界中存在着许多类型的基因驱动，如转座子、性扭曲因子、解毒系统和归巢核酸酶等。一般来说，物种中都会存在一些基因，其在繁殖过程中被遗传的概率比普通基因高出50%以上。因此，这些基因可以很容易地在群体中散播，即使它们可能导致个体的适应性下降。借助这一特性，理论上可通过在特定物种中引入、破坏或者修饰非天然基因，实现对物种丰度等的人为干预，甚至可以毁灭整个物种。早在1968年，就有科学家提出施放基因改造的害虫，利用基因驱动的方法，逐渐增加后代不育害虫的数量，从而实现对害虫的控制（Curtis, 1968）。随着CRISPR/Cas基因编辑技术的日益成熟，"基因驱动"变得更加容易实现，科学家利用人工基因驱动系统，可在酵母、蚊子等物种中实现外部引入基因的多代稳定遗传（Hammond et al., 2016；Yan and Finnigan, 2019）。虽然目前在工程细胞中尚未广泛应用基因驱动技术，但利用该技术控制有害物种种群数量时，其可能带来的风险也已受到关注。首先，含有基因驱动的有机体存在跨界传播的可能性，包括从施放地外泄甚至跨国传播，而目前大多数国家对此仍缺乏有效、明确的监管措施。其次，风险基因驱动在目标物种中存在脱靶风险。脱靶效应可能是单纯地没有产生预期效果，也可能是在目标物种中产生有害或不可预见的生物变化。生态系统的复杂性导致很难预测对目标物种的改造将如何影响生态系统的其他组成部分。一旦目标物种被修改，可能会导致相关捕食者的减少，或导致另一个同样不受欢迎的物种填补目标物种曾经占据的生态位。例如，蚊子虽是害虫，却充当着昆虫捕食者的食物源，其消失最终可能会导致以蚊子为食的物种灭亡。一旦蚊子在地球生态位中缺失，极有可能会被其他昆虫（如螨、蚋和跳蚤等）替代，而这类昆虫同样会给人类生活带来不良影响。另一类风险则来源于目标物种和近缘物种之间的杂交。杂交可能会导致驱动力无意中转移，并造成非有意的物种间传播。例如，一项 2019 年发表在 *Scientific Reports* 期刊上的研究显示，Oxitec 公司在巴西释放的转基因蚊子并没有在自然界消失，而是与野生蚊子产生了杂合后代。这显然不符合预期结果，而且新物种的产生也带来了新的隐患（Evans et al.，2019）。因此，在未来细胞工厂设计过程中，采用基因驱动的微生物渗漏至自然界后也有可能带来相同问题，对物种多样性造成影响，届时需认真考虑该问题。

3. 有害/风险工程细胞的实验室泄漏与逃逸

绝大多数情况下，工程细胞所用底盘如大肠杆菌（*Escherichia coli*）、酿酒酵母（*Saccharomyces cerevisiae*）、枯草芽孢杆菌（*Bacillus subtilis*）和谷氨酸棒杆菌（*Corynebacterium glutamicum*）等对人无害，少数情况下选用条件致病菌如肺炎克雷白杆菌（*Klebsiella pneumoniae*）等。对于后者，需认真考虑工程菌泄漏后对人类、动植物健康的影响。对于前者，虽底盘本身无害，在从事特殊研究时，仍需考虑其泄漏或逃逸后带来的潜在威胁。自 2019 年肆虐至今的新型冠状病毒（SARS-CoV-2）已造成全球逾 5 亿人的感染且人数仍在增加。为促进疫苗的研发，获取有活性的毒株十分重要，而采用工程细胞进行病毒合成具备方便、快速、大量等特点。2020 年 2 月，瑞士伯尔尼大学研究人员 Volker Thiel 及同事利用酵母合成平台开发出了快速生产大量有活性病毒体的方法。该研究团队将新型冠状病毒序列拆分成 14 个片段，仅在 20 天内就从合成公司获得了其中的 12 条（另有 2 条通过直接扩增患者样本获得），利用合成的 DNA 生成病毒亚基因组片段，使用转化偶联重组技术将基因组维持在酵母人工染色体上，从而在酿酒酵母中实现一步重组。后续 T7 RNA 聚合酶被用于产生病毒 RNA，进而可以产生活病毒。这样的速度使得这种方法颇具吸引力：无须获取临床样本，便能向卫生机构和诊断实验室提供感染性病毒。同年 4 月，美国得克萨斯大学医学院 Peiyong Shi 团队在 *Cell Host & Microbe* 上发表了"克隆新型冠状病毒"的相关论文。该研究报告了 SARS-CoV-2 的反向遗传合成策略：将跨越 SARS-CoV-2 基因组的 7 个 cDNA 片段组装成一个全基因组并在体外将其转录成为有感染性的病毒 RNA，将 RNA 导入细胞后具有高度感染性，产生大量病毒体。与临床分离株相比，克隆来源的 SARS-CoV-2（icSARS-CoV-2）表现出相似的噬菌斑形态、病毒 RNA 谱和复制动力学，并且 icSARS-CoV-2 保留了工程分子标记。这项技术突破了病毒来源的限制，能够在短时间（一周）内大量生产或改造活性病毒，可用于疾病诊断、疫苗研发等研究（Xie et al.，2020）。虽然人工合成病毒技术为疫苗的开发起到了一定的推动作用，然而其泄漏带来的风险仍值得关注，尤其是这一技术为引入人为突变从而获得不同侵染能力的毒株带来了便利。类似地，其他利用人工细胞开展的有风险的研究也会引发相同的担忧。

4. 生物武器风险

在传统的细胞工厂设计与构建中，异源模块的获取通常依赖于从特定物种基因组 DNA 中进行扩增。而随着 DNA 合成及组装技术日益广泛的应用，大大降低了异源模块的获取难度并允许对异源模块进行重设计、优化，从而提升细胞工厂的合成能力。虽然针对高致病性微生物/病原体的研究受到严格管控，DNA 合成及组装技术的普及使得再造病原体成为可能。美国的"炭疽邮件"恐怖袭击事件为生物武器带来的危害敲响了警钟：2001 年 9 月 18 日开始，有人把含有炭疽杆菌（*Bacillus anthracis*）的信件寄给美国数个新闻媒体办公室以及两名民主党参议员，导致 5 人死亡、17 人被感染。因此，DNA 合成及组装技术应用到病原体合成，尤其是感染人类的病毒合成时，可能带来严重的生物安全威胁。以脊髓灰质炎（poliomyelitis）这一急性传染病为例，其可侵犯中枢神经系统，损害脊髓前角运动神经细胞，导致肢体松弛性麻痹，多见于儿童，故又名小儿麻痹症，是 WHO 推行计划免疫进行控制的重点传染病之一。这一病毒合成简单，仅由 7500 个核苷酸构成。美国科学家 Eckard Wimmer 在 2002 年报道了人工合成这一病毒的工作，发现无论是注入合成病毒还是自然病毒，小鼠都会在感染的一周后瘫痪。随着 Oligo 合成价格的急剧下降，合成更为复杂的病毒成为可能，病毒滥用风险也随之出现（Cello et al., 2002）。另一个病毒滥用风险举例则与天花病毒（Variola virus）有关。尽管 WHO 于 1980 年宣布已在全球彻底灭绝天花病毒，常规天花免疫措施也已停止，但相关的研究仍在继续。例如，2018 年加拿大病毒学家 David H. Evans 报道了化学合成长达 21.2 万个碱基对的马痘病毒（Horsepox virus）的相关技术方法。由于马痘病毒和天花病毒同属正痘病毒家族，且具有高度同源性，因此该论文所描述的技术可直接用于再生天花病毒。考虑到全球人口中绝大多数对天花病毒几乎没有免疫力且该研究经费仅为 10 万美元，该技术若为恐怖分子掌握，可能会造成天花再现的巨大灾难。国际知名期刊 *Science*、*Nature Communications* 均因考虑其生物安全风险而拒绝发表该研究论文，最终该研究在 *PLoS One* 期刊发表（Noyce et al., 2018）。

13.1.2　细胞工厂设计技术潜在伦理风险

芝加哥大学著名的生命伦理学家里昂·凯斯（Leon Kass）曾经说过："一切的自然界限都是值得争论的。包括人类自身的界限、人与动物的界限、人与超人或上帝的界限及生命与死亡的界限。这是 21 世纪最重要的问题。"的确，这些界限关系到人类如何定义自身及如何看待所生存的世界，一旦人类掌握了制造生命的技术、揭开了生命的面纱，会不会凌虐所有生命？会不会降低生命的地位而引发人类的尊严和人权问题？在大部分宗教中，创造生命、改变物种的基因、改造人的天性和行为被认为是上帝（或神话自然）独有的职责，合成生物技术赋予人类同样的能力，可能会产生意想不到的伦理风险（欧亚昆，2017）。

那么究竟人类应不应该利用合成生物技术改造、制造生命？其实早在转基因技术刚刚兴起的时候就已经有关于这一问题的争论，至今仍然有学者要求禁止转基因技术的发展。但是生命科学的发展并没有因为伦理的争论而停止，各个国家为了占领技术制高点，都在不遗余力地推进合成生物技术的发展。现在已经能够根据人类的意愿从头设计自然界不存在的生命，而争论的焦点也从应不应该发展转基因技术、克隆技术、器官移植和胚胎干细胞研究转为应不应该制造生命。人造生命打破了传统的生命概念，消解了生命的意义。合成生物技术打破了生命与非生命的天然界限，因此在一定程度上对传统"生命"的含义、本质、价值和意义等形成冲击（翟晓梅和邱仁宗，2014）。继 2010 年克雷格·文特尔（J. Craig Venter）团队将人工合成的基因组导入山羊支原体创造了第一个人造细胞"辛西娅（Synthia）"之后，美国哈佛大学遗传学教授乔治·丘奇（George Church）团队先后在 2013 年及 2016 年实现了简并一种终止密码子以及仅含有 57 种密码子（天然为 64 种密码子）的人工大肠杆菌细胞的构建（Ostrov et al.，2016；Lajoie et al.，2013）。在"人工合成酵母基因组计划 2.0（Sc2.0 Project）"的推动下，酵母染色体人工合成取得了重大突破，2017 年 3 月，中国科学家完成了 4 条真核生物酿酒酵母染色体的从头设计与化学合成：天津大学团队完成了 5 号、10 号（syn V、syn X）染色体的化学合成；清华大学团队完成了当前已合成染色体中最长的 12 号染色体（syn XII）的全合成；深圳华大基因研究院团队联合英国爱丁堡大学团队完成了 2 号染色体（syn II）的合成及深度基因型-表型关联分析（Shen et al.，2017；Zhang et al.，2017；Xie et al.，2017；Wu et al.，2017）。这些基于 DNA 合成及组装技术的工作探索了人类再造"生命体"的可能性，为人类从"格物致知"到"建物致知"探索物种及生命起源（如原核生物向真核生物的进化过程）提供了可能，标志着合成生物学又向前迈出了革命性的一步。但同时合成生物技术也向生命伦理学发起了巨大的挑战——其"制造生命"的理念挑战着伦理学根深蒂固的区分和界限，即生命与非生命、物质与信息、自然与人工、有机与无机、创造与被创造、进化与设计等。人工改造或创造自然界中不存在的生命，不可避免地带来伦理问题。虽然在现阶段，受限于科学认知，基因组重设计/改造过的人工细胞主要用于科学研究，尚未对普通民众尚未造成伦理冲击，制造或变更简单生命体尚未对人类的社会和文化层面产生实质影响。但由于 DNA 合成及组装使设计与重构生命体成为可能，基因编辑可以实现对遗传物质的精细修改，近年来一些不加约束的科研行为已开始颠覆人类对于生命的认知并加速普通民众对于重塑生命可能产生的伦理问题的思考。例如，生物黑客（biohacker）Josiah Zayner 以向普通民众展示包括 CRISPR 在内的 DIY（自己动手制作）实验而出名，在 2017 年的一次网络会议直播中，Zayner 为了向人们展示 CRISPR 技术就像是手机软件一样容易操作，直接将"含有 CRISPR/Cas 的制剂"注入自己体内（Ireland，2017）。而 2018 年，南方科技大学原副教授贺建奎实施了被明令禁止的以生殖为目的的人类胚胎基因编辑活动，并宣布一对名为露露和娜娜的基因编辑婴儿在中国诞生。由于这对双胞胎的一个基因（CCR5）经过修改，理论上她们出生后即能天然抵抗艾滋病毒（冀朋和雷瑞鹏，2019）。有鉴于此，未来随着合成生物学技术的进一步发展及应用，传统的人伦关系和伦理规范将面对巨大的成冲击。

13.2　生物技术研究现行管理准则与规范

对于细胞工厂的设计，目前尚缺乏有针对性的管理准则与规范。针对细胞工厂设计过程中涉及的生物技术可能带来的生物安全及伦理问题，近年来虽然有许多研究机构和政策制定部门正在尝试探讨管理与控制方式、发展共识并寻找解决办法，但目前在国际层面上，尚无单一机构有权力及能力提供全面的管控。在国家层面上，不少国家已经开始适用现有法律规范来处理与新兴生物技术相关的违法行为（图 13-2），同时也设立相应的机构或委员会，对新兴生物技术应用进行审核、监督。从道德角度，为规避合成生物学技术的潜在风险、维护生物安全，各国也开始逐渐重视对科学家行为进行约束和规范，对普通民众加强生物安全知识方面的培训及教育，同时需要通过加强国际联系，健全国内不同级别、不同层次的安全和安防体制以应对可能出现的安全风险。

13.2.1　国际准则与公约

在生物安全治理方面，生物武器的禁用问题一直是国际社会关注的重点。在 1925 年 6 月开放签署的《日内瓦议定书》（《禁止在战争中使用窒息性、毒性或其他气体和细菌作战方法的议定书》）中，各缔约国就已明确表示禁止在战争中使用化学和生物制剂（郑涛，2014）。1975 年，《禁止生物武器公约》（《禁止细菌（生物）及毒素武器的发展、生产及储存以及销毁这类武器的公约》）正式生效。该公约严格禁止发展、生产、储存生物与有毒武器，是首个全面禁止一整类大规模杀伤性武器的国际裁军条约。该公约详细地指出"缔约国在任何情况下不发展、生产、储存和取得其类型和数量超出预防、保护和其他和平用途范围的微生物或其他生物制剂或毒素，以及为敌对目的或在武装冲突中使用此类制剂或毒素而设计的武器、设备或运载工具"。虽然目前该公约框架下仍缺乏组织与执行机构，且没有严格监督执行与制裁的机制，但作为一个能够集结各缔约国参与讨论包括两用生物技术在内的生物安全问题的国际公约，《禁止生物武器公约》是国际社会共同努力在此领域建立研究规范和监管共识的重要体现。2015 年 12 月，我国在《禁止生物武器公约》缔约国会议上提出制定全球"生物科学家行为准则"的建议。2016 年，在联合国《禁止生物武器公约》第八次审议大会上，巴基斯坦加入并同我国一道提交了"生物科学家行为准则"范本草案。该草案从道德基准、法律约束、科研诚信、对实验对象的尊重、科研立项与过程、成果传播的约束、科研普及、所在机构、国际交流共 9 个方面对生物科学家及相关人员提出倡议。该倡议也作为 2018 年至 2020 年《禁止生物武器公约》第九次审议大会边会的正式议题，在全球生物安全风险治理领域引起广泛讨论。

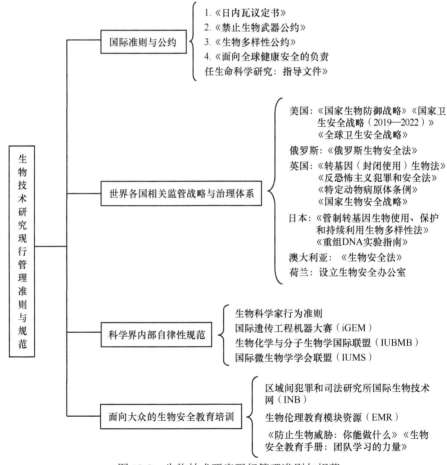

图 13-2   生物技术研究现行管理准则与规范

另外，为保护濒临灭绝的植物和动物，最大限度地保护地球上多种多样的生物资源，1992 年，由联合国环境规划署发起的政府间谈判委员会第七次会议在内罗毕通过《生物多样性公约》，并在巴西里约热内卢举行的联合国环境与发展大会上开放签署。合成生物学技术的出现和使用无疑对生物多样性造成了冲击，因此，《生物多样性公约》可以作为约束各国合成生物学科研行为的指导性文件之一。2003 年起生效的《卡塔赫纳生物安全议定书》作为《生物多样性公约》的补充协议，重点关注了新型生物制品的研制、处理、运输等环节的生物安全问题；同时，该议定书也明确提出，新兴生物技术的应用必须以"预防原则"为基础。

　　在国际软法方面，多个国际组织也先后发布了一系列指导性文件，用于避免两用生物技术可能带来的生物安全及伦理问题。例如，WHO 发布的 Responsible life sciences research for global health security（2010）强调，必须在促进生命科学研究和开发的公共卫生利益与减轻其潜在风险之间达成良好的平衡。该指导文件列举了天花病毒免疫逃逸设计、脊髓灰质炎病毒合成、新生命体的从头设计等可能带来风险的研究，并提供了可行的政策监管及生物风险管理框架，为各国监管生物安全风险提供了指导。世界动物卫生组织（World Organization for Animal Health，WOAH）在全球拥有广泛的合作网络与参考实验室，其中涉及的多种病原体、材料、技术和知识，均具有两用潜力。2019 年 5 月，WOAH 正式发布 Guidelines for Responsible Conduct in Veterinary Research，其目的在于提高人们对兽医环境中双重用途研究潜力的认识，为兽医专业人士、研究人员和其他利益相关者提供支持，以有效地识别、评估和管理双重用途研究风险。国际风险管理理事会（International Risk Governance Council，IRGC）是在瑞士成立的国际性非营利组织，主要由世界各国的政府官员、科学家以及相关领域的专业人士组成，旨在提高人们对可造成人类健康、环境、经济和社会重大不利后果的风险的理解、管理和治理；该理事会也特别针对合成生物学技术发布了相应的风险管控指南，建议开展合成生物学研究的国家注重该领域的生物安全风险，并为各国政府提供监管策略的参考。

　　此外，部分国家间建立了相互促进的生物安全监管措施，以提升国际生物安全协作与参与国生物安全能力建设。例如，澳大利亚集团（The Australia Group，AG）作为一个已涵盖 43 个成员国的非政府组织 [所有参加国都是《禁止化学武器公约》（CWC）和《禁止生物武器公约》（BWC）的缔约国]，旨在通过协调各成员国的出口许可措施，实行出口控制统一化来确保其出口的材料不被用于化学或生物武器研发。澳大利亚集团的参加国并不承担任何具有法律约束力的义务。其合作的有效性纯粹依赖于它们对不扩散生化武器目标的共同承诺及其各自采取的相应措施的力度。各成员国在出口许可措施领域的有效协作，一方面能够防止潜在的恐怖分子获得研制生化武器所需的各种原料，另一方面也有助于各成员国完善管制清单，最大限度地履行《禁止生物武器公约》所规定的义务。

13.2.2 世界各国相关监管战略与治理体系

美国、英国、俄罗斯、日本、澳大利亚等发达国家已将生物安全战略纳入国家安全战略，明确发布了国家生物安全战略规划，加拿大、法国、新西兰等国家在战略规划层面高度关注国家生物安全问题。

1. 美国

早在 1902 年，美国就颁布了《生物药品法案》（Biologics Control Act），开始关注生物制品的安全风险问题，提出生物制品进入市场前必须获得相应的批准。而 1938 年出台的《联邦食品、药品和化妆品法案》（The Federal Food, Drug, and Cosmetic Act）则重点强调，如生物制品在流通时出现风险问题，应当迅速启动召回程序，并进行相应追责。美国国会于 1994 年通过《公共卫生服务法》（Public Health Service Act），对生物制品的登记、注册及许可流程提出了具体要求，以减小生物安全风险。该法案授权美国食品药品监督管理局（U.S. Food and Drug Administration，FDA）对生物医疗产品或其他可能存在传染病风险的产品进行监管。1996 年，美国卫生与公众服务部（United States Department of Health and Human Services，HHS）制定了可能威胁国家安全的生物制剂清单。随后，2001 年，美国通过《美国爱国者法案》（USA Patriot Act），确定了各相关主体对生物制剂的访问权。在美国 2002 年出台的《公共卫生安全和生物恐怖主义防范应对法》（Public Health Security and Bioterrorism Preparedness and Response Act）的指导下，美国疾病预防控制中心（Center for Disease Control and Prevention，CDC）可通过联邦管制病原计划来监督管制病原的拥有、使用和转移（梁慧刚等，2020）。

美国在生物安全领域先后发布了《国家生物防御战略与实施计划》《国家卫生安全战略（2019—2022）》《全球卫生安全战略》，共同构成了全面解决各种生物威胁的系统性战略，同时建立了分级的风险管理方法来应对生物威胁和事件（丁陈君等，2020）。其中，《国家生物防御战略与实施计划》由美国国防部、卫生和公众服务部、国土安全部和农业部共同起草，由新成立的一个内阁级别生物防御指导委员会负责其总体实施。该战略基于"生物安全风险虽无法降低为零，但可以且必须得到管理"的理念，强调依赖生命科学和生物技术体系，从源头上检测和遏制生物威胁，从而最大限度地降低生物威胁风险。美国国立卫生研究院（National Institutes of Health，NIH）制定了《重组或合成核酸分子研究准则》，其中详细说明了创建和使用含有重组或合成核酸分子的生物体和病毒的基础，以及临床研究的安全实践和遏制程序，以此对实验室活动进行管理。此外，NIH 于 2004 年成立国家生物安全科学咨询委员会（National Science Advisory Board for Biosecurity，NSABB），其作为联邦咨询委员会，应美国政府的要求，处理与生物安全和双重用途研究相关的问题。NSABB 包含 25 名具有广泛专业知识的、有表决权的成员，成员专业覆盖分子生物学、微生物学、临床传染病实验室生物安全、生物安全、公共卫生和流行病学、卫生物理学、医药生产、兽药、植物卫生、食品生产、生物伦理学、生物、情报、国家安全、法律和执法、重组或合成核酸、出口控制等多个领域。目前，NSABB 已经就一系列双重用途和生物安全问题提出了报告和建议，包括拟议的治理措施。具体到合成生物学领域，2018 年，美国国家科学院发布《合成生物学时代的生物防御报告》，专门提出应对合成生物学技术进行安全性审查的相关要求。该报告受美国国防部委托，按照合成生物学可能造成威胁的紧急程度和危害程度拟定了防御框架，并建议国防部加强公共卫生基础设施建设以充分预防潜在的生物攻击。

2. 俄罗斯

俄罗斯一直以来比较重视国家生物安全建设，将生物安全作为国家安全的重要战略考虑，同时非常重视生物技术能力等方面的提升，在化学和生物安全领域形成了体系化布局（宋琪等，2020）。在颁布《俄罗斯生物安全法》之前，俄罗斯主要通过颁布和修订《化学和生物安全国家政策基本原则》，该规划通过改善国家法规、提高人员培训水平、规范发展方法等，努力将生物圈、技术圈和生态系统中暴露于有害化学和生物因素的风险降低至可接受水平；另外还包括开展在监测化学和生物风险、改善政府在化学和生物安全领域的行动、发展国家化学和生物安全系统的运作资源、消除化学和生物威胁以及预防和尽量减少风险等方面的活动。2020 年 12 月，俄罗斯正式颁布了《俄罗斯生物安全法》，为确保俄罗斯生物安全奠定了国家法律基础。该法案主要针对以下基本生物威胁：①致病性生物因子和病原生物制剂（病原体）的特性和变化，以及其与环境协同进化的风险；②传染病、寄生虫病发生、感染和传播的风险；③实验室中的生物安全风险；④生物技术人员与相关医护人员的职业暴露风险；⑤微生物耐药性增加的风险；⑥生物恐怖袭击与生物武器威胁的风险。该法案阐明了生物威胁的主要类型，规定了政府机构、组织和公民在保障生物安全方面的责任、权利和义务，确定了在阻断传染病传播、收集和使用病原微生物及病毒，建立了国家生物安全信息系统以及加强国际生物安全合作等方面的综合举措（宋琪等，2020）。

3. 英国

英国政府高度重视生物安全，把生物安全上升为国家战略，对生物安全的立法与管理是根据生物技术的发展与国际形势的变化而变化的，从现有法律、法规、条例来看，主要以转基因生物安全、实验室安全和工作场所安全为主（尹志欣和朱姝，2021）。以转基因生物安全为主的立法主要有：1974 年颁布的《卫生和安全法》，涉及病原体和转基因微生物；1992 年颁布的《转基因生物封闭使用管理条例》和《转基因生物释放和市场化管理条例》；2010 年重新修订《转基因（封闭使用）生物法》，根据病原感染人类和引起疾病的能力，制定四个危险组的风险评估框架。以实验室安全和生产安全为主的立法主要有：2001 年颁布的《反恐怖主义犯罪和安全法》，制定了病原体和毒素拥有和转移安全措施；2008 年颁布的《特定动物病原体条例》，主要目的是有效监管动物病原体的储存、运输和安全使用，预防实验室感染性病原体或气溶胶散逸以及实验室工作人员安全行为责任等。2012 年英国通过《合成生物学路线图》，对英国合成生物学技术的研究、商业化与国际合作环节进行全面布局，强调合成生物学的发展应当负责任地、安全地进行。其后，英国《国家生物安全战略》于 2018 年 7 月出台。该战略首次汇总了英国政府为保护其利益免受重大生物风险影响所开展的工作，同时也要求将生物安全理念融入现有政府机制；通过建立一个跨部门的委员会，统筹生物风险防控工作，各部门通过行政规章及规范性文件对具体的生物安全事项进行监督管理（吴晓燕和陈方，2020）。

4. 其他国家

日本在生物安全领域颁布了多部专门的法律规章。传染病防控是日本生物安全战略的首要关注点，将生物技术视为对国家经济社会发展影响重大的战略新兴技术，于 2019 年 6 月出台《生物战略 2019——面向国际共鸣的生物社区的形成》，确认生物技术战略地位，并关注生物安全风险。而在生物技术安全管理方面，日本制定了《管制转基因生物使用、保护和持续利用生物多样性法》《重组 DNA 实验指南》等法律法规来对前沿生物技术安全进行管理（陈方和张志强，2020）。

澳大利亚的《生物安全法》于 2015 年出台，其构建了覆盖联邦和州（领地）两个层面较为完善的生物安全体系（翟欢，2020）。澳大利亚政府重点关注生物制品的出口管制，并重视推广工作。澳大利亚国防部出口管制处为推行有关出口管制的指南，开展了大量针对大学、公共卫生网络和公司的宣传，包括在澳大利亚主要城市路演、在相关机构任命出口管制负责人进行单点联系、提供免费的出口管制帮助热线、频繁在相关会议和博览会上演讲等；同时也将该指南分享至澳大利亚集团成员国，使该指南成为一种可以在其他国家调整使用的模板。

荷兰政府于 2013 年成立生物安全办公室（Bureau Biosecurity），居间协调荷兰政府与利益相关者。例如，该办公室会在学校、医院、诊断实验室、生物技术公司、行业组织和专业协会之间开展各种教育和推广活动，发挥着明确的桥梁作用；其网站上还提供与跨学科的生物安全专家组合作开发的称为"工具包"的自我评估工具（包括"自我扫描工具包"和"漏洞分析工具包"），以帮助受试者了解组织内生物安全的当前状况。

法国于 2015 年成立国家生物安全咨询委员会（CNCB），由法国国防与国家安全总秘书处主持工作。它为公共机构、科学院、政府以及有研究任务的公众服务，对生命科学领域的两用技术研究进行预测和监测，并发布一系列预防、检测和应对潜在威胁的措施。

13.2.3　科学界内部自律性规范

科技的发展日新月异，通过立法来规范科学行为往往呈现出法律的滞后性。为了不阻碍科技发展，包括中国在内的一些国家开始利用审慎警惕的原则来对待生物科技治理。此时，科学界的自觉显得尤为重要。只有争取到接触前沿生物技术的科学家的理解，使其自愿接受并相互监督，才能更好地推动科技应用的规范化进程。自 2005 年《禁止生物武器公约》专家会议提出建立自律准则这一主题之后，科学家自律准则的研究和落实开始成为治理生物安全问题的一个关键策略。前文所提及的《禁止生物武器公约》框架下"生物科学家行为准则"就是该领域的一项重要国际文件，其不仅将有效促进科学界自律，也是构建科学界自律性规范的基础。此外，一些国际科学组织也开始建立生物安全伦理准则。国际基因工程机器大赛（international genetically engineered machine competition，iGEM）是合成生物学领域的国际顶级大学生科技赛事，涉及数学、计算机、统计学等领域的交叉合作，自 2004 年首次举办以来，每年有数以千计的青年学者参加研究和竞赛。为确保参赛队伍符合生物安全及生物伦理规定，iGEM 成立了生物安全和伦理工作委员会，同时制定了一系列的政策来规范和杜绝相关的风险，包括：禁止环境释放、高危病原体及人体实验，设立研究对象白名单，设立安全及安保委员会等。此外，生物化学和分子生物学国际联盟（International Union of Biochemistry and Molecular Biology，IUBMB）的道德规范守则列出了成员对公众、其他研究人员和受训人员的义务。国际微生物学会联盟（International Union of Microbiological Societies，IUMS）的道德守则明确表示反对滥用微生物知识、研究和资源。同时，IUMS 也努力促进负责任的研究行为，开展生物安全和生物安保培训，防止将微生物用作生物武器，从而保护公众健康、促进世界和平。

13.2.4　面向大众的生物安全教育与培训

培训和教育是提升科学家使用两用生物技术安全性的基础要素之一，其中包括两用生物技术安全教育的课程与资源。但是教育是个长期的过程，其中涵盖了学科之间的互相支持、各学科间分享最佳实践方法和互动关系的维持。然而，为了加快推动生物安全性教育，生物安全研究机构、培训与教育资源建设便显得尤为重要。针对合成生物学可能带来的生物安全、生物伦理问题，如何推进科普教育及从业人员培训，做好生物防御、实现科学防范是根本。从事合成生物学技术研究、学习的科研人员及学生是可能面临生物技术两用风险的主体。由于合成生物学研究是一项前沿科技，我国对相关研究及学习人员的教育及培训尚未全面开展。因此，为应对生物技术可能带来的生物技术滥用和非道德应用问题，未来应加快生物安全专业研究机构建设，丰富教育资源并普及相关人员的教育。具体的生物安全培训内容应当主要集中在实验室风险管理层面，同时兼顾介绍相关法律规范和政策。

随着两用技术安全课程和教育培训的出现，目前已经形成了越来越多的相关教学资源，并通过网络向那些希望了解两用生物技术安全问题，或准备将其传授给学生的科学家、教师开放。例如，联合国地区间犯罪和司法组织的国际生物技术网（INB）是一个全球性网络，面向有意推进负责任生命科学行为的学术研究机构、非政府组织、国际组织，以及其他利益相关者。它的主要目标是提高人们对生物技术进步所带来的机遇和风险的认识，推进"负责任"的生命科学教育，提倡实用性政策措施以确保可持续的生物技术发展，同时也将促进合作伙伴履行其国际义务。INB 正在开发一个数字平台用以查看、下载、上传及分享可定制的教学和培训材料，其中包括技术简介、案例研究视频、基于场景的练习和沉浸式学习（VR 实验室之旅）。INB 还专门为网络伙伴提供了一个可持续的平台，网络伙伴可以借此共同开发和共享适合当地的教育资源。此外，英国布拉德福德大学裁军研究中心与日本防卫医科大学、意大利朗道网络·沃尔特中心共同开发两用技术的生物伦理教育模块资源（EMR），包括 21 个在线讲座，同时提供主讲人讲稿、参考文献和视频的链接。另外，英国布拉德福德大学裁军研究中心还面向国际和国内从事相关研究、参与相关管理和决策的人员，出版了《防止生物威胁：你能做什么》《生物安全教育手册：团队学习的力量》等图书。

在全球范围内，许多国家已经开展了有关两用生物技术安全性的教育和培训项目。例如，在欧洲，欧盟化学、生物、放射和核风险缓解卓越中心（European Union Chemical，Biological，Radiological and Nuclear Risk Mitigation Centres of Excellence，CBRN-COE）的教育项目"提升对两用生物技术认识的大学和研究所国际网络"体现了多边政府共同支持提高生物安全认识的良好合作。美国国家科学院下属的国际负责任科学教育协会也与其全球合作伙伴共同推进了一个以"负责任的科学"为重点的项目，其中包括两用生物技术问题。此外，丹麦生物安全和生物防护中心也开展了大量解决具体两用技术问题的宣传和教育活动；日本则通过日本国防医学院，建立了两用技术生物安保教育计划。因发达国家在生物安全领域起步较早，其生物安全相关的战略规划、科技研究、人才培养等方面已形成较为完善的体系。相比较而言，我国在生物安全这一交叉领域的人才储备尚显不足。为了完成新时代人才培养这一重要使命，天津大学生物安全战略研究中心近年来创新性地开设了专门面向合成生物学专业学生的"生物伦理与安全"课程，以及面向全校所有专业学生的"生物安全与职业伦理"本科课程。课程中首次引入包括合成生物学和基因组编辑在内的两用生物技术的伦理、安全及监管的相关教学内容，这也为中国理工科高校进行生物安全教育开创了先例。

总而言之，虽然人们习惯将治理与法律法规相联系，但治理应该是一个完整的"生态体系"，需要由不同类型的参与主体在多个层次运用多种方式管控。从各个国家的做法中可以看出，目前生物安全治理方面的参与主体不仅包括各国政府、区域和国际组织，还包括对生命科学研究资助的单位、来自学术界和产业界的科学家、高校、医学中心、期刊出版商及其他参与传播研究成果的人员等。现有治理框架除了法律法规这些"硬法"的措施以外，还包括科学界在自愿基础上进行的自我管理活动等"软法"约束，这些都对在人工细胞设计过程中开展负责任研究十分重要。

13.3　中国的生物安全与伦理研究进展

我国正在逐步建成针对两用生物技术的安全监管框架（图 13-3）。我国在 2020 年通过了《生物安全法》，填补了生物安全领域法律监管的上位法空白；突出生物安全国家战略地位，全面构建生物安全体系。目前，《生物安全法》已经确立了生物安全工作协调机制并设立相应的专家委员会，未来还应统筹协调，明确并加强各相关方参与程度。随着新型合成生物学技术的不断涌现，生物安全及生物伦理问题也随之变化发展，未来应在《生物安全法》框架下，不断形成更有针对性的法律法规、制度框架，在实现监管的同时，最大限度地保证研究自由。针对生物安全问题的生物防御，离不开生物监测及溯源、疫苗研发、生物信息学等关键技术的支持，因此，加快上述相关生物技术的研究十分重要。我国已连续多年部署"国家重点研发计划'生物安全关键技术研发'重点专项"，围绕人与动植物等

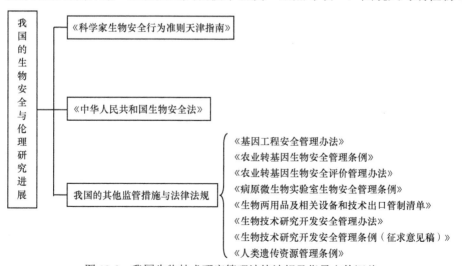

图 13-3　我国生物技术研究管理法律法规及指导文件汇总

新发突发传染病疫情、外来生物入侵、实验室生物安全，以及人类遗传资源和特殊生物资源流失等国家生物安全关键领域，开展科技攻关，致力于推动我国生物安全科技支撑能力达到国际先进水平。在"国家重点研发计划'合成生物学'重点专项"领域，"合成生物学伦理、政策法规框架研究"及"合成生物学生物安全研究"两项研究已于 2019 年及 2020 年先后开展。华中科技大学及天津大学分别牵头研究并获得国内多家大学和研究所的参与及支持，这将极大地促进对两用技术的认识及监管。

13.3.1 《科学家生物安全行为准则天津指南》

2016 年《禁止生物武器公约》第八次审议大会上，中国代表团向大会正式提交了由天津大学生物安全研究战略中心主笔撰写的"生物科学家行为准则"工作文件。在此提交的工作文件与相关讨论基础上，中国天津大学生物安全战略研究中心、美国约翰斯·霍普金斯大学健康安全中心与国际科学院组织秘书处开展合作，深入探讨生物安全行为准则指南，形成供各国政府及科研机构参考、补充和改进的行为准则。最终经科学界、企业界代表等多次讨论，达成了《科学家生物安全行为准则天津指南》（简称《天津指南》），并经国际科学院组织批准与认可。《天津指南》最终的目标是在不妨碍生物科研成果产出的同时防止滥用，这既与《禁止生物武器公约》一脉相承，也有利于促进联合国可持续发展目标。该指南涵盖了负责任生物科研的主要方面，提出了坚守道德基准、遵守法律规范、倡导科研诚信、尊重研究对象、加强风险管理、参与教育培训、传播研究成果、促进公众参与、强化科研监管、促进国际合作的十大准则。《天津指南》的达成充分体现了国际科学界进一步规范生物科研活动的决心，也充分表明基于科学、具有广泛代表性的国际进程，可成为加强全球生物安全治理和相关国际合作的有效途径。《天津指南》有助于实现《禁止生物武器公约》的宗旨与目标，促进其他相关多边场合的讨论，进一步提高全球生物安全治理水平；其遵循《禁止生物武器公约》，主要致力于防止生物科研被滥用和误用；通过采纳和实施《天津指南》，有助于所有科学家、科研机构及专业组织提升其生物安全水平，将相关风险及危害降到最低。

13.3.2 《中华人民共和国生物安全法》

为了维护国家安全，防范和应对生物安全风险，保障人民生命健康，保护生物资源和生态环境，促进生物技术健康发展，推动构建人类命运共同体，实现人与自然和谐共生，《生物安全法》（2020）经 2020 年 10 月 17 日第十三届全国人民代表大会常务委员会第二十二次会议通过，并自 2021 年 4 月 15 日起施行。该法对生物技术研究、开发与应用安全等内容进行了明确的规定及管理，同时禁止单位和个人从事危及公众健康、损害生物资源、破坏生态系统和生物多样性等危害生物安全的生物技术研究、开发与应用活动。《生物安全法》内容涵盖：生物安全风险防控体制，防控重大新发突发传染病、动植物疫情，生物技术研究、开发与应用安全，病原微生物实验室生物安全，人类遗传资源与生物资源安全，防范生物恐怖与生物武器威胁和生物安全能力建设等；在制度设置上，草案建立了通用的制度体系，如监测预警体系、标准体系、名录清单管理体系、信息共享体系、风险评估体系、应急体系、决策技术咨询体系等，并明确了海关监管制度和措施等。该法案开宗明义，明确了维护国家生物安全是其总体要求，保障人民生命健康是其根本目的，保护生物资源、促进生物技术健康发展、防范生物威胁是其主要任务。

13.3.3　其他监管措施与法律法规

1993 年，我国国家科学技术委员会颁布的《基因工程安全管理办法》强调，涉及基因工程的项目应当进行申报，并完成生物安全检验。2001 年至 2002 年，我国出台了一系列用以规范转基因技术的规定，如《农业转基因生物安全管理条例》《农业转基因生物安全评价管理办法》等，对转基因技术的生物安全问题明确提出相应的监管措施，并专门设立国家农业转基因生物安全委员会主管农业转基因生物安全。《病原微生物实验室生物安全管理条例》于 2004 年发布，其明确指出，国家对病原微生物实验室实行统一的标准管理，同时列明了法律责任。2006年，我国商务部颁布《生物两用品及相关设备和技术出口管制清单》，详细列举了实行出口管制的各类病原体、病毒、遗传物质、相关技术等。同年，《人间传染的高致病性病原微生物实验室和实验活动生物安全审批管理办法》配套发布，对三级、四级生物安全实验室的资格审批、活动审批的流程和要求进行了明确规定，以保障生物安全。2017 年，我国科技部制定《生物技术研究开发安全管理办法》，并在 2019 年起草《生物技术研究开发安全管理条例（征求意见稿）》，明确对生物技术研究开发进行风险分级管理，规范生物技术研究开发安全管理。2019 年，为应对不断发生的我国人类遗传资源非法外流，以及对利用我国人类遗传资源开展国际合作科学研究的有关制度不够完善等问题，《人类遗传资源管理条例》经 2019年 3 月 20 日国务院第四十一次常务会议通过，并自 2019 年 7 月 1 日起施行。该条例规范了涉及我国人类遗传资源的采集、保藏及研究等，促进了我国人类遗传资源的有效保护和合理利用。

13.4　细胞工厂的封存与防逃逸技术

虽然到目前为止还没有关于工程生物造成危害的报道，但许多研究表明，携带有编辑基因的工程生物逃逸会改变自然基因库（Sears et al.，2001）。例如，抗生素的抗性基因经常被整合到转基因生物中来进行样本的筛选；有报道在农田粪便污染的水中发现了抗性基因（Colomer-Lluch et al.，2011），这些基因可通过水平基因转移噬菌体转移到天然细菌中进行表达、传播，进而增加病原体的耐药性，直接危害到人类的生命健康。随着政策法规层面对生物安全的指导、管控或规范，从事相关研究的科研人员逐步认识到构建可控工程细胞的重要性，从而逐渐开发并完善生物封存技术，使得工程细胞仅能在特定环境下生存并发挥功能，在泄漏或逃逸后触发程序性凋亡或失活机制，从而保证工程细胞的安全性。生物封存技术通过使工程细胞生长依赖自然界中不存在的营养元素或条件（温度、酸碱度等）或自然界存在的诱发微生物启动自杀机制的诱导信号，从而阻止工程细胞在自然界中存活、复制及扩散，或阻止工程细胞中的非天然基因在自然界中的扩散及水平转移。基因线路、基因组编辑和基因表达调控等新兴的合成生物学技术的出现，极大地促进了新的生物封存系统的发展。

13.4.1 生物封存技术简介及防逃逸指标

1. 生物封存技术发展历程

自20世纪70年代以来，科学家和公众一直担心人为或意外逃逸的工程生物可能会对环境造成意料之外的破坏（Berg et al.，1975）。随着近年来工程生物设计和应用的迅速发展，工程生物影响生态系统和人类健康的可能性不断上升（表13-1）。因此，越来越多的资源被投入到设计防控措施中，以防止工程生物逃逸到自然界中（Moe-Behrens et al.，2013）。由此产生的生物封存策略主要着眼于工程生物自我复制的工程化预防、营养缺陷个体的构建、遗传回路驱动的自杀和水平基因转移的阻断等方面。

表 13-1　生物封存技术发展历程一览表

时间	代表性事件
1975 年	美国阿斯洛马会议（Asilomar conference）讨论了重组 DNA 技术的潜在危险
1987 年	第一个针对工业微生物的基于诱导自杀系统的生物封存技术诞生
1991 年	第一个针对生物修复（苯酸盐降解）微生物的生物封存技术诞生
1993 年	NIH 提出生物封存指导准则
1998 年	首次在农业上通过破坏转基因植物的繁殖能力来限制非预期的转基因植物的传播
2006 年	成功将生物封存技术用于临床使用的微生物
2015 年	①构建菌株-质粒相互依存系统，质粒只能在特定菌株中存在；②构建营养缺陷菌株；③重叠多层次生物封存系统
2016 年	程序化的生物封存系统诞生

2. 防逃逸指标

为了防止工程生物在自然界中的泄漏和扩散、降低它们对于生态系统的影响，必须制定一些关键的生物封存标准。工程生物是可以生长和自我复制的生命体，任何一小部分生物体的泄漏，都可能会对生态系统造成不可逆的影响，因此，任何嵌入式生物封存系统都必须足够严谨。以大肠杆菌为例，正常培养的培养液中每毫升约有 1 亿个细胞；在 2 L 的培养液中，约有 1000 亿细胞。基于此，美国国立卫生研究院（National Institutes of Health，NIH）提出了一项指导方针，规定工程生物的逃逸率为每 1 亿个细胞释放后存活少于 1 个细胞，或者每 2 L 培养液存活少于 1000 个细胞，这一指标为微生物逃逸后传播生存的极限（Wilson，1993）。一些现有的生物封存系统已经达到了这一指标。然而，随着工程生物应用规模的不断扩大，这些系统的遏制或者说杀灭效率可能并不足以防止环境中工程生物的扩增。因此，需要不断提高系统的鲁棒性和效率，以确保系统的生物安全。

由于工程生物经常被有意设计成通过多次传代和多个生长阶段进行繁衍，系统的长期稳定性便成为了衡量防控效果的另一个关键标准。为了保持系统鲁棒性和稳定性，生物封存必须把诸如 DNA 重组和突变这种基因封存机制的潜在破坏作用考虑在内。此外，生物封存系统本身会增加工程宿主的代谢负担，形成一种类似环境毒性的效果，一定情况下会限制细胞自身的活性，并进一步增加选择性压力，逐渐导致工程生物进化并破坏生物封存系统。为了解决这个问题，在实际生产、科研过程中，工程生物必须时刻处于严格的监管防控体系中。

13.4.2 工程细胞防逃逸技术

1. 控制工程细胞复制

阻止工程生物自我复制的技术在早期即被开发出来。其中一个例子是 20 世纪 90 年代末开发出来的基因利用限制技术（genetic use restriction technology，GURT），其原本是用于控制转基因作物，通过破坏转基因植物的繁殖能力来限制它们无意传播的技术（Oliver et al.，1998）。一般来说，这种方法的工作原理是将种子发育基因置于化学诱导启动子的控制下，这样，当转基因作物在自然环境中生长时，缺乏诱导化学物直接导致不育种子的形成。值得注意的是，GURT 技术如今仍然在农业中被广泛使用。基因分离技术是病毒基因工程中常用的自我复制防控策略。基因分离技术的研发主要为了避免作为基因传递工具的基因工程慢病毒的失控复制（Burns et al.，1993）。在该方法中，参与病毒颗粒合成的必要基因分布在多个载体中，只有含工程的载体被组装到最终无法自我复制病毒的颗粒中。虽然这种工程化不育和受控复制在植物及病毒中是有效的防控手段，但并不适用于具有独立自我复制繁殖能力的微生物。

2. 构建营养缺陷型工程细胞

构建营养缺陷型个体是最常见的生物控制方法之一，其基本原理是迫使工程生物的生长和生存依赖外源性代谢物供应，进而达到防控封存的目的。为了实现这一目的，人们通过删除负责产生关键代谢物如核苷（Steidler et al.，2003）和氨基酸（Ronchel and Ramos，2001）的必要基因，来产生带有营养缺陷的工程生物。然而，这种构建营养缺陷型个体的策略并不是万无一失的，因为这些生物仍然可以通过获得其他生物产生的代谢关键物而在自然环境中生存。此外，工程生物可以通过水平基因转移重新获得缺失的必要基因，从而使得生物封存系统失效。依赖非编码氨基酸（ncAA）生存的营养缺陷型工程生物相关研究的进展提高了通过构建营养缺陷型个体来进行生物封存技术的可行性。在这些菌株中，所有自然产生的琥珀终止密码子（UAG）都被终止密码子（UAA）所取代。该菌株表达异源tRNA 和氨酰-tRNA 合成酶时，将 ncAA 整合到已经被放置在必需基因编码序列中的琥珀密码子上。因此，关键细胞活动的维持需要含有 ncAA 的特定环境（Lajoie et al.，2013）。为了避免工程生物通过非特异性地将天然氨基酸加入琥珀色终止密码子来规避这一机制，Mandell 等（2015）重新设计了必需酶的结构，使其依赖 ncAA 残基来维持酶的活性。这种严格的合成分子依赖性使得所产生的营养缺陷个体逃逸的概率极低（10^{-12}）。

3. 设计生物封存基因回路

另一种主要的生物封存策略是利用基因线路，根据环境信号的存在来控制细胞增殖。这些信号由调节基因表达的变构调节转录因子检测出来。在某些设计中，需要外源的特定分子来诱导那些对细胞生存至关重要的基因转录（Callura et al.，2010）。在另一些情况下，需要内源的信号分子来支持菌株生存。例如，一种大肠杆菌菌株的基因表达依赖于群体感应分子酰基高丝氨酸内酯（AHL）的存在，而这种菌株的 AHL 的存活浓度只有在高细胞密度的环境中才能实现（Huang et al.，2016），因此，在自然环境中，由于 AHL 的低水平，逃逸个体的增殖受到了阻断（图 13-4）。其余的生物封存基因电路使用双层基因表达调控结构。在这一系统中，第一诱导调控元件抑制第二诱导调控元件的表达，后者负责抑制引发细胞死亡的自杀基因的表达（Chan et al.，2016）。细胞存活需要第一个调控元件的诱导剂的持续存在来抑制致死基因的表达。使用基于基因线路的生物封存系统的一个重要好处是能够调整机制，并利用不同的小分子传感器来控制每个特定应用的限制条件（Chan et al.，2016）。最近报道了一种基于基因线路的系统，称为密码开关，通过使用可以重新排序的混合转录因子来对这种输入输出关系进行再编程。这一基因线路将工程细胞限制在一个包含前两个小分子信号但缺少第三个信号分子的环境中。通过改变混合转录因子的位置，可以改变这三种信号分子各自的作用。

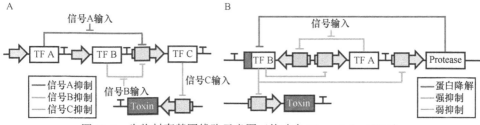

图 13-4　生物封存基因线路示意图（修改自 Chan et al.，2016）

A. 密码开关的示意图，不同的信号输入组合会决定细胞的生存与否，图中只有在信号 A、信号 B 同时存在而信号
C 不存在时，细胞才存活。B. 转录因子 B 受到转录因子 A 的抑制，因而在无信号输入时，致死基因表达，细胞
失活

4. 防止遗传信息水平转移

许多原核生物已经发展出水平基因转移的途径。在工程生物的背景下，这导致了将工程基因传播给自然生物的风险。因此，除了制定生物措施来控制工程生物的增殖，人们也已经实施了几种策略来防止转工程基因的水平转移。一种策略是使用毒素-抗毒素配对系统（Weaver，2012）。在这个实验中，一个毒素基因被整合到质粒中，质粒的接受者必须表达适当的抗毒素。另一种策略是使用有条件的复制起源，只允许细菌用一组特定的复制起始蛋白进行质粒复制。这些技术可用于减少在质粒或其他移动 DNA 元件中编码基因的释放，但并不适用于染色体 DNA 中。

除此之外，通过非天然元件的引入，例如，在工程细胞中将外源基因中引入非天然核糖体识别位点，而将识别非天然核糖体识别位点的 tRNA 或核糖体置于化学诱导控制下，这样即可形成"生物防火墙"，使得菌株逃逸后即便外源基因被其他生物通过基因水平转移获取，也无法转录翻译为功能蛋白，从而实现外源基因的封存。Jia 等（2017）利用正交核糖体将特定环境信号的响应机理同基因线路结合，构建了由激活线路（与门）和降解线路（非门）组成的正交核糖体生物防火墙系统。其中，正交核糖体可以特异性地翻译菌株体内的正交 mRNA，不会同内源核糖体交叉。为了防止正交 rRNA 质粒基因的水平转移，他们设计了根据环境信号产生 I-SceI 内切酶的降解回路，有条件地切割正交核糖体基因。最终所得系统能够将含有目的基因和正交 rRNA 质粒的菌株在实验室培养基及非无菌培养基中的表达量分别降低到 0.8% 和 0.76%。同时，由于其对宿主细胞几乎没有伤害，潜在地降低了自发突变导致的意外增殖风险。

5. 构建环境敏感型工程细胞

区别于生物封存技术，大多数合成生物学技术选择抗生素作为筛选标签，其在增加了工程费用的同时，带来了过度使用抗生素所造成的抗生素耐药性基因水平转移的风险，由此人们开始考虑使用良性选择标签作为抗生素的替代品。环境敏感型工程菌同营养缺陷型菌株类似，均是通过改造某些基因，使得生物对环境变化失调，一旦生物逃离可控范围，就会由于代谢失调而迅速死亡。Zhou 等（2019）以聚球藻 PCC 7942（*Synechococcus elongatus* PCC 7942）和 UTEX 2973（*Synechococcus elongatus* UTEX 2973）为对象，开发出了利用铁离子诱导型启动子 *PisiAB* 驱动毒素/抗毒素元件（*sepA1/sepT1* 和 *sepA2/sepT2*）构建的生物封存系统。区别于 β-D-硫代半乳糖苷（IPTG）等诱导剂，铁离子在自然界中含量较低，在极大地降低了应用成本的同时，保证了封存系统的有效性和普遍性。所得封存系统在缺铁条件下，3 天内菌株逃逸率低于 10^{-9}。次年，Michelle 等通过构建对氟离子敏感的酵母菌株和 DNA 载体，利用氟化物作为选择剂，设计组成了对氟化物敏感的生物封存措施。其利用自然界中氟含量较高，以及实验室条件下生物反应器中氟化物浓度较高的可控性，确保了在氟化物丰富地区对这些转基因生物的有效封控（5 mmol/L NaF 条件下，逃逸率低于 10^{-9}）。而区别于营养缺陷型标记，环境敏感型菌株的构建不会影响工程菌株的正常生长和代谢，在不含氟化物的环境下，工程菌株的菌落形态等与野生型基本相同，同时避免了利用抗生素标记所带来的高成本、泄漏抗生素耐药性基因的风险（Yoo et al., 2020）。

6. 构建物理封存体系

常见的生物封存系统，多是运用化学屏障阻止微生物在自然环境中的逃逸和生存，转基因生物自身的突变率虽然很低，但是并非为零，这就让突变体逃逸成为了可能。由此人们考虑利用物理的方法加以补足，将生物封存策略同物理封装相结合，进一步降低意外逃逸的可能性。水凝胶是一种低成本、易凝胶化的生物友好材料。Tang 等（2021）开发了一种结合了具有生物相容性的水凝胶外壳和藻酸盐基水凝胶核心的水凝胶封存系统。其事先在藻酸盐的内核中封装了用以支持生长的营养物质来实现化学封存，之后又借助水凝胶高渗透性、高机械韧性等特点利用物理封存加以补充。所得封存系统外壳极其坚韧，不易断裂，在保留有较好的小分子渗透性的同时，限制了大肠杆菌的随意跨膜，保障了封装细胞免受外界环境影响。

13.5　小结与展望

合成生物学的进步为生物技术的快速发展与应用做出了巨大的贡献，极大地促进了人工细胞的设计及其在多方面的应用，而与之相伴的则是生物安全、伦理风险和预防责任的增加。本章围绕细胞工厂设计过程，阐述了设计技术及工程细胞潜在的生物安全风险、各国的管理规范及预防性的生物封存技术。细胞工程设计过程可能涉及诸多风险，如基因修饰物种逃逸、物种基因库污染、生物武器滥用等。而针对这些风险，国际社会已出台了如《禁止生物武器公约》《生物多样性公约》等指导性文件。美国、俄罗斯、英国等主要西方国家将生物安全纳入到国家战略，我国也出台了《中华人民共和国生物安全法》，为生物安全治理提供了法律基础。展望未来，随着技术的发展及科学的普及，在现有指导性文件、法律法规的基础上，对细胞工厂设计可能引发的生物安全及伦理的管理会更加完善。此外，由于任何生物实体行为都可能在不同的环境下发生变化，对于现有的生物封存系统的封存效率还需要在更加多样的环境条件下进行评估；此外，由于一些生物封存系统涉及自然界各个物种之间的相互作用和非规范的遗传过程，还必须评估这些系统对于自然环境和人类健康的潜在影响，这些变量也会促使相应的封存技术更加完备。

经典轶闻趣事

以合成生物学和基因编辑技术等为代表的生物科技正在大踏步地持续前进，世界各国在享受生物技术发展红利的同时，也面临着生物技术误用和谬用的生物安全风险。过去几年，国际社会围绕生物科技"发展"与"安全"两大主题的平衡与协调问题进行了较为深入的思考和讨论，以共同应对这场生物技术发展带来的希望与危险并存的深刻变革。

由天津大学生物安全战略研究中心起草的"生物科学家行为准则范本"，作为2016年《禁止生物武器公约》第八次审议大会中国政府和巴基斯坦政府的联合提案，受到包括美国、英国、俄罗斯、日本、瑞典、西班牙等主要缔约国，以及包括120个成员国在内的不结盟运动组织的广泛关注与好评。为了进一步推进该准则的修订以及准则在联合国框架下正式实施，天津大学生物安全战略研究中心于2018年6月在天津承办由中国外交部与联合国裁军事务办公室联合举办的"构建全球生物安全命运共同体：制定生物科学家行为准则"国际研讨会。基于会议的成功举行，《禁止生物武器公约》缔约国会议主席格奥尔京斯基在闭幕会议的总结发言中首次建议，将未来"生物科学家行为准则"称为"生物科学家行为准则天津指南"，对标《禁止化学武器公约》组织提出的将化学领域成就用于人类造福和环境保护的"海牙国际伦理准则"。

2018年8月，天津大学生物安全战略研究中心作为非政府组织（Non-Governmental Organization，NGO）在《禁止生物武器公约》日内瓦专家组会议中举办了"发展生物科学家行为准则"的边会，向各国政府推介"生物科学家行为准则（范本）"的内容。在同一会议上，天津大学生物安全战略研究中心专家也应会议主席特邀，在大会上就生物技术安全治理作主题发言，为我国深度参与全球生物科技安全治理、发出中国声音作出了实践性的努力。

2019年，天津大学生物安全战略研究中心、美国约翰斯·霍普金斯大学全球卫生中心、国际科学院联盟（InterAcademy Panel on International Issues，IAP）共同牵头，基于中方起草的"生物科学家行为准则（范本）"组织科学家团队进行修改完善，广泛征集来自全球20多个国家生物科学家的意见和建议，经过多次磋商和反复打磨，最终形成了《科学家生物安全行为准则天津指南》（下文简称《天津指南》），从科研责任、成果传播、科技普及、国际交流等多个环节倡议提高科研人员生物安全意识。

《天津指南》是全球生物安全治理领域首个以中国地名命名、以中国倡议为主要内容的国际倡议，推动达成《天津指南》是一次重要的能力测试，为我国引领生物安全国际规则制定、推动中国倡议转化为国际共识积累了经验。包括中国和美国在内的世界各国科学家积极参与《科学家生物安全行为准则天津指南》的制定，既有利于各国生物学界的交流与合作、共同营造良性发展的国际氛围，又是中国领衔全球治理经验分享的典型范例，展示出负责任的大国担当。

参 考 文 献

陈方, 张志强. 2020. 日本生物安全战略规划与法律法规体系简析. 世界科技研究与发展, 42(3): 276-287.

丁陈君, 陈方, 张志强. 2020. 美国生物安全战略与计划体系及其启示与建议. 世界科技研究与发展, 42(3): 253-264.

冀朋, 雷瑞鹏. 2019. 生命伦理学对生物医学的重要性——论"基因编辑婴儿"事件. 科学, 71(1): 24-26.

梁慧刚, 黄翠, 张吉, 等. 2020. 主要国家生物技术安全管理体制简析. 世界科技研究与发展, 42(3): 308-315.

欧亚昆. 2017. 合成生物学的伦理问题研究. 武汉: 华中科技大学博士学位论文.

宋琪, 丁陈君, 陈方. 2020. 俄罗斯生物安全法律法规体系建设简析. 世界科技研究与发展, 42(3): 288-297.

吴晓燕, 陈方. 2020. 英国国家生物安全体系建设分析与思考. 世界科技研究与发展, 42(3): 265-275.

尹志欣, 朱姝. 2021. 英国生物安全立法与管理对我国的启示. 科技中国, (3): 40-42.

翟欢. 2020. 澳大利亚生物安全体系及其启示. 世界农业, (10): 27-35.

翟晓梅, 邱仁宗. 2014. 合成生物学: 伦理和管治问题. 科学与社会, 4(4): 43-52.

郑涛. 2014. 生物安全学. 北京: 科学出版社.

Berg P, Baltimore D, Brenner S, et al. 1975. Summary statement of the Asilomar conference on recombinant DNA molecules. Proc Natl Acad Sci USA, 72(6): 1981-1984.

Burns, J C, Friedmann T, Driever W, et al. 1993. Vesicular stomatitis virus G glycoprotein pseudotyped retroviral vectors: concentration to very high titer and efficient gene transfer into mammalian and nonmammalian cells. Proc Natl Acad Sci USA, 90: 8033-8037.

Callura J M, Dwyer D J, Isaacs F J, et al. 2010. Tracking, tuning, and terminating microbial physiology using synthetic riboregulators. Proc Natl Acad Sci USA, 107(36): 15898-15903.

Cello J, Paul A V, Wimmer E. 2002. Chemical synthesis of poliovirus cDNA: Generation of infectious virus in the absence of natural template. Science, 297(5583): 1016-1018.

Chan C T, Lee J W, Cameron D E, et al. 2016. 'Deadman' and 'Passcode' microbial kill switches for bacterial containment. Nat Chem Biol, 12: 82-86.

Colomer-Lluch M, Imamovic L, Jofre J, et al. 2011. Bacteriophages carrying antibiotic resistance genes in fecal waste from cattle, pigs, and poultry. Antimicrob Agents Chemother, 55(10): 4908-4911.

Curtis C F . 1968. Possible use of translocations to fix desirable genes in insect pest populations. Nature, 218(5139): 368-369.

Evans B R, Kotsakiozi P, Costa-da-Silva A L, et al. 2019. Transgenic *Aedes aegypti* mosquitoes transfer genes into a natural population. Scientific Reports, 9(1): 13047.

Hammond A, Galizi R, Kyrou K, et al. 2016. A CRISPR-Cas9 gene drive system targeting female reproduction in the malaria mosquito vector *Anopheles gambiae*. Nat Biotechnol, 34(1): 78-83.

Hewett J P, Wolfe A K, Bergmann R A, et al. 2016. Human health and environmental risks posed by synthetic biology R&D for energy applications: A literature analysis. Applied Biosafety, 21(4): 177-184.

Huang S, Lee A J, Tsoi R, et al. 2016. Coupling spatial segregation with synthetic circuits to control bacterial survival. Mol Syst Biol, 12(2): 859.

Jahn L J, Munck C, Ellabaan M M H, et al. 2017. Adaptive laboratory evolution of antibiotic resistance using different selection regimes lead to similar phenotypes and genotypes. Front Microbiol, 8: 816.

Jia B, Qi H, Li B Z, et al. 2017. Orthogonal ribosome biofirewall. ACS Synth Biol, 6(11): 2108-2117.

Lajoie M J, Rovner A J, Goodman D B, et al. 2013. Genomically recoded organisms expand biological functions. Science, 342(6156): 357-360.

Luo X, Reiter M A, d'Espaux L, 2019. Complete biosynthesis of cannabinoids and their unnatural analogues in yeast. Nature, 567(7746): 123-126.

Mackelprang R, Aurand E R, Bovenberg R A L, et al. 2021. Guiding ethical principles in engineering biology research. ACS Synth Biol, 10(5): 907-910.

Mandell D J, Lajoie M J, Mee M T, et al. 2015. Biocontainment of genetically modified organisms by synthetic protein design. Nature, 518(7537): 55-60.

Noyce R S, Lederman S, Evans D H. 2018. Construction of an infectious horsepox virus vaccine from chemically synthesized DNA fragments. PLoS One, 13(1): e0188453.

Oliver M J, Quisenberry J E, Trolinder N L G, et al. 1998. Control of plant gene expression. U S Patent, 5: 723-765.

Ostrov N, Landon M, Guell M, et al. 2016. Design, synthesis, and testing toward a 57-codon genome. Science, 353(6301): 819-822.

Ronchel M C, Ramos J L. 2001. Dual system to reinforce biological containment of recombinant bacteria designed for rhizoremediation. Appl Environ Microbiol, 67: 2649-2656.

Shen Y, Wang Y, Chen T, et al. 2017. Deep functional analysis of synII, a 770-kilobase synthetic yeast chromosome. Science, 355(6329): eaaf4791.

Steidler L, Neirynck S, Huyghebaert N, et al. 2003. Biological containment of genetically modified *Lactococcus lactis* for intestinal delivery of human interleukin 10. Nat Biotechnol, 21(7): 785-789.

Tang T C, Tham E, Liu X, et al. 2021. ydrogel-based biocontainment of bacteria for continuous sensing and computation. Nat Chem Biol, 17(6): 724-731.

Weaver K E. 2012. The par toxin-antitoxin system from *Enterococcus faecalis* plasmid pAD1 and its chromosomal homologs. RNA Biol, 9(12): 1498-1503.

Wilson D J. 1993. NIH guidelines for research involving recombinant DNA molecules. Account Res, 3: 177-185.

Wu Y, Li B Z, Zhao M, et al. 2017. Bug mapping and fitness testing of chemically synthesized chromosome X. Science, 355(6329): 7.

Xie X, Muruato A, Lokugamage K G, et al. 2020. An infectious cDNA clone of SARS-CoV-2. Cell Host And Microbe, 27(5): 841-848. e843.

Xie Z X, Li B Z, Mitchell L A, et al. 2017. "Perfect" designer chromosome V and behavior of a ring derivative. Science, 355(6329): 8.

Yan Y, Finnigan G C. 2019. Analysis of CRISPR gene drive design in budding yeast. Access Microbiol, 1(9): e000059.

Yoo J I, Seppälä S, O'Malley M A. 2020. Engineered fluoride sensitivity enables biocontainment and selection of genetically-modified yeasts. Nat Commun, 11(1): 5459.

Zhang W, Zhao G, Luo Z, et al. 2017. Engineering the ribosomal DNA in a megabase synthetic chromosome. Science, 355(6329): 8.

Zhou Y, Sun T, Chen Z, et al. 2019. Development of a new biocontainment strategy in model cyanobacterium *Synechococcus* strains. ACS Synth Biol, 8(11): 2576-2584.